Schulen der Musiktherapie

Herausgegeben von Hans-Helmut Decker-Voigt

Mit Beiträgen von
Sabine Bach, Monica Bissegger, Claudine Calvet-Kruppa,
Hans-Helmut Decker-Voigt, Isabelle Frohne-Hagemann,
Dagmar Gustorff, Fritz Hegi, Karl Hörmann,
Susanne Metzner, Karin Schumacher, Ralph Spintge,
Gerhard Tucek, Rosemarie Tüpker, Eckhard Weymann,
Thomas Wosch, Melanie Voigt

Mit 18 Abbildungen und 9 Tabellen

Ernst Reinhardt Verlag München Basel

Der Herausgeber: Prof. Dr. *Hans-Helmut Decker-Voigt*, Psychologe, Musiktherapeut, Ausdruckstherapeut und Schriftsteller, Lehrstuhlinhaber für Musiktherapie und Direktor des Instituts für Musiktherapie der Hochschule für Musik und Theater Hamburg, sowie ehrenamtlicher Präsident der Herbert von Karajan-Stiftung, Berlin

Die Deutsche Bibliothek – CIP-Einheitsaufnahme

Schulen der Musiktherapie : mit 9 Tabellen / hrsg. von Hans-Helmut Decker-Voigt.
Mit Beitr. von Sabine Bach ... – München ; Basel : E. Reinhardt, 2001
ISBN 3-497-01574-1

© 2001 by Ernst Reinhardt, GmbH & Co KG, Verlag, München

Dieses Werk, einschließlich aller seiner Teile, ist urheberrechtlich geschützt. Jede Verwertung außerhalb der engen Grenzen des Urheberrechtsgesetzes ist ohne schriftliche Zustimmung der Ernst Reinhardt GmbH & Co KG, München, unzulässig und strafbar. Das gilt insbesondere für Vervielfältigungen, Übersetzungen in andere Sprachen, Mikroverfilmungen und für die Einspeicherung und Verarbeitung in elektronischen Systemen.

Printed in Germany

Ernst Reinhardt Verlag, Postfach 38 02 80, D-80615 München
Net: www.reinhardt-verlag.de Mail: info@reinhardt-verlag.de

Inhalt

An-Sprache 7

Geschichtlicher Abriss der Musiktherapie in der BRD –
aus höchst subjektiver Sicht
von Hans-Helmut Decker-Voigt 9

Musiktherapie – ein Orchideenfach
zwischen den Stühlen der Gesundheitswissenschaften?
Ein präludierender Essay in die „Schulen der Musiktherapie"
von Hans-Helmut Decker-Voigt 20

Psychoanalytische Musiktherapie
von Susanne Metzner 33

Morphologisch orientierte Musiktherapie
von Rosemarie Tüpker 55

Warte auf nichts
Zur Ausbildung in Improvisation als Verfahren der Musiktherapie
von Eckhard Weymann 78

Die Relevanz entwicklungspsychologischer Erkenntnisse
für die Musiktherapie
von Karin Schumacher und Claudine Calvet-Kruppa 102

Gestalt-Musiktherapie
von Fritz Hegi 125

Musiktherapie vor dem Hintergrund integrativer Theorie
und Therapie
von Isabelle Frohne-Hagemann 159

Psychiatrische Einzelmusiktherapie als Modifikation
von Leipziger Schule und Verstehender Psychiatrie
von Thomas Wosch 183

Schöpferische Musiktherapie nach Nordoff-Robbins
von Dagmar Gustorff 208

Musiktherapie nach Gertrud Orff –
eine entwicklungsorientierte Musiktherapie
von Melanie Voigt 242

Multimodale Musik- und Tanztherapie
von Karl Hörmann 263

Musik in der Ausdruckstherapie
von Sabine Bach 292

Altorientalische Musiktherapie (AM) in Praxis,
Forschung und Lehre
von Gerhard Tucek 312

Anthroposophische Musiktherapie
von Monica Bissegger 357

Aspekte zum Fach MusikMedizin
von Ralph Spintge 387

„So kämpfet nun, Ihr munt'ren Töne ..."
Ein postludierender Essay zum therapeutischen Erleben
von damals bis morgen
von Hans-Helmut Decker-Voigt 408

Die Autorinnen und Autoren 428

An-Sprache

*Liebe Leserin,
lieber Leser,
liebe LeserInnen,
liebe(r) Leser(in) ...*

... Sie merken: Es geht um weibliche und männliche Anredeformen, wie sie in diesem Buch verwendet werden. Autorinnen und Autoren sowie Herausgeber verwenden die Anredeform unterschiedlich, teilweise aus inhaltlichen Gründen auch innerhalb einzelner Beiträge.

Wir alle zusammen legen Wert darauf, dass die jeweils benutzte Anredeform *intergeschlechtlich* adressiert ist und beide Geschlechter einbezieht.

„Metageschlechtlich" treffen wir uns vielleicht in folgenden Gedanken von Frauenpersönlichkeiten, die die Therapieentwicklungen wesentlich mitprägten. Ich stelle sie diesem Buch voran im Bewusstsein, dass ich – als Mann – in einem Beruf des weiblichen Prinzips arbeite.

Was ist Musiktherapie? Die Frage zieht sich durch alle Gedanken, die die englische Musiktherapeutin Mary Priestley in ihren beiden Büchern durcharbeitet, die – in das Deutsche übersetzt – inzwischen den Rang von Primärliteratur und Quellentext einnehmen („Analytische Musiktherapie", 1983 und „Musiktherapeutische Erfahrungen", 1982). Die Substrate ihrer Arbeit: Musiktherapie ist mehr als ein Beruf, jedoch ein spärlicher Broterwerb. Musiktherapie ist eine Existenzweise darin, die Schranken im Verbum durch das Praeverbum Musik zu öffnen und Wege freizumachen ... Mary Priestley als Mutter wichtiger Musiktherapie-Strömungen in England wurde quasi zur Großmutter der deutschen Musiktherapie-Entwicklung.

Entwicklungen von Kindern wie Fächern werden jedoch von mehreren Großeltern-Teilen geprägt. Von Gertrud Katja Loos (gestorben 2000), einer deutschen Großmutter unserer Fachentwicklung, ein relativ aktuelles Zitat (aus dem Begleitheft zur Videokassette „Meine Seele hört im Sehen – Spielarten der Musiktherapie", 1996):

„Musik ist Urbild und Abbild von Raum (im Klang) und Zeit (im Rhythmus)." (S. 1)

„Kann man mutmaßen, daß die musikalischen Grundstoffe wortlos das bewirken können, was jeder Mensch in seinem jeweiligen Zustand braucht?" (S. 11)

„Der erste Dialog des Menschen mit der Welt kann als eine Art musikalischen Zusammenspiels betrachtet werden und konstituiert die Fähigkeit zweier Menschen, in Beziehung zu treten."
Karin Schumacher

„Kunst ist aber ‚kein freies Spiel der Möglichkeiten' sondern ein ‚befreiendes Spiel der Wirklichkeiten'."
Heide Göttner-Abendroth

Dank sage ich für wichtige Hilfestellungen bei diesem „Musiktherapie-Schul(en)buch":

der Lektorin Dipl.-Psych. Ulrike Landersdorfer für die Erstmotivierung zu diesem Buch und die Begleitung desselben als Lektorin des Reinhardt Verlages.

Wie immer: Meiner Frau Christine als Erstleserin und redaktionell engster Mitarbeiterin.

Jens Küster als beruhigend souveränem Behandler und Einrichter unserer PC-Anlagen anlässlich der Standardisierung der Disketten unserer AutorInnen, die eben alles möglich machen und alles Mögliche machen (die AutorInnen) – nur keine Standardisierung ...

Hans-Helmut Decker-Voigt   Hamburg und Allenbostel/
                                    Lüneburger Heide
                                    Im März 2001

Geschichtlicher Abriss der Musiktherapie in der BRD – aus höchst subjektiver Sicht

von Hans-Helmut Decker-Voigt

―――◆―――

Als mich der Reinhardt Verlag um die Realisierung eines „Lehrbuches der Musiktherapie" bat, befragte ich einige Kolleginnen und Kollegen nach ihrer Meinung. Ist der Zeitpunkt für ein Lehrbuch richtig oder zu früh? Ist „Musiktherapie", sind Musiktherapien und sind damit auch wir, die wir sie in Lehre, Praxis und Forschung repräsentieren, nicht noch zu sehr in der Profilierungsphase befangen – zeitlich also weit vor der Unbefangenheit, die ein „gültiges" Wissenschaftsprofil inmitten anderer Wissenschaftsprofile kennzeichnet? Oder: Ist Musiktherapie insgesamt nicht viel zu komplex geworden, als dass sie beschreibbar wäre?

Unter den weiterführenden Fragen gab es auch die gegenteilige Frage, ob es nicht schon zu viele Übersichts- und Grundlagenwerke gäbe.

Die Antwort auf diese Fragen halten Sie in Händen und die erwähnten Kolleginnen und Kollegen sind unter den AutorInnen dieses neuen Kompendiums.

Einige von uns schrieben an früher erschienenen Übersichtswerken mit, und die Unterschiede zwischen diesen und diesem Werk motivierten mich zu dieser Einleitung im Sinne eines Brückenschlags zwischen dem damaligen Kontext damaliger Titel zum Kontext dieses Buches in der Gegenwart mit einer Prospektive in die sich abzeichnende Zukunft. Quasi eine historisch gefärbte Re-Flexion (lat. = Zurückbeugung) aus der Gegenwart dieses jetzt vorliegenden neuen Übersichts-Bandes für die Zukunft der Musiktherapie im deutschsprachigen Gesundheitswesen.

Nicht nur auf Sigmund Freuds Nadelspitze der Gegenwart trafen sich Vergangenheit und Zukunft. Doch jetzt zur Vergangenheit und den Schichten der Geschichte der Vor-Läufer dieses Buches:

1983

1983 erschien das erste „Handbuch Musiktherapie", das ich in Verbindung mit Johannes Th. Eschen, Stella Mayr und Klaus Finkel (gest. 1980) herausgab: In ihm gaben vierundzwanzig AutorInnen Einblicke in sechs Felder der Musiktherapie in Praxis, Forschung und Lehre. Die sechs Perspektiven waren:

◇ Musiktherapie in der Klinik,
◇ in der Sonderpädagogik,
◇ in der Sozialpädagogik,
◇ in multimedialen Therapieverfahren,
◇ Musiktherapie im Verbund mit Medizin und
◇ mit Psychologie.

Diese sechs Felder erscheinen mir aus heutiger Sicht geradezu anrührend zufällig und bescheiden bis dürftig in ihrer vordergründigen und wenig Zusammenhang ausweisenden Addition.

Und doch waren diese Perspektiven eine Abbildung der damaligen Entwicklungsprozesse der Musiktherapie nach dem Krieg bis Anfang der 80er Jahre.

Die im internationalen Vergleich relativ späte Ausprägung der Musiktherapie im deutschsprachigen Bereich als tiefenpsychologisch-phänomenologisch orientierte künstlerische Psychotherapieform hatte denselben Grund wie die späte Nachkriegs-Etablierung der Psychoanalyse in der BRD: Das tiefenpsychologische Denken war während des Nationalsozialismus mitsamt seinen Denkern emigriert und brauchte Zeit zurückzukehren.

Bekannt gewordene Praxisforschung gab es zu diesem Zeitpunkt (1983) in den folgenden Zusammenhängen: Musiktherapie

◇ im stationären Klinikbetrieb überwiegend in Psychiatrie und Psychosomatik (meist analytisch-explorative Musiktherapie von Mary Priestley, dann die Nordoff-Robbins-Methode sowie die beginnende Morphologische Musiktherapie von Rosemarie Tüpker/Eckhard Weymann et al.),
◇ in der Sonder- und Sozialpädagogik (z. B. Karl-Jürgen Kemmelmeyer, Werner Probst, Klaus Finkel, Almut Seidel und Hartmut Kapteina),
◇ in der Medizin (Gerhart Harrer, W. J. Revers),
◇ in der Anthroposophie (Rita Jacobs).

(Ich weiß, ich fasse mich für manche schmerzhaft kurz.)

Ausbildungsmäßig gab es zwei berufsqualifizierende Studiengänge im staatlichen Bereich (Heidelberg und Hamburg), daneben etliche private Ausbildungen.

Die verbandspolitische Landschaft der Bundesrepublik fünf Jahre vor der Auflösung der DDR war wie in einem Kleinstaatenverbund aufgesplittert in verschiedenste kleine und größere Gruppierungen: Von der anthroposophisch orientierten Musiktherapie-Arbeitsgemeinschaft über Berufsverbände (damals mindestens drei) bis zur Deutschen Gesellschaft für Musiktherapie (DGMT) als Interessenverband.

Von Westdeutschland und seinen Musiktherapie-Entwicklungen aus gab es zur Musiktherapie in der DDR und damit gegenüber Christoph Schwabes Forschungen die dankbar-würdigende Haltung, bis Anfang der 70er Jahre (auch für die westdeutschen Pionierjahre) die einzig nennenswerte systematische klinische Forschung für Musiktherapie vorangetrieben und veröffentlicht zu haben.

„Musiktherapie in Deutschland" bedeutete für die ausländischen KollegInnen auf internationalen Tagungen entweder Christoph Schwabe – oder aber die Musikforschungen in der Medizin der Österreicher Harrer und Revers.

1996

Im zusammen mit Eckhard Weymann und Paolo J. Knill herausgegebenen „Lexikon Musiktherapie" versammelten sich bereits 54 AutorInnen, die auf jeweils ca. fünf Druckseiten Einblicke in ihre Schwerpunktfelder mit Definition, Position, Wissenschaftskontext und weiterführender Literatur gaben. Ein Synthese-Versuch von Handbuch und Lexikon, der durch Übersetzungen bis nach China und Japan belohnt wurde.

Das Lexikon entstand vor dem Hintergrund der zwischenzeitlich gegründeten mittlerweile fünf staatlichen bzw. staatlich anerkannten Studiengänge, die nun zusammen mit den in der Öffentlichkeitswahrnehmung eher zurücktretenden privaten Ausbildungen Lehre, Forschung und Praxisfelder zu repräsentieren begannen.

Das war vor sechs Jahren und die früher angegebenen sechs Musiktherapie-Praxisfelder hatten sich auf nahezu sämtliche Bereiche des Gesundheitswesens ausgeweitet: Mit Musiktherapie z.B. in der Inneren Medizin oder Musiktherapie in der Kardiologie oder Anästhesie in Normalkrankenhäusern, in Prävention und Rehabilitation u.v.m.

Gleichzeitig wurde auch in Deutschland bekannter, was international längst zum Musiktherapie-Spektrum gehörte: Musik in der Medizin, d.h. schulmedizinische Behandlungskonzepte mit Musik als

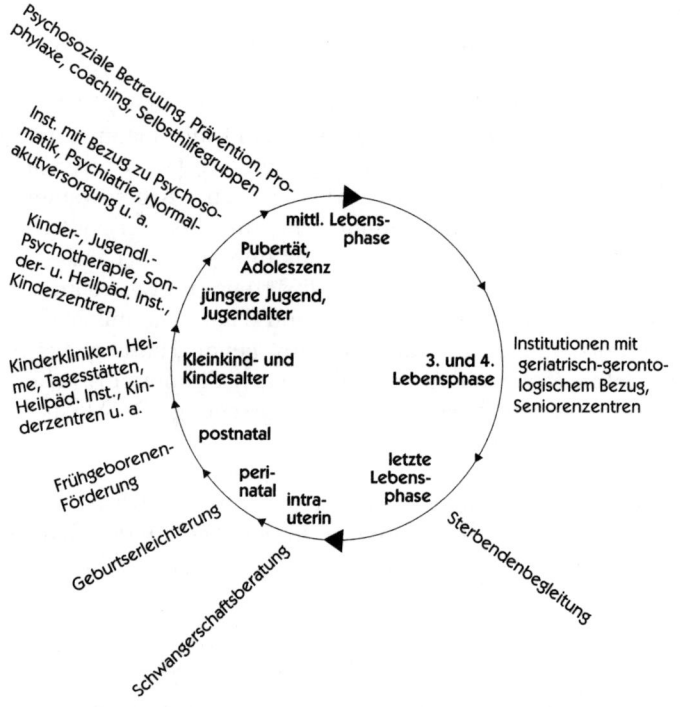

Übergreifende Stichworte:
~ Gesundheit / Krankheit
~ stationär / ambulant / rehabilitativ
~ Therapie / palliative Wirkung / coping / Selbsthilfe
~ mittelbare / funktionelle / unmittelbare Therapie
~ primäre / sekundäre Behinderungen

Methodenspezifische Stichworte:
~ rezeptiv / aktiv (sensorisch / motorisch)
~ Symbolebene (s. a. Dependenz / Counter- / Interdependenz)
~ Psychotherapie / Psychoanalyse / Lerntheorie / Medizin
~ amodale / intermodale Wahrnehmung

Abb. 1: Wirkungs- und Anwendungsfelder von Musiktherapie, therapeutisch orientierter Musikpädagogik und Musik in der Medizin im Lebenskreis (Decker-Voigt 2000, 231)

erfolgreicher Medikation z. B. in der Schmerztherapie, der Geburtshilfe, dem perioperativen Bereich.

Musiktherapie hatte sich nun zum Ende des letzten Jahrtausends wie auch andere Psychotherapie- und Therapieverfahren differenzierter präsentiert

⬥ als alleinige oder ergänzende Heilungsmethode,
⬥ als palliative (Krankheitsfolgen mildernde) Hilfestellung,
⬥ als Coping-Verfahren (Hilfe beim Umgang mit einer lebensbedrohenden oder lebenslang unheilbaren Krankheit),
⬥ als Präventionsmöglichkeit.

In ihrer früheren Bedeutung war Musiktherapie als Fach der Sozialpädagogik nun fast verschwunden, obwohl an deren Fachhochschulen die ersten Lehrveranstaltungen für Musiktherapie ab 1971 stattfanden. Stattdessen entwickelten die sozialpädagogischen Fachbereiche in Siegen (Hartmut Kapteina) und in Frankfurt (Almut Seidel) Weiterbildungsmöglichkeiten in Musiktherapie für soziale Berufe.

„Musiktherapie in der Sonderpädagogik" erschien vor fünf Jahren wieder deutlich mehr als „Musikunterricht an Sonderschulen" – mit Ausnahme derjenigen in Musiktherapie berufsqualifizierten Sonderpädagogen, die ausdrücklich neben dem Lehrsoll bzw. darin integriert therapeutische Arbeit mit eindeutig therapeutischem Setting-Charakter anboten (z. B. in Hamburg, Hessen).

2001

Der hier vorgelegte Band „Schulen der Musiktherapie" weist von den damals vierundzwanzig Handbuch-AutorInnen 1983 noch vier aus, von den vierundfünfzig Lexikon-AutorInnen neun. Zusammen mit den fünf weiteren AutorInnen beschreibt dieser Band nun elf „Schulen":

⬥ Psychoanalytische Musiktherapie (Susanne Metzner),
⬥ Gestalttherapeutisch orientierte Musiktherapie (Isabelle Frohne-Hagemann, Fritz Hegi-Portmann),
⬥ Morphologisch orientierte Musiktherapie (Rosemarie Tüpker, Eckhard Weymann),
⬥ Entwicklungspsychologisch orientierte Musiktherapie (Karin Schumacher/Claudine Calvet-Kruppa),
⬥ Medizinisch *und* tiefenpsychologisch orientierte Musiktherapie (Thomas Wosch über die Leipziger Schule/Christoph Schwabe),
⬥ MusikMedizin (Ralph Spintge),
⬥ unterschiedliche mehr künstlerisch orientierte Musiktherapie-Konzepte (Dagmar Gustorff über Nordoff-Robbins, Melanie Voigt über Orff-Musiktherapie),
⬥ Mehrmediale Musiktherapie-Konzepte (Sabine Bach über Musik- und Ausdruckstherapie, Karl Hörmann über Musik- und Tanztherapie),

◇ Anthroposophische Musiktherapie (Monica Bissegger),
◇ Altorientalische Musiktherapie (Gerhard Tucek).

Also weniger Autoren und mehr „Schulen" denn je?

Dieser Band „Schulen der Musiktherapie" spiegelt – wie 1983 das erste Handbuch – die heutige Gegenwart, eine abermals andere als sie sich noch 1996 im Lexikon präsentierte. Die markantesten Änderungen sind n. m. M.:

1. Bei oder trotz oder wegen der zunehmenden Vernetzung sind wir seit einiger Zeit im Stande, diejenigen Musiktherapie-Strömungen deutlich unterscheiden und benennen zu können, die über die Jahre hinweg kontinuierliche Praxisforschung und Information und Diskussion mit der Fachöffentlichkeit pflegten und so ein Profil schärften, das wir hier als „Schule" bezeichnen. „Schule" i. S. jetzt ausreichend gewachsener Kontinuität, so dass dieses Buch und seine „Fest-Schreibung" von Schulen auch länger als kurz gelten dürfte.
2. Die Konsolidierung der in diesem Sinne aufgenommenen „Schulen" basiert auf zwischenzeitlich klar profiliertem Menschenbild (das „Warum?" einer Musiktherapie), auf den daraus resultierenden Handlungsaufträgen und ihren Forschungsinstrumentarien (das „Wie?" einer Musiktherapie–Methode) und dem sich daraus und dahinter entwickelnden Theorie(n)-Modell, das den Kreis schließt zum Menschenbild und dessen Hintergrund. Voraussetzung solcher Konsolidierung ist Profilierung und diese ist notabene verbunden mit oft schmerzhafter Reibung verschiedener methodischer „Ansätze" untereinander, oft genug gegeneinander. Wir sind zwar mitten in neuen Reibungen und werden uns immer reiben, aber eben von gefestigteren Positionen aus, die die Autoren dieses Buches schildern.
3. Die tiefenpsychologisch-phänomenologisch orientierten Schulen sind zwischenzeitlich nicht mehr nur „orientiert" (was ebenso wie „methodischer Ansatz" eher die Suche nach Profil kennzeichnet als dessen Sichtbarkeit), sondern diese Schulen erscheinen nun auch ausreichend etabliert, um andere gewachsene Musiktherapie-Strömungen mit sich gemeinsam nennen lassen zu können: Etwa mit der von Gerhard Tucek beschriebenen Altorientalischen Musiktherapie. Sie – als ein Beispiel – zeigt sich hier erstmals in Nachbarschaft mit den in unseren deutschen Ausbildungen und Studiengängen gelehrten Schulen.

   Weiteres Beispiel: Die Orff-Musiktherapie wird geschildert durch Melanie Voigt, die die didaktische Nachfolgegeneration von Gertrud Orff repräsentiert.

Auch die Musik- und Tanztherapie von Karl Hörmann wurde bisher n. m. M. zu wenig in den früheren Kompendien i. S. von Gesamtansichten gesichtet.

Alle waren einmal Ansätze, Konzepte, die jetzt Schulen wurden und in diesem Band in integraler Nachbarschaft ein neues Übersichtswerk bilden, eine Sicht über das, was Musiktherapie im deutschsprachigen Bereich heute ausmacht. Gemeinsam ist den meisten die Anerkennung des Unbewussten und die Arbeit mit der Übertragungsbeziehung – wenn auch unterschiedlich betont in den mal strenger tiefenpsychologischen Schulen (Bsp. psychoanalytische Musiktherapie, Morphologische Musiktherapie) oder den mehr künstlerischen Schulen (Bsp. Nordoff-Robbins, Gertrud Orff).

Unterschiede werden besonders in den Zeitrichtungen deutlich: Betont die Musiktherapie eher vergangenheitsorientiertes Arbeiten oder gegenwartsbetontes oder zukunftsorientiertes? Auch die Rolle der Musik unterscheidet sich in den verschiedenen Schulen, sodann ihre Bedeutung als mehr künstlerisches oder mehr kommunikatives Medium, als eher rezeptives, also eindrucksorientiertes (Altorientalische Musiktherapie) oder ausdrucksorientiertes Mittel (Musik- und Ausdruckstherapie).

Abgrenzung zu anderen Grundlagenwerken

Im letzten Jahrfünft des letzten Jahrtausends erschienen gleich mehrere Übersichtswerke und Grundlagenschilderungen der Musiktherapie aus jeweils einer Autorenperspektive (die beiden umfassendsten von Henk Smeijsters und Herbert Bruhn). Daneben gab es in kurzer Folge „Einführungsbücher" in Musiktherapie oder in „die" Musiktherapie oder in Musiktherapien – von einzelnen Autoren oder Autorenkleingruppen. In Abgrenzung zu diesen Werken schreiben in diesem Buch die VertreterInnen der Schulen selbst. Teilweise sind es Autoren, die die Entwicklung ihrer eigenen Konzepte zu „Schulen" hin begleiteten:

- ◇ Rosemarie Tüpker und Eckhard Weymann die morphologische Musiktherapie,
- ◇ Isabelle Frohne-Hagemann die Integrative Musiktherapie,
- ◇ Karl Hörmann die Musik- und Tanztherapie,
- ◇ Ralph Spintge die Musikmedizin (international als Teilbereich des Arbeitens mit Musik im Gesundheitswesen gesehen).

Dann sind es Autoren, die in zweiter bzw. dritter Generation vor ihnen entstandene Schulen beschreiben – in entsprechend von ihnen weitergeführten, ergänzten oder umakzentuierten Curricula:

- Thomas Wosch die Leipziger Schule nach Christoph Schwabe,
- Dagmar Gustorff die Nordoff-Robbins-Methode,
- Melanie Voigt die Orff-Musiktherapie,
- Monica Bissegger die Anthroposophische Musiktherapie.

Last but not least beschreiben Karin Schumacher und Claudine Calvet-Kruppa Musiktherapie vor dem Hintergrund der neuen Entwicklungspsychologie nach Daniel Stern und anderen „Babywatcher-Forschern".

Diese Forschungsrichtung ist es n. m. M., die der Musiktherapie in den letzten 15 Jahren einen in fast allen anderen Wissenschaften mindestens respektierten, weitgehend akzeptierten Erklärungszusammenhang über die Bedeutung der Musik im Leben des Menschen gab.

Mein eigener hier nachfolgender erster Beitrag beschreibt meine Sicht der Grundströmungen, die zum heutigen Erscheinungsbild der Musiktherapie führten – und wie ich sie im internationalen Kontext sehe. Mein abschließender Beitrag versucht den Brückenschlag zwischen (Jean Gebserschen) Ursprüngen der Musik im früheren und sich abzeichnenden Gesundheitswesen – mit Blick auf die Rolle des Internet in der Therapie u. a.

Zum Schluss dieses Buchanfangs: Politisches

Indem die originären Autoren neuerer Schulen oder die Nachfolgeautoren älterer Schulen selbst schreiben (auf mehr „Platz" als im Handbuch 1983 oder im Lexikon 1996) will dieses Buch auch Zeichen für den größer gewordenen Platz von Musiktherapie im heutigen deutschen Gesundheitswesen sein:

- Musiktherapie hat einen noch nie zuvor derart deutlichen Stellenwert als Gesundheitsberuf in der öffentlichen Aufmerksamkeit eingenommen (allg. Medien, Medien des Gesundheitswesens), was ich als Folge der Akzeptanz bei der Patienten-Klientel und zeitgleicher Öffentlichkeitsarbeit sehe.
- In Folge davon hat sich deutliches Interesse von Landesregierungen und einzelnen Bundespolitikern an der Entwicklung von Musiktherapie etabliert, die zwar (noch) nicht intervenierend handeln, aber mit zu folgenden öffentlichen Aktivitäten beitrugen:
- Es wurden trotz (noch) nicht erfolgter gesetzlicher Absicherung des berufspolitischen Profils (etwa im Rahmen des psychologischen

Pschotherapeutengesetzes oder eines gesonderten Musiktherapie-Gesetzes analog dem für Logopädie) und trotz notorischer Geldinsuffizienz im Hochschulbereich und im Gesundheitswesen zwei weitere staatliche Studiengänge gebildet (Magdeburg realisiert und Augsburg in Planung).

◇ Es hat sich in der BRD die Öffnung und Neugier von Stiftungsinstitutionen bewährt, welche Musiktherapie-Entwicklung stützen und Kooperationen im Inland und Ausland finanzieren (vorwiegend in Ländern des früheren Ostblocks im Blick auf deren EU-Anwartschaft bzw. in Fernost, Bsp. Japan, Taiwan).

◇ Es hat sich nach den Ernüchterungen und Desillusionierungen in der Beziehung zwischen ost- und westdeutscher Musiktherapie durch Vertreter der jüngeren Generation Kooperationsfähigkeit gezeigt – etwa in der Vorreiterrolle der Fachhochschule Magdeburg für das übergreifende erste virtuelle Seminar für Musiktherapie.

◇ Es hat sich eine inzwischen zur Kooperation fähige Annäherung von Musiktherapie und Musik in der Medizin gezeigt – etwa durch die Schaffung der weltweit ersten Professur für Musikmedizin am Institut für Musiktherapie der Hochschule für Musik und Theater Hamburg (Ralph Spintge).

◇ Regional sind einzelne Krankenkassen, die offiziell Musiktherapie seit der Gesundheitsstrukturreform II nicht einmal im Heilmittelkatalog finden, zu folgender Notlösung gelangt: Sie finanzieren Musiktherapie in Selbsthilfegruppen (z.B. im Bereich Kardiologie-, Psychoonkologie-, Rheuma- und Parkinson-Klientel) dadurch, dass sie zwar nicht Musiktherapeuten bezahlen, wohl aber die Selbsthilfegruppen – damit die sich ihrerseits Musiktherapeutinnen auf Honorarbasis ermöglichen können.

◇ Zwischenzeitlich (1993) hatte die Bundesversicherungsanstalt für Angestellte (BfA) ihren angeschlossenen Rehabilitations-Kliniken für Herzerkrankungen freigestellt, ob sie MusiktherapeutInnen oder PsychologInnen beschäftigen wollte. (Auch wenn diese Regelung dann nicht weitergeführt wurde aufgrund der neuen gesetzlichen Regelung, war dies ein Signum für eine beginnende Anerkennungs-Bewegung im Netzwerk Gesundheitswesen, das sich weiter bewegen wird.)

◇ Es hat sich unter dem Druck von EU-Netzwerkbildung und Globalisierung die internationale Kooperation einzelner Länder im Gesundheitsbereich als interdependent erwiesen, ablesbar an deutschen Übersetzungen bis nach Japan, China und Korea und etlichen Kooperationsverträgen (Bsp. Ungarn, Frankreich, Taiwan) in Folge von Aktivitäten des Deutschen Akademischen Auslandsdienstes (DAAD) und international operierender Stiftungen (wie z.B. die

Hamburger Stiftung zur Entwicklung von Wissenschaft und Kunst von Prof. Dr. Helmut und Hannelore Greve oder die Herbert von Karajan-Stiftung Berlin).
◊ Es haben sich durch die skizzierten gesellschaftlichen Änderungen Interessen an der Musiktherapie, überhaupt künstlerischen Verfahren, in Beratungsberufen (Supervision, Coaching u. ä.) gezeigt, die teilweise in eigene Studiengänge und Praxenbildungen mündeten („Musiktherapeutische Methoden in Beratung und Coaching" oder „Ressourcenorientiertes Musikerleben für Führungskräfte", Bsp. European Graduate School in Leuk/Schweiz).
◊ Es sind Konzeptionen für holistisch orientierte Modellkliniken im Entstehen, die die mir bekannten Musiktherapie-Methoden der verschiedenen Schulen von vornherein in den allgemeinen Behandlungsverbund und in alle Teambehandlungen integrieren wollen.

Natürlich gibt es Rückschritte und schmerzhafte Einschnitte auch in der Entwicklung der Musiktherapie, die mitgeschoren wurde von den Messern der Gesundheitsstrukturreformen I und II. Die Gesundheitsstrukturreform III wird uns ab Ende 2002 auch nicht auf Rosen betten, sondern Betten und staatlich subventionierte Therapieplatz-Möglichkeiten weiter abbauen.

Gleichzeitig hat aber die Zukunft der neuen Kondratieff-Welle schon begonnen (siehe mein nachfolgender Beitrag „Musiktherapie zwischen den Stühlen?"), nach der und in der das Individiuum in den Industrieländern sein privates Geld in noch nie gekannter Dimension investieren wird in – seine Gesundheit.

Angesichts der Beiträge dieses Buches und angesichts des gesundheitspolitischen Kontextes, in dem dieser Band erscheint, mögen diejenigen, die mit diesem Buch arbeiten werden, sich motivieren lassen von dem, was in und für Musiktherapie gewachsen ist und was sich an weiterer Entwicklung hin zu einem etablierten Gesundheitsberuf abzeichnet, der zu den ältesten Heilkünsten der Menschheit gehört.

Literatur

Bruhn, H. (1999): Musiktherapie, Geschichte – Theorien – Methoden. Hogrefe, Göttingen
Decker-Voigt, H.-H. (2000): Mit Musik ins Leben – Klänge in Schwangerschaft und früher Kindheit. Ariston, Kreuzlingen
–, Knill, P. J., Weymann, E. (1996): Lexikon Musiktherapie. Hogrefe, Göttingen
–, Eschen, J. Th., Finkel, K. (1983): Handbuch Musiktherapie. Eres, Lilienthal/Bremen
Finkel, K. (1979): Handbuch Musik und Sozialpädagogik. Bosse, Regensburg
Gebser, J. (1973): Ursprung und Wirklichkeit. DTV, Stuttgart

Geschichtlicher Abriss der Musiktherapie in der BRD

Harrer, G. (1975): Grundlagen der Musiktherapie und Musikpsychologie. Fischer, Stuttgart
Hörmann, K. (1988): Musik- und Tanztherapie. Hettgen, Münster
Kapteina, H. (1979): Musikpädagogik mit Familien. In: Finkel, K. (1979), 221–239
Kemmelmeyer, K.-J., Probst, W. (1981): Quellentexte zur Pädagogischen Musiktherapie, Bosse, Regensburg
Kondratieff, L. A. (1996): Der sechste Kondratieff. Wege zur Produktivität und Vollbeschäftigung im Zeitalter der Information. Rhein-Sieg, St. Augustin
Nordoff, P., Robbins, C. (1983): Musik als Therapie für behinderte Kinder. Klett-Cotta, Stuttgart
Priestley, M. (1982): Musiktherapeutische Erfahrungen. Fischer/Bärenreiter, Kassel
Revers, W. J. (1974): Neue Wege der Musiktherapie. Grundzüge einer alten und neuen Heilmethode. Econ, Düsseldorf
Schwabe, C. (1979): Regulative Musiktherapie. VEB Fischer, Jena
– (1977): Methodik der Musiktherapie und deren theoretische Grundlagen. Barth, Leipzig
Seidel, A. (1980): Soziale Kulturarbeit am Beispiel Musik. Bosse, Regensburg.
Smeijsters, H. (1999): Grundlagen der Musiktherapie. Hogrefe, Göttingen
Stern, D. (1992): Die Lebenserfahrung des Säuglings. Klett-Cotta, Stuttgart

Musiktherapie – ein Orchideenfach zwischen den Stühlen der Gesundheitswissenschaften?

Ein präludierender Essay in die „Schulen der Musiktherapie"

Von Hans-Helmut Decker-Voigt

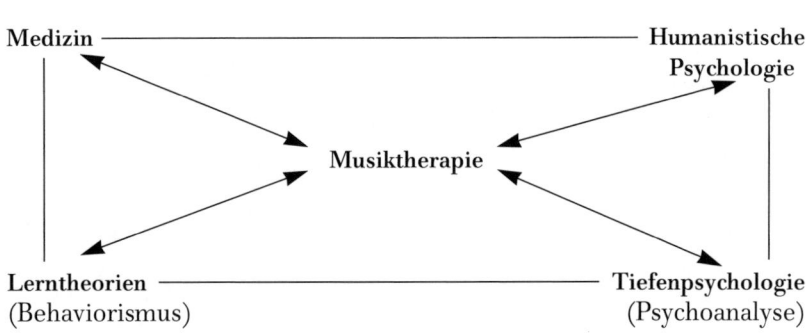

Abb. 1: *Hintergründe gegenwärtiger Musiktherapie-Richtungen*

Perspektive auf Musik(therapie) vor dem Hintergrund der Medizin

Peter Petersen nennt drei Kriterien des medizinischen Profils von heute:

1. den Absolutheitsanspruch rationaler Logik, die sich
2. gegenwärtig zunehmend auf Massenstatistik stützt.
3. Das Ideal der Objektivität.

Weitere Positionsmerkmale in und für schulmedizinische Behandlungskonzepte:

1. Schulmedizinische Diagnose basiert überwiegend auf den Kausalitäten direkter Zusammenhänge zwischen einem überwiegend zunächst körperlich erscheinenden Symptom und einer dazugehörigen Leidensbefindlichkeit (die Denk- und Handlungswelt des „Wenn – dann").
2. Solchermaßen symptomorientierte Kausal-Diagnosen erwachsen überwiegend aus der Perspektive des Behandlers für den Patienten. Dasselbe gilt für die Differenzierung der Therapiekonzeptionen in mittelbare Therapien (pharmazeutische Medikationen) bzw. funktionelle Therapien (organ- bzw. funktionsgesteuerte Therapien wie Krankengymnastik, Physiotherapie). Diese Therapien folgen dem allgemein naturwissenschaftlichen Denkprinzip, dass einer objektivierbaren Krankheit mit objektiven Mitteln und objektiven Kontrollinstrumenten dieser Mittel begegnet werden muss.
3. Solchermaßen entstandene Therapie-Konzeptionen und ihre dazugehörigen Zeitrahmen zielen möglichst auf das Aus-Heilen, das „Aus für die Symptome", ab, und gleichzeitig auf den möglichst kürzesten Zeitrahmen medizinisch-therapeutischer Behandlung, auf minimale Rückfallquoten und maximale Lebenserwartung entsprechender Lebensqualität.

Ein „Zwischen-Bei-Spiel" für die Konzepte der Musik in der Medizin

Stellen Sie sich vor, ein Patient improvisiert an seinem Instrument den berüchtigt-berühmten Vierer-Rhythmus, der auf der Drei unterteilt wird:

X – X – xx – X

„Berühmt-berüchtigt" ist diese Unterteilung deshalb, weil – einmal in diesem Rhythmus – ein Herauskommen aus seinem zur Erde ziehenden, zentripetalen, kollektivierenden Sog schwer möglich ist. Denken wir an die Skandierungen dieser Welt, die ihn benutzen („Ho – ho – ho Chi – Minh" u. v. a.).

Was den Mediziner jetzt an diesem Rhythmus interessiert: Wie sind die vegetativen, biophysischen Körperantworten des Patienten auf diesen Rhythmus, die der Patient improvisiert oder von einer CD als Grundrhythmus bevorzugt. Bewirken die musikalischen Parameter den vom Arzt erwarteten Zustand von Physis und Psyche und Emotio – etwa als anxiolytisch, also angstmindernden Faktor vor einer OP?

Musik in der Medizin steht überwiegend in der Tradition des Kausalitätsprinzips: *„Wenn* diese Musik – *dann* jene zu erwartende Wirkung" und Auswirkung auf den Gesamthaushalt des Patienten. Musik in der Medizin wird gegenwärtig durch die Medien und seitens der Medien manchmal mit einem unglücklichen Bild vermittelt. Es ist das Bild des Wettbewerbs, der mit Musik erfolgreicher sein will, das Bild, welches auch unter „Musiktherapie" subsumiert wird. Musikmediziner wie Ralph Spintge hingegen arbeiten an sorgfältigen Definitionen verschiedener schulmedizinischer Richtungen, die in ihre Behandlungskonzepte die Musikrezeption einbeziehen und allgemein unter *Musik in der Medizin* gefasst werden, auch als *Musikmedizin* oder als *MusikMedizin* (spezifiziert auf die Anaesthesie-Konzeption Spintges) auftauchen, und an deren Abgrenzung voneinander bzw. Nähe zueinander. Letztere – Nähe – wird in der gegenwärtigen Musikmedizin gesucht zu den Musik(psycho)therapien, wie sie die AutorInnen dieses Buch beschreiben.

Nicht erst aus den bisherigen beiden Gesundheitsstrukturreformen erwuchsen die manchmal in den Medien sportiv wirkenden Wettbewerbe. In der die Majorität unserer Patienten-Klientel hauptsächlich prägenden Magazinwelt und Boulevardpresse, die in ihrer Meinungsbildung und Verbreitungsdichte in der Fachwelt des allgemeinen Gesundheitswesens zu unterschätzen dümmer wäre, als sie selbst ist, liest sich dies so: „Deutschlands berühmteste 30 Kardiologen" (Focus), „Die 50 besten Kliniken" (Spiegel-special), „Wo Sie am schnellsten gesund werden" (Stern) usw.

Musikmedizin und die begrifflich bekanntere Musiktherapie wird dabei (leider) mitvermarktet im Sinne von „Dr. Mozart bitte in den OP – dann geht alles schneller, besser, ohne Nebenwirkungen" (Bunte).

TV-Ärzteserien sind in den letzten acht Jahren um ca. 35% im Programmgesamt der ARD und in den Privatsenderketten erweitert worden – mit ihrem Anteil an melodramatischer Interaktion zwischen fürsorgenden und mehr verliebt gezeigten als liebenden Ärzten gegenüber ihrer Patienten-Klientel. Derlei Serienerfolge sind denn wohl auch kompensatorischer Ausdruck der sehr viel tieferen Sehnsucht ihrer Konsumenten für eine grund-setzendere, grundsätzlich andere Beziehung zwischen (ärztlichen) Behandlern und Behandelten als die Realität des Patientenseins dies bietet.

Auf dem Deutschen Hausärztetag in Bremen wurde während der Musiktherapie-Präsentationen und erst recht danach immer wieder die Hoffnung auch aus dem ärztlichen Behandlerkreis heraus formuliert: Ließe sich nicht mit der Einbeziehung von Musik in die Medizin eben diese kollektive Insuffizienz in der Arzt-Patient-Beziehung neu qualifizieren?

Aufgabe wird sein, hier falsche Hoffnungen von Medizinern in Musik – vom Wunsch als Vater des Gedankens auch Musiktherapie genannt – behutsam umzusteuern in das, was Musiktherapie im Verständnis der inzwischen sieben staatlichen akademischen sowie der fünf größeren privaten Ausbildungsstätten für MusiktherapeutInnen meint und ist: ein selbständiger Heilberuf.

Dessen Methodeninventar kann sehr wohl Adjuvans (i. S. von zuarbeitend, ergänzend) für die medizinische Therapie sein, aber es kann nicht possessiv integriert werden, weil die Psychodynamik des Menschen, wenn diese der Musik begegnet, keiner einzigen Kausalität folgt.

Methodeninventar in der Medizin und Methodeninventar in der Musiktherapie

Methoden entstehen aus der Forschung heraus und Forschungserkenntnisse münden wieder in Methodenverfeinerung und -erweiterung. Die Instrumentarien der Forschung in Medizin und Musiktherapie müssen sich zwangsläufig unterscheiden: Die eine – medizinische Forschung – basiert auf naturwissenschaftlich begründetem Denken und Handeln (Peter Petersen: „Massenstatistik"), die andere – musiktherapeutische Forschung – auf den Erkenntnissen, die die Begleitung der menschlichen Psychodynamik ergibt. An der menschlichen Psychodynamik orientierte Erkenntnisse bedeuten per se immer die Orientierung an der unverwechselbaren Dynamik der Psyche des Einzelnen und können gegenwärtig nur in „Mischform-Instrumentarien" angenähert werden an naturwissenschaftliches Denken. Ein Beispiel ist die moderne Psychotherapieforschung, die qualitative Erkenntnisse aus einzelnen Fallbeispieldarstellungen auf einer Metaebene sammelt und von dieser Vergleiche mit anderen Fallbeispielanalysen anstellt.

Medizin forscht quantitativ, Musik(psycho)therapie qualitativ. Die gegenwärtigen Annäherungen sind möglich, weil das Forschungsobjekt ein gemeinsames ist: der Patient.

Die Wahl der Forschungsmethoden hängt letztlich von der genauen Zielklärung ab. „So sind qualitative, hermeneutische Verfahren zu bevorzugen, wenn es z. B. um die Erforschung psychogenetischer Zusammenhänge, um das Verstehen seelischer Prozesse oder des Erlebens von Musik geht. Die Frage nach der Häufigkeit des Musikhörens in bestimmten gesellschaftlichen Gruppen erfordert die Anwendung quantifizierender Verfahren und statistischer Auswertungsmethoden" veranschaulicht Rosemarie Tüpker (1996).

Insgesamt jedoch bleiben Patienten gegenwärtig mehr „Treffpunkte" der quantitativen und qualitativen Forschung. Erstere folgt bei Instrumentarien der naturwissenschaftlichen Medizin immer noch der Sicht des „gelehrten Herrn (der Medizin)", wie ihn Mephistopheles vor Kanzler und Kaiser beschreibt:

> „*Daran erkenn ich den gelehrten Herrn!*
> *Was Ihr nicht tastet, steht euch meilenfern,*
> *was ihr nicht faßt, das fehlt euch ganz und gar,*
> *Was ihr nicht rechnet, glaubt ihr, sei nicht wahr,*
> *Was ihr nicht wägt, hat für euch kein Gewicht,*
> *Was ihr nicht münzt, das, meint ihr, gelte nicht*"
> (Goethe, Faust 1. Teil).

Dagegen stand lange in einer Art Feindbildsicht der qualitative Blick derjenigen Forschung, die sich vom „Erbsenzählen" mit seinen Kontrollgruppen abwandte und der Beziehungsgestaltung zum einzelnen Patienten zuwandte. Der Abstand ist heute verringert durch Annäherungen der klinischen Psychologie-Forschung an die Medizin und der Medizin an die zunehmend holistische Sicht von der Gesamtpersönlichkeit des Patienten.

Gelungen ist diese Annäherung überall dort, wo authentische Teambehandlung besteht. Etwa in der Onkologie verzichtet kaum ein Arzt mehr auf die psychologische und (kunst-,) musiktherapeutische Teambehandlung derselben Patienten.

Vor nun etwas mehr als 100 Jahren verdichtete sich mit den Großvätern der Psychoanalyse die Gegenströmung zu der naturwissenschaftlichen Kausalität der Schulmedizin.

Perspektive auf Musik(therapie) vor dem Hintergrund der Psychoanalyse

Tiefenpsychologie/Psychoanalyse ist eine Gegenbewegung zur Schulmedizin nicht nur und nicht erst in der freudschen Ära.

Geboren aus der damals deutlich überwiegenden einseitigen Orientierung der Schulmedizin am Somatischen, orientierte sich die Psychoanalyse nun an der Dynamik des Seelischen, am psychisch-emotionalen Erleben des Patienten und lenkte die bisherige Perspektive auf seh-, fühl- und erzählbare Symptome um – und zwar in die Perspektive auf die Phänomene im Rezipieren und im Ausdruck des Menschen und seiner Auswirkung auf die soziale Umgebung, die – wie er selbst – weitestgehend mehr un- als bewusst gesteuert ist.

Weitere Grundannahmen damals und heute: Nicht nur die Erkrankungen unserer Psyche und unseres Geistes, unseres emotionalen Haushalts und unseres Gemüts leiten sich aus Unbewältigtem, Unerledigtem, Verdrängtem, Abgespaltenem in diesem Unbewussten ab.

Bald nach den Anfängen der klassischen Psychoanalyse etablierten sich Lehrmeinungen, dass tiefenpsychologische Konzepte nicht nur für die aus psychischen Kränkungen heraus entstandenen Krankheiten nutzbar seien, sondern für ein weites Feld bisher somatisch betrachteter und behandelter Krankheiten. Diese Lehrmeinungen führten zur bis heute gültigen Sichtweise u. a. der Heidelberger Schule um Viktor von Weizsäcker: Körperliche Symptome nehmen in bestimmten Erkrankungszusammenhängen Stellvertretung für Seelisches ein.

Dies geschieht, wenn das psychisch-emotionale Energiepotential des Menschen über seine individuelle Belastbarkeitsgrenze hinaus strapaziert wird. Dies geschieht, wenn – zeitgestreckt oder plötzlich – eine Kränkung wirkt, die zur Krankheit wird, zur seelischen Verletztheit, zu einem Trauma.

Auch heute noch gilt für den mir bekannten größeren Teil der psychoanalytisch geprägten Schulen das „Erinnern-Wiederholen-Durcharbeiten" als Formel, die eine psychoanalytische hieß, welche – jedenfalls von Freud – keineswegs an ausschließlich erkrankte Menschen adressiert war.

Etwas Patriarchales nahm die frühe Psychoanalyse trotz und wegen ihres Gegenströmungscharakters zur Schulmedizin aus eben dieser Schulmedizin mit: Die Abhängigkeit des Patienten von der Autorität des Behandlers. Die von einem Tobias Brocher oder Eugen Drewermann oder Brunnert oder Mitscherlich reich dokumentierte Fallbeispiel-Arbeit zeigt Diagnose und Therapiekonzeption entweder gänzlich oder überwiegend beim Arzt, beim Analytiker. Der Patient folgte eher der Kompetenz des Arztes bzw. Analytikers, als dieser dem Patienten, wie es später in der humanistischen Psychologie dann eine Forderung wurde bis zum: „Die Diagnose macht letztlich der Patient."

Dennoch: Bei allen Erschwernissen durch beibehaltene Einseitigkeit, denen die Tiefenpsychologie durch die Spiegeleffektbildungen ausgesetzt war, setzte sie eines wieder durch, was der Medizin in ihrer mentalen und zunehmend apparativen Perfektionierung abhanden gekommen war: die Beziehung.

Sie – die Beziehung – zeigte sich jetzt – vor 100 Jahren – im zunächst eng verstandenen Kleid der Übertragungs- und Gegenübertragungsbeziehung und aus ihnen erwachsenden Assoziationsmaterialien sowie Deutungsangeboten unter dem Hut und dem vermeintlichen Behütetsein der Abstinenzregel als Ebene des Prozesses, der die seelischen Wendungen, die Veränderungen bergen kann, welche heilsam sind.

Das zentrale Medium, das der Beziehung zwischen Analytiker und Analysand/Patient diente, war das Wort.

Zum ersten Mal wurde systematisch das bisherige Handwerkszeug der Schulmedizin (von der Zahnreißstange angefangen, auf den Bildern eines Pieter Brueghel zu fürchten, über die Virtuosität der klug geführten Feinmechanik chirurgischen Bestecks – zu bewundern in jedem Feature über Herz- u. a. OPs – bis zu den nicht mehr zählbaren pharmakalogisch begründeten Therapiekonzepten) ausgetauscht durch Beziehung. Das in ihr tragende und das sie pflegende und verlebendigende Medium war das gesprochene Wort.

Dieses Wort – ob in der Schilderung der Assoziationen durch den Patienten oder der Deutungsangebote des Analytikers – es geriet durch die Psychoanalyse und deren Arbeit mit Symbolen in eine Bedeutung, die ihm vorher nur aus der Verdichtung von gesprochener Sprache zu Literatur, Dichtung zuwuchs.

Zwischen-Bei-Spiel für Musik(therapie) vor dem Hintergrund der Psychoanalyse

Spielen wir, erinnern wir jenen zentripetalen Rhythmus:

$$X - X - xx - X$$

Improvisiert ein Patient diesen Rhythmus, dann wird er im psychoanalytisch orientierten Setting eingeladen werden zu Fragen, an was ihn dieser Rhythmus erinnere, wo er ihm möglicherweise begegnet sei? Situationen, Personen, Emotionen heute ... damals ... früher?

Mit dem Erinnern des Patienten wird geforscht, wieweit es sein eigener Rhythmus wohl ist. Oder ein aufgezwungener, zwangssozialisierter Rhythmus, der den eigenen Lebensrhythmus überlagert.

Perspektive auf Musik(therapie) vor dem Hintergrund der humanistischen Psychologie

Ich sehe die Strömung der humanistischen Psychologie (die mich am meisten prägte) aus heutiger Sicht ebenfalls gewachsen und erwachsen geworden auch und u. a. aus einem Motiv der Abgrenzung heraus, der Gegenströmung zu etwas: Gegenströmung zur Psychoanalyse, deren Abhängigkeit von der Deutungswelt, ihrer einseitigen Akzentuierung des Psychisch-Emotionalen und Ausgrenzung der dazugehörigen Körperlichkeit. Abgrenzend die Betonung der Vergangenheit und frühen Kindheit des Patienten, abgrenzend die Abstinenzregeln als Beziehungsbremse. Abgrenzend die überwiegend langzeitorientierten Behandlungskonzepte.

Positionen der humanistischen Psychologie und der von ihr geprägten Musiktherapie

Selbstfindung wird betont als Lebensziel. Ganze Methodenkulturen mit diesen Zielbegriffen wurden entwickelt. Erinnern wir die Inflation der Begriffe in den 70ern: Selbstausdruck, Selbstverwirklichung, Selbstdarstellung – unter dem Rahmenziel der Selbstfindung, abgestimmt mit den Zielen der sozialen Kohäsion und dem Respekt davor, dass jeder andere Mensch sich auch suchen und finden können müsse in seinem Spannungsfeld zwischen Freiheit und Verantwortung.

Autoritäten wurden in sich selbst und nicht außerhalb gesucht. Das in den 70ern von Ruth Cohn für spezielle Settings in Pädagogik und Therapie entwickelte Postulat des „Be your own chairman" wurde begeistert und längst vor Cohn durch die Väter und Mütter der Gestalttherapie (Fritz Perls, Carl Rogers u. a.) geradezu im positiven Sinne inflationär in andere Gesellschaftsbereiche getragen.

In der Klimatologie der Musiktherapie in humanistischen Therapie-Kontexten entstanden Formeln wie „be the artist of yourself" oder „your life is your art" auf Denk- und Handlungsebenen, die die Annäherung an die Nachbarkünste und später manche Integrierung derselben – etwa in der Expressive Therapy/Ausdruckstherapie (Paolo J. Knill) „diaphanieren" ließ, um mit Jean Gebser zu sprechen.

Entsprechend wandelte sich die Beziehung im therapeutischen Setting, in dem nun die Diagnose mindestens „mit dem Patienten zusammen" erfolgte – gewarnt von den leider unzähligen Schreckensgeschichten falsch diagnostizierter und fehlbehandelter Patienten aus dem psychiatrischen und psychosomatischen Krankheitsformenfeld.

Wir erleben heute Richtungen in der humanistischen Psychologie, die die Wichtigkeit der Fremdwahrnehmung der TherapeutInnen so weit herunterschrauben, dass „der Patient die Diagnose" mache.

Der Abbau der Fremdautoritäten und die Akzentuierung der Selbstverwirklichung griff in die familialen, religiös-spirituellen und alle weiteren Bereiche des bisherigen Netzwerkes ein, in dem man bisher aufwuchs. Humanistische Psychologie kippte – wie alle anderen Strömungen, die starke Grundstromgeschwindigkeiten haben – auch manche Sicherheiten dieses Netzwerkes zu schnell mit dem Badewasser patriarchaler Behandlungssysteme weg.

Wir hatten deshalb in dieser Zeit auch Opfer zu beklagen: Opfer zu riskanter Experimente mit dieser neu erworbenen Freiheit, in der nicht jedes Therapeuten oder Klienten Kraft ausreichte, dem zu riesigen Entscheidungsraum im Spielraum des Settings eigene Struktur zu geben: Was ändere ich wie und wo und wann mit wem am besten, um es mir am besten sein zu lassen? Es gab gruppendynamische Leichen nicht erst in den Grau- und Schwarzzonen ausufernder Psycho-Märkte, sondern auch mitten in seriösen Zentren der Gurus auf Lehrstühlen für Gruppen-, Sozial- und klinische Psychologien.

Der Boom jener Therapien, die der jungen Tradition humanistischer Psychologie folgten oder zu folgen vorgaben, kreierte therapeutische Beziehungswelten, die in den letzten „communities" eines Perls oder Rogers oder auch im Hamburg von Tausch und Tausch-Zirkeln lebten. Einerseits.

Andererseits blühten auf der Achse zwischen Tiefenpsychologie und aus ihr gewachsener humanistischer Psychologie alte Panzerknacker-Methoden in den Therapien unter neuen Deckmänteln auf – und es gingen viele in der „Mutter Gruppe" auf – um darin unterzugehen.

Heute lichtet sich der Nebel und wir finden auf dieser Achse (siehe Abb. 1) klare Profile der endlich entwickelten Körpertherapien, der systemischen Therapien, der morphologischen Psychologie usw.

Um im Zwischen-Bei-Spiel zu bleiben: Stellen wir ihn uns wieder vor:

$$X - X - xx - X$$

Ein Patient, der in der Musiktherapie einer humanistisch-psychologisch geprägten Therapeutin diesen Rhythmus spielt oder bevorzugt hört, wird mit Hilfe der therapeutischen Begleitung an die Frage herangeführt: Wie geht es dir *jetzt* mit diesem Rhythmus, was sagt er dir – jetzt, wofür steht er – jetzt? Für welchen Freiheitswunsch? Für welches seelische Gefängnis ... Der Patient macht den Rhythmus, die Diagnose und seine Therapiekonzepte wesentlicher – selbst.

Dennoch – den amerikanischen KollegInnen dauerten auch diese Denk- und vor allem Handlungswelten humanistisch psychologisch begründeter Therapien und damit auch Musiktherapien – zu lange.

Es entwickelte sich in den USA und damit in Westeuropa die behavioristisch-lerntheoretisch begründete Verhaltenstherapie, die bis heute die weitverbreitetste (weil am einfachsten zu finanzierende?) Form auch im deutschen Gesundheitswesen wurde – vor der psychologischen

Psychotherapeuten-Gesetzgebung, mit der das Spektrum bunter wurde. Musiktherapie entwickelte sich in Europa am wenigsten vor diesem neuen-alten Hintergrund. Angesichts des Booms auch der Kurzzeittherapie-Formen in der Musiktherapie wird jedoch n.m.M. die Verhaltenstherapie in ihren moderneren, integrativeren Formen auch die Musiktherapie in Westeuropa prägen. Komponenten davon sehe ich in der Entwicklung der ostdeutschen Musiktherapie, etwa der Regulativen Musiktherapie nach Christoph Schwabe.

Perspektive auf Musik(therapie) vor dem Hintergrund des Behaviorismus, der Lerntheorien

Um im Denkmodell von Strömung und Gegenströmung, von Merkmalen und Gegenmerkmalen und ihren wechselseitigen Prägungen zu bleiben: Die aus dem Behaviorismus entstandenen Therapiewelten, die Verhaltenstherapien, sind die gegenwärtig verbreitetsten – „krankenkassenabrechnungstechnisch" gesehen. Ein kurzes Dreierlei:

1. Diese Therapiewelt könnte auch gesehen werden als eine neuerliche Annäherung an Kausalitätsdenken. Diese oder jene Symptome mit einer durch ärztliche Abklärung (welch Wort!) abgesicherten Diagnose ziehen bestimmte Therapieschritte nach sich, die teilweise übende, einübende, trainerische Merkmale aufweisen. Bestimmte Krankheitsbilder – auch aus dem neurotischen Formenkreis, sofern sie nicht in den Bereich der Frühstörungen fallen, die überwiegend der Langzeittherapien bedürfen – sind z.T. besser bei der Verhaltenstherapie aufgehoben als in einer Tiefenpsychologie (Bsp. Phobien).
   Das „Wenn-dann" hat sich in der Diagnostik gegenwärtiger Verhaltenstherapien abgeschwächt, aber es war ihr Anfang. Eben aus der Lerntheorie geboren.
2. Verhaltenstherapien bedienen sich überschaubarster Zeitrahmen: Der Patient arbeitet von seinem Hier und Jetzt für die Zukunft, weniger denn je im Vergangenheitsraum, und begleitet seine eigenen therapeutischen Erfolge, sieht, überprüft, checkt sie. Die Arbeit an der Gestalt des Vordergrunds hat Vorrang vor deren Hintergrund (i. S. von Vergangenheit).
3. Verhaltenstherapien und vor diesen entwickelte Musiktherapien sind auch einzuordnen in den Kanon der Gesundheitsberufe und in den stationären bzw. rehabilitativen und ambulanten Folgebereich sowie die sonder- und heilpädagogischen und geriatrisch-gerontologischen Bereiche mit therapeutischer Orientierung.

Kein Wunder, dass Verhaltenstherapien von jeher nicht nur von der Majorität der amerikanischen Psychologen-Kollegen im Repertoire-Rucksack mitgeschleppt werden, sondern auch von uns hier in der „gesundheitsstrukturreformierten Krankheit der Gesundheit und des Gesundheitswesens".

Die TherapeutInnen besitzen eine Rollenstruktur, aus der der Patient möglichst rasches Lindern seiner Pein erwarten darf. Die Beziehung und das „Dritte" in ihr, wie z. B. das Wachsen der Bedeutung des Wortes aus dem Erleben, Fühlen heraus ist natürlich in jeder Verhaltenstherapie und verhaltenstherapeutischen Musiktherapie möglich, aber dann eher eine persönliche Variable der TherapeutInnenpersönlichkeit.

Unser zugehöriges Zwischen-Bei-Spiel:

$$X - X - xx - X$$

In einem eher verhaltenstherapeutisch orientierten Setting mit übender Komponente oder in einem Bereich einer Sonderschule mit geistig behinderten Partnern könnte z. B. damit Konzentrationsvermögen trainiert werden: „Wir zeichnen solange Kreise mit dem Finger in die Luft, wie wir die Musik hören ..."

Es sind Spiele mit Musik, die etwas Bestimmtes avisieren, eine Beeinträchtigung vermindern, eine Fähigkeit erweitern sollen. Auch dieser Bereich fällt unter „Musiktherapie". Wenngleich mir am Beispiel Sonderschule und Begleitung geistig behinderter Partner wichtig ist: Die großen Erfolge der psychotherapeutischen Begleitung dieser früher als „nicht Psychotherapie-fähig" angesehenen Klientel sind (noch) viel zu wenig bekannt. Protagonisten wie Dietmut Niedecken und Maria Becker sind immer noch Pioniere der Psychotherapie mit Menschen, die unter den Bedingungen geistiger Behinderung leben.

Eine mögliche Mitte: Musiktherapie im Verstehen der neuen Entwicklungspsychologie

Musikhören und -gestalten ist eine inzwischen von Daniel Stern und seinen ForscherInnen und Diadochen, zu denen ich mich zähle, entwicklungspsychologisch eindrucksvoll bewiesene Nahrung für die Individualität und Identität des einzelnen Menschen ebenso wie für seine sozialen Erfahrungen in Paaren, Kleingruppen-, Subgruppen- und Großgruppen.

Diese Bedeutung der Musik für die Entwicklung des Menschen ist nicht neu, nur ist sie durch die Forschungen unserer neuen „Babywatcher" in der Entwicklungspsychologie inzwischen bewiesener denn je.

In den 70er Jahren sagte Rudolf Burkhardt, Arzt mit Kunst- und Musiktherapieaffinität, bereits: Die nonverbalen Methoden werden zunehmend intentional eingesetzt, weil die neurotischen Konflikte, die den psychosomatischen Störungen zugrunde liegen, in den Tiefenschichten der Persönlichkeit verankert sind, und dieser unbewusst-affektive Bereich nonverbal leichter erreichbar und anzustoßen ist als mit verbalen Mitteln.

Die entwicklungspsychologisch begründeten neueren Musiktherapie-Forschungen von Karin Schumacher, Fritz Hegi (und hoffentlich auch meine eigenen) bauten und bauen die Brücken zwischen Musiktherapie und Entwicklungspsychologie, auch die zwischen Medizin und Psychoanalyse sowie Verhaltenstherapie. Die Brücken werden zwar nicht durchgängig akzeptiert i. S. von „begangen", aber sie werden respektiert als wachsender Konsens verschiedener Forschungsrichtungen.

Oder kürzer und generalisierender mit James Hillman (Hillman/Ventura 1993): Die verbalen Psychotherapien sind am Ende und bestenfalls ein Toastbrot, das drei Tage an der Luft lag. (Hillman sprach ausdrücklich von amerikanischem Weißbrot). Und weiter: Die Zukunft der Therapien liegt nicht in der Medizin, nicht in der Psychologie. Sie liegt in den Künsten, den Heil-Künsten. Der Mensch (Patient) braucht die Kunst, die Künste in seiner Therapie, um seine Symptome damit aktiv (um)gestalten zu können.

Inzwischen wissen wir durch Entwicklungspsychologie Genaueres darüber, warum die nonverbalen Medien und darin Musik als präverbales Medium besonders heilsame Anstöße geben können: Die Erfahrungsstufen des Säuglings in der Entwicklung vom auftauchenden Selbst zum verbalen Selbst und synchron im Bereich seiner Bezogenheit zur Mutter und anderen Bezugspersonen, bedeuten das Erlernen von Kompetenzen und Ausprägen erster Potentiale im auditiven, elementar-musikalischen Bereich.

Gelernt werden diese frühen eindrucksvollen Kompetenzen und Potentiale, die wir bereits mit in diese Welt aus der des Uterus bringen, über weitestgehend mediale Ebenen des Fühlens, Hörens, Bewegens, Sehens, Lautlallens, Singens, aktiv wie rezeptiv. Unsere lebenslange Dialogfähigkeit mit uns selbst und anderen wird im Uterus und in früher Kindheit im prä- und elementar musikalischen Ein- und Ausdruck disponiert und diese Disposition ist Basis für sämtliche verbalen und nonverbalen Kompetenzen des gesamten weiteren Lebens bis es uns verlässt.

Die Beweisführungen der Entwicklungspsychologie sind für Medizin wie Tiefenpsychologie wie humanistische Psychologie, Verhaltenstherapie und Erziehungswissenschaft ein neuer möglicher Konsens.

Wir können uns alle in der Neu- und Wiederentdeckung der Wirkung von Musik treffen – und Treffpunkte sind kein Ort, wo wir unsere Profile verwaschen, verlieren müssen. Im Gegenteil. Die verschiedenen Schulen der Musiktherapie sind ein Beispiel dafür, dass ihre Methoden sich viel mehr annähern und treffen – als manchmal ihre InitiatorInnen, KonzeptorInnen, Spiritus rectora und rectores.

Literatur

Becker, M.(2000): Musikpsychotherapie in der Arbeit mit einer geistig behinderten Partnerin. Hamburg
Buber, M. (1973): Das dialogische Prinzip. Gütersloher V. A., Heidelberg
Burckhardt, R. (1998): Einladungstext zur Tagung „Musiktherapie" der Ev. Akademie in Goslar, Februar 1998
Cohn, R. (1975): Von der Psychoanalyse zur Themenzentrierten Interaktion. Klett-Cotta, Stuttgart
Decker-Voigt, H.-H. (1999): Mit Musik ins Leben – Klänge in Schwangerschaft und früher Kindheit. Ariston, Kreuzlingen/München
– (2000): Aus der Seele gespielt. Einführung in Musiktherapie. Neuausgabe Goldmann, München
Hegi, F. (1998): Übergänge zwischen Sprache und Musik. Junfermann, Paderborn
Hillman, J., Ventura, M. (1993): Hundert Jahre Psychotherapie – und der Welt gehts immer schlechter. Walter, Solothurn
Knill, P. J. (1979): Ausdruckstherapie, Künstlerischer Ausdruck in Therapie und Erziehung als intermediale Methode. Eres, Bremen/Lilienthal
Niedecken, D. (1989): Namenlos, Geistig Behinderte verstehen. Luchterhand, München
Petersen, P. (1988): Retortenbefruchtung und Verantwortung. Urachhaus, Frankfurt/M.
Schumacher, K. (1999): Musiktherapie und Säuglingsforschung. Lang, Frankfurt/M.
Spintge, R., Droh, R. (1992): Musikmedizin. Urban & Fischer, Stuttgart
Stern, D. (1992): Die Lebenserfahrungen des Säuglings. Klett-Cotta, Stuttgart 1992
Tüpker, R. (1996): Forschungsmethodik. In: Decker-Voigt, H.-H. et al.: Lexikon Musiktherapie. Hogrefe, Göttingen

Psychoanalytische Musiktherapie

Von Susanne Metzner

---

1 Zur Theorie und Konzeptentwicklung

Psychoanalytische Musiktherapie basiert auf der Psychoanalyse, der Lehre vom unbewusst Psychischen, die Sigmund Freud (1856–1939) begründet und als Erster ausgearbeitet hat. Ausgehend von Freuds umfangreichem Werk hat sich die Psychoanalyse zu einer geistigen Bewegung entfaltet, welche die Kultur des 20. Jahrhunderts nachhaltig geprägt hat. Nicht nur in der Psychotherapie haben sich völlig neue Perspektiven eröffnet, sondern das psychoanalytische Denken hat auch der Literatur und Kunst wesentliche Impulse vermittelt.

Auffallend zurückhaltend hingegen ist der Einfluss der Psychoanalyse in Bezug auf die Musik (Rauchfleisch 1990) – und vice versa. Die Vorstellung, diese gegenseitige Zurückhaltung durch die aus der psychoanalytischen Musiktherapie gewonnenen Einsichten aufheben zu können, ist verwegen. Immerhin ist es inzwischen gelungen, die für die psychoanalytische Musiktherapie relevante Schnittfläche zwischen Musik(-wissenschaft) und Psychoanalyse theoretisch so weit auszuarbeiten, um damit gut arbeiten zu können. Daraus lässt sich jedoch keine generelle Indikation für den Einsatz von Musik in der psychoanalytischen Therapie ableiten. Dies bedarf einer etwas differenzierteren Betrachtungsweise. Was ich mit meinen Bemerkungen zum Verhältnis Psychoanalyse und Musik jedoch andeuten will, ist, dass die Wortkombination „psychoanalytische Musik-Therapie" (einschließlich ihrer Variationen „analytische", „analytisch fundierte", „analytisch orientierte", „psychoanalytisch verstandene" Musiktherapie) keinesfalls selbstverständlich ist.

Die Psychoanalyse ist eine ausdifferenzierte Theorie des psychischen Lebens und Erlebens und setzt sich im Wesentlichen aus den Theorien zur Dynamik unbewusster Vorgänge (Trieb- und Konflikttheorie), der Selbst- und Objektbeziehungspsychologie sowie der psychoanalytischen Entwicklungspsychologie und Psychopathologie zusammen. Dabei handelt es sich keineswegs um in jeder Hinsicht aufeinander abgestimmte Teilbereiche, sondern vielmehr um verschiedene Perspektiven auf das Seelische, das als Gegenstand niemals konkret zu fassen ist, sondern sich stets nur in seinen Bewegungen und Wirkungen zeigt.

Gleichzeitig ist die Psychoanalyse eine Methode der Interpretation menschlichen Erlebens und Handelns. An diesem Punkt setzen einige Vorurteile gegenüber der Psychoanalyse an. Sie rühren vor allem daher, dass das Analysieren als ein Zergliedern bzw. Auseinandernehmen von Mitteilungen gesehen wird, nicht aber als eine Methode des Verstehens. Der häufig betonte, explorative Ansatz (Was wird wann, wie und in welchem Kontext mitgeteilt?) stellt nur einen Teilaspekt dieses Verstehens dar. Vielmehr geht es um das Verstehen einer Mitteilung, das aus dem emotionalen Nachvollzug durch einen Rezipienten einerseits und einer sich darauf beziehenden theoriegeleiteten Reflexion andererseits erwächst. Somit steht die Psychoanalyse im wissenschaftlichen Diskurs der Hermeneutik, der Auslegung von Texten, und der qualitativen Forschungsmethodik näher als den experimentellen Methoden der empirischen Psychologie.

Schließlich ist die Psychoanalyse eine Behandlungsmethode zur Verarbeitung psychischer Konflikte, die in der Übertragungsbeziehung der Patientin zur Analytikerin reaktiviert werden. Aus der klassischen, d. h. langdauernden und hochfrequenten Psychoanalyse, bei der die Patientin auf der Couch liegt, sind aufgrund der Notwendigkeit, sich auf unterschiedliche Klientel und variable äußere Bedingungen anzupassen, eine Vielzahl verschiedener psychoanalytischer Behandlungsansätze hervorgegangen, die ebenso wie die psychoanalytische Musiktherapie als Spezialformen der Psychoanalyse oder besser noch: als angewandte Psychoanalyse zu verstehen sind.

Wer sich mehr als nur einführend mit der psychoanalytischen Musiktherapie beschäftigen will, kommt nicht umhin, sich mit der Psychoanalyse auseinanderzusetzen. Als beste Einführung gilt nach wie vor Freuds Werk selber. Zudem gibt es gute Lehrbücher und Nachschlagewerke neueren Datums (Heigl-Evers et al. 1994; Mertens 1992/93; Müller-Pozzi 1995, Sandler et al. 1991; Thomä/Kächele 1985), in denen auch die Richtungen, in die sich die Psychoanalyse seit den gut hundert Jahren ihres Bestehens weiterentwickelt hat, zur Geltung kommen. Psychoanalytische Grundkenntnisse für Musiktherapeuten vermitteln auch die in Buchform veröffentlichten Vorlesungen von Mary Priestley (1983). Um Wiederholungen in Bezug auf dieses Basiswissen zu vermeiden, werde ich mich im Anhang mit einem Glossar des verwendeten psychoanalytischen Vokabulars behelfen. Nicht verzichten kann ich auf einige Erläuterungen vorab zur Funktion des Verstehens innerhalb der psychoanalytischen Therapie.

Wie bereits gesagt, beruht die Besonderheit des psychoanalytischen Verstehens auf der emotionalen Beteiligung, d. h. der Achtsamkeit der Analytikerin gegenüber den eigenen, durch die Mitteilung der Patientin ausgelösten Reaktionen, Gefühlen, Phantasien, Einfällen. Die daran anknüpfende, theoriegeleitete Reflexion sucht nach dem zugrunde liegenden Sinn von beidem, von Mitteilung und Reaktion. Die Toleranz gegenüber ungewöhnlichen, potentiell tabuisierten Einfällen und die Fähigkeit, damit adäquat, d. h. nicht unkontrolliert umzugehen, wird in einer umfangreichen Ausbildung, zu der insbesondere die Lehranalyse gehört, und einer engmaschig supervidierten Praxis erworben. In der Therapie bietet die Analytikerin der Patientin ihre Einfälle, Fragen, möglichen Klarifizierungen, Interpretationen oder Deutungen unter sorgfältiger Abwägung der Verträglichkeit in Bezug auf den Zeitpunkt, den Inhalt und die therapeutische Beziehung an. Diese tendenzielle Zurückhaltung beruht auf dem Wissen, dass der Wunsch der Patientin, verstanden zu werden, nicht immer stärker ist als die Angst vor dem Erkanntwerden oder der Veränderung und dass jedes Forcieren von Einsicht eine Gegenbewegung auslöst.

Verstehen und Verstandenwerden sind nicht unabhängig von der therapeutischen Beziehung zu sehen. Sie sind das Ergebnis einer meist längeren und in jedem Fall gemeinsamen Suchbewegung von Therapeutin und Patientin. Diese beständige und geduldige Suchbewegung ermöglicht der Patientin schrittweise, sich selbst zu verstehen. Gemeint ist weniger eine rationale als vielmehr eine emotionale Einsicht als Voraussetzung für eine Veränderung, für das Nachlassen des Leidens und für eine befriedigendere und so weit wie möglich selbstbestimmte Lebensgestaltung.

Die Definition der psychoanalytischen Musiktherapie als angewandte Psychoanalyse, einer der großen, im Gesundheitssystem fest verankerten, psychotherapeutischen Schulen, lässt m. E. den Umkehrschluss zu, auch von einer musiktherapeutischen „Schule" zu sprechen. Die darunter subsumierten Konzepte, Methoden und Interventionstechniken beziehen sich auf psychoanalytische Paradigmen, d. h. die Anerkennung des Unbewussten einschließlich seiner Entstehung, seiner Funktion und seiner Wirkweisen, die therapeutische Arbeit mit dem Widerstand sowie das Eingehen und Auflösen einer Übertragungs-Gegenübertragungsbeziehung. Nicht die Wahl der musiktherapeutischen Methode – Musikhören oder -spielen, Improvisationen mit oder ohne Vorgabe, Gruppen- oder Einzeltherapie etc. – ist charakteristisch für die psychoanalytische Musiktherapie, sondern der psychoanalytische Umgang mit dem musikalischen Material und mit den interpersonellen und intrapsychischen Prozessen sowohl innerhalb als auch außerhalb der Musik. Das musikalische und außermusikalische Geschehen wird, etwas vereinfacht ausgedrückt, im Hinblick auf eine tiefer liegende Bedeutung interpretiert.

Bedingt durch die Vielfalt psychoanalytischer Arbeits- und Denkstile gibt es auch innerhalb der psychoanalytischen Musiktherapie theoretische Unterschiede, die ich im Rahmen dieser Einführung jedoch vernachlässigen will, zumal diese anders als innerhalb der Psychoanalyse nicht so ausgeprägt und durch bestimmte Namen und/oder Institute repräsentiert sind.

Als Begründerin der analytischen bzw. explorativen Musiktherapie gilt die bereits erwähnte englische Musiktherapeutin Mary Priestley. Mit der weiteren Verbreitung und Entwicklung im deutschsprachigen Raum sind die Namen von Johannes Th. Eschen, Mechthild Langenberg, Ole Teichmann-Mackenroth und Dietmut Niedecken verbunden, deren vordenkerische Leistungen die Arbeiten von einer ganzen Reihe von Musiktherapeutinnen und Musiktherapeuten der darauf folgenden Generation stark beeinflusst haben, u. a. von Maria Becker im Bereich der Schwerstmehrfach-Behinderten-Therapie und von mir selbst im Bereich der Psychiatrie. Deutliche psychoanalytische Einflüsse sind in der regulativen Musiktherapie (Christoph Schwabe) zu bemerken sowie in der morphologischen Musiktherapie (Frank Grootaers, Rosemarie Tüpker, Tilman Weber, Eckhard Weymann). Einen guten Einblick in die Denkansätze der genannten Autoren und Autorinnen vermittelt das von Decker-Voigt et al. 1996 herausgegebene Lexikon Musiktherapie.

Um die psychoanalytische Musiktherapie als angewandte Psychoanalyse definieren zu können, müssen die speziell durch das Musikmachen bzw. -hören ausgelösten intrapsychischen und interpersonellen Prozesse in die psychoanalytische Reflexion einbezogen werden. Besonders bewährt haben sich dafür die psychoanalytische Symboltheorie (Lorenzer 1983; Niedecken 1988, 1996; Metzner 1997) sowie die Theorie der Übergangsphänomene (Winnicott 1971; Niedecken 1988). Die spezifischen Materialeigenschaften des Mediums Musik sind dabei ebenso zu berücksichtigen wie der kulturelle Kontext, in den nicht nur jedes komponierte Stück sondern jeder auch noch so unbeholfen produzierte Ton einer freien Improvisation eingebettet ist. Somit sind stets auch musikwissenschaftliche Themenstellungen berührt, wie z. B. die kulturspezifische Ausprägung musikalischer Formbildungen in Geschichte und Gegenwart, die Instrumentenkunde, die gesellschaftliche Relevanz bestimmter Musikstile sowie Fragen der Ästhetik, um nur einige Aspekte herauszugreifen.

Die Verschränkung von musikwissenschaftlichen und psychoanalytischen Denkansätzen innerhalb der Musiktherapie möchte ich anhand eines klinischen Falles exemplarisch aufzeigen. Aus Gründen des Umfanges und der Komplexität der Materie beider Wissenschaftsbereiche geht es mir dabei nicht so sehr um die Vermittlung von theoretischen Modellen und psychoanalytisch-musiktherapeutischen Behandlungstechniken. Ich möchte vielmehr einführen in eine Art zu denken und zu handeln, wie sie für die psychoanalytische Musiktherapie charakteristisch ist.

Vorausschicken muss ich noch, dass ich von einem Patienten berichte, der aufgrund seiner Erkrankung, einer Psychose aus dem schizophrenen Formenkreis, von einer klassisch psychoanalytischen Therapie im ambulanten Setting nicht profitiert hätte. Dies hängt im Wesentlichen damit zusammen, dass der Patient aufgrund sehr unzureichend ausgebildeter Selbst- und Objektrepräsentanzen zu einer Übertragungsbeziehung nicht in der Lage gewesen wäre. Zudem war er darin eingeschränkt, das, was er erlebte, in Sprache zu fassen, so dass auch eine verbal ausgerichtete psychoanalytische Therapie dem Patienten bedingt die Möglichkeit des Aus-Handelns hätte einräumen müssen.

2 Kasuistik

Von seinen Mitpatienten wurde er Mike genannt, ein Name, der mir im Nachhinein so passend erscheint, dass ich ihn hier verwenden will, obwohl ich den 26-jährigen Mann während der Therapie mit seinem Familiennamen ansprach, d. h. wenn ich ihn überhaupt direkt ansprach, und in meinen Dokumentationen meist „der Patient" niederschrieb. Diese beiden Varianten entsprachen der Konvention auf der psychiatrischen Station. Eigentlich wäre also nichts Auffälliges zu bemerken gewesen, wenn sich nicht in der Indirektheit und in der Anonymisierung auch die Beziehungsstörung ausgedrückt hätte, deretwegen Mike in Behandlung war und die am besten mit der Verhinderung, sich gemeint zu fühlen, zu umschreiben ist.

Was erlebt ein Mensch, der sich nicht gemeint fühlen kann? Wie ist seine Welt beschaffen, so dass an die Stelle wechselseitiger Bezogenheit Anonymität und Konformität treten?

In der Einzelmusiktherapie bekam ich Zutritt zu dieser Welt, deren Synonyme für mich Sinnlosigkeit und Schrecken waren. Mitten darin entstand eine Bewegung, deren Anfang eigentlich nicht genau auszumachen ist, die jedoch dahin führte, dass am Ende der Therapie ein Name steht. Mike – das wirkt wie eine Unterschrift, wie eine Spur, die jemand hinterlassen hat. Mike – das steht auch für eine bestimmte Art der Bezogenheit, die sich zwischen uns entwickelte. Verborgen hinter Kumpelhaftigkeit entstand „Care", diese Mischung aus gegenseitiger Besorgnis, Zärtlichkeit und Respekt, für die es leider kein deutsches Wort gibt.

In Abstimmung mit dem Behandlungsteam bot ich Mike schon in den ersten Tagen seines stationären Aufenthaltes Musiktherapie an, um ihm die Gelegenheit zu geben, dort etwas von seinem Erleben mitzuteilen, das ihn völlig hatte verstummen lassen. Er war notfallmäßig in die Psychiatrie gebracht worden, nachdem er zuvor auf einem Platz mitten in der Großstadt gefunden worden war, wo er stundenlang still gestanden hatte. Bei uns in der Psychiatrie reagierte er zwar auf Ansprache, indem er zeitweise Blickkontakt aufnahm oder einfache Aufforderungen befolgte, aber er sprach nicht. Er nestelte vor sich hin und schien mit wütendem, lächelndem oder traurigem Gesichtsausdruck auf Stimmen zu reagieren, denen er zuhörte.

Aus der Akte wusste ich, dass Mike seit knapp 10 Jahren an einer chronifizierten paranoid-halluzinatorischen Psychose mit sekundärer Suchtentwicklung (Alkohol und Drogen) litt und bereits mehrfach psychiatrisch in anderen Krankenhäusern behandelt worden war. Er hatte zudem eine Odyssee zwischen verschiedenen Aufenthaltsorten hinter sich, zu denen mehrere therapeutische Wohneinrichtungen für psychisch Kranke, das Untersuchungsgefängnis, die Wohnung seiner Großmutter und ein Übergangsheim für obdachlose Männer gehörten.

Diese Hintergrundinformationen lassen erkennen, dass der akute Zustand, in dem Mike sich befand, nicht erstmalig aufgetreten war, sondern eine Zuspitzung eines bereits langdauernden Krankheitsverlaufes darstellte. Die Musiktherapie stand daher nicht am Anfang, sondern zunächst einmal am Ende einer Kette von Anstrengungen und vermutlich auch von Enttäuschungen sowohl aufseiten der Behandelnden als auch des Patienten.

Für die psychoanalytische Diagnostik ist neben der Erhebung der Anamnese und der Ausgangssituation auch die Kenntnis der Biographie wichtig, denn das gegenwärtige Erleben und Verhalten eines Menschen wird im Zusammenhang mit seinen früheren Lebenserfahrungen gesehen. „Gebranntes Kind scheut Feuer" ist ein Sprichwort, das im Alltagsgebrauch diese Auffassung auf den Punkt bringt. In den meisten Fällen, erst recht bei schweren psychischen Erkrankungen, stehen Ursache und Wirkung jedoch nicht in einer so einfachen Relation zueinander. Daher sollten keine voreiligen Schlüsse aus den wenigen Daten gezogen werden, die aus der Lebensgeschichte von Mike bekannt waren, obwohl Schrecken und Sinnlosigkeit sich darin schon andeuten. Es sind Fakten, die man als Außenstehende nur schwer beurteilen kann. Wesentlich aufschlussreicher indes ist die prozessbegleitende Diagnostik, die sich aus den subjektiv gefärbten Schilderungen des Patienten ergibt. Schließlich geht es in der psychoanalytischen Therapie um Erlebnis- und Verarbeitungsweisen, deren Nutzung (im Falle von Ressourcen) oder auch Veränderung (im Falle ungeeigneter Abwehrstrukturen) angestrebt wird. Von ihnen „erzählte" Mike freilich auf eine andere Weise, wie angesichts seiner Verstummtheit zu erwarten war. Die Eltern von Mike waren minderjährig, d. h. 16 und 17 Jahre alt, als er geboren wurde. Die Mutter verließ das Elternhaus, als sie schwanger war. Nach ihren eigenen Aussagen, habe sie keine „Muttergefühle" für das Kind gehabt und war ganz allein mit der Versorgung überfordert. In unregelmäßigen Abständen ließ sie ihr Kind nachts alleine zu Hause. Zum Vater des Kindes gab es keinen Kontakt. Als Mike zwei Jahre alt war, nahm ihn die Großmutter mütterlicherseits zu sich – gegen den Willen ihres Mannes, der das Kind zunächst ignorierte. Dies änderte sich jedoch nach einiger Zeit. Während die Großmutter eine Arbeit auf dem Wochenmarkt hatte, war der Stiefgroßvater arbeitslos und verbrachte einen großen Teil seiner Zeit zu Hause auf dem Sofa liegend und Videofilme, darunter auch Horror-Videofilme anschauend. Indem sich der kleine Mike zu ihm gesellte, entstand schließlich so etwas wie Gemeinsamkeit zwischen ihnen. Die restlichen Daten sind schnell aufgezählt: Mike besuchte die Grundschule, die Realschule und die Höhere Handelsschule, die er jedoch aufgrund des zunehmenden Drogenkonsums abbrechen musste. Er geriet in die Isolation, hatte keinen Freundeskreis. Über sexuelle Erfahrungen war uns nichts bekannt. Die psychotische Erkrankung trat erstmalig nach dem Tod des Stiefgroßvaters auf. Die einzige engere Bindung, die erhalten blieb, bestand zur Großmutter.

Mike kam mit mir in den Musiktherapieraum, ohne dass er ein Wort gesprochen hätte. Als er den hellen, von der Station abseits liegenden Raum mit seiner Vielzahl verschiedenartigster Instrumente betrat, steuerte er, ohne zu zögern, auf die Congas zu und legte mit einem wahren Feuerwerk von Trommelschlägen los. Es klang versiert, sich etwas überstürzend aber dabei lustvoll. Ähnliches wiederholte sich am Klavier, an der Pauke und an den Templeblocks. Ich war überrascht und blieb erst einmal einfach stehen. Was nach außen hin wie eine therapeutische Haltung ruhigen Abwartens wirkte, fühlte sich gleichzeitig in mir ganz anders an: Ich erlebte einen Zustand, in dem es nichts gab, was ich hätte tun oder denken können, und es schien sinnlos zu sein, da zu sein.

Für einen Außenstehenden mag meine Reaktion zunächst übertrieben wirken. Wenn man jedoch einmal annimmt, dass der Patient eine Situation herstellte, in der ich etwas von dem empfand, wie er sich fühlte – der psychoanalytische Fachbegriff heißt projektive Identifizierung –, und wenn man davon ausgeht, dass es eine Mitteilung des Patienten war, die er mir nur so und nicht anders überbringen konnte, dann ist meine Reaktion angesichts der schweren psychischen Störung des Patienten keineswegs übertrieben. An seiner Stelle spürte ich, dass ich zwar noch vorhanden war, aber mein Dasein fühlte sich sinnlos an, und ich hatte mein Denken und Handeln für den Moment nicht mehr in der Hand.

Um den weiteren therapeutischen Umgang mit dieser Art von Störungen des Selbst-Erlebens zu verstehen, unter denen der Patient litt – so war meine Hypothese –, bedarf es einiger kurzer, allerdings auch sehr vereinfachter Erläuterungen zum psychodynamischen Verständnis der Psychose.

Auch wenn die psychotische Desorganisation des Wahrnehmens, Denkens und Fühlens so scheinen mag, sie ist nicht Fehlfunktion sondern Schutzmechanismus. Das heißt, sie ist die einzige, dem Individuum zur Verfügung stehende Reaktion (psychoanalytisch: Abwehr) auf das Erleben einer existentiellen psycho-physischen Bedrohung. In der Art der Abwehr ist jedoch naturgemäß die Art der Bedrohung enthalten, die in den meisten Fällen eine lebensgeschichtliche Vorgeschichte hat.

Wenn Mike als Säugling einer existenziellen psycho-physischen Bedrohung ausgesetzt war – lange Alleingelassen-Werden, ist eine solche Bedrohung – und wenn Schreien niemanden herbeibrachte, der Abhilfe schaffte, vielleicht gar das Gegenteil bewirkte, noch mehr Alleingelassen-Werden, dann blieb ihm nur der Verzicht auf Lebensäußerungen und ein innerer Rückzug aus der Situation, um den Schrecken einzugrenzen. Wenn sich dies wiederholte und wenn weitere erschwerende Bedingungen hinzutraten und nicht genügend gute Erfahrungen gesammelt werden konnten, ist das Fundament der psychischen Entwicklung sehr brüchig. Dies bezieht sich angesichts einer so frühen Störung insbesondere auf die Unterscheidung einer Innen- und einer Außenwelt, auf die Ausbildung von Selbst- und Objektrepräsentanzen und auf die Entwicklung reiferer Abwehrstrukturen. Die Möglichkeiten, auf die Anforderungen des Lebens reagieren zu können, sind dann extrem eingeschränkt. Tiefgreifende psycho-physische Veränderungen während der Pubertät oder der Verlust eines nahen Angehörigen, was für jeden Menschen eine Krise darstellt, wirken für jemanden, der nicht stabil ist und nur wenige Verarbeitungsmöglichkeiten zur Verfügung hat, weitaus existenzieller. Statt auf gute Erfahrungen zurückgreifen zu können, werden Erinnerungen an frühere, unverarbeitete Erfahrungen des hilflosen Alleinseins ausgelöst, die Mike zunächst mit Hilfe eines sozialen Rückzugs, mit Drogenkonsum und schließlich mit psychotischer Symptombildung abwehren musste.

In der Behandlung von psychotisch Erkrankten sind Vorgänge, wie ich sie erlebte, nicht ungewöhnlich (vgl. Lempa 1995), in der konkreten Situation dennoch immer wieder aufs Neue erschreckend. Als Gesunde bin ich jedoch in der Lage, diesen inneren Zustand zu identifizieren und damit auch zu begrenzen. Als psychoanalytische Therapeutin besteht meine Aufgabe darin, die darin enthaltene Mitteilung des Patienten anzunehmen und aufzubewahren und zur Rettung dieser konkreten Situation erst einmal zu beenden: Nach einigen, mir endlos erscheinenden Minuten nutzte ich eine Unterbrechung im Spiel des Patienten und sagte, dass wir gern zu einem anderen Zeitpunkt Musiktherapie machen könnten, heute hätte ich ihm nur erst einmal den Raum zeigen wollen. Der Patient sagte (!) daraufhin, dass er Musiktherapie aus N. kennen würde und dass wir das hier machen könnten. Ich notierte zwei Termine à 30 Minuten pro Woche, gab ihm den Zettel und begleitete ihn zurück zur Station. Unausgesprochen aber dennoch klar war, dass wir mit freien Improvisationen arbeiten würden. Dies hatte nichts mit der Musiktherapie in N. zu tun – dort wurde, wie ich später erfuhr, mit Vorgaben improvisiert – sondern entweder mit dem Bedürfnis des Patienten oder vielleicht eher noch mit seiner Fähigkeit, meine bevorzugte Arbeitsweise zu erahnen und sich daran anzupassen.

In der darauf folgenden Sitzung setzte sich Mike zielgerichtet auf den Stuhl, auf dem ich sonst immer sitze. Es gab kein Merkmal, das darauf hingewiesen hätte, dass es „mein" Stuhl war, daher mag es Zufall gewesen sein. Dennoch ist eine gewisse Parallelität zum bereits bemerkten Angriff auf mein Da-Sein augenfällig. Gemessen an der Schwere der Erkrankung des Patienten und dem Zeitpunkt innerhalb der Therapie wäre es jedoch kontraproduktiv gewesen, es anzusprechen. Daher setzte ich mich, ohne mir äußerlich etwas anmerken zu lassen, auf den anderen Stuhl. Mike ergriff von seinem Platz aus die Gitarre und begann eine kleine Tonfolge zu spielen. Es war offensichtlich, dass er etwas Bestimmtes im Kopf hatte, das er wiederfinden wollte.

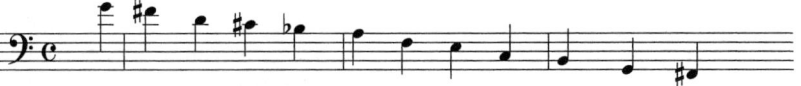

Tonfolge 1

Das Spielen dieser Tonfolge wurde zum Dreh- und Angelpunkt der Therapie, und obwohl auch sonst viel rundherum geschah, innerhalb und außerhalb der Musiktherapie, möchte ich mich in meiner Darstellung auf sie, ihre Funktion und ihre Entwicklung konzentrieren.

Es war deutlich zu erkennen, dass Mike das Ziel hatte, die Tonfolge gleichmäßig spielen zu können. Er wiederholte sie mehrmals und trainierte die Bewegungsabläufe, so dass seine Finger den Saitenwechsel besser bewältigten. Dabei war er so konzentriert, dass er die Außenwelt zu vergessen schien. Nach einigen Wiederholungen stellte er die Gitarre beiseite und wandte sich anderen Instrumenten zu, meist in einer bestimmten Reihenfolge, Congas, Gong, Temple-Blocks, Klavier etc., bis er am Ende unserer Sitzung zur Gitarre und zu seiner Tonfolge zurückkehrte. Mike markierte damit den Beginn und das Ende der Stunde und schien sich damit seiner Autonomie zu vergewissern, die ja dadurch in Frage gestellt war, dass ich Ort und Zeit für die Musiktherapie bestimmt hatte.

Während es bei anderen Instrumenten möglich war, zu zweit zu improvisieren, manchmal zusammen, öfter jedoch nebeneinander her, niemals jedoch gegeneinander, spielte er diese Tonfolge stets allein. Anfangs hatte ich noch versucht, mich dazuzugesellen. Doch mein Spiel war unabhängig davon, welche musikalische Position ich einnahm und was ich spielte – kleine Zwischentöne etwa, einen Kontrapunkt oder einen klanglichen Hintergrund – von sehr unangenehmen Gegenübertragungsgefühlen begleitet. Besonders dominierend und erschreckend war das Gefühl, intrusiv und verfolgend zu sein, das ich zu vermeiden suchte. Ich beschränkte mich daher über viele Sitzungen aufs Zuhören und ließ diese Tonfolge auf mich wirken. Dem Anschein nach störte dies den Patienten ebenso wenig, wie alles andere, was ich ausprobiert hatte.

Beim Zuhören beschäftigte mich die eigentümliche Gestalt dieser Tonfolge. Sie war allein schon aufgrund des großen Tonumfangs über mehr als zwei Oktaven und ihrer einseitigen Richtung von den hohen zu den tieferen Tönen nicht so sehr eine Melodie, die man nachsingen konnte. Ich hörte sie mehr als den Diskant einer Akkordfolge aus unserem abendländischen Dur-Moll-System, das die Stimmung der Gitarre und die Verwendung dieses Instrumentes in unserem Kulturkreis auch nahe legte.

Die Töne lassen verschiedene Harmonisierungen zu, darunter auch sehr interessante. Doch, wie man es auch dreht und wendet, sie geben keine Grundtonart preis. Das bedeutet, dass die Zuhörerin trotz der Übersichtlichkeit der Tonfolge keine harmonische Orientierung bekommen kann. Ohne es richtig zu merken, befindet sie sich, harmonisch gesehen, in einem Niemandsland. Nicht einmal am Ende steht eine Tonika, die Akkordfolge bleibt in der Luft hängen.

Dieser Effekt des In-der-Luft-Hängens wird durch die Wirkung der auftaktigen Halbtonschritte noch verstärkt. Als Vorhalte verstanden, drücken sie ein gewisses Streben von Spannung zu Entspannung aus und geben der Tonfolge eine Ausrichtung auf ein Ziel hin, das jedoch nicht nur harmonisch sondern auch periodisch nie erreicht wird. Wenn man einen Vierviertaltakt zugrunde legt, bleibt der letzte Akkord auf einer relativ unbetonten Taktzeit hängen. Zwar könnte der Spieler an dieser Stelle von vorn mit dem Auftakt beginnen, aber das ergäbe ein Perpetuum Mobile von drei Takten, wenn nicht irgendwann der Ausweg durch Hinzufügen eines vierten Taktes gefunden würde, günstigenfalls mit der Tonika auf der ersten Taktzeit. Das Problem mit der unbetonten Taktzeit lässt sich auch nicht mit Hilfe des Zweivierteltaktes umgehen. Dann müsste nach unserem abendländischen Formempfinden die Akkordfolge zu einer achtgliedrigen Periode vervollständigt werden. Der Zweivierteltakt wäre unter einem anderen Gesichtspunkt zudem die schlechtere Alternative. Er fragmentiert den trotz allem noch einigermaßen kohärenten Spannungsbogen und die Phrasierungen der Tonfolge, die immerhin die Idee von Dialog enthalten: Hier ich, dort du // komm her, geh weg // woher, wohin?

Versuche, mit Mike tatsächlich in einen sprachlichen (oder musikalischen) Dialog zu treten, waren jedoch von vornherein zum Scheitern verurteilt. Allein die Art, wie er die Tonfolge produzierte, Fingerübungen auf den immer gleichen Bünden und den in ihrer Anzahl festgelegten Saiten der Gitarre, schützte ihn davor, dass ich ihn nach der Bedeutung der Musik und nach seinem Empfinden befragen konnte. Des gleichen Immunitäts-Schutzes bediente er sich, indem er allwöchentlich, wenn sich der Chefarzt in der Visite nach seinem Befinden erkundigte, antwortete: „So, wie immer."

Das Gitarrenstück indes blieb nicht so wie immer, denn Mike begann es zu bearbeiten. Die Entwicklung zog sich allerdings über mehrere Monate hin und geschah dabei so kleinschrittig, beiläufig und scheinbar zufällig, dass es unangebracht gewesen wäre, dazu jemals etwas zu sagen. Gemessen daran wirkt die folgende Darstellung prägnant und nahezu sprunghaft.

Zunächst verlängerte Mike die Tonfolge. Er spielte, unten angekommen, gleich in einem Rutsch rückwärts wieder hinauf und dann wieder hinunter. Diese Loopings waren sehr schwungvoll, konnten sich als Neuerung aber nicht durchsetzen. Mehr Bestand hatte eine andere Verlängerung. Indem Mike die Halbtonschritte wiederholte, wurden aus den Vorhalten Wechselnoten. Die Auftakte fielen weg, und die kleine Pendelbewegung, die zwischen jeweils zwei Tönen entstand, brachte ein ruhendes Element in die Musik. Die Tonfolge wurde dadurch insgesamt geschmeidiger und gesanglicher. Darauf aufbauend beschäftigte sich Mike mehr und mehr mit dem Schluss. Er ritardierte die Bewegung, setzte ein Vibrato auf den Schlusston und fügte später noch eine dynamisch etwas lautere Schlussformel hinzu, so dass das Stück folgende Gestalt annahm:

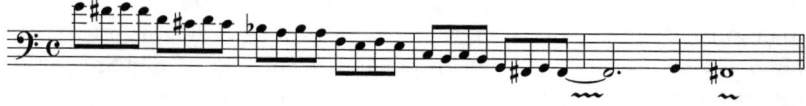

Tonfolge 2

Das Vibrato – gemeint ist nicht das habituelle Dauer-Vibrato, das bei Streichern und bei manchen Bläsern vorkommt – gilt als eines der persönlichsten musikalischen Ausdrucksmittel. Auf dem Schlusston erbrachte es eine Intensitätssteigerung und damit eine stärkere Zielgerichtetheit der Melodie. Die so gelenkte Aufmerksamkeit richtete sich auf das Ausschwingen des Tones und deutete die Endlichkeit der Musik an. Die Wiederholung und rhythmische Verschiebung der Schlussformel auf die betonte Taktzeit unterstützte das Schlussempfinden. Einzig die nicht erreichte Tonika erinnerte noch an das In-der-Luft-Hängen, denn harmonisch gesehen blieb das Ende offen. Es war daraus aber ein Rufen geworden, nicht hilflos, auch nicht fragend, eher fordernd, jedoch ohne etwas Bestimmtes zu meinen. Ich verstand diesen Halbschluss so, dass eine Antwort keinen Sinn gemacht hätte, dass aber immerhin das Rufen nicht mehr sinnlos war.

Wie aus dem Vorangegangenen ersichtlich ist, greifen bei diesen Interpretationen des Materials die musikwissenschaftliche und die psychoanalytische Herangehensweise sehr eng ineinander. Grundlage hierfür ist das sog. szenische Verstehen (Lorenzer 1983). Es entsteht aus der vom Material geleiteten szenischen Anteilnahme, die noch etwas mehr umfasst als die von mir weiter vorn erwähnte emotionale Beteiligung der Analytikerin. Ausgehend davon, dass in den Produktionen des Patienten Spuren abgelaufener Interaktionserfahrungen formuliert waren, die man sich als unbewusste, wenngleich in der konkreten Situation erlebbare, komplexe situative Szenerien vorstellen muss, begegnete ich dem musikalischen Material einerseits mit meinen eigenen Interaktionserfahrungen, andererseits mit der Kenntnis der im musikalischen Idiom zusammengefassten und kulturell tradierten Artikulation menschlicher Erfahrung. Meine Vorannahmen über das Erlebnis des anderen Menschen wurden so lange auf ihre Stimmigkeit hin abgeklopft und in Bezug auf die psychoanalytische Theorie reflektiert, bis die Differenz zur Patientenmitteilung abgebaut war. Ziel dieses sukzessiven „Nachbuchstabierens" (Lorenzer) ist, das Verstandene schließlich so wiedergeben zu können, dass sich der Patient darin wieder-erkennt und die bis dahin unbewusste Wiederholung leidvoller Erfahrungen in ein aktives Beherrschen der gegenwärtigen Situation umkehren kann.

Diese etwas komplizierten Gedankengänge will ich noch einmal in Bezug auf das bis hierhin in der Therapie Geschehene veranschaulichen. Indem ich verstand, dass ich nur die Rahmenbedingungen festsetzen konnte, ansonsten nicht mehr als da sein und mich auf den angewiesenen Platz setzen sollte und allenfalls zuhören durfte, hatte ich die Abgrenzungs- und Autonomiebedürfnisse von Mike respektiert und ihm damit gleichzeitig ermöglicht, die ausweglose Verquickung von hilflosem Hängen-Gelassen-Sein und Annullierung alles Persönlichen in einer Tonfolge zu formulieren. Dies eröffnete neue Möglichkeiten. Ob es mehr das körperliche Sich-Erleben war, d. h. das Halten der Gitarre in seinen Armen und die zunehmende Geschicklichkeit seiner Finger, oder mehr das Nachempfinden der Töne, die er ja selbst auch hörte und die er imitierte und variierte (so wie Säuglinge das auch schon mit ihren Stimmlauten tun), oder ob es die Gewöhnung an meine unaufdringliche Anwesenheit war, die das Neue ermöglichten, ist nicht zu ermessen. Erkennbar war, dass Mike auf Ressourcen zurückzugreifen begann. Mit eigenen Mitteln konnte er sowohl Beruhigung (Pendelbewegung) als auch Intentionalität (Rufen) wiedererlangen. Worin er nicht weiterkam, war, dass er seinen Ruf auf ein Gegenüber ausrichten konnte. In seiner Vorstellung existierte niemand, der sich von seinem Ruf gemeint gefühlt und auf seinen Ruf geantwortet hätte, denn der Vorstellung von „Jemanden-Meinen" oder von „Sich-Gemeint-Fühlen" stand das Erleben von Bedrohung oder sogar Vernichtung entgegen. Das Nichtvorhandensein von „Jemand" hatte zur Folge, dass nicht auszumachen war, wer wen bedrohte. War ich es mit meinem in der Anwesenheit ruhenden Beziehungsangebot an ihn, das an sehr frühe Ängste und unerfüllte Sehnsüchte rührte? Oder war er es, der mich in seiner unbewussten Phantasie allein schon durch sein Dasein bedrohte, mich mit seiner Anwesenheit beschädigte, so wie einst seine viel zu junge Mutter mit der Schwangerschaft? Oder hatte er wiederum umgekehrt deren Muttergefühle wie mit der Milch in sich eingesogen? Gefühle einer Mutter, die im doppelten Wortsinn schlecht waren: Sie fühlte sich schlecht und unzulänglich, es ging ihr aber auch schlecht in dieser Situation, in der sie sich befunden haben musste. Bestätigt noch durch die feindliche Ignoranz des Stiefgroßvaters, der ihn nicht haben wollte und seine Nähe erst ertrug, als der kleine Junge sich an ihn schmiegte und gemeinsam mit ihm Bilder anschaute, deren Bedeutung er zwar noch nicht erfassen konnte, die aber alles andere als kindgerecht waren?

Wenn eine Entwicklungsstufe betroffen ist, in der Selbst- und Objektrepräsentanzen noch nicht genügend gebildet sind, wenn weder Innenwelt und Außenwelt noch Ich und Du sicher unterschieden werden können, dann ist die Bedrohung richtungslos und allgegenwärtig. Auf dieses Erleben wies der Patient überall hin. Es konnte nur nicht überall verstanden werden. Zum Beispiel pflegte er auf der Station literweise Milch, die er für verdorben hielt, in den Ausguss zu schütten. Doch dort, wo die Alltagsrealität gelten muss, war Milch nicht verdorbene Muttermilch, vor der er sich und womöglich andere schützen wollte, sondern ein Kaffee-Zusatz für Erwachsene. Mike wurde von seinen Mitpatienten ausgeschimpft, weil er sie durch sein Tun schädigte. Es gab vorerst keine andere Lösung, als die Milchtüten im Kühlschrank des Pflegepersonals aufzubewahren.

Mir ist wichtig, an dieser Stelle einzufügen, dass eine stationäre psychoanalytische (Musik-)Therapie eingebettet sein muss in ein gemeinsam vom Behandlungsteam getragenes psychodynamisches Krankheitsverständnis, damit nicht gegeneinander gearbeitet und der Patient zusätzlich verwirrt wird. Sehr entscheidend für einen Behandlungserfolg ist daher auch das Selbstverständnis des Pflegepersonals. Es hat zwar die Aufgabe, auf der Station für „Ordnung" zu sorgen, um ein Zusammenleben vieler, teilweise sehr gestörter Patienten und Patientinnen zu ermöglichen, aber für die psychoanalytische (Musik-)Therapie ist es nicht unerheblich, wie und mit welcher therapeutischen Haltung das getan wird. Diese kann nur in einem sehr engen kollegialen Austausch optimal auf die individuellen Bedürfnisse eines Patienten abgestimmt werden.

Im Wissen darum, dass das Milchausschütten eine bestimmte Funktion für Mike hatte, war es wichtig, dafür zu sorgen, dass das Wegschließen der Milch keinen Straf- sondern einen Aufbewahrungscharakter hatte. Es sollte den Patienten einerseits vor der Wiederholung der traumatischen sozialen Erfahrung des Beschimpft- und Ausgegrenztwerdens schützen. Andererseits war zu berücksichtigen, dass es gleichzeitig von ihm abforderte, ohne die von seinem Innern diktierten, für ihn ja not-wendigen Handlungen auszukommen. Daher achtete das Pflegepersonal besonders darauf, den Patienten vor Überforderung mit zwischenmenschlichen Beziehungen auf der Station zu bewahren.

Dieser „Background" zusammen mit dem bisher Verstandenen war ausschlaggebend für mein weiteres musiktherapeutisches Vorgehen. Eines Tages folgte ich einem Einfall und fragte Mike, ob ich auch einmal versuchen dürfte, die Melodie zu spielen. Die Frage war insofern authentisch, als dass ich es bisher tatsächlich nicht ausprobiert hatte und ich außerdem das Instrument nicht beherrsche, auch wenn ich mir natürlich längst gemerkt hatte, wie die Tonfolge technisch umzusetzen war. Mike antwortete scheinbar gleichgültig: „Ja, wenn Sie wollen", und ich nahm mir die zweite Gitarre und spielte. Es klappte auf Anhieb, so als hätte das häufige Anhören und Zuschauen sowie der innere Mitvollzug mich dazu befähigt. Auf das Vibrato und die Schlussformel verzichtete ich, weil mir das wie ein Nachäffen vorgekommen wäre.

Als der letzte Ton verklungen war, wartete ich gespannt, was nun passieren würde. So als sei nichts geschehen, spielte Mike nun selbst die Tonfolge. Doch auch er landete nicht bei seinem sonst üblichen Schluss, sondern spielte wie früher schon manchmal in Form von Loopings weiter, aufwärts und wieder abwärts. Ich fasste dies als Einladung auf, ihm zu folgen und überwand dabei das Gefühl, verfolgend zu sein, das mich ja sonst, wie bereits erwähnt, sehr behindert hatte. Es entstand ein fugenähnliches Stück, das unendlich hätte weitergehen können. Irgendwie endete es. Der Patient stellte dann so, wie immer, die Gitarre beiseite und ging (so, wie immer) als Nächstes zu den Congas und ich (so, wie immer) zu irgendeinem anderen Instrument. Als Mike zum Schluss der Sitzung noch einmal zur Gitarre griff und die Tonfolge spielte, sagte ich aus einer gewissen Besorgnis heraus, dass es *seine* Tonfolge bleiben würde, auch wenn ich sie heute ausprobiert hätte. Mike erschrak daraufhin sichtlich. Ich merkte, dass ich ein Stück zu weit gegangen war. Er hatte zwar aushalten können, dass ich mich ihm gleichmachte und ihm folgte, nicht aber, dass ich die Melodie als seine persönliche Erkennungsmelodie definierte. Obwohl ich mir vornahm, zukünftig behutsamer zu sein, war ich mir sicher, auf dem richtigen Weg zu sein. Denn die Reaktion des Erschreckens zeigte auch, dass sich Mike, der ja sonst alles in dem gleichgültig scheinenden aber lebensnotwendigen Kontinuum „so, wie immer" untergehen ließ, persönlich gemeint fühlen und es mir, seinem Gegenüber, auch zeigen konnte.

In den folgenden Sitzungen, wenn wir wie sonst auch auf zwei Instrumenten gleichzeitig, manchmal auch zusammen musizierten, flocht ich zuweilen kleine Teile, d. h. die Wechselnoten seiner Melodie in mein Klavierspiel ein. An Mikes Spiel auf den Congas war nicht zu erkennen, ob er etwas davon merkte, bis er eines Tages plötzlich und unvermittelt sein und mein Spiel unterbrach und mich fragte, ob ich das kennen würde: didadidadi. Er sang die Wechselnoten sehr unbeholfen, aber es war klar, was er meinte: ‚Für Elise' von Beethoven. Ich stimmte das Stück am Klavier an, und Mike forderte mich geradezu enthusiastisch auf, weiterzuspielen. Er war enttäuscht, dass ich nur den ersten Teil und nicht das ganze Stück parat hatte. Meine improvisierte Version befriedigte ihn nicht. Ihm war es lieber, wenn ich beim nächsten Mal die Noten mitbringen würde.

„So, wie immer" kam er in die nächste Sitzung, registrierte mit einem Blick die Noten, die oben auf dem Klavier lagen, setzte sich, griff zur Gitarre und spielte sein Stück. In meiner Gegenübertragung spürte ich Unsicherheit, ob die Ereignisse der letzten Sitzung auch Wirklichkeit gewesen waren. Dann, anstatt wie sonst zu den Congas zu wechseln, fragte mich Mike, ob ich die Noten da hätte. Ich bejahte und bot an, das Stück zu spielen. „Wenn Sie wollen", war die Antwort. Eigentlich wollte er ja, aber ich insistierte nicht darauf, sondern setzte mich wortlos ans Klavier.

Bei dem einen Mal „Für Elise" blieb es nicht. Immer und immer wieder sollte ich das Stück spielen. Mike sog die Musik in sich auf wie ein trockener Schwamm das Wasser oder wie ein durstiges Kind die Muttermilch. Irgendwann war es genug, und wir improvisierten für den Rest der Sitzung auf den anderen Instrumenten. Auf die Tonfolge kam Mike vorerst nicht zurück. Sie war anscheinend ersetzt worden.

In den folgenden Sitzungen wiederholte sich das. Ich empfand mein Klavierspielen wie Stillen. Gleichzeitig war ich jedoch besorgt, ob die Wiederholungen zu Stereotypien werden würden. Es schien darauf anzukommen, weder in zwanghafte Angewohnheiten des Patienten verwickelt zu sein, die dann nicht aufzulösen sein würden, noch den Patienten mit dem Angebot zu verführen, in der Therapie eine Ersatzbefriedigung für den früh erlittenen Mangel zu erhalten, ihn aber wiederum auch nicht mit diesem Mangel auf eine für ihn unverträgliche Weise zu konfrontieren.

Diese Besorgnis war zunächst rein behandlungstechnisch motiviert. Gleichzeitig bemerkte ich jedoch, dass noch mehr damit zusammenhing, und suchte nach Anknüpfungspunkten für eine in der Besorgnis enthaltene Gegenübertragung. Ich stieß dabei auf Mikes Mutter, die sich von dem Säugling dominiert gefühlt und ihn daher vernachlässigt hatte. Indem sie sich jedoch selbst als nicht genügend gut charakterisierte, ließ sie Besorgnis erkennen und damit etwas Gutes, das sie für Mike empfand. Auch wenn es entsprechend der mir bekannten Biographie so schien, dass erst die „gute" Großmutter ihre Besorgnis in Handlung für Mike umsetzen konnte, so darf nicht außer Acht gelassen werden, dass der weitaus größte Teil der Geschichte im Dunkeln lag. Zum Beispiel blieb die Frage gänzlich offen, warum Mikes Mutter von zu Hause auszog, als sie schwanger war, und wie es um die elterliche Besorgnis um sie bestellt war.

Aus der Analyse meiner Gegenübertragung entstand eine neue innere Verbindung zur Vergangenheit und eine versöhnlichere Einstellung gegenüber Mikes Mutter. So winzig dieser Schritt des Verstehens scheinen mag, besonders auch im Nachhinein, so lässt sich der lange Weg bis dorthin nicht abkürzen, da es nicht um rationale Einsicht geht, sondern um emotionale Verarbeitungsprozesse (psychoanalytisch: Durcharbeiten). Nur sie haben nach psychoanalytischer Auffassung Wirkung.

Aufgrund der Nähe in der therapeutischen Beziehung und der damit verbundenen unmittelbaren interpersonellen Austauschprozesse bewirkte meine veränderte Einstellung auch auf Mikes Seite den entscheidenden Schritt in der Behandlung. Er begann, die Beziehung zwischen uns ganz anders als bisher mitzugestalten und damit die unbewusste Phantasie, schlecht zu sein, zu überarbeiten. Er wünschte sich Wiederholungen des Stückes, spürte aber, wenn es mir nach dem siebten oder achten Mal zu viel wurde, und schlug etwas anderes vor. Oder er begann das Stück mitzuspielen. Dazu probierte er verschiedene Instrumente aus, die Congas, die Pauke, die Temple-Blocks, sogar die Gitarre, allerdings nicht gezupft sondern geschlagen.

„Für Elise", war anders als das von Mike komponierte Stück ein neutraler Ort zwischen uns, der keinem von uns „gehörte" und auf den sich jeder von uns beziehen konnte. Im gemeinsamen Spiel kam es zwar auf die gegenseitige rhythmische und dynamische Abstimmung an, auf den gemeinsamen Anfang und Schluss, auf die kleinen rhythmischen Schwankungen, auf das Auffangen von versehentlichen Zwischenfällen, aber wir mussten dies nicht ohne den Halt eines objektiv gegebenen Dritten tun.

Mike meinte, wir würden mal als Band auftreten können, und verbarg hinter dieser Kumpelhaftigkeit die andere Dimension, die unser Spiel hatte und die angesichts der frühen Beziehungsstörung, die der psychotischen Erkrankung zugrunde lag, die bedeutsamere war. Dennoch war die partielle Verleugnung eine für den Moment geeignete Kompromissbildung, denn das Ende der stationären Behandlung zeichnete sich ab. Es gab keinen Raum für weitere Entwicklungen, so dass im Verbergen wenigstens das bewahrt wurde, was bis hierhin gewachsen war.

Nahezu ein Jahr war inzwischen vergangen. Der medizinische Dienst war nicht mehr bereit, die Übernahme der Krankenhauskosten durch die Krankenkasse zu befürworten. Die Sozialarbeiterin hatte inzwischen harte Arbeit geleistet, Mike von seinem Vorhaben, allein in eine eigene Wohnung zu ziehen, abzubringen. Zusammen mit ihm hatte sie einen Platz in einer geeigneten therapeutischen Wohngemeinschaft gesucht und gefunden. Die Arbeitstherapeutin hatte mit Mike daran gearbeitet, System in sein praktisches Handeln zu bringen und Beziehung zu dem, was er produzierte, zuzulassen. Die behandelnde Ärztin hatte die pharmakologische Behandlung so gestaltet, dass keine Nebenwirkungen mehr auftraten und Mike bereit war, wenn auch widerstrebend, die Medikamenteneinnahme fortzusetzen („wenn Sie wollen"). Das Pflegeteam hatte dafür gesorgt, dass er seine Körperpflege nicht mehr vernachlässigte, sich an einen geordneten Tagesablauf gewöhnt hatte und die Gemeinschaft mit anderen Menschen nicht mehr meiden musste. Die Mitpatienten mochten ihn, und einige wollten den Kontakt halten. Obwohl dies sehr positive Entwicklungen waren, wäre zu viel Optimismus fehl am Platz. Mike hatte bisher keine Krankheitseinsicht erworben, die die Grundlage für die Übernahme von Verantwortung für seine weitere Behandlung gewesen wäre. Er würde auch in absehbarer Zeit nicht in der Lage sein, ein selbständiges Leben zu führen, reifere Beziehungen einzugehen und eine Arbeit zu finden. Sichtbare Behandlungsergebnisse waren hingegen der Rückgang der akut-psychotischen Symptomatik, der Gewinn an Lebensfreude und Hoffnung und die Verbesserung der sozialen Integration auf der Basis neu erworbener oder wiedergewonnener intrapsychischer Strukturen.

Die letzte Sitzung der Musiktherapie endete so wie alle anderen auch, als die Zeit um war. Vielleicht hätte mich die fehlende Abschiedsgestaltung am Erfolg der Behandlung zweifeln lassen, wenn ich nicht gewusst hätte, dass Mike, auch ohne es zuzugeben, etwas daraus mitnahm, das er nicht mehr verlieren würde. „Für Elise", eines der populärsten Werke der klassischen Musik, würde er überall wieder finden. Für Mike hatte das Stück den Charakter eines sog. Übergangsobjektes (Winnicott), d. h. es repräsentierte Interaktionserfahrungen, die in etwa folgendermaßen zu beschreiben sind: Aus einem Ruf, der in der Luft hängen blieb, entsteht so etwas wie Gestilltwerden; man kann jemanden gebrauchen, ohne ihn zu zerstören, kann sich aufeinander abstimmen, ohne sich zu verlieren, kann Erleben mit einem Anderen teilen, ohne sich aufzulösen, kann sich gemeint fühlen, ohne existentiell bedroht zu sein. Der Vorteil von „Für Elise" ist, dass diese Musik Allgemeingut ist und man die darin aufgehobene persönliche Bedeutung und Geschichte ganz für sich behalten kann. In diesem Sinne verstand ich auch unsere fehlende Abschiedsgestaltung: Jeder von uns behielt etwas für sich. Zum Abschluss bemerkte Mike lediglich, wir hätten auch reden können, wenn ich das gewollt hätte.

3 Zusammenfassung und Ergänzungen

Zur Theorie der psychoanalytischen Musiktherapie

Die psychoanalytische Musiktherapie ist eine Form der angewandten Psychoanalyse, die von England ausgehend (Priestley 1975/1982) auch eine rasche Verbreitung im deutschsprachigen Raum erfahren hat. Mit der psychoanalytischen Theorie ist der Musiktherapeutin eine Orientierung des Verstehens gegeben, die von dem Material ausgeht, das der Patient bzw. die Patientin selbst zur Bearbeitung seiner/ihrer Problematik wählt. Wenn dies die Musik ist, so wird diese dann zu einem innovativen sozialen Handlungsentwurf, wenn sie nicht als scheinbar befriedigendere Gegenwelt zur Realität errichtet wird, sondern auf der Basis einer tragfähigen und hilfreichen therapeutischen Beziehung die Versöhnung mit der Vergangenheit und die Auseinandersetzung mit der Gegenwart bahnt.

Um die speziell durch das Musikmachen bzw. -hören ausgelösten intrapsychischen und interpersonellen Prozesse psychoanalytisch fassen zu können, werden das szenische Verstehen (Lorenzer 1983) und die Theorie der Übergangsphänomene (Winnicott 1971) herangezogen.

Zur Indikation der psychoanalytischen Musiktherapie

Die im Gesundheitswesen intendierte differentielle Indikationsstellung für spezielle Krankheitsbilder ist aus wissenschaftlicher Sicht nicht haltbar, da ein globaler Anspruch auf konzeptuell gebundene besondere Wirksamkeit nicht aufrechtzuerhalten ist.

Dies bedeutet, dass die Indikation zur (psychoanalytischen) Musiktherapie in jedem Einzelfall reflektiert werden muss, auch wenn (wie im geschilderten Fall) die Musik bzw. das Musikmachen so hervorragende Potentiale birgt. Trotz dieser Einschränkung lassen sich einige Praxisfelder nennen, in denen die psychoanalytische Musiktherapie in besonderer Weise indiziert ist. Es handelt sich dabei nicht um die eigentlichen Domänen der Psychoanalyse, sondern um Bereiche, in denen die sprachliche Kommunikation nicht oder nur sehr eingeschränkt möglich ist. Zum Beispiel die psychotherapeutische Behandlung von geistig behinderten Erwachsenen, von komatösen Patienten, von schwersttraumatisierten Patienten, von dementen, mutistischen und autistischen Patienten. In allen anderen Praxisfeldern, so auch der Psychiatrie und der Psychosomatik, in denen sich die psychoanalytische Musiktherapie ebenfalls bewährt hat, hängt die Indikation wie bei allen psychotherapeutischen Verfahren von verschiedenen Faktoren ab, so von der Motivation der Patienten oder auch vom klinischen Gesamt-Behandlungskonzept.

Methoden der psychoanalytischen Musiktherapie

Da die musiktherapeutische Behandlung von dem Material ausgeht, das die Patientin selbst zur Bearbeitung ihrer Problematik wählt, ist die Wahl der musiktherapeutischen Methode insofern von Bedeutung, als sie systematisch in die Reflexion einbezogen werden muss. In Anlehnung an die psychoanalytische Praxis der freien Assoziation hat sich im Bereich der aktiven Musiktherapie der Einsatz von entweder assoziativen Improvisationen (Eschen 1996) oder Improvisationen ohne Vorgaben bewährt. Im Bereich der rezeptiven Musiktherapie zählt Guided Imagery and Music (Bonny 1978, Metzner 1996) zu den psychoanalytisch orientierten Methoden, bei der das freie Assoziieren bzw. die Imaginationen der PatientInnen während des Musikhörens die via regia zum Unbewussten sind.

Evaluation und Forschung

Die psychoanalytische Musiktherapie steht im wissenschaftlichen Diskurs der Hermeneutik, der Auslegung von Texten, und der qualitativen Forschungsmethodik näher als den experimentellen Methoden der empirischen Psychologie. Analog zur psychoanalytischen Forschung werden systematisch dokumentierte Therapieverläufe unter als untersuchenswert angesehenen Fragestellungen evaluiert. Des Weiteren können katamnestische Untersuchungen zur Effektivität mit Hilfe standardisierter Patientenbefragungen oder auch semistrukturierter Interviews durchgeführt werden. Darüberhinaus sind eigene Untersuchungsverfahren im Hinblick auf spezifisch musiktherapeutische Fragestellungen entwickelt worden, die u. a. Fragen der Protokollierung und der Evaluation musiktherapeutischer Improvisationen betreffen (z. B. Langenberg 1992, Metzner 2000).

4 Glossar

Abwehr: Intrapsychische Vorgänge, die darauf abzielen, die unerträglichen Erlebnisinhalte dem bewussten Erleben fern zu halten.

Diskant: Bezeichnung für die oberste Stimme eines mehrstimmigen Satzes.

Gegenübertragung: Gefühlsreaktion der Therapeutin auf die spezifische Art und Weise der Übertragung der Patientin auf sich. Sofern sie bewusst und damit reflektierbar ist, dient sie der klinischen Urteilsbildung über die Verfassung der Patientin.

Hermeneutik: Eine den Geisteswissenschaften zugehörige Methode zur Erfassung der Bedeutung eines Textes.

Selbst- und Objektrepräsentanzen: Psychische Vorstellungsbilder das eigene Selbst und die Objekte betreffend, die aus den frühkindlichen Interaktionserfahrungen gebildet werden.

Tonika: Begriff der funktionalen Harmonielehre für den Dreiklang, der auf der Grundtonart errichtet wird.

Übergangsphänomene, Übergangsobjekt: Auf dem Wege sich ausbildender Selbst- und Objektrepräsentanzen entstehende Zwischenformen, die vom Individuum sowohl zur Innenwelt als auch zur Außenwelt gerechnet werden und die der Bearbeitung früherer Interaktionserfahrungen dienen. Beispiel für Übergangsphänomene: der Gebrauch von Stimmlauten. Beispiel für ein Übergangsobjekt: der Teddy.

Übertragung: Wiederholung der Beziehung zu einer bedeutsamen Person der eigenen Vergangenheit in Bezug auf die Analytikerin.

Widerstand: Bezeichnung aller Hindernisse, die sich vonseiten der Patientin der Therapie entgegenstellen. Art und Inhalt des Widerstands geben Aufschluss über die inneren Strukturen der Patientin.

5 Literatur

Becker, M. (1996): Musikbegriff. In: Decker-Voigt, H.-H. et al. (Hrsg.) (1996)
- (2000): Musiktherapie mit schwermehrfachbehinderten Menschen. Unveröffentl. Dissertation, Hamburg
Bock, Th., Buck, D., Gross, J., Maß, E., Sorel, E., Wolpert, E. (1995): Abschied von Babylon – Verständigung über Grenzen in der Psychiatrie. Psychiatrie-Verlag, Bonn
Bonny, H. (1978): Facilitating G. I. M. sessions. G. I. M. Monograph vol. 1. Baltimore MD, ICM Books
Decker-Voigt, H.-H.(1991): Aus der Seele gespielt. Goldmann TB, München
- (Hrsg.)(1992): Spiele der Seele. Trialog Verlag, Bremen
–, Knill, P., Weymann, E. (Hrsg.) (1996): Lexikon Musiktherapie. Hogrefe, Göttingen/Bern/Toronto
Eschen, J. Th. (1980): Praxis der Einzelmusiktherapie. Musiktherapeutische Umschau 2 146–147
- (1996): Assoziative Improvisation. In: Decker-Voigt, H.-H. et al. (Hrsg.) (1996)
Freud, S. (1916–17/1993): Vorlesungen zur Einführung in die Psychoanalyse. Fischer TB, Frankfurt a. M.
Grootaers, F. (1996): Formenbildung. In: Decker-Voigt, H.-H. et al. (Hrsg.) (1996)
Heigl-Evers, A., Heigl, F., Ott, J. (Hrsg.) (1994): Lehrbuch der Psychotherapie. 2. Aufl. G. Fischer, Stuttgart/Jena
Kruse, O. (Hrsg.) (1997): Kreativität als Ressource für Veränderung und Wachstum. dgvt-Verlag, Tübingen
Langenberg, M. (1988): Vom Handeln zum Be-Handeln. G. Fischer, Stuttgart
- (1996): Psychoanalyse und Musiktherapie. In: Decker-Voigt, H.-H. et al. (Hrsg.) (1996)
–, Frommer, J., Tress, W. (1992): Qualitative Methodik zur Beschreibung und Interpretation musiktherapeutischer Behandlungswerke. Musiktherapeutische Umschau 13, 258–278
Langer, S. (1942/1984): Philosophie auf neuem Wege. Fischer TB, Frankfurt a. M.
Lempa, G. (1995): Zur psychoanalytischen Behandlungstechnik bei schizophrenen Psychosen. Forum der Psychoanalyse 11, 133–149
Lorenzer, A. (1970): Sprachzerstörung und Rekonstruktion. 2. Aufl. 1976, Suhrkamp, Frankfurt a. M.
- (1983): Sprache, Lebenspraxis und szenisches Verstehen in der psychoanalytischen Therapie. Psyche 2/83, 97–115
- (1988): Kultur-Analysen, Fischer. Frankfurt a. M.
Mertens, W. (1992/93): Einführung in die psychoanalytische Therapie. Bd. 1–3. Kohlhammer, Stuttgart/Berlin/Köln
Metzner, S. (1993): Gegenübertragung vor dem Hintergrund der analytischen Musiktherapie. In: Einblicke Heft 5, hrsg. vom Deutschen Berufsverband der Musiktherapeuten e. V., Berlin
- (1995): Analytische Musiktherapie in der Gemeindepsychiatrie. In: Bock, Th. et al. (1995), 348–350
- (1996): Guided Imagery and Music. In: Decker-Voigt, H.-H. et al. (Hrsg.) (1996)
- (1997): Der Ton macht die Musik. Zur Bedeutung von Symbol und Inszenierung in musiktherapeutischen Prozessen. In: Kruse, O. (Hrsg.) (1997)

- (1999): Tabu und Turbulenz. Vandenhoeck & Ruprecht, Göttingen
- (2000): Ein Traum: Eine fremde Sprache kennen, ohne sie zu verstehen. Zur Evaluation von Gruppenimprovisationen. Musiktherapeutische Umschau 21, 234–247

Müller-Pozzi, H. (1995): Psychoanalytisches Denken. 2. Aufl. Huber, Bern/Göttingen/Toronto

Niedecken, D. (1988): Einsätze. VSA, Hamburg
- (1989): Namenlos. Piper, München/Zürich
- (1996): Symbol. In: Decker-Voigt, H.-H. et al. (Hrsg.) (1996)

Priestley, M. (1975/1982): Musiktherapeutische Erfahrungen. G. Fischer Stuttgart/New York
- (1983): Analytische Musiktherapie. Klett-Cotta, Stuttgart

Rauchfleisch, U. (1990): Psychoanalytische Betrachtungen zur musikalischen Kreativität. Psyche 44, 1113–1140

Sandler, J., Dare, C., Holder,A. (1991): Die Grundbegriffe der psychoanalytischen Therapie. 5. Aufl. Klett Cotta, Stuttgart

Schwabe, C. (1987): Regulative Musiktherapie. 2. überarb. Auflage. G. Thieme, Leipzig/G. Fischer, Stuttgart

Teichmann-Mackenroth, O. (1983): Zum exploratischen Charakter der Musiktherapie – Gedanken zur Erforschung unbewusster oder noch nicht bewusster psychischer Zusammenhänge. Musiktherapeutische Umschau 4, 83–94
- (1992): Zum Konzept der hilfreichen Beziehung in der Musiktherapie. Musiktherapeutische Umschau 13, 249–257

Thomä, H., Kächele, H. (1985): Lehrbuch der psychoanalytischen Therapie. Bd. 1: Grundlagen. Springer, Berlin

Tüpker, R. (1988): Ich singe, was ich nicht sagen kann. Bosse, Regensburg
- (1992): Zur Bedeutung künstlerischer Formenbildung in der Musiktherapie. In: Decker-Voigt, H.-H. (Hrsg.): Spiele der Seele, Trialog, Bremen

Weber, T. (1996): Improvisationsgestalt. In: Decker-Voigt, H.-H. et al. (Hrsg.) (1996)

Weymann, E. (1991): Frühe Dialoge. In: Decker-Voigt, H.-H. (1991)

Winnicott, D. W. (1957/1974): Die Fähigkeit zum Alleinsein. In: Reifungsprozesse und fördernde Umwelt, Kindler, München
- (1971): Vom Spiel zur Kreativität. 3. Aufl. 1985, Klett-Cotta, Stuttgart
- (1974): Reifungsprozesse und fördernde Umwelt, Kindler, München

Morphologisch orientierte Musiktherapie

Von Rosemarie Tüpker

◆

1 Geschichtlicher Abriss

Die Einwicklung der morphologisch orientierten Musiktherapie gründet in der Morphologischen Psychologie. Diese wiederum ist historisch vor dem Hintergrund einer allgemeinen Morphologie zu betrachtet, die als eine besondere Denkweise in verschiedenen Wissenschaften auftaucht. Alle drei Bereiche sollen hier kurz skizziert sowie auf die jeweils weiterführende Literatur verwiesen werden.

Morphologie als Wissenschaft

Begründer einer Morphologie als einer besonderen wissenschaftlichen Lehre und Vorgehensweise ist Johann Wolfgang von Goethe. Als Wissenschaftler suchte Goethe, auf den Gebieten der Botanik, Osteologie, Zoologie, Mineralogie, Geologie und Farbenlehre, Wirklichkeit als Ganzes vom Prinzip der Bildung und Umbildung von Gestalten her zu verstehen (Goethe 1987ff). Im Gegensatz zu einer aufreihenden, von den Elementen ausgehenden Naturwissenschaft suchte er damit nach einer „Einsicht in den Zusammenhang ihres [der lebendigen Natur] Wesens und Wirkens" (1987/1817, 2).

Dass Goethe *auch* Künstler war, ist m. E. keine unerhebliche biographische Koinzidenz, sondern macht begreiflich, warum gerade ihm ein kunstverwandter Blick auf wissenschaftliche Fragestellungen gelingen konnte, der sich auch für unser Forschungsgebiet als Chance erweist, die (scheinbare) Gegensätzlichkeit von Wissenschaft und Kunst zu überwinden. Historisch war die Morphologie immer eine querdenkende Wissenschaftsrichtung, deren Etablierung schwierig blieb, die sich nicht einfügen ließ, andererseits aber – von zum Teil sehr unterschiedlichen Forschern – immer wieder aufgegriffen wurde (Fitzek 1994).

Die historische Wirkung der wissenschaftlichen Tätigkeit Goethes liegt dabei weniger in einzelnen Forschungsergebnissen begründet als vielmehr in den methodischen und wissenschaftskritischen Grundüberlegungen morphologischen Denkens. Dabei ist zunächst von Bedeutung, dass Goethe die Phänomene als *Gestalten* zu erfassen suchte und dabei betonte, dass zugleich das immer bestehende polare Verhältnis zur *Metamorphose* (Bildung und Umbildung) mitzudenken sei. Weitere wesentliche Aspekte sind: die jeweils aufzuweisenden Zusammenhänge zwischen der Gestalt als umfassende Ganzheit und den sie konstituierenden Formenbildungen, der Binnenstrukturiertheit der Phänomene; die Suche nach allgemeinen, übergreifenden Gestaltgesetzen (Urpflanze, Urphänomene, Bauplan); das Denken in Polaritäten, deren jeweiliges Zusammenspiel in der Vielfalt der Formenbildungen aufzufinden ist; die Entstehung von Phänomenen (z. B. Farben) im Wirkungsraum zwischen zwei Gegebenheiten (hier: Lichtquelle und Trübung), oder anders ausgedrückt: die Entstehung eines Phänomens im oder durch das Zusammenspiel zweier Phänomene (*Ein Beispiel aus dem therapeutischen Zusammenhang wäre die Heilung als gemeinsames Werk von Patient und Therapeut.*)

Auch die Notwendigkeit der *Mitbewegung des Forschers* mit dem Gegenstand seiner Untersuchung, wie dies in der Morphologischen Psychologie wie auch in der Musiktherapie von hervorragender Bedeutung ist, findet sich schon als ein Charakteristikum des goetheschen Wissenschaftsverständnisses. Es unterscheidet den morphologischen Ansatz auch in der Naturwissenschaft von Forschungsrichtungen, die in scheinbarer Objektivierung auf die strikte Trennung von Untersuchendem und Untersuchtem setzen. So betont schon Goethe, dass nur bestimmte existierende Zusammenhänge zwischen unserer menschlichen Wahrnehmungsorganisation und der sog. Außenwelt bestimmte Erkenntnisse ermöglichen, wie dies später etwa auch in der konstruktivistischen Wissenschaftskritik wieder auftaucht.

Weitere bedeutende morphologische Forscher waren u. a.: der Kulturhistoriker Oswald Spengler (1918), der Astrophysiker Fritz Zwicky (1959, 1966) und der Embryologe Erich Blechschmidt (1968). Als zwar nicht explizit morphologisches, aber nahe stehendes und besonders für unseren Bereich sehr ergiebiges Werk im Übergangsbereich zwischen Sinnesphysiologie und Psychologie sei „Vom Sinn der Sinne" von Erwin Straus (1956) ergänzend erwähnt (und empfohlen).

Auch Rudolf Steiner bezieht sich auf die Morphologie Goethes (u. a. 1992), und entsprechend werden die naturwissenschaftlichen Werke Goethes auch in der heutigen Anthroposophie rezipiert. Insofern besteht zumindest historisch eine Verknüpfung der hier beschriebenen musiktherapeutischen Richtung zur anthroposophischen und zur Nordoff/Robbins-Musiktherapie. Dieser Verbindung auf der inhaltlichen und methodischen Ebene nachzugehen könnte eine interessante Forschungsaufgabe darstellen.

Morphologische Psychologie

Die Morphologische Psychologie wurde von Wilhelm Salber in Köln als eine wissenschaftliche Richtung gegründet, die u.a. die Nähe zu den Künsten fortsetzt und z.B. im Zusammenhang mit Psychotherapie von einer *kunstanalogen Behandlung* spricht.

Wilhelm Salber lehrte Psychologie an der Universität Köln von 1959 bis 1993, seit 1963 als Direktor des psychologischen Instituts II. Er veröffentlichte etwa 30 Bücher und weit über 100 Abhandlungen (vorläufiger Überblick in Salber 1991; wichtige Werke für den therapeutischen Zusammenhang: Salber 1973, 1980, 1985, 1987, 1997). Nach seiner Emeritierung gründete sich die wissenschaftliche Gesellschaft zur Psychologischen Morphologie (GPM), die sich der Weiterentwicklung der morphologischen Psychologie widmet.

Die psychologische Sicht- und Denkweise der Morphologie versteht das Seelische als Gestaltbildung und Verwandlung, die eigene, von anderen Gegenstandsbereichen unterschiedene, Gesetzmäßigkeiten aufweisen. Sie geht davon aus, dass diese besondere Logik des Seelischen (Psycho-Logik) den Prozessen und Gesetzen der Künste ähnlicher ist als etwa der formalen oder linearen Logik, wie sie in weiten Bereichen der akademischen Psycholgie von den älteren Naturwissenschaften übernommen wurden. In einer Engführung von Wissenschaft und Kunst können Erkenntnisprozesse in Gang gesetzt werden, in denen Kunst und Wissenschaft voneinander lernen können und nicht etwa Kunst (und Therapie) nur wissenschaftlich „erklärt" werden müssen *(Psychästhetik)*. Sie knüpft an die genannten Prinzipien der goetheschen Morphologie an, übersetzt diese in psychologische Zusammenhänge und entwickelt aus ihnen eine ganzheitliche und systematische Psychologie (Salber 1965).

Weitere Quellen der Morphologischen Psychologie sind in der Psychoanalyse, der Gestaltpsychologie und bestimmten Richtungen der Philosophie und Ästhetik zu finden. Eine Verwandtschaft besteht neben diesen auch zu konstruktivistischen, systemischen und wahrnehmungsästhetischen Ansätzen in der Psychologie sowie zu neueren naturwissenschaftlichen Konzepten (Chaostheorie, Autopoiesis, Synergetik; Drewer 2000). Schwerpunkte morphologisch-psychologischer Forschung sind neben der Entwicklung und Reflexion therapeutischer Konzepte insbesondere alltagspsychologische Fragestellungen, Psychologie der Künste und der neuen Medien, Unternehmens- und Werbepsychologie. Forschungsergebnisse der unterschiedlichsten Bereiche finden sich u.a. in der eigenen Zeitschrift „Zwischenschritte" veröffentlicht.

Morphologische Musiktherapie

Eine Verknüpfung zwischen Morphologischer Psychologie und Musiktherapie entstand erstmals während des Mentorenkurses Musiktherapie Herdecke, mit dem verschiedene Intitiatoren (u. a. J. Th. Eschen, K. Schily) von 1978–1980 eine erste Generation von MusiktherapeutInnen in Deutschland in einem Pilotprojekt auszubilden suchten, die zugleich später als MentorInnen und AusbilderInnen fungieren sollten. Als Teilnehmerin dieses Kurses hatte ich selbst zu diesem Zeitpunkt bereits seit zwei Jahren Psychologie bei Wilhelm Salber in Köln studiert und die besondere Nähe dieser Psychologie zu künstlerischen Therapieverfahren verspürt. Durch die Offenheit und Flexibilität der Leitung des Mentorenkurses war es mir daher möglich, eine Zusammenarbeit zwischen dem Mentorenkurs und dem Salber-Institut in Köln anzuregen. So übernahm ein wissenschaftlicher Mitarbeiter Salbers, der inzwischen verstorbene Werner Seifert, den Psychologieunterricht im Mentorenkurs, und viele Studierende ergänzten die im Kurs angebotene musiktherapeutische Selbsterfahrung durch eine morphologische Intensivberatung (Ahren 1996, 136ff).

Mit dem Ende des Pilotprojektes 1980 entstand daraus eine feste Zusammenarbeit als „Forschungsgruppe zur Morphologie der Musiktherapie" (Frank Grootaers, Rosemarie Tüpker, Tilman Weber, Eckhard Weymann), die 1988 das „Institut für Morphologie und Musiktherapie" (IMM) gründete. Die ursprüngliche Form des Instituts hat sich inzwischen verändert in Richtung einer Ausweitung im Hinblick auf die beteiligten Personen und einer Regionalisierung, so dass es inzwischen drei regionale Institute (Bad Honnef, Hamburg, Münster) sowie verschiedene Arbeitsgruppen gibt.

Anliegen der Forschungsgruppe war es zunächst, mit Hilfe der Morphologischen Psychologie musiktherapeutische Prozesse beschreibbar und wissenschaftlich rekonstruierbar zu machen sowie musiktherapiespezifische Methoden zu entwickeln. Mit dem Zyklus von vier Herbsttagungen (1984–1987) wurden die Ergebnisse der Zusammenarbeit mit interessierten FachkollegInnen diskutiert. Seit 1988 bestand das Angebot einer kontinuierlichen Weiterbildung in Morphologischer Musiktherapie (mit bisher drei abgeschlossenen Durchgängen). Daneben organisieren die Institute zahlreiche Fachtagungen und Kurse und bieten Supervision, Beratung und musiktherapeutische Behandlungen an. Das IMM Münster setzt seit 1996 die zunächst nicht über den Buchhandel erhältliche Schriftenreihe „Materialien zur Morphologie der Musiktherapie" (insgesamt 6 Hefte) durch die in unregelmäßiger Folge im LIT-Verlag Münster erscheinende Reihe „Materialien zur Musiktherapie" fort. Mit dieser Reihe sollte neben einer Vertiefung und Verbreitung morphologischer Arbeitsgebiete auch eine Öffnung für den Diskurs mit anderen nahe stehenden musiktherapeutischen Richtungen gefördert werden, wie sie z. B. aus der Gestalttherapie und der Psychoanalyse heraus entstanden sind. (Die bisher erschienenen 5 Bände finden sich im Literaturverzeichnis unter: Tüpker 1996a und b, Irle/Müller 1996, Lenz/Tüpker 1998, Drewer 2000; in Planung befindet sich die Veröffentlichung der Dissertationen von Frank G. Grootaers und Wolfgang Mahns.)

Gelehrt wird die Morphologische Musiktherapie inzwischen in größerem Umfang auch in den staatlichen Musiktherapieausbildungen der Hochschule für Musik und darstellende Kunst Hamburg und der Universität Münster.

Abbildung 1 verweist auf die historischen und inhaltlichen Einflüsse, aus denen heraus sich die morphologische Musiktherapie ent-

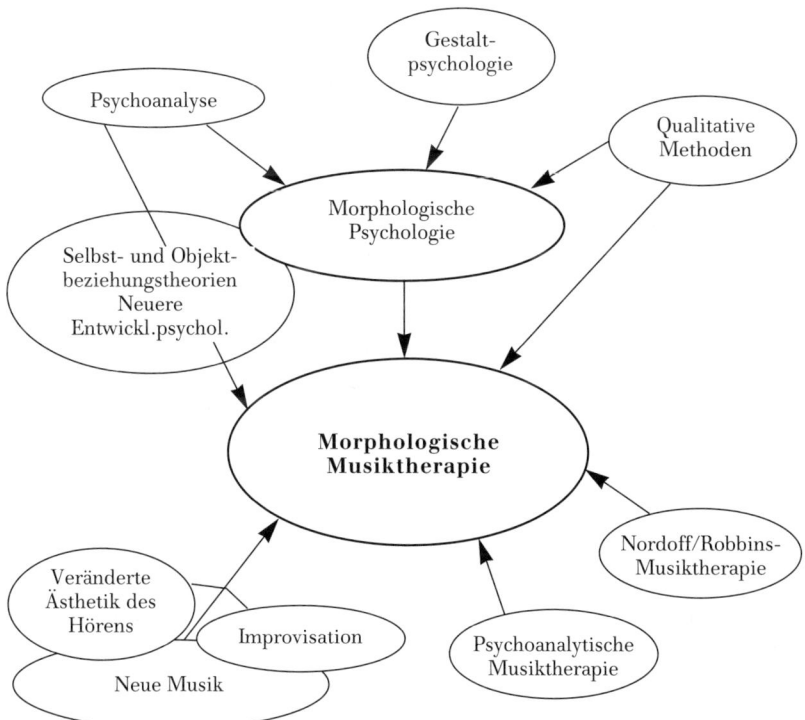

Abb. 1: Einflüsse auf die Entwicklung der Morphologischen Musiktherapie

wickelt hat, ohne dass hier einer differenzierteren Betrachtung der jeweiligen Gemeinsamkeiten und Unterschiede nachgegangen werden kann.

2 Theorie und Fallvignetten

Der theoretische Ansatz der Morphologischen Musiktherapie lässt sich in einem ersten Entwurf von vier Aspekten her beleuchten, die im folgenden Text in einer Art Engführung als Grundlagen der psychologischen Morphologie dargestellt und zur Musik, zur Wissenschaft und zur Behandlung mit Musik in Beziehung gesetzt werden. Jede Version wir mit einer kurzen Fallvignette abgeschlossen.

Ganzheit – Gestaltlogik

Das Seelische wie auch die Musik bilden ganzheitliche, in sich sinnvolle, logische Gestalten aus. Diese ereignen sich in fortwährender Verwandlung. Eine in sich sinnvolle logische Gestalt kann ein Musikstück sein, etwa eine Sonate. Aber ebenso eine Improvisation, die keiner festen Form folgt, aber eine bestimmte (beschreibbare, unverwechselbare, verstehbare) Gestalt ausbildet. Für beide, die Sonate wie auch die Improvisation ist evident, dass der festen Gestalt die Tatsache gegenübersteht, dass sie sich nur als Ereignis in der Zeit, somit als Verwandlung von Ton zu Ton, aber auch als Verwandlung von dem, was vorher war, zu dem, was nachher sein wird, vollziehen kann.

Was psychologisch jeweils als seelische Einheit (Ganzheit) angesehen werden kann, ist weder beliebig noch liegt es ein für alle Male fest, sondern wird auf der Phänomenebene bestimmt vom Erleben (Gestaltlogik) und muss in der wissenschaftlichen Betrachtung bestimmt werden im Hinblick auf Untersuchungsgegenstand und Fragestellung (vgl. Tüpker 1987). So kann eine Improvisation als Einheit betrachtet werden, ebenso aber die größere Einheit einer kompletten Therapiestunde oder auch ein gesamter Behandlungsverlauf – wenn dieser z. B. mit anderen Therapieverläufen verglichen werden soll. Hingegen macht es morphologisch keinen Sinn, den jeweiligen „Anteil" des Patienten und des Therapeuten etwa einer Improvisation als getrennte psychologische Gegebenheiten zu betrachten. Ebenso wenig erscheint es von der Morphologie her möglich, die Wirkung einer Behandlung in „Wirkung der Musik", „Wirkung des Gesprächsanteils", „Wirkung der Therapeutenpersönlichkeit" etc. aufzuspalten. Vielmehr sprechen wir von einer Wirksamkeit, die sich im Dazwischen, in den

Übergängen, im Indem und im gemeinsamen Werk von Patient und Therapeut entfaltet. Indem ich spiele, kommt Seelisches zum Ausdruck und findet darin eine neue Wendung. (Statt: Das Seelische ist erst „drinnen", dann kommt es heraus, dann wird darüber gesprochen, davon wird es bewusst und dann ändert es sich.) Musikalisch finden wir eine Einheit in allem (Klanglichen) vor, was in sich Sinn macht, worin wir eine *dieser Gestalt eigene Logik* entdecken können. Das ist notwendigerweise ebenso subjektiv wie kulturabhängig. Auch kann es sein, dass uns die Logik eines Werkes zunächst überhaupt nicht einleuchtet und sich uns erst allmählich offenbart. Ebenso kann uns eine bestimmte „Stelle" während des Spielens völlig klar, stimmig, einheitsbildend erscheinen und im Nachhinein begreifen wir sie erst einmal nicht mehr. Auch solche Phänomene verweisen darauf, dass der Sinn nicht in der Musik allein liegt, sondern sich vielmehr zwischen uns und der Musik einstellt. Damit müssen wir umgehen lernen – auch in der Wissenschaft. Wissenschaftlich sinnvolle, d. h. im Hinblick auf einen Zugewinn an Erkenntnis ergiebige, Einheiten zu finden, kann man üben, aber es ist auch eine Kunst.

Auf der Ebene des Behandlungskonzeptes sprechen wir unter diesem Aspekt vom *Leiden-Können*. Wir hören, was der Patient selbst als sein Leid klagt, körperlich wie seelisch, aber auch unter wem oder unter welchen Verhältnissen er leidet und gelitten hat. Wir interessieren uns ebenso für sein Können und für das, was jemand nicht leiden und was er gut leiden mag, für seine Er-fahrungen („leiden" bedeutete früher auch „reisen") wie für seine jetzige (Ein-)Stellung, für die Geschichte seines Leids wie für ihre Aktualität. Wir achten im Zuhören auch darauf, was jemand auf keinen Fall zu leiden (zu ertragen) bereit ist und was er stattdessen (wider Willen, ohne es zu wissen) „lieber" leidet, auch wenn er es andererseits leid ist. Wir hören uns dies sowohl in den Erzählungen des Patienten an wie auch im gemeinsamen musikalischen Spiel. Indem wir dabei mitspielen, hören wir dieses Leiden-Können nicht nur in den „Äußerungen" des Patienten, sondern folgen ihm ergänzend – in uns hineinhorchend – auch in unserer Mitbewegung, die der Patient wiederum – zu Teilen – ebenfalls zugleich zu hören bekommt. Selbst im Schweigen hört das mitbewegende Zuhören nicht auf.

Auf diese Weise suchen wir nach den Bildern, die den Patienten maßgeblich bewegen (Haupt- und Nebenbilder), nach seiner Lebensmethode, die ihn zu diesem Zeitpunkt in irgendeiner Hinsicht in eine Krise geführt hat. Unser Behandlungsauftrag bezieht sich daher nicht vorrangig auf die Symptome, obwohl wir wissen, dass in ihnen einiges zusammen – und zum Ausdruck – kommt, sondern vorrangig auf die zugrunde liegenden psychischen Strukturen. Diese suchen wir mit dem

Patienten gemeinsam in ihrer Gewordenheit (Psychogenese) wie in ihrer Aktualität (im Alltag des Patienten wie in der therapeutischen Beziehung) so zu erfahren, dass sie – und die Symptome – einer neuen Entwicklung zugänglich werden. Unser Bild vom Leiden des Patienten ist dabei nicht mit dem seinen deckungsgleich, sondern der Behandlungsauftrag, der mit dem Leiden-Können ausgesprochen ist, vollzieht sich immer in Einigung *und* Differenz (Tüpker 1993). Einigung ist notwendig, um in Freiheit miteinander arbeiten zu können, Differenz, damit der Patient etwas erfahren kann, was außerhalb des Bisherigen liegt. Gäbe es diese Differenz nicht, bräuchte der Patient uns nicht.

Der Begriff des Patienten (der Patientin) bezieht sich im hier beschriebenen Sinne darauf, dass der Anlass der therapeutischen Begegnung das Leiden-Können dessen ist, der zu mir (in meiner Funktion als Therapeutin) kommt. Obwohl die Arbeit eine gemeinsame ist, bezieht sie sich – asymmetrisch – auf das Leiden des einen in dieser Beziehung. Auch wenn Therapeutin und Patient als Menschen anthropologisch den gleichen Schicksalsbedingungen, ähnlichen gesellschaftlichen Leiden etc. unterworfen sein mögen, und auch wenn der Therapeut bisweilen mit-leidet und dies unter bestimmten Voraussetzungen auch thematisiert werden muss, so findet die Struktur der therapeutischen Beziehung ihre Richtung dennoch stets darin, dass das Leiden-Können des einen (des Patienten) führt und der andere (der Therapeut) ihn methodisch begleitet.

Musik machen wir – unter diesem ersten Aspekt – weil wir davon ausgehen, dass niemand einfach *sagen* kann, was ihn leidend macht, weil vieles notwendigerweise unbewusst ist, weil die Worte fehlen etc. Die Erfahrung hat uns gezeigt, dass ein weiterer Teil der seelischen Formenbildung, die (auch) an dem verspürten Leid beteiligt ist, in der Formenbildung des gemeinsamen Spieles hörbar wird und damit – über verschiedene methodische Zwischenschritte – der Behandlung verfügbar gemacht werden kann.

Dies ist zugleich ein Gesichtspunkt, an dem deutlich gemacht werden kann, wie Forschung und Theorie ineinander gehen, denn die Tatsache, *dass* unter bestimmten methodischen Voraussetzungen in der Improvisation seelische Strukturen hörbar werden, ist zugleich ein Ergebnis praxisnaher Forschung.

Auch die doppelte Bedeutung des Leiden-Könnens spiegelt sich in der gemeinsamen Musik. In ihr wird nicht nur Leiden hörbar, sondern ebenso Können, Vorlieben und Abneigungen, verborgene Geschicklichkeit wie immer Gemiedenes, längst verloren Geglaubtes wie nie Dagewesenes.

Fallvignette 1: Eine 22-jährige, kindlich-mädchenhaft wirkende Frau befindet sich wegen einer Symptomatik in stationärer Behandlung, die sich – wie noch unentschieden – zwischen phobischem und wahnhaftem Erleben zu bewegen scheint. Wenn sie allein ist und es ihr schlecht geht, glaubt sie, dass Spinnen unter ihrem Bett seien und sie bedrohen. Sie sieht dann, wie diese auf sie zukommen, und spürt, wie sie an ihr hochkrabbeln. Diagnostisch wird in der Akte von einer Psychosegefährdung gesprochen. Die musiktherapeutische Mitbehandlung wird von dem ärzlichen Kollegen erbeten, weil die Patientin kaum von sich sprechen kann, im Grunde immer nur von den Spinnen berichtet, was – bis auf einige gemeinsame „psychodramatische" Vertreibungsversuche der imaginierten Spinnen aus ihrem Zimmer – auch nicht weiter führt. Auf diese Weise wirkt die Patientin einfältig (unentfaltet), kaum introspektionsfähig, und man weiß nicht so recht, was man mit ihr anfangen soll.

In den ersten gemeinsamen musikalischen Improvisationen entfaltet sich zunächst ein Können in der Hinsicht, dass sich das Seelische hier sehr differenziert, vielfältig und dramatisch auszubreiten versteht. Da entsteht sofort etwas, womit beide, Therapeutin und Patientin, etwas anfangen können – und dadurch auch miteinander. Auch das Leiden weiß sofort etwas mit dieser musikalischen Beziehungsvariante anzufangen: Nach kurzer Zeit wird das Spiel so ineinander verklebt, dass nun die Therapeutin das Gefühl hat, in ein Spinnennetz geraten zu sein, was sich auch bei ihr fast körperlich niederschlägt: Trotz des als viel zu dicht empfundenen musikalischen Gewebes, und dringend ersehnter Pausen, ist es ein Gefühl, als klebten die Finger an den Tasten und man könne sie nicht los bekommen. Die Möglichkeiten des Musizierens erlauben der Patientin Differenzierungen auf symbolischer Ebene: Sie fühlt sich wie gelähmt auf ihrem Stuhl, „von dicken Adern umschlungen", das sei genau dieses Gefühl, welches sie immer bedränge. Im Spiel (auf dem Metallophon) findet sie dies als „das immer wiederkehrene D in der linken Hand" wieder. Das kann sie nicht leiden und doch nicht lassen, aber im Spiel gibt es da auch die rechte Hand, die sich zu befreien sucht. Das lässt sich z. B. auch auf die zwei Spielerinnen aufteilen, und so können erste Bewegungen und Ent-faltungen in das (im Spinnennetz) Verklebte kommen.

Erst später wird es möglich, das, was hier zunächst nur in Bildern behandelt werden kann, in Zusammenhang zu bringen zum Leiden an einem lähmendumschlingenden Familienplan, der für sie einen festen Platz in einem überaus reichen und süßen Netz einspinnender Familienbande vorsah, nicht aber ein *eigenes* Leben.

Formenbildung – Gestaltkonstruktion

Das Seelische wie auch die Musik entfalten, ereignen und differenzieren sich in der Formenbildung. Gestalten haben einen Bauplan, bestehen aus Mehrerem, sind gegliedert in Teile, die aufeinander und auf das Ganze bezogen sind in Form von Spannungsverhältnissen, Vorher und Nachher, Oben und Unten und komplexen Gefügen (Gestaltkonstruktion). Ein ganzer Tag ist nur in Stundenwelten lebbar. Musik entfaltet sich in Klängen, die in sich schon aus einem geordneten Teilen („Teiltönen") bestehen, in harmonischen Gefügen, Rhythmisierungen, kontrapunktischen Bezogenheiten, etc. Gestalten gliedern und regulieren sich in Gliedzügen, die das Ganze konstituieren. Dabei ist das

Ganze mehr und anders als die Summe seiner Teile (Ehrenfels). Um die Gestaltlogik des Ganzen zu verstehen, brauchen wir nicht einmal die Vollständigkeit aller Teile, da das Seelische von sich aus dazu neigt, Formenbildungen zu einem Ganzen zu ergänzen.

Aus der musikalischen Formenanalyse wissen wir um den Zusammenhang von Formenbildung und Wirkung des Ganzen. Die hier herrschenden Gesetzmäßigkeiten sind ebenso wenig beliebig wie auf eine einzige Formel zu bringen. Man kann ein komplettes Orchesterwerk auf dem Klavier imitieren („Klavierauszug") und dennoch das Wesentliche hören. Auch bei vielen „falschen Tönen" ist ein Stück noch zu erkennen, wenn auch vielleicht nicht zu genießen. Die „richtigen" Töne hingegen, zeitlich zu sehr zerdehnt, können eine bekannte Melodie unkenntlich werden lassen. Den zweiten Satz vor dem ersten zu spielen, das Seitenthema einer Sonate vor dem Hauptthema etc., ergibt „keinen Sinn". Teile einer Wagner-Oper für Blockflötenensemble umzuschreiben, wirkt lächerlich, während Bach-Inventionen auch gesungen, verjazzt oder als Rockstück noch gut klingen. Auch hier sind die Maßstäbe notwendigerweise subjektiv, kulturgebunden und bisweilen von dem komplexen Regelwerk bzw. der Feinabstimmung der Empfindung innerhalb einer „Subkultur" abhängig (Aufführungspraxis alter Musik, Jazzstile, Klangbeurteilung des Computerformats MP 3 etc.).

Im Hinblick auf wissenschaftliche Untersuchungen bezieht sich hier das zu Übende wie die Kunst des Analysierens darauf, notwendige Detailgenauigkeit und Wahrung bzw. Wiederherstellung des Bezugs zum Ganzen miteinander in Einklang zu bringen. Als MusikerInnen kennen wir aus der musikalischen Formenanalyse einerseits das sich Verlieren in (sinnlos werdende) Details, wenn sie allzu sehr einem „technischen" oder starr formelhaften Denken verhaftet ist, andererseits die Vertiefung des Erlebens eines Werkes, wenn man dieses nach einer *gelungenen* Analyse noch einmal ganz spielt oder hört. Am besten lässt sich diese Balance im mehrfachen Hin und Her zwischen Ganzheit und Gliedzügen herstellen. Das gilt ebenso für psychologische Analysen. Auch der Wechsel der inneren Verfassung zwischen Mitschwingen und Distanzierung, „Fühlen" und „Denken" oder wie immer wir das Gemeinte umschreiben, ist hier in der Musik und in der Psychologie/Psychotherapie recht ähnlich.

Auf der Ebene des Behandlungskonzeptes geht es unter diesem zweiten Aspekt um ein *Methodisch-Werden*. Damit sind zum einen die methodischen Grundsätze einer bestimmten musiktherapeutischen Behandlungsform gemeint, denen der Therapeut in seinem Vorgehen folgt. Wir gehen aber davon aus, dass ebenso der Patient methodisch wird: Er oder sie wird die Behandlungssituation, die Beziehung, die Musik so behandeln wie er oder sie *immer* („zumeist, für gewöhnlich ...") seine Wirklichkeit behandelt, mit sich, der Welt, den anderen Menschen umgeht (Übertragung). Anders formuliert: Die Lebensmethode des Patienten entfaltet sich in der Behandlung – und zwar umso mehr, je weniger Widerstand ihr von der Methodik oder der Person des Therapeuten her entgegengesetzt wird. Diese Entfaltung nicht zu behindern (Abstinenz, Plastizierbarkeit, Gegenübertragung) kann wiederum Teil der therapeutischen Methodik sein, die dazu dient, die Methodik des Patienten erlebbar und verstehbar werden zu lassen. Methoden, die das tun, gehen generell davon aus, dass psychische Strukturen nur via Erleben verstehbar sind.

Das Methodisch-Werden beider am Behandlungsprozess Beteiligten und das Ineinandergreifen dieser Methoden ist es, was die Behandlung in Gang bringt und die Gestalt des Leiden-Könnens im Verlauf zum Ausdruck bringt. Insofern erfahren wir die Formenbildung, die Konstruktion der Lebensmethodik erst nach und nach. Das Seelische, die zugrunde liegende psychische Struktur der Erkrankung, kann sich anders als im Prozess gar nicht zur Geltung bringen. Sie bedarf der Entfaltung im Geschehen – und zwar auch in dem interpersonalen Prozess zweier Subjekte. Mit dem Ineinandergreifen des Methodisch-Werdens von PatientIn und TherapeutIn ist z. B. auch gemeint, dass der Patient die vorgegebene Methodik des musiktherapeutischen Verfahrens zu gebrauchen beginnt, im Sinne der Entlastung wie der Wiederbelebung „alter" Konflikte, im Sinne der Selbsterforschung wie im Widerstand. All das gehört gleich berechtigt, gleich gültig zum (erwünschten) Prozess dazu. Mit dem Ineinandergreifen ist aber ebenso gemeint, dass der Therapeut keiner starren Methodik folgen kann, sondern seine methodischen Handlungsweisen, Interventionen etc. in jeder Behandlung auf diesen einmaligen Prozess ausrichtet. Insofern wenden wir im Grunde *immer* ein modifiziertes Verfahren an.

Fallvignette 2: Irene Müller berichtet in ihrer Fallstudie (1996, 103ff) von Jakob, einem 6-jährigen mutistischen Jungen, der als „rasender Forscher" (134) immer wieder Spielhandlungen beginnt und fast sofort wieder abbricht:

„Zurück im Raum zieht er mich zum Klavier und zeigt, dass ich spielen soll, während er an die Trommel geht, aber gleich nach wenigen Tönen aufhört. Dann zeigt er auf die Gitarre und mich und will das Becken spielen. Nach einer halben Liedstrophe, die ich anstimme und nach ein paar lauten und schwungvollen Beckenschlägen hält er sich die Ohren zu, macht eine Geste, dass ich aufhören soll und wendet sich dem Hoch- und Runterschrauben des Beckens zu. [...] Jakob sucht etwas, findet es und stößt es schnell wieder ab." (135f)

Bei der Therapeutin löst dieses Verhalten Jakobs u. a. Gefühle der Sinn- und Hilflosigkeit aus. Unter dem Aspekt des Methodisch-Werdens können wir hier aber feststellen, dass es dem Kind durchaus gelingt, die musiktherapeutische Situation (die Instrumente, die Therapeutin) von sich aus aufzugreifen und zu nutzen. So verstanden zeigt sich darin, dass eine musiktherapeutische Behandlung möglich ist, weil das Seelische des Kindes mit dem Angebot des musiktherapeutischen Settings etwas anzufangen weiß. Eine solche Beobachtung beantwortet die Frage der Indikation besser (genauer und individueller) als ein Katalog, der kindlichen Mutismus (allgemein) und Musiktherapie (allgemein) einander zuordnet. Zugleich zeigt sich in Jakobs Methodik die Doppelheit seines Leiden-Könnens: Er scheint etwas zu suchen (Forscher) und zugleich ein Finden in den ständigen Umbildungen (rasend) verhindern zu wollen. Als Antwort und Ergänzung besteht das Methodisch-Werden der Therapeutin darin, einerseits die Suchbewegungen mitzumachen, sich von Jakob leiten zu lassen und andererseits „nach Wiederkehrendem zu suchen, an Bekanntes anzuknüpfen, zu strukturieren und Materialien anzubieten" (Müller 1996, 143). Auf diese Weise entstehen kleine Szenen, die nun einen Sinn erkennen lassen und so verbale Kommentierungen und Deutungen der Therapeutin überhaupt erst möglich machen. Damit beginnt auch Sprache als eine sinnvolle Ergänzung von Beziehung eine Funktion zu bekommen. Jakob seinerseits nutzt die große Plastizierbarkeit der Therapeutin mehr und mehr dazu, sie zu „dirigieren" und auf diese Weise das, was er braucht und *zu sagen hat*, szenisch und musikalisch mit der Therapeutin zu finden.

Bildung und Umbildung – Gestaltbrechung

Seelische Gestalten sind Gebildetes, Gewordenes, sie haben Geschichte, sie verwandeln sich, indem sie sich Anderes anverwandeln, etwas hinter sich lassen, sich von Begegnungen ummodeln lassen oder die eigenen Konturen am Anderen schärfen. Gestaltbrechung meint, das Gestalten etwas miteinander machen, einander beeinflussen, dass eines sich im anderen bricht, dass Gestalten sich gegenseitig modellieren, aber auch auslegen: „Was haben wir von Anbeginn erfahren, als dass sich eins im anderen erkennt?" (R. M. Rilke: „Es winkt zu Fühlung fast aus allen Dingen"; 1999, 878f)

Die Redewendung „Musik bildet" griff dieses Wissen auf, bevor sie durch die Verflachung im „Bildungsbürgertum" in Misskredit geriet. Wenn wir ein Instrument lernen, so erwerben wir damit nicht nur Geschicklichkeiten in den Fingern und musikalische Kenntnisse, sondern das Instrument formt unser Seelenleben mit, umso mehr, je inniger und ausdauernder diese Beziehung sich gestaltet (Meyer 1992). Das setzen Karikaturen trefflich ins Bild, und davon erzählen zahlreiche Musikwitze. Während wir unser Instrument behandeln, behandelt das Instrument zugleich uns und verändert uns so, dass andere dann sagen: „typisch Sänger" – „typisch Gitarrist". Das ist naturgemäß nicht nur in der Musik so. Deshalb hat es durchaus Sinn, darüber nachzu-

denken, von welchen Bildern wir die Kinder in unserer Gesellschaft mit bilden lassen, auch wenn die Formel „Gewalt im Fernsehen produziert Gewalt in den Kindern" sicher zu einfach ist.
Die Morphologie macht mit diesem Aspekt auch darauf aufmerksam, dass die Kategorien „außen – innen", „real – *nur* symbolisch" psychologisch (wissenschaftlich) betrachtet wenig Sinn haben. Unsere frühen Beziehungen werden uns zu inneren Bildern, die unseren Alltag ebenso mitgestalten wie unser Erleben und unsere aktuellen Beziehungen. Die Musik entsteht, ist nicht erst ein nur akustisches Phänomen, das dann physiologisch und zum Schluss psychisches Erleben wird, sondern ereignet sich, ist *zwischen* dem Gespielten und dem Spieler oder dem Gehörten und dem Hörer (Transfiguration), immer schon materialhaft und symbolisch zugleich. Deshalb können wir musikalische Phänomene wissenschaftlich auch nur im Zusammenhang mit dem konkreten Erleben von Menschen untersuchen, da sie nur so *als* Musik in Erscheinung tritt.

Noch einmal Rilke: „O, der ich wachsen will, / ich seh hinaus und in mir wächst der Baum. / Ich sorge mich, und in mir steht das Haus. / Ich hüte mich, und in mir ist die Hut." (1999, 878f)

In der musiktherapeutischen Behandlung folgen wir diesem dritten Grundzug des Seelischen, indem wir bestimmte (methodisch reflektierte) Gestaltbrechungen zu initiieren versuchen. Das kann die Aufforderung zum Spielen sein, eine verbale Deutung, eine musikalische Intervention oder ein zusammenfassendes Bild (Grootaers 2000). Aber weil daran immer zweierlei beteiligt ist, können wir (als Therapeuten) das nicht *machen*, sondern Anders-Werden als dritter Aspekt der Behandlung geschieht notwendigerweise in dem offenen seelischen Raum, der zwischen Patient und Therapeut entsteht. Es kann Bewusstwerdung beinhalten, ist aber nicht mit ihr gleichzusetzen, sondern meint eine umwandelnde Verinnerlichung, die aktiv und passiv zugleich ist, die geschieht und vollzogen wird.

Unter dem Aspekt des *Anders-Werdens* achten wir in der Behandlung auf ein verändertes Erleben, eine neue Sicht der Dinge, eine andere Tönung in der Musik, eine neue Ausdrucksform, durch die sich Verwandlungen und Umstrukturierungen in der Lebensmethode eines Patienten ankündigen können. Solche Wendepunkte können deutlich in Erscheinung treten, wenn sie mit einem Aha-Erlebnis, einer plötzlichen Erkenntnis, einem „Ruck" im Seelischen verbunden sind. Ebenso können sich die Veränderungen aber auch kaum merklich vollziehen und erst im Nachhinein deutlicher auftauchen.

Fallvignette 3: Eine 30-jährige Patientin kommt in der Musiktherapie darauf zu sprechen, dass sie ganz fasziniert vom Gong sei und ihn sehr gerne einmal spielen würde. Sie scheut dies zugleich, einerseits aus einer Art „Ehrfurcht" heraus, er sähe so „edel" und „teuer" aus. Andererseits befürchtet sie, er könne umkippen und sie unter sich begraben. Die Therapeutin hört aufmerksam zu und erzählt ein wenig vom Gong, auch davon, dass der Gong in gewisser Weise tatsächlich „umkippen" könne, allerdings als ein klangliches Phänomen (symbolisch), nicht als Gegenstand. Das macht die Patientin nun eher noch neugieriger als ängstlich, und sie entschließt sich, den Gong zu spielen. Es kommt in der Folge, auf einige Stunden verteilt, zu mehreren sehr differenzierten Improvisationen, in denen die Patientin den Gong spielt und seine klanglichen Möglichkeiten mehr und mehr erkundet, die Therapeutin begleitet sie am Klavier. Nachdem sie es schließlich auch gewagt hat, das klangliche „Umkippen" des Gongs in ihr Spiel einzubeziehen, berichtet sie in der darauf folgenden Stunde, dass sie in der Nacht nach diesem Spiel wieder diesen Albtraum hatte, der sich bisher in immer gleicher Form wiederholte und über den wir bereits gesprochen, ihn auch in gewisser Weise „verstanden" hatten. Nun aber war der Traum anders, genauer, sie selbst war in diesem Traum anders. Sie war nicht länger gelähmt, der auf sie zukommenden Gefahr ausgeliefert, sondern konnte schreien.

Zusammenwirken – Gestaltparadoxie

Seelische Gestaltbildung wird in der Morphologie verstanden als ein Zusammenwirken seelischer Faktoren, die ihrerseits nichts anderes als Gestalten sind. Auf diese Weise wird Seelisches in der Morphologie konsequent aus Seelischem abgeleitet und nicht auf eine Ableitung z. B. aus dem Biologischen, Physikalischen oder „Übersinnlichen" rekrutiert. Damit soll weder die Existenz noch die Bedeutung, etwa des Körperlichen, geleugnet werden, sondern lediglich eine konsequent psychologische Gegenstandsbildung verfolgt werden. Theoretisch stellt die Morphologie mehrere Systematisierungen zur Verfügung, mit deren Hilfe die konkreten zu untersuchenden Phänomene in Austausch mit allgemeinen Prinzipien gebracht werden können. (Sie können hier nicht im Einzelnen dargelegt werden. In Anwendung auf musiktherapeutische Fragestellungen z. B. expliziert: Zusammenwirken von 6 Gestaltfaktoren: Aneignung und Umbildung, Ausbreitung und Ausrüstung, Anordnung und Einwirkung, Tüpker 1996; Haupt- und Nebenfiguration, Märchenbilder, Grootaers 2000).

Das Zusammenwirken muss dabei immer mit polaren und paradoxen Gegebenheiten fertig werden: Etwas kann nur durch anderes hindurch zu etwas Eigenem werden. Das Einzelne erschöpft sich nicht im Allgemeinen und dennoch müssen wir es (in der Wissenschaft) vom Allgemeinen her zu verstehen suchen. Wir lesen einen *spannenden*

Krimi, um uns zu *entspannen*. Durch eine Therapie wollen wir anders werden und dennoch derselbe bleiben.

Im Zusammenhang mit Wissenschaft müssen wir eine Ebene erreichen, auf der wir die Phänomene von einer allgemeinen Theorie her verstehen, erklären, rekonstruieren können. Die wissenschaftliche Rekonstruktion eines Phänomens ist dabei zugleich immer mehr und weniger als das Phänomen selbst. Dennoch strebt Forschung danach, dass die Ergebnisse einer wissenschaftlichen Untersuchung eine möglichst lebendige, phänomennahe Rekonstruktion der Phänomene sind, dass das Seelische sich in der Wissenschaft wieder erkennt. Dabei hilft auch die Kunst in der Wissenschaft.

In der kunstanalogen Behandlung, als die wir die Musiktherapie verstehen können (Weymann 1990), begegnen wir einem vergleichbaren Aspekt darin, dass der Alltag, das Leben (des Patienten) immer auch anders ist als seine Widerspiegelung in der Behandlungssituation, in der Musik, in den Erzählungen und in der Beziehung. *Bewerkstelligen*, als vierter Aspekt von Behandlung, meint ein solches Mehr und Anders, mit dem sich die verinnerlichte Umwandlung ins Werk setzt: sich umsetzt in konkretes Tun, in Wirksamkeit auch auf körperlich Erlebtes (Symptome), in ein verändertes Erleben und Verhalten im Alltag. Bewerkstelligen kann teilweise auch in der Behandlung geschehen oder es kann darüber berichtet werden, es ist Teil des Behandlungsprozesses und weist über die Behandlung hinaus. Es ist einerseits Ziel der Behandlung, geschieht andererseits nicht erst am Schluss. Vielmehr sind alle vier hier genannten Gesichtspunkte lediglich Ordnungskriterien, die in der (Behandlungs-)Wirklichkeit in unterschiedlichen spiralförmigen Bewegungen ineinander verwoben sind. In der Untersuchung musiktherapeutischer Behandlungen können sie daher sowohl als Fragestellung für die Untersuchung einer einzelnen Therapiesitzung genutzt werden als auch für die Strukturierung einer gesamten Fallstudie.

Fallvignette 4: Von einem 21-jährigen Patienten mit Bulimie wird über die Katamnese, die ein halbes Jahr nach der stationären Musiktherapie stattfindet, berichtet: „In der Katamnese zentrieren sich die Erzählungen um *Abgänge* und *Auftritte*. Der damalige Wehrdienstverweigerer ist immatrikuliert an der theologischen Fakultät, ist nach einem Krach mit der Mutter von zu Hause ausgezogen, hat sich ein Zimmer besorgt und betreibt alle möglichen Sportarten, um *aus der Bude rauszukommen*. Er hat den perspektivlosen Kontakt zu einer jungen Frau abgebrochen, sie würde ihm zu viel Unsinn reden. Er erkennt (merkt), dass sein eigentümliches Interesse für die Freundinnen seiner Freunde abwegig sei. Die Schwierigkeiten (Hemmungen) mit Frauen sind aber immer noch vorhanden. ... Er nimmt zurzeit keine ambulante Psychotherapie in Anspruch, die bulimische Symptomatik ist fast ganz zurückgetreten. Vater hat sich nicht geändert, dem hat er sich entzogen." Im Kommentar zu dieser Katamnese heißt es dann weiter: „Offensichtlich dreht sich das Ganze um die Frage, was schlimmer sei: das Ungreifbare zu begehren oder das Mögliche in die Tat umsetzen. Die Passivität des Vaters trifft als Vorbild diesen Punkt genau und schürt bei dem jungen Erwachsenen die entsprechenden Affekte. Da er aber jetzt eine andere Lebensbasis geschaffen hat, jenseits vom elterlichen Haus, scheint er damit vorerst zurecht zu kommen. Er scheint erleichtert, dass er kein Symptom mehr zu verstecken braucht." (Grootaers 2000, 66)

3 Praxeologische Aspekte

Der morphologische Ansatz der Musiktherapie lässt sich primär nicht an einem festen Methodenrepertoire auf der Ebene des therapeutischen Handelns festmachen. Vielmehr sollen die Verstehenswege und das Denkmodell der Morphologie helfen, in der Praxis Konzepte zu entwickeln, die den unterschiedlichen Bedingungen der jeweiligen Arbeitssituation angemessen sind und den individuellen Entwicklungstendenzen des Falles förderlich. („Konzeptentwicklung" ist in der morphologischen Weiterbildung ein eigenes Fach. Ausführlichere Beispiele finden sich in Tüpker 1996a.) Der morphologische Ansatz versucht dabei Musiktherapie konsequent als eine solche psycho-logische Behandlung zu entwickeln, wozu es auch gehören kann, (heil)pädagogisches Bemühen von einem psychologischen Denken her zu begründen und zu konzipieren.

Bisher haben sich in den verschiedenen Anwendungsfeldern bestimmte Vorgehensweisen herausgebildet, die eine Konkretisierung ermöglichen und den Vergleich mit anderen Schulen erleichtern mögen.

Mit dem Arbeitsbereich Psychosomatik sei hier verkürzend der gesamte Bereich der musiktherapeutischen Arbeit mit erwachsenen Menschen zusammengefasst, die neurotisch, psychosomatisch oder funktionell erkrankt sind oder sich in unterschiedlichen Lebenskrisen befinden, die für gewöhnlich über die Sprache als Kommunikationsmittel verfügen und mit denen ein aktives Musizieren möglich ist. Von außen lässt sich die Arbeit hier durch den Wechsel und Austausch von Gespräch und gemeinsamer Improvisation von PatientIn und TherapeutIn beschreiben. Als Grundregel kann dem Patienten, der Patientin dabei helfen, dass er alles sagen darf oder soll, was ihm durch den Kopf geht, und spielen, was ihm in die Finger kommt, wie ihm zumute ist oder wie es von selbst entsteht. Ferner gehört die Möglichkeit des Schweigens und des gemeinsamen Hörens der gespielten Musik vom Tonträger zum Grundsetting. (Was den Mitschnitt der Musik – nicht des Gespräches – als das methodisch Übliche voraussetzt.) Therapeutische

Interventionen sind von drei Ebenen her denkbar (Näheres s. Tüpker, 1996b, 222ff, 251ff, 258ff):

◇ als veränderte Art des Mitspielens der Therapeutin,
◇ als verbale Deutung,
◇ durch den Vorschlag einer Spielregel.

Als Besonderheit einer speziellen morphologischen Konzeptentwicklung ist die Gesamtdeutung durch ein Märchenbild zu nennen (Grootaers 1994, 2000; Thiele 2000, 35ff, 79ff), aber auch Aspekte des Rollenspiels, des Hörens von Musik und andere spezielle „Techniken" können vorkommen. Kennzeichnend ist, dass dererlei Techniken wie auch der Gebrauch musikalischer Spielregeln nie Selbstzweck sind, standardmäßig oder vorgeplant vom Therapeuten benutzt werden, sondern dass ihre Sinnhaftigkeit stets aus dem individuellen therapeutischen Geschehen heraus zu begründen ist. Ebenso gibt es grundsätzlich keine richtungsweisenden Anleitungen, worüber oder wie der Patient sprechen soll (etwa: „im Hier und Jetzt bleiben", „ich" anstelle von „man" sagen etc.). Von der „Gesprächsführung" des Therapeuten her besteht eher eine enge Verwandtschaft zur neueren Psychoanalyse. Erweitert ist das Sprechen aller Beteiligten demgegenüber – und damit wiederum verwandt mit den meisten musiktherapeutischen Schulen – durch die verschiedenen Möglichkeiten des Sprechens über Musik (Mönter 1998, 31ff, Weymann 1990, 64ff).

Eine Unterscheidung zwischen den spezifischen methodischen Implikationen der Einzel- und Gruppentherapie würden den gesetzten Rahmen überschreiten. Erwähnt werden soll daher nur, dass in allen hier genannten Arbeitsbereichen die Arbeit mit Einzelnen wie auch mit Gruppen gleichermaßen üblich ist. (Morphologisch orientierte Literatur aus diesem Arbeitsbereich u. a.: Esch/West 1996, Grootaers 1985, 1994, 1996a, 2000; Grootaers/Rosner 1996, Tüpker 1993, 1996b, 1996c, Weymann 1990.)

Die Arbeit mit psychotisch Erkrankten unterscheidet sich vor allem im Hinblick auf die therapeutische Beziehungsgestaltung. Dies gilt übergreifend sowohl in der Musik als auch im Gespräch, einschließlich der Frage der förderlichen therapeutischen Interventionen. Im Hinblick auf das musikalische Improvisieren hat Deuter (1996) sehr differenziert herausgearbeitet, wie das „gemeinsame Werk" durch musikalisch gestaltete Formen durch die besondere Verfassung eines „gemeinsamen Anwesendseins" erweitert werden kann. Damit können in der Musik für den schizophrenen Patienten erträgliche Formen des Zusammenseins gestaltet und so Vermittlungen von zu großer Nähe und Isolation möglich werden. Die Form des gemeinsamen Anwesendseins ist u. a. gekennzeichnet durch Qualitäten von Undifferenziertheit bzw. Offenheit in der Formenbildung, Nicht-aufeinander-Bezogenheit, Unentschiedenheit, verändertes Zeitempfinden (z. B. lange Dauer bei hoher Redundanz), Schwebe, Aufgehobenheit. Deuter (1996) wie auch Kunkel (1996) und Gebauer (1995) beschreiben, wie in diesem besonderen Raum Felder, Momente der Begegnung entstehen, die den Patienten nicht bedrängen und Weiterentwicklungen *möglich* machen.

Folgen wir hier der Übersicht halber einer üblichen Einteilung nach Krankheitsbildern bzw. Arbeitsbereichen, so soll an dieser Stelle einmal betont werden, dass die therapeutische Arbeit sich – morphologisch gedacht – nicht unbedingt Gewinn bringend in dererlei „Sparten" aufteilen lässt. Die entsprechenden Ausführungen sind daher nur als Annäherung gemeint und zwischen den genannten Anwendungsfeldern vielfältige Übergänge, Zwischenbereiche und vor allem sich wechselseitig befruchtende Erkenntniswege zu denken. So hat sich z. B. die in der Arbeit mit psychotischen Patienten entwickelte Differenzierung Deuters auch für viele andere Bereich als hilfreich erwiesen, insbesondere auch bei den frühen Störungen außerhalb des psychotischen Formenkreises. Und natürlich kommt es mit den nächsten beiden Abschnitten zu kategorialen Überschneidungen.

Morphologisch orientierte Musiktherapie mit Kindern und Jugendlichen (Esch 1993, Irle/Müller 1996, Fischer-Rückleben 1992, Funke 1994, Maurer 1992, Plum 1991) unterscheidet sich von der Arbeit mit Erwachsenen vor allem durch die Einbeziehung des kindlichen Spiels, welches zum musikalischen Spiel hinzukommt und das Gespräch ergänzt oder auch an dessen Stelle tritt. Auch bringen Kinder und Jugendliche häufiger von sich aus Musik mit, die sie gemeinsam mit dem Therapeuten hören wollen, verlangen nach Unterweisungen beim Spielen eines Instrumentes oder wollen bestimmte Lieder singen. Ob diesen und anderen Wünschen oder Ideen der Kinder nachgegangen wird oder nicht, hängt zum einen von der am individuellen Prozess orientierten Einschätzung dessen ab, was das therapeutische Geschehen fördert und was ihm zuwider läuft, zum anderen aber auch vom jeweiligen Konzept im engeren Sinne. Bisweilen scheint es in der Musiktherapie mit Kindern schwer, nicht in eine allgemeine Spieltherapie zu geraten. Welch wichtige Bedeutung der Musik in der Arbeit mit Kindern dennoch zukommt, macht eine Studie von Wältring-Mertens (1999) deutlich, in der – schulenübergreifend – die musikbezogenen Handlungsaspekte aus 40 Fallstudien auf ihre Funktion im therapeutischen Prozess hin untersucht werden.

Morphologisch orientierte Musiktherapie mit Kindern kann psychotherapeutisch angelegt sein, aber es ist von der Morphologie aus auch eine (heil)pädagogische Ausrichtung konzeptualisierbar, so wie es auch eine morphologisch ausgerichtete Pädagogik gibt. Daraus ergeben sich naturgemäß auch im Hinblick auf das konkrete Vorgehen unterschiedliche Entscheidungen, auf die hier nicht näher eingegangen werden kann.

Interventionen – im therapeutischen Bereich – können in der Musik selbst, im szenischen Spiel oder im allgemein im Umgang mit dem, was das Kind mitbringt, stattfinden. Das verbale Deuten hängt von der Einschätzung dessen ab, ob das Kind oder der Jugendliche in der Lage ist, eine Deutung als solche zu verstehen und zu verarbeiten.

In der Arbeit mit geistig behinderten Menschen gehen morphologisch arbeitende MusiktherapeutInnen oft stark vom szenischen Verstehen des gesamten therapeutischen Geschehens aus und sind neben dem morphologische Denken maßgeblich von den Ausführungen Niedeckens (1989, 1994, 1997) beeinflusst. Die Übergänge zur psychoanalytischen Orientierung sind fließend (Albrecht 1995, Atanasiu 1996, Dirks 1997, Otterbein 1996, Reinhard 1991, 1994, Spliethoff 1995). Die Rolle der Musik ist hier meist stark in das gesamte Handlungsgeschehen eingebettet. Das Achten auf übergreifende Gestaltbildungen und das Übertragungs-Gegenübertragungsgeschehen kann gerade hier eine wesentliche Hilfe sein. Auch für dieses Arbeitsfeld wären – neben den bisherigen eher psychotherapeutisch orientierten Praxisfeldern auch heilpädagogische Arbeitsformen konzeptualisierbar. Es liegen dafür aber bisher noch keine Ausführungen vor.

Weitere Ansätze morphologischen Nachdenkens liegen aus den folgenden Praxisbereichen vor:

◇ Onkologie (von Hodenberg 1993, Ratzel 1997),
◇ Arbeit mit Strafgefangenen (Bossmann 1994),
◇ Neurologie (Senn-Böning 1993).

4 Forschungsaspekte

In der Morphologischen Musiktherapie ist die qualitative Forschung vorrangig. Dazu wurden verschiedene Untersuchungsmethoden entwickeln und erprobt: so die im Kapitel 3 verkürzt dargestellte Systematisierung von 4 Behandlungsschritten (Versionen). Eine ausführliche Darstellung dieser Forschungsmethodik findet sich – auch anhand einer längeren Fallstudie – in Tüpker 1996b, sowie unter den entsprechenden Stichworten in Decker-Voigt 1996. In einer modifizierten Form findet sich diese Systematisierung auch als Grundlage von 13 Einzelfallstudien und zwei Gruppenverläufen in Grootaers 2000, sowie in zahlreichen Einzelfallstudien (u. a. Funke 1994, Irle 1996, Müller 1996, Schäfer 1996, Gebauer 1995, Reinhard 1994, Tüpker 1996c).

Ein weiteres Untersuchungsverfahren liegt mit der „Beschreibung und Rekonstruktion" vor (Tüpker 1996b), mit dem einzelne Improvisationen aus Musiktherapien psychologisch untersucht werden können. Auch dieses Verfahren wurde in zahlreichen Fällen angewandt, die an unterschiedlichen Stellen veröffentlicht sind (u. a. Grootaers 1994, Kunkel 1996, Weymann 1990, Tüpker 1992a, 1996c) oder in Form von Diplomarbeiten (u. a. Almodt 1995, Fischer-Rückleben 1992, Gebauer 1995, Kühn 1989, Otterbein 1996, Plum 1991 Schäfer 1997, Senn-Bönning 1993), sowie Abschlussarbeiten des IMM und Praktikumsberichten vorliegen. Eine Modifikation der Untersuchungsmethodik für den Arbeitsbereich mit geistig-behinderten Menschen legte Spliethoff 1994 vor. Eine vergleichende Untersuchung zu den Beschreibungstexten, die im ersten Schritt dieses Verfahrens entstehen, findet sich in Mömesheim (1999). Zurzeit werden an der Universität Münster vergleichende Untersuchungen über Erstimprovisationen von PatientInnen mit bestimmten Krankheitsbildern durchgeführt.

Vorgelegt und häufig angewandt wurde ferner ein Leitfaden zur Protokollierung musiktherapeutischer Behandlungen (Tüpker 1992b).

Ergänzend sind Arbeiten zu erwähnen, die mit Hilfe qualitativer Interviews musikpsychologischen und musiktherapeutischen Fragestellungen nachgehen (z. B. Leikert 1990, Meyer 1992, Mönter 1998, Wachwitz-Homering 1993, West 1992).

Literatur

Ahren, Y. (1996): Psychoanalytische Behandlungsformen. Untersuchungen zur Geschichte und Konstruktion der analytischen Kurzpsychotherapie. Bouvier, Bonn
Albrecht, S. (1995): Selbstentwicklung und narzißtische Störung bei geistig Behinderten. Erfahrungen aus der Musiktherapie. Diplomarbeit, Studiengang Musiktherapie Universität Münster
Almodt, B. (1995): Musiktherapie und das Krankheitsbild Depression bei Kindern und Jugendlichen. Diplomarbeit, Studiengang Musiktherapie Universität Münster
Atanasiu, J. (1996): Ausdrucksformen des Seelischen und Möglichkeiten der Musiktherapie bei Menschen mit schwerer geistiger Behinderung. Diplomarbeit, Studiengang Musiktherapie Universität Münster
Blechschmidt, E. (1968): Wie beginnt das menschliche Leben? Vom Ei zum Embryo. Christiana-Verlag, Stein am Rhein, 6. neubearb. Aufl. 1989
Bossmann, A. (1994): Selbstdarstellung und Gruppengeschehen in der musiktherapeutischen Arbeit mit Strafgefangenen. Diplomarbeit, Studiengang Musiktherapie Universität Münster

Decker-Voigt, H.-H., Knill, P., Weymann, E. (Hrsg.) (1996): Lexikon Musiktherapie. Hogrefe, Göttingen
– (Hrsg.) (1992): Spiele der Seele. Trialog, Bremen
Deuter, M. (1996): Beziehungsformen in der musiktherapeutischen Arbeit mit psychotischen Patienten. „Wo treffen wir uns, wenn wir uns nicht treffe?" In: Tüpker 1996a, 38–60
Dirks, M. M. (1997): Gegenübertragung als hilfreiches Konzept in der Mu-siktherapie. Diplomarbeit, Studiengang Musiktherapie Universität Münster
Drewer, M. (2000): Gestalt – Ästhetik – Musiktherapie. Argumente zur wissenschaftlichen Grundlegung der Musiktherapie als Psychothcrapie. LIT-Verlag, Münster
Esch, Anke (1993): Der süße Brei – Die Musik und was sie gestaltet. In: Decker-Voigt, H.-H., Mahns, W.: Kindermusiktherapie. Hamburger Jahrbuch zur Musiktherapie und intermodealen Medientherapie. Bd. 3 Eres, Lilienthal/Bremen, 70–78
Esch, A., West, U. (1996): Strukturierungsprozesse in der offenen musiktherapeutischen Gruppenarbeit. In Tüpker 1996a, 115-127
Fischer-Rückleben (1992): Musiktherapie mit verhaltensauffälligen Kindern. Diplomarbeit, Studiengang Musiktherapie Universität Münster
Fitzek, H. (1994): Der Fall Morphologie. Biographie einer Wissenschaft. Bouvier, Bonn
Funke, C. (1994): Ein Weg zur Einzelmusiktherapie mit Kindern. Diplomarbeit, Studiengang Musiktherapie Universität Münster
Gebauer, E. (1995): Spiel-Raum entdecken - Eigenens finden. Musiktherapie mit einem schizophrenen Menschen. Diplomarbeit, Studiengang Musiktherapie Universität Münster
Goethe, J. W. (1987ff): Das naturwissenschaftliche Werk, 4 Bände. Hrsg. Dorothea v. Kuhn. Deutscher Klassiker Verlag
Grootaers, F. (1985): Gruppenmusiktherapie aus ganzheitlicher Sicht. Musiktherapeutische Umschau 6/1, 37–67
– (1994): Fünf Vorträge über Musiktherapie und Morphologie in der Psychosomatik. Materialien zur Musiktherapie und Morphologie. IMM, Münster
– (1996): Grundverhältnisse in Figurationen. In Tüpker 1996a, 128-138
– (2000): Bilder behandeln Bilder. Musiktherapie als angewandte Morphologie. Eine Entwicklungsuntersuchung. Unveröff. Diss. (Zur Veröff. vorgesehen in LIT, Münster)
–, Rosner, U. (1996): Kunst- und Musiktherapie. Kombinierte Gruppenpsychotherapie im stationären Aufenthalt. In Tüpker 1996a, 139-157
Hodenberg, F. v. (1993): Aktiv . rezeptiv – ein morphologischer Werkstattbericht aus der Onkologie. Musiktherapeutische Umschau, 14/4, 317–326
Irle, B., Müller, I. (1996): Raum zum Spielen – Raum zum Verstehen. Musiktherapie mit Kinder. LIT, Münster
Kühn, M. (1989): Frag' mich nicht nach meinem Leib, frag' mich lieber etwas anderes. Versuch einer morphologischen Rekonstruktion. Studiengang Musiktherapie Hochschule für Musik und darstellende Kunst Hamburg
Kunkel, S. (1996): „Sein oder Nicht-Sein" – Musiktherapie mit einem schizophrenen Patienten. In: Tüpker, R. (1996a): Konzeptentwicklung musiktherapeutischer Praxis und Forschung. LIT, Münster, 8–37
Leikert, S. (1990) Die Lust am Zuviel. – Der Wirkungsraum der Instrumentalimprovisation. In: Zwischenschritte. Bouvier, Bonn
Lenz, M., Tüpker, R. (1998): Wege zur musiktherapeutischen Improvisation, LIT, Münster
Maurer, U. (1992): Möglichkeiten und Grenzen der Gruppenmusiktherapie mit verhaltensauffälligen Kindern. Diplomarbeit, Studiengang Musiktherapie Universität Münster
Meyer, B. (1992): Instrument und MusikerIn. Psychologische Aspekte einer Beziehung. Diplomarbeit, Studiengang Musiktherapie Universität Münster
Mömesheim, E. (1999): „Wer verschweigt das letzte Wort?" Vergleichende Untersu-

chung von Beschreibungstexten aus der Morphologischen Musiktherapie. Diplomarbeit, Studiengang Musiktherapie Universität Münster
Mönter, U. (1998): Das Gespräch in der Musiktherapie. Diplomarbeit, Studiengang Musiktherapie Universität Münster
Müller, I. (1996): ein Junge spricht nicht – Auf der Suche nach Verstehen in der Kindermusiktherapie. In: Irle/Müller 1996, 104–191
Niedecken, D. (1989): Namenlos. Geistig Behinderte verstehen. Piper, München. Neuaufl. 1993 dtv, Hamburg
– (1994): Musiktherapie mit einer Gruppe schwer geistig behinderter Erwachsenen. Musiktherapeutische Umschau 15, 3, 174–186
– (1997): Die „Organisation" von geistiger Behinderung. In Heinemann/de Groef: Psychoanalyse und geistige Behinderung. Grünewald, Mainz, 101–111
Otterbein, A. (1996): Seelische Störungen bei geistig behinderten Kindern und Jugendlichen. Drei Falldarstellungen aus der Musiktherapie. Diplomarbeit, Studiengang Musiktherapie Universität Münster
Plum, F.-J. (1991): Re-Organisation von Beziehungsfähigkeit – Musiktherapie und Magersucht. Diplomarbeit, Studiengang Musiktherapie Universität Münster
Ratzel, E. (1997): Leben mit Krebs – Musiktherapie als Beitrag zur psychosozialen Begleitung Krebskranker. Diplomarbeit, Studiengang Musiktherapie Universität Münster
Reinhard, W. (1991): Der Weg zur Musiktherapie in einer Langzeiteinrichtung für geistig behinderte Menschen. Musiktherapeutische Umschau, 12/3, 192–197
– (1994): Felix, 38 Jahre. Falldarstellung mit Hilfe der 4 Behandlungsschritte der morphologischen Musiktherapie. Musiktherapeutische Umschau 15/3, 194–208
Rilke, R. M. (1999): Die Gedichte. Insel Verlag, Frankfurt a. M.
Salber, W. (1965): Morphologie des seelischen Geschehens. Neuaufl. Bouvier, Bonn 1986
– (1973) Entwicklungen der Psychologie Sigmund Freuds. 3 Bd., Neuaufl. Bouvier, Bonn 1987
– (1980): Konstruktion psychologischer Behandlung, Bouvier, Bonn
– (1985): Anna Freud. Bildmonographie. Rowohlt, Reinbek
– (1987): Psychologische Märchenanalyse. Bouvier, Bonn
– (1991): Gestalt auf Reisen. Bouvier, Bonn
– (1997): Trauma und Tag. Bouvier, Bonn
Schäfer, A. (1996): Die zerschlagene Trommel. Musiktherapie mit einem zwangsneurotischen Jugendlichen. Diplomarbeit, Studiengang Musiktherapie Universität Münster
Senn-Böning, C. (1993): Vergessen haben – vergessen sein. Auf der Suche nach Erinnerungsspurem ... Eine musiktherapeutische Begleitung eines neurologisch-psychiatrisch erkrankten Menschen. Diplomarbeit, Studiengang Musiktherapie Hochschule für Musik und darstellende Kunst Hamburg
Spengler, O. (1918): Der Untergang des Abendlandes. Umrisse zu einer Morphologie der Weltgeschichte. Wien, München 1972
Spliethoff, G. (1995): Untersuchung seelischer Gestaltbildung auf dem Hintergrund musikthrapeutischer Erfahrungen mit geistig Behinderten, Diplomarbeit, Studiengang Musiktherapie Universität Münster
Steiner, R. (1992): Goethes naturwissenschaftliche Schriften. Verlag Freies Geistesleben, Stuttgart
Straus, E. (1956): Vom Sinn der Sinne. Reprint Springer Verlag, Berlin, Heidelberg, New York
Thiele, A. (2000): Märchen können verwandeln – Märchen in der Psychotherapie und Musiktherapie unter besonderer Berücksichtigung der morphologischen Psychologie. Diplomarbeit, Studiengang Musiktherapie Universität Münster
Tüpker, R. (1987): Ist Theorie praktisch? In: Materialien zur Morphologie der Musiktherapie, Heft 3, IMM Münster

- (1992a): Zur Bedeutung künstlerischer Formenbildung in der Musiktherapie. In: H.-H. Decker-Voigt (Hrsg) (1992): Spiele der Seele. Trialog, Bremen, 121–144
- (1992b): Leitfaden zur Protokollierung musiktherapeutischer Behandlungen. In Einblicke, DBVMT (BVM) Berlin
- (1993): Musiktherapie: Hören und Verstehen. In Petersen et. al.: Psychosomatische Gynäkologie und Geburtshilfe, Springer, Heidelberg/New-York, 105–112
- (Hrsg.) (1996a): Konzeptentwicklung musiktherapeutischer Praxis und Forschung. LIT, Münster
- (1996b): Ich singe, was ich nicht sagen kann. Zu einer morphologischen Grundlegung der Musiktherapie. 2. überarb. u. erw. Auflage, LIT, Münster
- (1996c): Nichts ist ohne Grund. Musiktherapie bei funktionellen Störungen. In Tüpker (1996a): 37f

Wachwitz-Homering, H. (1993): Untersuchung zur Wirkungseinheit des Singes. Diplomarbeit, Studiengang Musiktherapie Universität Münster

Wältring-Mertens, B. (1999): Zur Bedeutung der Musik in der Musiktherapie mit Kinder. Diplomarbeit, Studiengang Musiktherapie Universität Münster

West, U. (1992): Psychologische Untersuchungen über Einübungsprozesse beim Musizieren. Diplomarbeit, Psych. Inst. II, Universität Köln

Weymann, E. (1990): Anzeichen des Neuen. Improvisieren als Ereknntnismittel und Gegenstand der Forschung. In Petersen, Peter (Hrsg.): Ansätze kunsttherapeutischer Forschung, Springer, Heidelberg/New-York, 42–47

Zwicky, F. (1959): Morphologische Forschung – Wesen und Wandel materieller und geistiger struktureller Zusammenhänge. Winterthur
- (1966): Entdecken, Erfinden, Forschen im Morphologischen Weltbild. Zürich

Zwischenschritte. Beiträge zu einer morphologischen Psychologie ab 1981, halbjährlich, Bouvier, Bonn

Adressen

IMM-Münster
Goldstr. 58
D-48565 Steinfurt
Tel.: 49-25 51-78 92
Fax: 49-25 51-78 93
E-Mail: Dr.RosemarieTuepker@t-online.de
oder: Musiktherapie@uni-muenster.de

IMM-Hamburg
Mansteinstr. 5
D-20253 Hamburg
Tel. und Fax: 49-40-4 22 73 41
E-Mail: Weymann@debitel.net

IMM Zweigstelle Linz
Kirchplatz 1
D-53545 Linz am Rhein
Tel.: 49-26 44-98 17 44

Warte auf nichts

Zur Ausbildung in Improvisation als Verfahren der Musiktherapie

Von Eckhard Weymann

Warte auf nichts
als das Läuten
der kleinen Glocken
am Waldrand.
(Hilde Domin)

Kann eigentlich jeder improvisieren? Im Alltag sind wir immer wieder mit Situationen konfrontiert, die sich anders entwickeln, als wir erwartet oder geplant haben. Hier sind wir gefordert, spontan eine neue Lösung zu finden und, wie man dann sagt, zu „improvisieren". Wie gut wir damit zurecht kommen, hat mit verschiedenen Faktoren zu tun. Der wichtigste Faktor ist vielleicht unser „Temperament", unser persönliches Grundtempo, die charakteristische Art, wie wir unser Verhältnis zur Welt, unser Handeln gestalten. Manchen Menschen ist es sehr zuwider, wenn etwas nicht nach Plan verläuft und sich ihrer Kontrolle entzieht; andere blühen geradezu auf, wenn sich alles im Umbruch befindet. Besonders für Kinder ist das improvisierende Spielen die wichtigste Umgangsform mit der Wirklichkeit.

Ein anderer Faktor ist Übung und Erfahrung: Ein guter Koch kann vermutlich leicht eine ansprechende Mahlzeit aus zufällig vorhandenen Zutaten „zaubern". Wer viel auf Reisen ist, kommt mit den unerwarteten Situationen in der Fremde leichter zurecht als jemand, der seine gewohnte Umgebung selten verlässt. Ein dritter Faktor ist die momentane Verfassung: Die Bereitschaft oder sogar die Lust zu improvisieren hängt stark von dem empfundenen Maß inneren Spielraums ab. Und der wird unter Druck meist kleiner. Die Bereitschaft oder Lust ist aber nicht unbedingt gleichzusetzen mit der *Fähigkeit* zu improvisieren: die kann auch aus der Not geboren werden. Genau genommen gehen den Improvisationen oft kleinere oder größere Notsituationen voraus: das

Scheitern eines Plans, das Fehlen eines Werkzeugs, veränderte Bedingungen, aber auch die überfordernde Unübersichtlichkeit, die noch unbestimmte Leere der weißen Leinwand oder des weißen Blatts Papier.

Manche Kunstdisziplinen haben das improvisierende Vorgehen, die gezielte Suche nach der Not des Unbestimmten, regelrecht kultiviert, als kreative Technik, Erfindungskunst. Ein „klassisches" Beispiel: Von Leonardo da Vinci (1882) sind Anregungen für eine „neue Art der Schauens" überliefert, die er für seine Schüler aufschrieb: Er rät, „manchmal stehenzubleiben und auf die Mauerflecken zu sehen oder in die Asche am Feuer, in die Wolken oder in Schlamm und auf andere solche Stellen; du wirst, wenn du sie recht betrachtest, sehr wunderbare Erfindungen in ihnen entdecken. [...] Durch verworrene und unbestimmte Dinge wird nämlich der Geist zu neuen Erfindungen wach."

In der Musik und beim Theater ist das Improvisieren vielleicht am Bekanntesten geworden. Das Spielen „aus dem Stegreif" hat dort eine lange Tradition, die im heutigen Improvisationstheater und in den Experimenten der „freien Musikszene" eine Zuspitzung erfuhr. Während es in früheren Zeiten oft um das Variieren von Modellen ging (in der Musik waren dies z. B. Melodien, harmonische Fortschreitungen oder Tanzformen; beim Theater etwa das Schäferspiel oder die Verwechslungskomödie), wird heute oft nach Möglichkeiten gesucht, das Hergebrachte, Bekannte zu überschreiten und improvisierend zu neuen Horizonten der Darstellung vorzudringen.

Wenn wir also meinen, dass die Möglichkeit und individuelle Fähigkeit zur Improvisation u. a. von Temperament und persönlicher Einstellung, von Übung und Erfahrung aber auch von kulturellem Kontext und Tradition abhängt, dann können wir diese Faktoren nun auch auf die musiktherapeutische Improvisation und auf den Improvisationsunterricht für Musiktherapeuten beziehen.

Improvisation als Verfahren der Musiktherapie ist nicht ohne Voraussetzungen denkbar – weder setzt die Tätigkeit des improvisierenden Spiels zwischen Patient und Therapeut an einem „archaischen Nullpunkt" menschlichen Verhaltens, sozusagen bei der „menschlichen Natur" selbst an, noch ist diese Tätigkeit in den praxeologischen und theoretischen Konzepten einer psychotherapeutischen Behandlung etwas „Einfaches" oder Selbstverständliches, wenn auch beides, das Archaische und das Einfache, viel mit der Improvisation zu tun haben. In diesem Abschnitt sollen zunächst *kulturelle Hintergründe* der Entwicklung der Methodik der Improvisation in der Musiktherapie beleuchtet werden.

Dass in der Musiktherapie überhaupt mit improvisierter Musik gearbeitet wird, ist eine junge Errungenschaft. Noch vor wenigen Jahrzehnten war kaum davon die Rede. Meist wurde zu therapeutischen Zwecken die große mitteleuropäische Kunstmusik (z. B. von Bach oder Mozart) oder auch Volksmusik verwendet, was natürlich auch heute noch seine Bedeutung hat. Es wurde den Patienten überwiegend Musik vorgespielt oder gemeinsam gesungen (Weymann 1996).

Mit der Entstehung neuer Formen der Musikpraxis nach dem Zweiten Weltkrieg und besonders dann in den sechziger und siebziger Jahren, die beispielsweise im Rahmen von Kompositionen auch Teile mit Kollektivimprovisationen, improvisierendes Spiel nach graphischer Notation oder nach verbalen Angaben einschlossen, ergaben sich auch neue Möglichkeiten der therapeutischen Verwendung von Musik. Bergstrøm-Nielsen konstatiert für diese Zeit ein neues kulturelles Klima, in dem Kreativität eher als eine allgemeine menschliche Fähigkeit angesehen wurde, die nicht nur dem hoch begabten Künstler, dem Genie zu Gebote steht.

„Neue Klänge und neue Arten des Zusammenspiels wurden von experimentierenden Musikern und Komponisten in einer radikalen Art und Weise entwickelt. John Cage entwarf seine Philosophie von der Befreiung der Klänge. Christian Wolff schrieb Kompositionen, die Spiele für Musiker waren und in denen der Aspekt der Kommunikation betont war. In Europa schufen Karlheinz Stockhausen, György Ligeti und andere Komponisten neue musikalische Strukturen und Prozesse sowohl in elektronischer, instrumentaler und vokaler Musik und erweiterten damit die Grenzen des musikalischen Ausdrucks zu neuen Extremen, sowohl dramatischer wie meditativer Art." (Bergstrøm-Nielsen 2000, 44)

Diese Entwicklungen fußen u. a. auf den gesellschaftlichen und kulturellen Umbrüchen der ersten Jahrzehnte des 20. Jahrhunderts. Zu den kulturellen Errungenschaften dieser Zeit gehören auch die Entdeckungen der Psychoanalyse (insbesondere das Verfahren der freien Assoziation als Zugang zum Unbewussten), die ihrerseits großen Einfluss auf Künstler aller Sparten im 20. Jahrhundert hatten und als Anregung oder Begründung verschiedener kreativer Experimente und künstlerischer Praktiken dienten (man denke etwa an die „écriture automatique" oder das „action painting" in den sechziger Jahren).

Es ist zu vermuten, dass die jeweilige historische Ausprägung der Praxis der Musiktherapie, so auch die Verwendung der Methode der Improvisation in der Therapie, eben nicht nur auf therapietheoretischen Überlegungen und Erkenntnissen (z. B. psychologischen oder medizinischen Forschungsergebnissen) beruht und aufbaut, sondern dass sie viel mehr noch aus den jeweiligen Formen kultureller Praxis, die in einer Gesellschaft leben und verstanden werden, entstehen können. Analog dazu steht die Annahme, dass für das, was im geschützten Therapieraum zum Ausdruck kommen kann, die kulturelle Praxis einer

Gesellschaft, der Kanon an Ausdrucksformen, an symbolischer Kodifizierung von Erfahrung, als Nährboden und Ressource dient. Dabei müssen diese kulturellen Formen durchaus nicht reflektiert oder bewusst sein, um zu wirken; es kann sich um abgesunkene, vorbewusste Erfahrungsbestände handeln.

Die Improvisation als ein zentraler Bestandteil aktiver Musiktherapie-Formen stellt einen *symbolischen Raum* dar, der die Handlungs- und Ausdruckstendenzen, Affekte, Interaktionsmodi auf eine andere Weise als das System der Sprache aufnehmen kann. In einem derartigen musikalischen „Handlungsdialog" (Klüwer 1983) sind andere Erfahrungen möglich als im Gespräch. Der Begriff des Handlungsdialogs, der das Agieren und Mitagieren von Patient und Therapeut nicht allein als Behandlungsfehler ansieht, sondern als Zugang zum Verständnis der inneren Vorgänge der Patienten, korrespondiert mit dem Begriff des *Szenischen Verstehens*, wie ihn Lorenzer entwickelt hat, und mit dem Begriff des *gemeinsamen Werks der Behandlung* aus dem theoretischen Kontext der Morphologischen Psychologie (vgl. auch Müller 1996, 110f).

Für den Improvisationsunterricht stellt sich die Frage nach dem Anteil des Therapeuten an diesem gemeinsamen Werk. Wie muss die Musik des Therapeuten beschaffen sein, wie (was) spielt der Therapeut, die Therapeutin, um diesen „Spielraum" zu eröffnen und als einen Raum von Möglichkeiten, als „potential space" (Winnicott) zu erhalten? Bevor wir uns dieser Frage zuwenden, soll zunächst aber der Stellenwert des Improvisierens in der Musiktherapie umrissen werden.

1 Bedeutung und Rolle der Improvisation in der Musiktherapie

Welche Rolle dem improvisierenden Spiel mit Musikinstrumenten oder mit der Stimme in der Musiktherapie jeweils zukommt, ist zunächst abhängig vom Anlass einer Behandlung, von der zu wendenden Not bzw. vom Behandlungsauftrag, die stets in einem spannungsvollen Verhältnis zur Therapiekonzeption stehen. Im Konzept sind Menschenbild und Musikbegriff sowie der Methodenkanon verfasst, aus ihr leiten sich mögliche Zielsetzungen ab. Das Verhältnis von Musik und Konzeption jeweils genauer zu bestimmen bleibt den anderen Kapiteln dieses Buches vorbehalten. An dieser Stelle soll exemplarisch ein tiefenpsychologisch-morphologisches Behandlungskonzept einer aktiven improvisatorischen Musiktherapie zugrunde gelegt werden, vor dem die Darstellung des Improvisationsunterrichts entwickelt wird.

Es ist daran zu erinnern, dass in den meisten musiktherapeutischen Behandlungen, besonders wenn sie eine psychotherapeutische Ausrichtung haben, keineswegs die meiste Zeit Musik gemacht wird, wie man annehmen könnte. Das Gespräch, die Verständigung in Worten nimmt oft grossen Raum ein. Die musikalische Aktivität ist allerdings eine Art Dreh- und Angelpunkt, in ihr zeigt sich „unerhörtes" seelisches Material, in ihr „bricht" und wendet sich das Geschehen, von hier aus lässt sich behutsam das Gespräch, die Übersetzung in Worte beginnen. Was Moser (1989) über die psychoanalytische Körpertherapie sagte, gilt wahrscheinlich analog für die Musiktherapie:

„Sie respektiert [...] die Grenzen sprachlicher Faßbarkeit vieler Konflikte und Defekte und versucht, eine andere Form des Containments anzubieten, die dem ursprünglichen Zustand des Materials möglicherweise angemessener ist." (17)

Im Umgang mit den meist fremden Musikinstrumenten, dem ungewohnten Medium eigenen musikalischen Ausdrucks ergeben sich für den Patienten *wie beiläufig* Zugänge zu unbekannten und unbewussten Determinanten seines Verhaltens. Im Rahmen der therapeutischen Beziehung werden Bedeutungen solcher Spontangestaltungen für den Patienten im Gespräch ausgelotet. Das kann über das Verstehen von unbewusst im Spiel arrangierten Szenen gehen, es können sich auch Zugänge über atmosphärische Anmutungen ergeben: So entstehen im Zusammenspiel etwa Stimmungen von Verlassenheit oder von Angst, die nach und nach in Erinnerungsbilder und biographische Geschichten eingeholt werden können.

Mit dem Verfahren der therapeutischen Improvisation steht Musiktherapeuten (und Patienten) eine besondere Handlungs- und Wahrnehmungsmodalität zur Verfügung. Sie lassen sich „bewegen" von den (oft rudimentären) Spielimpulsen des Patienten und gewinnen durch diese Form der „Mitbewegung" intime Eindrücke vom Seelenleben des Anderen. Das gemeinsame Spielen bietet Möglichkeiten der Annäherung und des Kennenlernens, die in bestimmten Bereichen das in Worten Ausdrückbare überschreitet. Hier sind insbesondere atmosphärische Erfahrungsbereiche zu nennen sowie Modi des Miteinander-anwesend-Seins, die etwa die Welt früher Mutter-Kind-Interaktionen wieder beleben können (Grootaers 1994, Deuter 1996).

Methodisch gesehen stellen Musiktherapeuten in „gleichschwebender Aufmerksamkeit" ihre Spielfähigkeit im improvisierten Zusammenspiel zur Verfügung, lassen sich sozusagen auf diesem Spielfeld „positionieren" und sich von den oft fragmentierten, nur angedeuteten Gestaltbildungen der Patienten zu einer musikalischen Stellungnahme anregen. Dieser Part ist neben den Eindrücken, Gefühlen und Beobachtungen des Patienten ebenfalls Gegenstand der Reflexionen, er ist vergleichbar den Phänomenen der „Gegenübertragung" der psychoanalytischen Theorie.

Mit der Improvisation schaffen wir in der Musiktherapie experimentelle kreative Situationen, in denen durch gesteigertes Hören ein intensivierter Kontakt mit einer seelischen Problematik ermöglicht wird. Musik wird zum Spiegel psychischen Geschehens, seelische Strukturen und Bewegungen bilden sich in dem fließenden bewegten Medium musikalischen Ausdrucks ab. Zugleich erfahren wir auch etwas Allgemeines in der jeweiligen individuellen Gestaltung, nämlich wie sich „Probleme anhören" und auf welche psychische Dynamik musikalische Dynamik verweist.

„Im Musikalischen zeichnet sich [...] ein Eigenbild der seelischen Produktion ab, eine Art ‚Gesang' der Formenbildung. Das muß ‚als' Eigenbild gar nicht erkannt werden; aber es wird verspürt als ein Strömen und Wogen, als etwas, das sich wendet, umbildet und wiederherstellen läßt." (Salber 1989, 153)

Die modifizierte „Grundregel" der Psychoanalyse kann für die Musiktherapie etwa so lauten: „Wir spielen, was uns einfällt, lassen uns von dem in uns bestimmen, was nach Ausdruck drängt." (Langenberg et al. 1994, 110) Es werden dabei Prozesse in Gang gesetzt, die eine unbekannte Eigendynamik entfalten können. Der Musiktherapeut begegnet den freien Gestaltungen des Patienten seinerseits mit einer Haltung gleichschwebender Aufmerksamkeit, die in ein musikalisches Mit-Handeln, Inter-Agieren übergeht.

Damit gehört die improvisatorische Musiktherapie stets zu den „aktiven" Techniken. D. h. der Therapeut, die Therapeutin beteiligt sich insbesondere in den Teilen, in denen gespielt wird, aktiv handelnd und nicht vornehmlich zuhörend, mitdenkend und -empfindend am gemeinsamen Werk der Therapie. Das heißt, in diesen klanglichen Äußerungen wird eine deutliche Stellungnahme des Therapeuten eine emotionale und körperliche Beteiligung am Prozess nicht nur spürbar, sondern auch hörbar und sichtbar. Diese Beteiligung ist allerdings insofern „abstinent", als hier nicht die eigenen Ausdruckswünsche des Therapeuten im Vordergrund stehen, sondern die des Klienten. Der Therapeut lässt sich einbeziehen in die (unbewusste) Inszenierung des Klienten, die in der „Gesamtsituation zu zweit" (Müller-Braunschweig) auftaucht. Worte, Bewegungen, Klänge, Gegenstände und Empfindungen werden zu Trägern von Bedeutungen.

Mit der Aufforderung zum Improvisieren setzen wir auf die Eigenbewegung des Seelischen. Wir fördern eine Verfassung des Übergangs, des Spielens und suchen damit die Entstehung neuer Spielräume und neuer Bewegungsmöglichkeiten im zunächst Unbestimmten zu begünstigen (Weymann 1991, 1996).

Zur Konstruktion des Improvisationsunterrichts im Musiktherapiestudium

Der Improvisationsunterricht dient neben der mehr handwerklichen Seite des Trainings (Differenzierung der instrumentellen oder vokalen *Spielfähigkeit*) der Ausrüstung des Musiktherapeuten mit einem besonderen psych-ästhetischen Wahrnehmungs- und (Be-)Handlungsorgan (Erweiterung der *Intuition*) sowie einer darauf bezogenen Fähigkeit, musikalisch-seelische Situationen und Verläufe sprachlich zu fassen (*Reflexion*). Das Spiel selbst scheint – metaphorisch gesprochen – zu einem großen Ohr zu werden, einem ausgespannten Segel ähnlich, das die Schwingungen, die Erregungen, die Strömungen und Störungen des Beziehungsgeschehens aufnimmt (Resonanz) und in Gestaltungen einbezieht. Ähnliche Beobachtungen meint Carl Bergstrøm-Nielsen, wenn er von dem „collective ear" schreibt, das in Gruppen zu arbeiten beginnt, sobald das Zusammenspiel beweglich, dramatisch, intuitiv und anziehend wird (Bergstrøm-Nielsen 2000, 46). Langenberg spricht im Zusammenhang mit der Wahrnehmungseinstellung von Musiktherapeuten von der „Resonanzkörperfunktion" (Langenberg 1988), die insbesondere im gemeinsamen Herstellungsprozess der musikalischen Improvisation zum Tragen kommt.

Der Improvisationsunterricht befindet sich an einer Schnittstelle zwischen Kunst und Psychologie. Er lässt sich auffassen als eine Erweiterung des Psychologieunterrichts von der Musik her – oder aber um einen Musikunterricht aus psychologischer Perspektive. Es erfolgt durch den Unterricht eine Psychologisierung des Musikalischen wie eine Ästhetisierung oder Musikalisierung des Psychischen. Die klanglichen Phänomene aus der Musiktherapie können sowohl mit der Terminologie der musikologischen Formenlehre, als auch von einer Erlebnisbeschreibung her aufgegriffen werden. Die Formulierungen lassen sich explorierend aufeinander beziehen (z. B. wie könnte dieses Erleben mit jenen musikalischen Formen zu tun haben?). In der Spielpraxis des Improvisierens sind diese Hintergründe aufgehoben.

Die Studierenden, die das *Handwerk des Improvisierens* erlernen wollen, stehen vor komplexen Vermittlungs- und Integrationsaufgaben. Schon vor Beginn des Studiums sind sie sensibilisiert für die Wirkungen und Bedeutungen von Musik, die sie in ihrem eigenen Leben kennen lernten und nun in therapeutische Bezüge einfügen möchten. Die beginnende Lehrtherapie reflektiert ebenfalls die existenziellen

Bedeutungen und biographischen Konnotationen der Musik für die Kandidaten. Nicht selten bewirkt die Komplexität und Eindringlichkeit dieser Beschäftigung, die mit der Befragung von bis dato selbstverständlichen Haltungen, Einstellungen und Erfahrungen einhergeht, auch Verunsicherungen oder Hemmungen. Zudem sind (oder fühlen sich) die Studierenden mit vielfältigen und unterschiedlichen Anforderungen konfrontiert: mit (ausdrücklichen oder phantasierten) Erwartungen an die musikalischen/instrumentalen/vokalen Fähigkeiten, andererseits mit den erfahrenen oder vermuteten Ansprüchen an die Persönlichkeitsstruktur von zukünftigen Musiktherapeuten. Verhalte ich mich richtig? Zeige ich mich als ausreichend guter Musiker, Klavierspieler, Schlagzeuger, Sänger? Verhalte ich mich dabei, wie man es (vermutlich) von einem Therapeuten erwartet? Zeigt sich vielleicht etwas Unakzeptables in meiner Persönlichkeit, „verrate" ich vielleicht etwas durch mein Spiel, was mir selbst noch unbekannt war?

Überhaupt ist Improvisationsunterricht immer auch eine irgendwie widersprüchliche Tätigkeit: Spielen-Lernen.

„Dem Entschluß, improvisieren lernen zu wollen (oder gar lernen zu müssen, weil es ein Lehrfach der gewählten Ausbildung ist), haftet ein wenig die Paradoxie des Vorsatzes an, in Zukunft immer ganz spontan sein zu wollen." (Tüpker 1998, 135)

Dieses Lernen hat viel auch mit Ver-Lernen zu tun, mit der Befreiung von Ansprüchen, von einem Netz von Konditionierungen, dem Auflösen von festen Mustern, mit dem Wandeln der Blickrichtungen. Zugleich ist „Improvisation" in einem Hochschulstudiengang auch ein Prüfungsgegenstand, ist also verbunden mit (nicht leicht zu definierenden) Erwartungen und Kriterien seitens der Ausbildungsorganisation.

Musikalische Improvisation ist für Musiktherapeuten sowohl Kunstform wie Behandlungsverfahren. Die Formen, die in Improvisationen entstehen, verweisen auf die Person des Spielers ebenso wie auf kulturelle Umgebungen. Für Susanne Metzner (2000, 20) verfolgt der Improvisationsunterricht in der Musiktherapie-Ausbildung immer drei Aspekte:

1. Improvisation in Verbindung mit der Didaktik und Methodik der Therapie;
2. Improvisation als persönliche Einstellung;
3. Improvisation als künstlerische Aktion.

Im Unterricht sind diese Bereiche – die Kunst der Improvisation, die damit verbundene Selbsterfahrung des Spielers, die Aspekte der Anwendung des Improvisierens in der Therapie – nicht gänzlich in unterschiedliche Lehrveranstaltungen aufzuteilen. Vielmehr stellen sich immer wieder Querverweise und Bezüge her, die den Lernprozess intensivieren. Es hat sich in diesem Spannungsfeld aber als notwendig und situativ die Komplexität reduzierend erwiesen, im Improvisationsunterricht deutlich auf die *künstlerischen* Aspekte einerseits und die *therapiemethodischen* Aspekte andererseits zu fokussieren, die Aspekte der *Persönlichkeitsentwicklung* aber (einschließlich ihrer hier zuweilen sichtbar werdenden Störungsbilder) an dieser Stelle *nicht* zu thematisieren, sondern sie vertrauensvoll der Arbeit in der Lehrtherapie oder auch der Supervision zu überlassen (vgl. hierzu Metzner 2000, 21f).

Thematisiert werden im Improvisationsunterricht vorwiegend Aspekte des „Handwerks", ästhetisch-künstlerische Probleme und ihre Lösungswege sowie praxeologische Aspekte der Musiktherapie – nicht aber die persönlichen oder biographischen Hinter-Gründe für eine mögliche Hemmung oder Blockierung des Spielens. Für Tüpker, die die musiktherapeutische Improvisation prononciert „als eine Reflexion seelischer Verhältnisse" versteht (1998, 137) „bietet der Improvisationsunterricht in einer musiktherapeutischen Ausbildung eine gute Gelegenheit, sich immer wieder mit den Fragen nach der (musik)therapeutischen Haltung, nach der besonderen Verfassung des musiktherapeutischen Improvisierens auseinanderzusetzen und im Spiel (Vor-) Erfahrungen zu sammeln" (136f).

Kulturelle Differenzen

Die musikalischen und kulturellen Hintergründe von Studierenden der Musiktherapie in einer Lerngruppe sind vielfältig. Es treffen sich in einer Studiengruppe beispielsweise die klassisch ausgebildete Pianistin und der Rockgitarrist, beide mit einschlägigen Konzert-Erfahrungen in der jeweiligen Subkultur, der erfahrene Organist und Kirchenmusiker und die auf eigene Faust ausgebildete Sängerin, die sich bisher hauptsächlich mit Meditationsmusik befasst hat. Das Spektrum dürfte durch die beginnende Internationalisierung der Studiengänge und die damit verbundene Freizügigkeit der Studienmöglichkeiten noch bunter werden. Eine ähnliche kulturelle Vielfalt begegnet uns auch bei der Patienten-Klientel, wenn etwa im Krankenhaus griechische, türkische, westafrikanische und deutsche Menschen gemeinsam eine Musiktherapie-Gruppe bilden. Man denke nur an die Unterschiedlichkeit der musikalischen Hör- und vielleicht Spielgewohnheiten, der Bedeutungen von Musik. Es liegt die Frage nahe, ob es für Musiktherapeuten überhaupt noch eine Möglichkeit geben kann, sich in ausreichender Weise musikalisch auszubilden, um zu diesen jeweiligen „Musikwelten" und ihren individuellen und interpersonellen Konnotationen Kontakt aufnehmen zu können. Ein tatsächliches *Erlernen* einer größeren Anzahl musikalischer Idiome, Stile und auch Musikinstrumente scheint ziemlich aussichtslos zu sein. Wohl aber kann eine grundsätzliche Offenheit (Neugier) für andere kulturelle, ästhetische Kontexte angestrebt werden und insbesondere eingehende Erfahrungen und Reflexionen in Bezug auf den eigenen kulturellen Hintergrund gesammelt werden. Ein wirkungsvolles Instrument zum Kennenlernen der eigenen „Musikkultur" stellt im Studium das *Musiktagebuch* dar, in dem kontinuierlich Beobachtungen und Überlegungen zum eigenen Umgang mit musikalischen Phänomenen aufgezeichnet werden können. (Die Parallele zur Technik des Forschungstagebuchs oder der Feldnotizen der qualitativen Forschung ist nicht zufällig. Auch in einem Lernprozess arbeitet man sich langsam in einen unbekannten Gegenstandsbereich ein.)

Die Überlegungen zu kulturellen Unterschieden verweisen auf ein Grundproblem interpretativ-sinnverstehender Interaktion überhaupt: Der Zugang zum anderen Menschen, zu einem anderen kulturellen Kontext verläuft immer über die eigene Subjektivität, über das eigene – in der Regel unbewusste – Repertoire an Verhaltens- und Ausdruckstendenzen. Es zeigt sich, „daß alles echte Fremdverstehen auf Akten der Selbstauslegung des Verstehenden fundiert ist" (Schütz 1974, 156). Ich verstehe die musikalischen Äußerungen eines Anderen vor dem Hintergrund meiner eigenen musikalischen Erfahrungen. Die musikalische Äußerung, selbst wenn sie nicht mit „ganz fremden Vokabeln" daherkommt, sondern scheinbar bekannte Wendungen enthält, verweist auf eine fremde Subjektivität.

„Subjektivität ist nicht meßbar, nur erlebbar und mit Hilfe der eigenen Subjektivität interpretierbar." (Nadig 1986, 37)

Aus psychoanalytischer Sicht ist ein zentrales Moment dieses Zugangs zum (Unbewussten des) Anderen die Reflexion der Gegenübertragung, womit im engeren Sinne die unbewussten Reaktionen des Analytikers auf die Person des Analysanden bezeichnet werden. Können diese unbewussten Antworten (Gegenübertragung) dem Therapeuten bewusst werden, stellen sie einen wichtigen Zugang zu den unbewussten Prozessen und Strukturen des Gegenübers sowie seiner historisch-kulturellen Hintergründe dar (Nadig 1986, 38). In einem weiteren Sinn (wie ihn beispielsweise die ethnopsychoanalytische Forschung entwickelte) erscheint es durch die Beobachtung der Gegenübertragungs-Reaktionen auch möglich, kulturelle Bedeutungen, wie sie etwa in der Musiktherapie auftreten, zu erschließen. Ein wenig überspitzt formuliert stellt eine musiktherapeutische Improvisation „eine Form von gesellschaftlicher Interaktion auf einer libidinösen Ebene dar. Menschen, die verschiedenen Kulturen angehören, agieren und reagieren kulturspezifisch aufeinander" (Nadig 1986, 49). Die dabei ausgelösten *Irritationen* halten die interpersonale Dynamik zwischen Interesse und Abgrenzung in Gang. Da sie auf die *Unterschiede* zwischen den Beteiligten verweisen, sind sie zugleich Wegweiser zur Bedeutung der entstehenden Gestaltungen.

Es stellt sich heraus, dass die Spielfähigkeit des Musiktherapeuten in der Improvisation sich gewissermaßen auf einer Meta-Ebene bewegt. Die Musik des Therapeuten muss nicht selbst alle nur möglichen Idiome enthalten, sie muss vielmehr in der Lage sein, diese persönlichen oder kulturellen „Sprachen" aufzunehmen und auf einer musikalischen Meta-Ebene zu reflektieren. Bergstrøm-Nielsen schlägt in diesem Zusammenhang vor, „musikalische Idiome aus einer metastilistischen Perspektive zu betrachten, auf der Basis experimenteller Musikästhetik" (2000, 43). Er ist also der Meinung, dass eine Musikästhetik, die sich an der experimentellen Musik ausgebildet hat, in der Lage ist, ein übergreifendes Verständnis für die Vielfalt der Stile zu gewinnen, sie gewissermaßen alle als „fremd" und wie mit den Ohren der experimentellen Musik zu hören. Ein beliebiges Musikstück oder Klangphänomen ließe sich beispielsweise unter einer solchen meta-stilistischen Perspektive beschreiben als ein Geschehen, in dem bestimmte Parameter-Verhältnisse von Dichte, Klangfarbe, Dauern, Kontrast etc. bestehen, bzw. sich in bestimmter Weise entwickeln. Eine solche Perspektive bewirkt eine Um-Deutung der Musik, ermöglicht einen veränderten Zugang.

2 Arbeitsbereiche im Improvisationsunterricht

Im zweiten Teil dieser Arbeit sollen nun konkrete Einblicke in den Improvisationsunterricht gegeben werden. Ich beziehe mich hier in erster Linie auf praktische Erfahrungen in einem berufsbegleitenden Aufbaustudium, die ich als Dozent am Institut für Musiktherapie der Hochschule für Musik und Theater in Hamburg sammeln konnte.

Das Seminar „Therapeutische Improvisation" findet in jedem der monatlichen Unterrichtsblöcke kontinuierlich in festen Lerngruppen von etwa sechs Studierenden statt. Die „künstlerische Improvisation" wird dagegen im Rahmen einiger ganztägiger Workshops angeboten. Bezüge gibt es natürlich auch zu anderen Lehrveranstaltungen, in Hamburg insbesondere zu „Einführung in die Arbeitsformen der Gruppenmusiktherapie" und „Psychodynamic Movement/Der Körper in der Musiktherapie".

Noch ein Wort zu den im Unterricht verwendeten Musikinstrumenten: Während die künstlerische Improvisation die ganze Vielfalt des vorhandenen Instrumentariums sowie bevorzugt die Hauptinstrumente der Studierenden einbezieht, wird bei der therapeutischen Improvisation häufig an zwei Klavieren gearbeitet. Es ist eine eher exemplarische Arbeitsweise. Die Gruppe sitzt um die Klaviere herum, während ein oder zwei Spieler die Übungen ausprobieren. Anschließend erfolgt eine Auswertung im Austausch zwischen Zuhörern und Spielern. Die exponierte Stellung beim Spielen ist gewöhnungsbedürftig, korrespondiert aber mit der „halböffentlichen" Position des Therapeuten in der Musiktherapie, aber auch des kreativen Musikers im Konzert. Es ist eine Spiel-Haltung erforderlich, aus der heraus sowohl die Selbstwahrnehmung wie die Prozesswahrnehmung möglich ist. Die Arbeitsweise im Seminar orientiert sich eher locker an einem Curriculum, das die zentralen Arbeitsgebiete umfasst. Im Unterricht selbst wird ein „improvisatorisches" Vorgehen versucht, das Fragestellungen der Studierenden aufgreift, die sich aktuell entwickelt haben. Dies wird u.a. dadurch erreicht, dass zu Beginn einer jeden Einheit die Frage gestellt wird, ob es etwas aus dem Musiktagebuch zu berichten gibt (s. o.). Aus den Beiträgen ergeben sich dann mitunter musikalische Experimente und Übungen.

Spielhaltungen

Im Improvisationsunterricht, wie er hier vorgeschlagen wird, kann von einem veränderten Verhältnis von Spielen und Hören ausgegangen werden. Martin Deuter (o. J.) formulierte dies einmal so:

„Die naheliegende Vorstellung ist die, daß zuerst die Musik gespielt werden muß, bevor etwas zu hören sein kann. Bei der Improvisation gehe ich von einer Umkehrung dieser Reihenfolge aus: Zuerst ist das Hören da, das Spiel ist dann wie eine Resonanzbewegung auf die im Hören wahrgenommene Bewegung. Diese Idee der Umkehrung der Reihenfolge von Spielen und Hören wäre weiterzudenken zu einer Vorstellung, die über das ‚Nacheinander' hinausgeht. Dabei käme es zu einer Gleichzeitigkeit von Hören und Spielen; die besondere Wahrnehmung, die durch die veränderte Reihenfolge entstanden ist, bliebe jedoch erhalten." (1)

Eine solche Spielhaltung, die „aus dem Hören" kommt, ist oftmals mit einer Reduzierung verbunden. Insbesondere professionellen Musikern macht es Mühe, ihre lang trainierte Virtuosität in den Improvisationsübungen zunächst zu dispensieren. Die improvisierten Töne erscheinen ihnen etwa im Verhältnis zu den hochdifferenzierten Werken der Musikliteratur als trivial oder banal, sie „retten" sich in das, was sie

„können"; die Versatzstücke der eingeübten Kunstfertigkeit, die auf den jeweiligen musikalischen Horizont verweisen, bekommen auf diese Weise manchmal den Charakter einer Abwehr gegen das Ungewisse. Das einstimmige Spiel, die Skizze aus wenigen Tönen (wie in den folgenden Übungen vorgeschlagen) wird oft als Zumutung empfunden. Die Reduzierung ermöglicht es aber oft erst, die musikalischen Ereignisse auch „im Kleinen" zu erleben und die (klangliche, menschliche) „Umgebung" auf neue Weise zu hören und zu beantworten. Allmählich kann man sich mit der Erfahrung vertraut machen, dass nicht nur ein komplettes Musikstück, sondern auch schon ein Sekundschritt, eine einfache Klanggeste aus wenigen Tönen bedeutungsvoll sein können, wenn sie in diesem Moment eine zutreffende Symbolisierung darstellen. Das Einfache kann so auch zum Rohmaterial für das unerwartet Neue werden.

> *Beiläufig spielen*
> Spiele beiläufig vor dich hin, suche dabei nichts Bestimmtes, aber sei offen für das überraschend Eintretende; das verfolge dann mit Entschiedenheit! (*Expect the unexpected*)

Das bekannte Volkslied nach einem Gedicht von Goethe mit dem Titel „Gefunden" kann die gewünschte Spielhaltung des Nicht-Suchens und der Beiläufigkeit im Finden anschaulich machen:

> *„Ich ging im Walde / So für mich hin, /*
> *Und nichts zu suchen / Das war mein Sinn. //*
> *Im Schatten sah ich / Ein Blümchen stehn, /*
> *Wie Sterne leuchtend, / Wie Äuglein schön. [...]"*

Die Kunst ist dabei, nicht zu schnell zu finden, sondern diesen ersten Moment der Offenheit, des Nicht-Wissens, diesen Schwebezustand, wo noch „nichts" ist, zu zerdehnen. Es gilt, nicht anzufangen zu „basteln", sondern in einer aktiven Verfassung spielend zu warten, bis etwas wirklich Überraschendes geschieht, bis sich etwas Interessantes und Überzeugendes ereignet. (Es kann hilfreich sein, wenn der Lehrer oder ein anderer Spieler in dieses Spiel mit einsteigt und mit einigen Tönen das Zur-Ruhe-Kommen in der Suche unterstützt.)

Nach der solistischen Improvisation, die oft mitgeschnitten wird, beschreiben Zuhörer, wie Spieler, was sie erlebt und beobachtet haben. Eine Spielerin sagte nach dem Spiel:

„Erst ging es ganz gut, beiläufig zu spielen. Dann kam ich in Stress: jetzt muss mal langsam etwas anderes kommen, jetzt muss mir aber was einfallen. [Auf der Tonband-Aufnahme hört man an dieser Stelle, dass es etwas leiser wird.]

Dann habe ich versucht, was zu machen [man hört prägnantere Klänge]. Hier ist der Stress weg. Aber ich merke, dass ich nicht mehr die ‚beiläufige' Haltung habe und schalte wieder um – hier passieren zufällig undeutliche Clusterklänge, die mich interessieren: merkwürdig matte Klänge. Die breiten sich wie von selbst aus. Der Versuch, sie zu kontrollieren, misslingt. Man könnte nun auch einen abrupten Schluss machen, das gefällt mir jetzt." Sie fasst ihre Erzählung so zusammen: „Ich gerate überraschend in Kontakt mit etwas Faszinierendem, was aber schwer zu kontrollieren ist – und wähle einen abrupten Ausstieg."

Angeregt durch das kurze Musikstück und die Beschreibungen sprachen wir anschließend darüber, was eigentlich *Überraschungen* sind: Man kann sie nicht machen, gezielt herstellen. Man kann nur präsent bleiben in einer aufnahmebereiten Haltung und dem Überraschend-Eintretenden gerecht zu werden suchen. Es kann aber auch wichtig sein, zu wissen, wie man sich vor Überraschungen schützt.

> *Melodie aus einem Ton:*
> Konzentriere dich und warte, bis der richtige Augenblick gekommen ist. Dann spiele plötzlich einen sehr kräftigen Ton! Höre diesem verklingenden Ton intensiv nach, bis du auf einmal weißt, welche Töne diesem Anfang folgen müssen.

Anders als bei der Beiläufigkeit ist in dieser Übung (ich verdanke sie Paul Nordoff) die Gestaltungsenergie zunächst konzentriert, gesammelt, geballt. Es ist die extreme Skizze, sie lebt von der höchsten Schnelligkeit, vom Wurf, von der Erregung. Das Stück wird ganz kurz, die Eruption, die Gestaltung im Aufschrei. Nötig sind Geistesgegenwart, Mut, das Zupacken im richtigen Moment (Vergleich: einen Fisch mit bloßen Händen fangen). Erwartet wird ein Motiv, eine Melodie, eine prägnante Gestalt. Zugespitzt geht es darum, den *richtigen Moment* zu finden. Schnell ist der Impuls des ersten Tones verbraucht, im zu langen Warten und Nachhorchen verflüchtigen sich die Möglichkeiten der Weiterführung. Die Erregung steigt dann nicht mehr an, sondern sie flacht ab und die dann doch noch gespielten Töne wirken nicht überzeugend, sondern eher gesucht und künstlich.

Die Übung lässt sich fortsetzen, indem das gefundene Material wiederholt, fortgesponnen und variiert wird. Oft kann das Gespielte zunächst gar nicht erinnert werden, es ist sozusagen unterhalb der Wahrnehmungsschwelle abgelaufen. Die gegebene Aufforderung soll den Aufmerksamkeitsbereich erweitern und außerdem den spannungsvollen widersprüchlichen Gegenlauf von Spontaneität und Reflexion fokussieren. Das Fortspinnen und variieren des gefundenen Tonmaterials, mit dem ja Übergänge zum Komponieren eingeleitet werden, führt zu einer vertieften Erkundung und Aneignung des oftmals so fremden Eigenen im musikalischen Handeln.

Es handelt sich bei beiden Übungen eigentlich um eine Zerdehnung des Improvisationsvorganges selbst, der sich zwischen Loslassen und Zupacken bzw. Ergriffen werden bildet. In beiden Übungen spürt der Spieler eigene Strebungen wie die des musikalischen Materials. Sie können als Experimente zur Erkundung eigener unbewusster Verhaltenstendenzen angesehen werden (psychologischer Aspekt), wie auch als Übungen zum Umgang mit dem im Moment sich ereignenden musikalischen Geschehen (Materialaspekt).

> *Intervallreihen:*
> Entscheide dich für eine Skala im Tonraum einer Oktave. Spiele jedes Intervall dieser Skala vom Grundton aus ansteigend (Prim bis Oktav) simultan je zweimal mit kräftigem und ganz gleichmäßigem Anschlag im sehr langsamen Zeitmaß.

Diese *einfach* erscheinende Übung, die auch eine klärende und zentrierende Funktion im Arbeitsalltag haben kann (beispielsweise zu Beginn des Tages oder zwischen zwei Therapien) stellt bestimmte Anforderungen an den Spieler. Es ist nicht leicht, die Intervalle im geforderten Gleichmaß zu spielen. Die Unterschiedlichkeit im Charakter beispielsweise einer Terz und einer Quart verleitet spontan zu Änderungen im Bereich Dynamik oder Tempo. Die Beobachtung der Neigung „mitzugehen" verweist auf Tendenzen des Materials und auf Tendenzen des Spielers. Die Übung verdeutlicht u. a. die Möglichkeit, solche Tendenzen zu unterscheiden und auch „gegenläufige" Gestaltungsentscheidungen zu treffen. Ein anderer Erfahrungsbereich dieser Übung ist die gegliederte Vielfalt der Intervallreihe innerhalb der Oktave. Es ist wie ein Einrichten, ein Maßnehmen oder Durchmessen des Tonraums, das Sichten eines Spektrums von Klang-Charakteren, bevor „die Musik" beginnt. Angemessen ist die Haltung einer distanzierten, sensiblen Offenheit. Die Distanz bezieht sich auf die betrachtende, reflektierende Einstellung, die es ermöglicht, entweder der verspürten Tendenz zu folgen oder aber ihr entgegenzusteuern. Die Übung lässt sich erweitern in Richtung auf Materialstudien, wenn einzelne Intervalle bzw. Skalen erkundet werden (s. u.).

Musikalisches Material

Als Material verstehen wir hier beispielsweise die Intervalle, Tonleitern (Pentatonik, Chromatik, Ganztonleiter, Kirchentonarten, Polytonalität etc.) und Formen der harmonischen Begleitung. Darüber hinaus aber auch die polaren Verhältnisse in Klang und Melodie, Rhythmus und Impuls, Form und Stille (vgl. hierzu Deuter 2000). Musikalische Übungen unter dem Aspekt des „Materials" zu unternehmen bedeutet stets eine künstliche Vereinseitigung. Es gibt wohl kein Musikstück, in dem ein bestimmtes Material „rein" zu finden ist; immer handelt es sich um Elemente, die mit anderen Bau-Bestandteilen unter gegenseitiger Wechselwirkung amalgamiert, eine unauflösliche Verbindung eingegangen sind. Dennoch kann es sinnvoll sein, zum Zwecke der Erkundung einzelne Elemente zu isolieren. Diese Experimente dienen der *phänomenologischen Exploration*, der *Differenzierung der Erfahrung* und der *(spiel-)technischen Einübung*, was hier am Beispiel der Intervalle gezeigt werden soll.

Phänomenologische Exploration: Ein Intervall wird über eine längere Zeit gespielt oder gemeinsam gesungen. Anschließend notieren sich alle Teilnehmer, wie sie dieses Intervall empfinden. Es geht um die Beschreibung des „Wesens" dieses Intervalls. Anschließend werden die Notate vorgelesen und verglichen. Dabei schälen sich neben aller Unterschiedlichkeit des Erlebens Gemeinsamkeiten heraus, die festgehalten und zusammengefasst werden. Durch den Vergleich dieser Formulierungen mit den Ergebnissen der Explorationen anderer Intervalle ergeben sich nach und nach „haltbare" Charakterisierungen, die gleichwohl noch als zeit- und personengebunden (und nicht überpersönlich) anzusehen sind. Das „Wesen" eines Phänomens erschließt sich *uns*, es erscheint *zwischen* Material (hier z. B. physikalische Schwingungen) und unserer Hörerfahrung. Durch veränderte Erfahrungen verändert sich unser Eindruck. „Materialaspekte der Musik gewinnen ihre Bedeutung, indem sie im Austausch gesehen werden zum Ausdrucksbedürfnis und Vorverständnis der Spieler." (Deuter 2000, 35)

Differenzierung der Erfahrung: Es werden Musikstücke gesucht, vorgespielt und besprochen, in denen das betreffende Intervall eine besondere Rolle spielt. Hier wird die Charakterisierung aus der phänomenologischen Exploration wieder konfrontiert mit der oft unerwarteten Vielfalt der Ausdrucksvalenzen eines Intervalls. Für Terzenstudien bietet sich beispielsweise das Stück „Clair de lune" aus der Suite Bergamasque für Klavier von Claude Debussy an oder das zweite Stück aus den „Sechs kleinen Klavierstücken" Op. 19 von Arnold Schoenberg. Der oft stumpf gewordene Eindruck für die besondere Qualität eines Phänomens wie der Terz (der oft geradezu mit Ablehnung begegnet wird) kann dadurch erneuert und belebt werden.

Spieltechnik: Der spieltechnische Aspekt schließlich führt zu den eigentlichen Improvisationsübungen: Es geht etwa darum, aus einem einzigen Intervall, beispielsweise aus kleinen Terzen, ein Musikstück zu improvisieren. Dabei wird zugleich die Griffsicherheit trainiert und die Gestaltungsfähigkeit an einem begrenzten Material herausgefordert. Die Übungen zu den vorgenannten Bereichen werden in die individuellen Übungsprogramme aufgenommen, deren Ergebnisse dann wiederum in der Gruppe ausgetauscht werden.

Sinnesschulung (Hörübung)

Einige Übungen lenken die Aufmerksamkeit in besonderer Weise auf die Wahrnehmung der klanglichen Umgebung und auf die Tätigkeit des Hörens (auch im Unterschied zu anderen Sinnestätigkeiten, besonders zum Sehen).

- So werden *Hörspaziergänge* (Soundwalks) unternommen, bei denen die Übenden mit verbundenen Augen durch unterschiedliche Räume, Situationen, Umgebungen geführt werden. In Exkursionen werden besondere Orte aufgesucht (Wasser, Hafen, Tunnel, Halle etc.), an denen interessante *soundscapes* (Klanglandschaften) zu beobachten sind (vgl. hierzu Schafer 1988).
- Mit Hilfe von Audio-Aufnahmegeräten werden *Hörbilder* der heimatlichen Umgebung der Studierenden erstellt und im Seminar präsentiert. Mitunter entstehen hier auch regelrechte *Hörspiele*, in denen der Hörer in eine *Hörgeschichte*, einen gestalteten Ablauf einbezogen wird.

Martin Deuter (o. J.) formulierte eine Hörübung in der Form eines meditativen Übungszyklus:

> - „Bei geschlossenen Augen fehlt eine wichtige Quelle der Orientierung. Das Hören übernimmt nun diese Aufgabe: Zunächst bist du damit beschäftigt, alles was zu hören ist, zu benennen. So verschaffst du dir wieder eine Orientierung.
> - Richte deine Aufmerksamkeit nun auf die Klangquelle: Durch welches Material entstehen die Geräusche und Laute? Wer verursacht sie: ein Mensch, ein Tier, eine Maschine; sind es Vorgänge in der Natur, im eigenen Körper?
> - Versuche, die Unterscheidung von unerwünschten und willkommenen Klängen fallenzulassen. Achte stattdessen in den Klängen und Geräuschen, die zu hören sind, auf Zusammenhänge, Ent-

wicklungen, Wiederholungen, Abfolgen, Pausen. Welche Richtungen werden wahrnehmbar, was kommt aus der Nähe, was aus der Ferne?
◇ Wird durch das Hören auf die Umgebung eine bestimmte Atmosphäre deutlich; wie ist die eigene Stimmung, die darin spürbar wird? Erinnerungen an andere, verwandte Situationen können auftauchen und wieder vergehen.
◇ Lass die bisherigen Wahrnehmungen jetzt zusammenfließen. Die Geräusche, die Laute und Klänge machen einen ausgedehnten, bewegten RAUM hörbar. In der Mitte dieses Raums – du selbst – hörend."

Instant Composition

Als ein hilfreiches Konzept für die Didaktik des Improvisationsunterrichts erwies sich *Instant Composition* von Carl Bergstrøm-Nielsen:

Wähle ein Thema und eine einfache Materialbeschreibung: z. B. *„Phantastischer Tanz" / ein Puls und Melodien mit Akzenten zwischen den Schlägen; oder: „Geheime Signale" / Punkte und Klänge, die für sich stehen.*
Das Thema kann auf die Musik hinweisen, die du machen möchtest. Eine Material-Beschreibung sollte diese Idee dann so konkret wie möglich zu fassen suchen. Eine einfache, fassbare Anweisung hilft sehr, der Musik einen prägnanten Charakter zu verleihen. Durch einige wenige Festlegungen entsteht eine rohe und einfache Skizze, die natürlich erst durch das improvisierte Spiel zum Leben erweckt wird!
(nach Bergstrøm-Nielsen o. J., 9)

Diese Übung stellt Bezüge zwischen Improvisation und Komposition her. Die Spieler haben die Klangvorstellung eines Einzelnen möglichst präzise zu verwirklichen, der seinerseits seine Vorstellung so deutlich in Worten (oder graphischen Notationen) auszuprägen hat, dass sie von anderen nachvollzogen werden kann. Allgemein hilft die Übung dabei, die Musik nicht nur unter den Aspekten „Gefühl" und „Selbst-Ausdruck" aufzufassen, sondern sie auch von der Gestalt, ihrer Binnenstruktur, ihrer Machart her wahrnehmen zu können. Damit wird die Aufmerksamkeit von der semantischen oder symptomatischen Ebene (Anzeichen der Befindlichkeit des Erzeugers) zur symbolischen (Artikulation struktureller Entsprechungen des gefühlten Lebens) gelenkt und so wiederum auf den Kontext kultureller Interaktionen bezogen

(Lachmann 2000, 86f; Langer 1979). Das analysierende strukturelle Hören wird auch durch das Erstellen graphischer Notationen, so genannter *Hörpartituren* sehr gefördert (Bergstrøm-Nielsen 1993, Langenbach 1998). In der Musiktherapie geht es letztlich immer um die *Verbindung* dieser Aspekte im Sinne einer *Psychästhetik*.

Die präzisierende Materialbeschreibung sollte konkret sein („ein Puls und Melodien mit Akzenten zwischen den Schlägen"). Es ist zu formulieren, mit welchen Mitteln die Idee, das Thema verwirklicht werden soll. Weitere poetische Ausdrücke, Metaphern oder Bilder verschleiern an dieser Stelle oft nur die Unentschiedenheit des Autors bei der Verdeutlichung seiner Vorstellung. Beim Ausprobieren mit der Gruppe wird dann deutlich, was noch genauer festgelegt und eingegrenzt werden sollte. Aus einfachen Skizzen (s. u.) können umfangreichere, differenzierte Improvisationskonzepte entwickelt werden.

Beispiele:
– Mondlicht in der Wüste: lange Klänge, eine langsame Wellenbewegung dazwischen.
– Meeressäuseln: helle Clusterklänge, wechselnd kurze Crescendo-Decrescendo-Wellen, wandernd zwischen einzelnen Spielern. Holz und Metall.
– Phantastische Fische in geheimnisvoller Unterwasserwelt: leicht fließende Glissandi mit schillernden und hellen Einwürfen.
– Stimmen in der Nacht: flüchtige Phrasen, vereinzelt aus einem Klangteppich aufsteigend – zunehmend vertrauter.

Anschließend geht es darum, dass die „rohe und einfache Skizze (...) zum Leben erweckt wird" (Bergstrøm-Nielsen o. J.). Ein gutes Stück „lebt" in jedem Moment, die Lebendigkeit ist ein Qualitätskriterium der Gestaltung. Das gilt selbstverständlich auch für andere Kunstwerke. Bei einem Gemälde, etwa von Kandinsky, kann man zur Überprüfung dieses Kriteriums einzelne Felder isoliert betrachten (indem andere abgedeckt werden) und der Binnenstruktur, der Form und dem Zusammenhang der Details, der „inneren Logik" nachgehen. Ebenso kann man durch Abdeckung des Details dessen Bezug zum Ganzen (Verbindung, Wechselwirkung und Notwendigkeit) erkunden. Die Lebendigkeit des Musikstücks entsteht dadurch, dass die Spieler und damit auch die Strukturen, Formteile, Klänge etc. nicht additiv kombiniert (wie es die Materialbeschreibung nahe legen könnte: Puls *und* Melodie), sondern *interaktiv verbunden* sind. Eine eher technische Hilfsvorstellung ist das *Gewebe* oder die *Textur*, eine weitergehende (weil auf einen lebenden Zusammenhang bezogene) der *Organismus*. Die Spieler versuchen beim Improvisieren, vom Ganzen her zu hören und klangliche Mischungsverhältnisse und Veränderungen kollektiv, aus der Perspektive des „gemeinsamen Werks", zu regulieren.

Verhältnisse, musikalische Rollenspiele

Die Philosophin Susanne Langer meint, dass „das gesamte Spektrum menschlicher Wahrnehmung und Erfahrung von Formen und Formverwandlungen erfüllt" sei (nach Lachmann 2000, 37). Unter diesem übergeordneten Blickwinkel der Formenbildung gehört Sprechen, Musikmachen, Arbeiten nicht grundsätzlich verschiedenen Welten an. Leben ist *ein* seelischer Prozess, der sich in den unterschiedlichen Tätigkeiten, Gegenständen, Beziehungen bricht und weiterentwickelt. In allen unseren Tätigkeiten wird dieser seelische Prozess sichtbar und erlebbar. Deshalb lassen sich in einer Therapie Alltag, Krankheit, Kunst etc. aufeinander beziehen und als Bestandteile komplexer psychischer Zusammenhänge verstehen.

In der morphologischen Musiktherapie wird von einer Entsprechung oder gar „Kongruenz von seelischer und musikalischer Formenbildung" ausgegangen (Weber 1996, vgl. hierzu auch Tüpker 1997, Lehtonen 1994). Insofern geht es im Improvisationsunterricht für Musiktherapeuten immer auch um eine „ästhetische Auseinandersetzung mit psychologischen Fragen" (Tüpker 1998, 137). Der abstrakte Begriff der *Verhältnisse* kann als Bindeglied dienen, wenn seelisches Geschehen und Musik(erleben) unter dem Blickwinkel der Bildung und Umbildung von Formen verglichen werden. Gemeint sind Relationen, strukturelle Entsprechungen, Ähnlichkeiten der Dynamik, der Rhythmik, die uns ein bestimmtes Fühlen mit musikalischem Ausdruck in Verbindung bringen lassen. Man denke hier auch an die Befunde von Daniel Stern und anderen entwicklungspsychologischen Forschern, die eine angeborene Fähigkeit, abstrakte Formen und Strukturen zu erkennen und diese in unterschiedlichsten „Medien" wieder zu finden (transmodale Wahrnehmung, vitality affects) nachgewiesen haben (Stern 1992, vgl. auch Decker-Voigt 1999).

Wie Tüpker in ihrer Arbeit mit dem programmatischen Titel „Reflexion seelischer Verhältnisse in der musikalischen Improvisation" (1998) ausführlich und mit zahlreichen Beispielen darstellt, lassen sich Verhältnisse, Affekte und Gesten gut zum Ausgangspunkt musikalischer Improvisationen machen (140–146). In einer Art „musikalischen Rollenspiels" werden experimentierend Positionen in Konstellationen eingenommen, beispielsweise solche wie sie in therapeutischen Settings zwischen Therapeut(in) und Patient(in) bzw. in Gruppen auftreten können (147–162). Es handelt sich um eine Empathie-Übung mit künstlerischen Erkenntnismitteln.

Ein eigenes Beispiel möge das Gesagte illustrieren. Unter vielen anderen Möglichkeiten kann sich eine Therapie als eine Art *Entwicklungshilfe* darstellen. Doch wodurch wird eine Entwicklung gefördert?

Wie viel Schutz bzw. wie viel Anregung ist jeweils erforderlich? Wann wird aus einem „Zu viel des Guten" ein hemmender Einfluss?

> *Entwicklungsförderung*
> Wie muss eine „entwicklungsfördernde Umgebung" beschaffen sein?
> Bildhafte Vergleiche: Gewächshaus, Uterus. Eigenschaften: Schutz, Wärme, kontrollierte Nährstoffzufuhr, Anregung.
> Verhältnis: Eine keimhafte, rudimentäre oder unsichere Ausdrucksbildung (*Keim*), eine schützende und anregende *Hülle*.
> Ausführung: Ein Spieler beginnt auf einem (einfachen) Instrument „keimhaft" zu spielen (z. B. unsicher, suchend, offen). Zwei oder mehrere Spieler versuchen dieses Spiel durch ihre „Begleitung" zu unterstützen und zu fördern.

Im Nachgespräch wird aus den unterschiedlichen Blickwinkeln heraus beschrieben, was die Entwicklung gefördert und was sie behindert hat. Insbesondere geht es darum, ein angemessenes Verhältnis von Kontinuität und Veränderung, von Sicherheit gebendem Gleichmaß und anregender Konfrontation mit Unterschieden zu finden.

Umgang mit klinischen Beispielen

Im Fortschreiten der klinischen Erfahrungen der Studierenden in den Praktika lassen sich im letzten Drittel des Studiums vermehrt klinische Beispiele in den Unterricht einbeziehen. Entweder durch eine Erzählung, eine Demonstration oder eine Audio-Aufnahme wird eine Situation aus einer Musiktherapie vorgestellt, in der Regel handelt es sich um eine musikalische Szene. Obwohl es meistens um „schwierige" Situationen geht, steht der supervisorische Ansatz, also das Verstehen des Falles hier nicht im Vordergrund. Wohl geht es um eine Erweiterung der Wahrnehmung, was auch ein Supervisionsanliegen wäre, hier in Bezug auf den Fall aber eher als willkommenes Nebenergebnis auftritt. Es soll nicht die „bessere Lösung", das richtigere Vorgehen entwickelt werden; das tatsächliche Handeln in einer Therapie ist nur aus der realen Teilhabe an der Situation ableitbar. Im Improvisationsunterricht wird der Versuch gemacht, sich konsequent an die Musik zu halten, das musikalische Phänomen quasi als Komposition zu betrachten und durch verschiedene Prozeduren näher kennen zu lernen. Dazu werden mehrere ästhetische Experimente mit dem musikalischen Material unternommen. Der Falleinbringer kann sich an den Rollenspielen beteiligen oder das Geschehen beobachten.

Folgende Schritte haben sich – in unterschiedlicher Kombination und Reihenfolge – bewährt (ausführlicher in Weymann 1999):

◇ Die musikalische Szene oder Situation aus der Musiktherapie wird möglichst plastisch dargestellt. Weitere klinische Informationen (Krankengeschichte, Diagnosen etc.) werden zunächst nicht gegeben.
◇ Sammeln von ersten Eindrücken dazu.
◇ Einsteigen. Sinngemäß nachspielen, mimetisches Mit- oder Nachvollziehen der musikalischen Ausdruckbildung, Einfühlung.
◇ Ein Bild gewinnen durch „Überschriften", aber auch durch Zeichnungen und graphische Notationen.
◇ Verdeutlichen, Übertreiben, Zuspitzen charakteristischer Merkmale. (Was geschieht, wenn eine hartnäckige Ungenauigkeit als Gestaltungsmittel ernst genommen wird?) Dabei wird auch das „Problem" des gegebenen Beispiels deutlicher hörbar und spürbar.
◇ Orchestrieren, Arrangieren – Darstellung der wesentlichen Strukturen in anderer Besetzung.
◇ Variieren. Umkehrungen, Umgewichtungen, Umwertungen (Z. B. kann eine Begleitfloskel als Solo verstanden werden?). Wie könnte die Musik anders weitergehen? Wo gibt es mögliche Auswege oder Bruchstellen? Warum bleibt es so, wie es ist?
◇ Freies Intermezzo. Was ergibt sich vor dem Hintergrund des gegebenen Phänomens, wenn wir jetzt eine „freie Improvisation" machen?
◇ Auswerten. Die Eindrücke werden nochmals zusammengetragen und jetzt mit weiteren Einzelheiten der Therapie in Verbindung gebracht. Was hat sich durch die Arbeit am musikalischen Material für den Therapeuten/die Therapeutin neu ergeben?

Neben „kompositorischen" Erkenntnissen, die mit dem Funktionieren des Stückes, mit der präziseren Wahrnehmung seiner Tendenzen und Binnenstrukturen zu tun haben, ergibt sich für die falleinbringende Person häufig eine Überprüfung und Neu-Einstellung ihrer therapeutischen Haltung in ihrer Mittelposition zwischen Mit-Gehen und Distanzierung. Die Zuspitzungen und Umdeutungen schaffen einen Spielraum in der Wahrnehmung wie im Handeln, ein Changieren zwischen Wiederholung und „Anders-Werden". Dies führt vielleicht immerhin dazu, nicht allein die Wiederholung zu erwarten.

Literatur

Bergstrøm-Nielsen, Carl (o. J.): Intuitive Music. A Mini-Handbook. Manuskript
- (1993): Graphic Notation as a Tool in Describing and Analyzing Music Therapy Improvisations. Journal of the American Ass. for Music Therapy, vol. 12, Nr. 1, 40–58
- (2000): Clinical Improvisation and the Universe of Musical Idioms. In: Bergstrøm-Nielsen, Carl und Weymann, Eckhard (Hrsg.) (2000)

–, Weymann, E. (Hrsg.) (2000): Dokumentation des 1. Europäischen Symposium Improvisationsunterricht im Musiktherapiestudium, Hamburg 1998. Manuskript (Erscheint Ende 2001 als Heft 12 der Zeitschrift Einblicke unter dem Titel: Vermittlungen ... musically speaking. Zum Improvisationsunterricht im Musiktherapiestudium / On Improvisation Teaching within Music Therapy Training. Hrsg. vom Berufsverband der Musiktherapeutinnen und Musiktherapeuten in Deutschland e.V. (BVM). Bezug über Hanna Schirmer,Weinmeisterhornweg 105, 13593 Berlin)

Decker-Voigt, Hans-Helmut (1999): Mit Musik ins Leben. Wie Klänge wirken: Schwangerschaft und frühe Kindheit. Ariston, Kreuzlingen

–, Knill, P., Weymann, E. (Hrsg.) (1996): Lexikon Musiktherapie. Hogrefe, Göttingen

Deuter, M. (o. J.): Materialien zur Musikimprovisation und Hörübung. Unveröff. Manuskript
- (1996): Beziehungsformen in der musiktherapeutischen Arbeit mit psychotischen Patienten. In: Tüpker, R. (Hrsg.): Konzeptentwicklung musiktherapeutischer Praxis und Forschung. Lit Verlag, Münster
- (2000): Polaritätsverhältnisse in der Improvisation. In: Bergstrøm-Nielsen, Weymann (Hrsg.) (2000), 33–41

Grootaers, F. (1994): Die Konstruktion von Musiktherapie in der Psychosomatik. In: IMM (Hrsg.): Materialien zur Morphologie der Musiktherapie, Heft 6. Bad Zwesten. (Bezug über IMM-Münster, Goldstr. 58, 48565 Steinfurt.)

Klüwer, R. (1983): Agieren und Mitagieren. Psyche 37, 828–840

Lachmann, R. (2000): Susanne K. Langer. Die lebendige Form menschlichen Fühlens und Verstehens. Wilhelm Fink Verlag, München

Langenbach, M. (1998): Zur körpernahen Qualität von Musik und Musiktherapie und der Angemessenheit ihrer graphischen Notation. Musikth. Umsch. 19, 17–29

Langenberg, M. (1988): Vom Handeln zum Be-Handeln. Fischer, Stuttgart

–, Frömmer, J., Seizinger, F., Ressel, T. (1994): Verschmelzung und Trennung. Musiktherapeutische Einzelfallforschung am Beispiel einer narzisstischen Persönlichkeitsstörung. In: Faller, H., Frommer, J. (Hrsg.): Qualitative Psychotherapieforschung. Asanger, Heidelberg, 108–127

Langer, S. K. (1979): Philosophie auf neuem Wege. Das Symbol im Denken, im Ritus und in der Kunst. Mäander, Mittenwald [1942]

Lehtonen, K. (1994): Gibt es Entsprechungen zwischen den Strukturen von Musik und denen der Psyche? Musikth. Umsch., 15 (1), 9–24

Leonardo da Vinci (1882): Das Buch von der Malerei. Hrsg. von H. Ludwig. Wien

Metzner, S. (2000): The Relationship of Improvisation Instruction and Personal Therapy in the Training of Musictherapists. In: Bergstrøm-Nielsen, Weymann (Hrsg.) (2000), 18–23

Moser, T. (1989): Körpertherapeutische Phantasien. Suhrkamp, Frankfurt/M.

Müller, Irene (1996): Ein Junge spricht nicht – Auf der Suche nach Verstehen in der Kindermusiktherapie. In: Irle, B., Müller, I.: Raum zum Spielen – Raum zum Verstehen. Musiktherapie mit Kindern. Lit, Münster

Nadig, M. (1986): Die verborgene Kultur der Frau. Ethnopsychoanalytische Gespräche mit Bäuerinnen in Mexiko. Fischer, Frankfurt/M.

Salber, W. (1989): Der Alltag ist nicht grau. Alltagspsychologie. Bouvier, Bonn

Schafer, R. M. (1988): Klang und Krach. Eine Kulturgeschichte des Hörens. Athenäum, Frankfurt am Main. [1964]

Schütz, A. (1993): Der sinnhafte Aufbau der sozialen Welt. Eine Einleitung in die verstehende Soziologie. 6. Aufl., Suhrkamp, Frankfurt/M.
Stern, D. (1992): Die Lebenserfahurng des Säuglings. Klett-Cotta, Stuttgart
Tüpker, R. (Hrsg.) (1996): Konzeptentwicklung musiktherapeutischer Praxis und Forschung. Lit, Münster
– (1997): Ich singe, was ich nicht sagen kann. Zu einer morphologischen Grundlegung der Musiktherapie. Lit, Münster [1988]
– (1998): Reflexion seelischer Verhältnisse in der musikalischen Improvisation. In: Lenz, M., Tüpker, R.: Wege zur musiktherapeutischen Improvisation. Lit, Münster
Weber, T. (1996): Improvisationsgestalt. In: Decker-Voigt, Knill, Weymann (Hrsg.) (1996), 141–143
Weymann, E. (1991): Spielräume – Zur Wirkungsweise des Improvisierens in der Musiktherapie. In: Decker-Voigt, H.-H. (Hrsg.) (1991): Musik und Kommunikation. Sonderreihe Tagungsberichte, Bd. 2. Lilienthal, Eres. 86–97
– (1996): Improvisation. In: Decker-Voigt, Knill, Weymann (Hrsg.) (1996), 133–137
– (1999): Die Improvisation als „Mittler" in der Musiktherapie. In: Beiträge zur Musiktherapie, Bd. 3. Freies Musikzentrum München, 39–49
– (2000): Improvisation Instruction in the Studies of Music Therapy: About the Interrelationship of Art and Psychology. In: Bergstrøm-Nielsen, Weymann (Hrsg.). 10–17

Die Relevanz entwicklungspsychologischer Erkenntnisse für die Musiktherapie

Von Karin Schumacher und Claudine Calvet-Kruppa

―――◆―――

Menschen, die an einer qualitativen Beeinträchtigung der zwischenmenschlichen Beziehungsfähigkeit leiden (DSM IV, 102), gehören zum häufigsten Indikationsgebiet der Musiktherapie. Es ist daher nahe liegend, zunächst der Frage nachzugehen, wann und unter welchen Bedingungen sich normalerweise die Fähigkeit, eine zwischenmenschliche Beziehung eingehen und herstellen zu können, entwickelt. Erkenntnisse der Bindungs- (Bowlby, Ainsworth, Main, Crittenden, Grossmann & Grossmann u. a.) und Säuglingsforschung (Stern, Dornes, Papoušek & Papoušek, Rauh u. a.), speziell das Selbstentwicklungskonzept Daniel Sterns geben hier Aufschluss.

Das Sternsche Selbstkonzept verdeutlicht die präverbale Entwicklung des Menschen im 1. Lebensjahr. Die wesentlichen Merkmale, die die Entwicklung der zwischenmenschlichen Beziehungsfähigkeit ausmachen, zeigen den inhaltlichen Bezug zur Musiktherapie. Auf dieser Grundlage wird das methodische Vorgehen der musiktherapeutischen Praxis mit Kindern, die an einer tiefgreifenden Entwicklungsstörung leiden, veranschaulicht.

Zur Einschätzung der Beziehungsfähigkeit wird eine Skala vorgestellt, die die körperlich-emotionale Entwicklung in der Musiktherapie aufzeigt und auf entwicklungspsychologischen Erkenntnissen aufbaut. Diese Skala dient diagnostischen, methodischen und Forschungszwecken.

1 Säuglingsforschung

Säuglingsforscher beobachten und beschreiben die normale Entwicklung des Menschen in den ersten Lebensjahren. Sie richten ihre Aufmerksamkeit auf die Interpersonalität und betrachten daher nicht den Säugling und seine Entwicklung „an sich", sondern das Zusammenspiel des Säuglings und der betreuenden Person (dem sog. „Anderen",

Stern 1992, 104). Ein zentraler Begriff ist das *Selbsterleben*, womit das unreflektierte subjektive Empfinden des Säuglings während seiner Entwicklung gemeint ist (20). Nicht nur Ergebnisse der Entwicklung, die Fähigkeiten und sichtbaren Entwicklungsschritte des Säuglings sind hier wichtig, sondern auch die Frage, was geschieht, wenn mit dem Säugling interagiert wird. Was empfindet der Säugling, während er „den Anderen" und seine sonstige Umwelt erlebt? Die innere Dynamik, die durch das Erleben zwischenmenschlicher Beziehung aktiviert wird, ist wichtig. Daniel Sterns Konzept der Selbstempfindungen ist eine Arbeitstheorie, die auf einer Synthese des „beobachteten" (experimentelle Erkenntnisse) und des „klinisch rekonstruierten" Säuglings aufbaut. Die Ziele dieser Beobachtungen decken sich mit Inhalten, die für die Musiktherapie relevant sind:

◇ Entwickeln einer Sprache, die präverbales Erleben beschreiben und analysieren hilft,
◇ Verstehen der Rolle des Affekts für die Organisation des Erlebens und für Entwicklung von Beziehungsfähigkeit und
◇ Beschreiben von Interaktionsmustern i. S. von Beziehungsqualitäten.

Das Selbstkonzept nach Daniel Stern

Die im Folgenden genannten Merkmale der Selbstentwicklung – wir beschränken uns hier auf die vorsprachliche Zeit (0–15 Monate) – fassen die wichtigsten Erfahrungen und „Empfindungen" (Stern 1992), die die Grundlage der zwischenmenschlichen Beziehungsfähigkeit darstellen, zusammen. Die Erläuterung der Begriffe zeigt die Verbindung zu musikalischen und in der Musiktherapie relevanten Phänomenen auf.

Das auftauchende Selbst, das Kernselbst und das subjektive Selbst werden mit Merkmalen erläutert, die für die musiktherapeutische Arbeit, besonders für den Indikationsbereich tiefgreifender Entwicklungsstörungen, relevant sind. Spezielle Erfahrungen mit Kindern mit Autismus oder mit autistischen Zügen finden sich in Schumacher (1994a).

Stern definiert das „Empfinden" des Säuglings als „ein einfaches (nicht-selbstreflexives) Gewahrsein". Wir bewegen uns hier auf der Ebene des unmittelbaren Erlebens, nicht auf einer begrifflichen Ebene. Mit dem „Selbst", das empfunden wird, meint er ein invariantes Gewahrseinsmuster, das nur anlässlich der Aktivitäten oder psychischer Vorgänge des Säuglings zum Vorschein kommt.

„Ein invariantes Gewahrseinsmuster ist eine Organisationsform. Es ist das organisierende, subjektive Erleben dessen, was wir später verbal als das ‚Selbst' bezeichnen – wie auch immer es in der präverbalen Zeit beschaffen sein mag. Dieses organisierende subjektive Erleben ist das präverbale, existentielle Pendant zu dem objektivierbaren, selbstreflexiven, verbalisierenden Selbst." (Stern 1992, 20)

Das auftauchende Selbst

Die Entwicklung des so genannten „auftauchenden Selbst" erstreckt sich von der Geburt bis zum 2. Monat, wobei keine, auch nicht die folgenden Entwicklungsphasen, je als abgeschlossen angesehen werden, sondern lebenslänglich von Bedeutung sind. Als angeboren gelten folgende Fähigkeiten: die amodale Wahrnehmung (supramodale Form) und die Fähigkeit zur transmodalen Übertragung, der Blickkontakt und die physiognomische Anschauungsweise sowie die Imitationsfähigkeit und das Erleben von sog. „Vitalitätsaffekten". Unter amodaler Wahrnehmung wird die Fähigkeit verstanden, eine in einer „bestimmten Sinnesmodalität aufgenommene Information irgendwie in eine andere Sinnesmodalität übersetzen zu können. Wie sie (= die Säuglinge, Anm. d. Verf.) das machen, wissen wir nicht. Vermutlich wird die Information gar nicht über einen bestimmten Sinnesmodus vermittelt. Sie überschreitet vielmehr die Modi oder Kanäle der Wahrnehmung und existiert in einer unbekannten supramodalen Form" (Stern 1992, 79). Mit supramodaler Form ist gemeint, dass die Phänomene Intensität, Form und Zeit in allen Sinnesmodalitäten erkannt werden. Der Transfer von visuellem und akustischem Reiz wurde z. B. in der Beobachtung deutlich, dass der Säugling schon ganz früh übereinstimmende Reize, also stimmige Angebote bevorzugt. Stern berichtet von Untersuchungen, die zeigen, dass Säuglinge nach Entsprechungen suchen, sie bevorzugen ein synchron dargebotenes Geschehen.

Die für die Entwicklung, für jegliches Lernen so wichtige Fähigkeit der Imitation setzt Blickkontakt und transmodale Übertragungsfähigkeit voraus. Auch diese Fähigkeiten werden beim Säugling als angeboren angesehen. Die von Werner (1948, zit. nach Stern 1992, 82) nachgewiesene physiognomische Anschauungsweise des Säuglings meint die Wahrnehmungsfähigkeit, optisch sichtbare Linien mit bestimmten Affekten zu verbinden. So wird ein froher Ton mit einer Schnörkellinie nach oben, ein trauriger mit einer abfallenden und ein zorniger mit einer Zickzacklinie verbunden. Auch die Gesetzmäßigkeiten dieser beobachtbaren Fähigkeit ist bis heute ein Geheimnis. Interessant ist, dass das „Wie", also die Frage, wie all die Wahrnehmungsfähigkeiten genau funktionieren, noch nicht beantwortet werden kann. Hier kann

u. U. auch der Schlüssel für ein näheres Verständnis der Ätiologie von Störungen in diesem Bereich liegen. Wesentlich ist die Erkenntnis, dass das Imitieren von menschlichem Verhalten, das ein spezifisches Empfinden nach sich zieht und eine Voraussetzung für die Entwicklung von Empathie ist.

Im Folgenden wird insbesondere die emotionale Entwicklung herausgegriffen, da sie in der musiktherapeutischen Arbeit eine besondere Rolle spielt. Auch wenn wir nicht genau wissen, wie die amodale Wahrnehmung vonstatten geht, so steht doch fest, dass der Säugling immer „gefühlsmäßig" wahrnimmt. Neben der Imitationsfähigkeit und dem Blickkontakt beobachtet man bei Säuglingen so genannte Vitalitätsaffekte, womit Stern die Art des Erlebens beschreibt, die aus der unmittelbaren Begegnung mit Menschen hervorgeht.

„Im Unterschied zu den Darwinschen kategorialen Affekten, wie Wut, Freude, Traurigkeit, versteht man unter Vitalitätsaffekten eine Erlebnisqualität, die besser mit dynamischen, kinetischen Begriffen charakterisiert werden sollte. Begriffe wie aufwallend, verblassend, flüchtig, explosionsartig, anschwellend, abklingend, berstend sind Erlebnisqualitäten, in die der Säugling ganz und gar eintaucht, Gefühle, denen er mehr oder weniger ausgeliefert ist." (Stern 1992, 83)

Um Affekte regulieren zu können, bedarf es der Wahrnehmung des Anderen, der wiederum die Fähigkeit haben muss, seine Affekte auf die des Säuglings abzustimmen. Praktische Beispiele im folgenden Kapitel werden dies veranschaulichen. Die amodale Wahrnehmung korrespondierender Vitalitätsaffekte fördert die Kontakt- und Beziehungsfähigkeit oder, wie Stern es formuliert, das Empfinden eines auftauchenden Selbst und das Empfinden eines auftauchenden Anderen. Wichtig ist also zunächst die Art des Fühlens, das „Wie", und nicht der Gefühlsinhalt, das „Was". Entscheidend für die Entstehung von Kontakt und Beziehung ist das Verknüpfen-, das Integrieren-Können der zu hörenden, zu sehenden und zu spürenden Reize. Durch diesen Verknüpfungsvorgang ensteht ein Auftaucherlebnis, das mit einem Affekt verbunden ist. Und dieser Affekt ist der Motor, der den Säugling motiviert, zwischenmenschliche Begegnungen immer wieder herbeizuführen.

Als methodische Anregung für die musiktherapeutische Arbeit mit wahrnehmungsgestörten Menschen gilt, dass jeder Prozess, durch den verschiedenartige Ereignisse zueinander in Beziehung gesetzt werden, ein besonderes und charakteristisches Auftaucherlebnis konstituiert (Stern 1992, 81). Wie Musiktherapie diese Konstituierung ermöglicht, wird im methodischen Kapitel erläutert.

Das Kernselbst

Ab dem 2. Lebensmonat wird das Empfinden eines so genannten „Kernselbst" entwickelt. Der Säugling erlebt sich als „Gegenüber dem Anderen und in Gemeinschaft mit dem Anderen" (Stern 1992, 107). Das Empfinden eines Kernselbst ist die Grundlage aller differenzierten Selbstempfindungen, die sich später ab etwa dem 7. Monat entwickeln werden. Die Voraussetzungen zur Entwicklung eines organisierten Kern-Selbstempfindens sind das Empfinden von Urheberschaft, Selbstkohärenz, Selbstaffektivität und Selbstgeschichtlichkeit. Das Empfinden, der Urheber eigener Handlungen und Nicht-Urheber der Handlungen anderer Menschen zu sein, meint den Willen, selbsterzeugte Aktionen kontrollieren zu können und bestimmte Konsequenzen der eigenen Aktionen zu erwarten. Für den Umgang mit der Stimme und den Musikinstrumenten wäre eine entsprechende Erfahrung: Ich höre und spüre meine Stimme, solange ich sie aktiviere. Ich höre das Instrument, solange ich es mit meinen Händen zum Klingen bringe. Der Ton, den ich höre, ist nur solange zu hören, solange ich will. Selbstkohärenz meint das Empfinden, ein vollständiges körperliches Ganzes zu sein und sowohl in der Bewegung (Verhalten) als auch im Ruhestand über Grenzen und ein körperliches Handlungszentrum zu verfügen. Im Umgang mit Musikinstrumenten lässt sich das Empfinden von Selbstkohärenz sehr gut ablesen. Die Qualität des erzeugten Klanges hat immer etwas mit dem Körperempfinden des Spielers zu tun. Selbstaffektivität meint das Erleben regelmäßig wiederkehrender innerer Gefühlsqualitäten (Affekte), die Teil der übrigen Selbstempfindungen sind. Die Liebe zur Wiederholung in der Musik ist oft mit dem Wunsch nach der Wiederkehr bestimmter Gefühle verbunden. Selbstgeschichtlichkeit bezeichnet das Gefühl der Dauer, der Einbindung in die eigene Vergangenheit, das Gefühl eines „fortwährenden Seins", so dass man sich durchaus verändern kann und doch dieselbe Person bleibt. Der Säugling nimmt im Fluss der Ereignisse Regelmäßigkeiten wahr. Dadurch entwickeln sich die ersten Gedächtnisspuren.

Für den musikalischen Ausdruck ist wichtig, dass der Säugling mit der Handhabung äußerer Gegenstände beginnt und dabei wachsende Geschicklichkeit entwickelt. Die Koordination der Gliedmaßen und die der Augen und der Hand verbessert sich. Sein Interesse gilt nun auch unbelebten Objekten, d. h. der Säugling beschäftigt sich in einem physiologisch und affektiv ausgeglichenen Zustand intensiver mit Gegenständen. Typisch für diese Zeit ist die wachsende Lautierung, die den Erwachsenen zur „Babysprache" stimuliert. Er hebt seine Stimme, vereinfacht die Syntax und verlangsamt das Sprechtempo (Papoušek 1994, 104). Der Erwachsene versucht, auch durch sein Blickverhalten und seine Mimik dem Säugling gerecht zu werden. Er verringert die Distanz zum Gesicht des Säuglings so weit, dass die ganze Konzentration auf das Verhalten des Säuglings deutlich wird. Überdeutlich versucht die Betreuungsperson, die Stimuli zu setzen, um Kontakt zum Säugling herzustellen. Gesichterschneiden und Berührungsspiele sind in dieser Zeit besonders beliebt. Krabbelmärchen und Fingerspiele werden immer mehrmals wiederholt, aber jedes Fingerspiel unterscheidet sich nach Tempo, Spannung und gleichzeitigen sprachlichen Äußerungen deutlich von dem vorangegangenen. Je länger es dem Erwachsenen gelingt, in jede Runde ein optimales Maß an neuen Varianten einfließen zu lassen, desto länger wird das Kind von dem Spiel gefesselt sein. Trotz des Wunsches nach Wiederholung darf das Spiel nie genau gleich sein, da sonst Langeweile entstehen kann und das Kind sich abwenden würde. Ein weiterer, auch für den Musiktherapeuten wichtiger methodischer Aspekt, den man aus dem Umgang mit dem normalen Säugling lernen kann, ist das Erhalten eines optimalen Erregungsniveaus. Stimuliert man zu intensiv, wird das Erleben unangenehm, stimuliert man zu schwach, wird es uninteressant und nicht mehr lustvoll. Durch ein besonders feinfühliges Eingehen (Ainsworth, in Grossmann 1977) des Erwachsenen auf die Bedürfnisse des Säuglings erlebt er, dass sein eigenes Erregungsniveau reguliert werden kann. Die im Säuglingsalter üblichen Spannungsspiele („Jetzt-fang-ich dich", Fingerspiele, Kitzelspäße usw.) bringen Mutter und Kind in einen ähnlichen Gefühlszustand wie hohe Erregtheit, Freude oder eine Spannung, die vielleicht auch eine Spur von Angst beinhaltet. Trotz dieses intensiven „Wir-Gefühls" handelt es sich aber nicht um eine Verschmelzung, sondern um eine positive Interaktion, die jedoch nicht in Überstimulation münden darf. Das sensible Zeitgefühl des Säuglings, der jede Simultanitätsschwankung von nur einem Bruchteil von Sekunden wahrnimmt, unterstützt diese These.

Es wird deutlich, dass das intuitive Vorgehen der Eltern (vgl. auch Papoušek 1994, 202) im Umgang mit Säuglingen dem musiktherapeutischen Vorgehen vergleichbar ist.

Das subjektive Selbst

Kennzeichnend für diese zwischen dem 7. und 9. Monat zu beobachtende Entwicklung ist die Erfahrung, dass der Inhalt von Gefühlen und Gedanken mit anderen Menschen geteilt werden kann. Der Säugling entwickelt eine „Theorie" von berührungsfähigen und doch getrennten Innerlichkeiten und empfindet sich selbst nicht mehr im Mittelpunkt.

„Erst wenn Säuglinge wahrnehmen können, dass andere Personen sich in einem inneren Zustand befinden oder ihn in sich aufrechterhalten können, der demjenigen ähnlich ist, den sie gerade in sich selbst wahrnehmen, wird ein gemeinsames subjektives Erleben, wird Intersubjektivität möglich." (Trevarthen/Hubley 1978, zit. nach Stern 1992, 179).

Damit ein solches Erlebnis zustande kommen kann, muss den Kommunikationsmitteln wie Gestik, Haltung oder Gesichtsausdruck eine Bedeutung gegeben werden. Darüber hinaus machen stimmliche und instrumentale Äußerungen das Erleben von Intersubjektivität in besonderer Weise möglich. Die intersubjektive Bezogenheit baut auf dem Fundament der Kern-Bezogenheit auf. Die Kern-Bezogenheit, die die körperliche und sensorische Unterscheidung von Selbst und anderen Personen begründet, ist die notwendige Vorbedingung. Sie bildet das basale Urgestein der intersubjektiven Beziehungen. Das Besondere dieses Entwicklungsschrittes ist das Erleben der Empathie der Betreuungsperson. Wurde der empathische Prozess bisher fast unbemerkt wahrgenommen, wird er nun zum Gegenstand kindlicher Erfahrung. Die psychische Intimität, d. h. das subjektive Erleben dem Anderen anzuvertrauen und es beim Anderen zu erkennen, wird zum Bedürfnis. Eine Verweigerung dieser Intimität kann traumatische Folgen haben. Der Entwicklungssprung zur Intersubjektivität wird nach Stern (1992, 192) durch die Haltung der Mutter ermöglicht, die jedem Verhalten des Säuglings einen Sinn, eine Bedeutung unterstellt. Sie ordnet das Verhalten des Säuglings fortwährend in den Rahmen der von ihr selbst gestifteten Bedeutungen ein. Sobald das Kind dazu in der Lage ist, wird es den Bezugsrahmen gemeinsam mit der Mutter erschaffen. Wichtig ist die berechtigte Annahme, dass sich in den Bedeutungen, die die Mutter herstellt, nicht allein ihre Beobachtungen widerspiegeln, sondern auch ihre Phantasien. Der Einfluss der mütterlichen Phantasien bzgl. der Frage, wer der Säugling ist und zu welcher Persönlichkeit er sich entwickeln wird, wird sich auf die Entwicklung des Säuglings auswirken. Intersubjektivität umfasst daher auch eine Inter-Phantasietätigkeit.

Wesentliche Merkmale der Entwicklung eines subjektiven und intersubjektiven Selbst sind: Inter-Attentionalität, auch joint attention genannt, d. h. die gemeinsame Ausrichtung der Aufmerksamkeit des Säuglings und der Mutter auf denselben Punkt; Inter-Intentionalität, das gegenseitige Verständnis für Absichten und Motive sowie Inter-Affektivität, die Fähigkeit, affektive Zustände gemeinsam zu erleben. Die Fähigkeit, die Aufmerksamkeit gemeinsam auf ein Objekt zu richten (Inter-Attentionalität) zeigt sich beim Säugling, wenn er im Stande ist, den Blick von der Hand, die auf ein Objekt zeigt, abzuwenden und auf dieses zu richten. Zeigt die Mutter mit der Hand auf ein Spielzeug, so lenkt der Säugling seinen Blick von ihrer Hand in die Richtung, in die der Finger zeigt. Schon mit neun Monaten folgen Kinder der Blickrichtung der Mutter, wenn diese den Kopf wendet (Scaife/Bruner 1975, in Stern 1992, 186), ebenso wie die Mutter der Blickrichtung des Säuglings folgt (Collis/Schaffer 1975, in Stern 1992, 186). Inter-Attentionaliät meint also die Fähigkeit, dass divergierende Aufmerksamkeitsrichtungen in Übereinstimmung gebracht werden und eine gemeinsame Aufmerksamkeit entwickelt wird. Dadurch wird das gegenseitige Verständnis für Absichten und Motive (Inter-Intentionalität) entwickelt, das zu spezifischen Erlebnissen führt. Die sich entwickelnde Fähigkeit, affektive Zustände gemeinsam zu erleben (Inter-Affektivität), ist entscheidend für die weitere Selbst- und für die spätere verbale Entwicklung. Die Tatsache, dass sich Säuglinge an die Mutter wenden, wenn sie unsicher sind, ob etwas gut oder gefährlich ist, zeigt, dass sie der Mutter die Fähigkeit zuschreiben, selbst einen Affekt zu empfinden und daher etwas signalisieren zu können, das für ihren eigenen Gefühlszustand relevant ist. Diese soziale Bezugnahme und Vergewisserung des Säuglings haben Emde et al. (1978, in Stern 1992, 189) als „social referencing" (soziale Rückversicherung) beschrieben. Inter-Affektivität meint, „daß der Säugling zwischen dem eigenen, innerlich erlebten Gefühlszustand und dem Gefühlszustand, den er „an" oder „in" einer anderen Person beobachtet, eine Entsprechung herstellt". Da Affekte in der frühen Kindheit das primäre Thema der Kommunikation darstellen, ist das Phänomen der Inter-Affektivität „die erste, einflussreichste und in ihrer Unmittelbarkeit wichtigste Form gemeinsamen subjektiven Erlebens" (Stern 1992, 190). Die Tatsache, dass gemeinsam erlebte, affektive Stimmungen und Zustände früher auftreten als gemeinsame innere Zustände, die sich auf Objekte, d. h. auf Dinge außerhalb der Dyade beziehen, ist für die musiktherapeutische Arbeit von großer Bedeutung. Der musikalische Dialog zeigt in besonderer Weise, ob und wieweit die Fähigkeit, affektive Zustände miteinander teilen zu können, entwickelt ist. Die Affektabstimmung spielt dabei die entscheidende Rolle und ist nicht nur durch instrumentales Spiel, sondern auch durch körperlich-stimmliche Interventionen möglich: Den Rhythmus der Bewegung des Kindes erfassen, das Crescendo seiner Bewegung mit der Stimme wiedergeben, das Umsetzen der Mimik durch die prosodische Kontur der stimmlichen Äußerung, das begleitende Nicken des Kopfes genau im Takt der vom Kind gespielten Rassel. Affektabstimmung meint ein über die Imitation, Spiegelung und Empathie (als kognitiv gesteuertes Einfühlen) hinausgehendes Verhalten, das normalerweise unbewusst, beinahe automatisch erfolgt und in der Musiktherapie eine bewusst eingesetzte Intervention ist. Ziel der Affektabstimmung ist, eine Verbindung seelischer Zustände herzustellen und der Gemeinsamkeit des inneren Erlebens Ausdruck zu verleihen (Stern 1992, 204). Stern nennt diese Reaktion auf ein kindliches Verhalten „intermodal", und beschreibt, dass nicht nur die Form eines Verhaltens nachgemacht, sondern das Gefühl mitvollzogen wird. Eine intermodale Reaktion meint also, dass ein gemeinsam erlebter Affekt von zwei Personen in verschiedenen Sinnesmodalitäten ausgedrückt wird. Affektabstimmung ist mit Hilfe der Merkmale Intensität, Zeitmuster (Timing) und Gestalt nachzuweisen. Durch die Analyse dieser Merkmale kann auch die Beziehungsqualität eines musikalischen Dialoges festgestellt werden (Schumacher 2000).

Die weiteren Verbindungen zur musiktherapeutischen Methodik lassen sich leicht herstellen. Musik ist gerade für beziehungsgestörte Menschen ein „Drittes", worauf sich zwei oder mehrere Menschen gleichzeitig beziehen können (Inter-Attentionalität). Sie entlastet die zwischenmenschliche Atmosphäre und verbindet gleichzeitig. Sind beide Spieler/Hörer emotional berührt, kann ein Gefühl entstehen, das als gemeinsames Gefühl empfunden wird (Inter-Affektivität). Neben der beziehungsstiftenden Wirkung dieses Phänomens wird auf dieser Grundlage der emotionalen Erfahrung die Förderung der sprachlichen Kommunikation deutlich (Schumacher/Calvet-Kruppa 1999).

2 Musiktherapie bei tiefgreifender Entwicklungsstörung

Symptome – Hypothesen – musiktherapeutische Interventionen

Treten bei einem Kind die oben genannten Merkmale der Entwicklung nicht oder in gestörter Form in Erscheinung, müssen wir eine Störung der Selbstentwicklung annehmen. Dies führt zu einer Verzögerung der gesamten Entwicklung. Die „sensitiven" Phasen, in denen Entwicklung wieder in Gang gesetzt werden kann, dehnen sich entsprechend aus (Sroufe 1996, 157f).

Ausgehend von kurzen Beispielen aus der musiktherapeutischen Praxis mit Kindern (sieben bis zwölf Jahre alt), deren Diagnose „tiefgreifende Entwicklungsstörung" lautet, wird das methodische Vorgehen dargestellt. Es basiert auf dem Verständnis des Störungsbildes aus entwicklungspsychologischer Sicht der frühen Kindheit.

Störungen bei der Entwicklung des auftauchenden Selbst

Norbert, ein siebenjähriger Junge, streunt unruhig, in ständig leicht erregter Stimmung im Raum umher. Sein Blick streift alle Gegenstände und ist nie länger an irgendein Objekt oder eine Person gebunden. Sein Blick ist meist aus dem Fenster gerichtet, als existierte er in einer eigenen Welt weitweg vom Hier und Jetzt. Die Therapeutin nimmt eine Gitarre und summt über eine Akkordfolge eine improvisierte Melodie, die diese Stimmung eines in der Ferne lebenden Menschen einzufangen versucht. Ist diese Melodie verklungen, tritt Stille ein, und Norbert verharrt kurz in seinem erregten Schritt, schaut in Richtung „Musik", streift mit seinem Blick über die Therapeutin hinweg und nimmt seinen Schritt wieder auf.

Sind Koordinieren der Sinneswahrnehmung, Blickkontakt, Fähigkeit zur Imitation und Erleben von korrespondierenden Vitalitätsaffekten gestört, treten Symptome in Erscheinung, die als Kompensationsversuche verstanden werden können. Statt aktiv, wie normale Kinder, nach vielfältiger sensorischer Stimulierung zu suchen, schützt sich das Kind vor äußeren Reizen durch stereotype Handlungen, wozu auch das rastlose Umherstreunen gezählt werden kann. Das Kind exploriert nicht die Umwelt, da es sichtlich zur Integration verschiedener Sinneseindrücke nicht fähig ist. Sind angeborene Verhaltensweisen wie Blickkontakt und Imitation des Gesichtsausdrucks eines anderen Menschen gestört, führt dies zu einem verheerenden Rückzug. Ein Circulus vitiosus entsteht: Es fehlt eine emotionale Resonanz der Umwelt, und das Kind verliert so weitgehend die Motivation, sich weiterzuentwickeln und zu lernen. Meist entwickeln diese Kinder keine Sprache. Die Affekte bleiben durch die Unfähigkeit, eine zwischenmenschliche Beziehung einzugehen, unreguliert. Autoaggressives und andere Arten von verletzendem Verhalten sind die Folge. Die im DSM IV (Saß et al. 1998, 107f) angegebene Symptomatik:

◊ qualitative Beeinträchtigung der zwischenmenschlichen Beziehungen,
◊ qualitative Beeinträchtigung der verbalen und nonverbalen Kommunikation sowie der Phantasie und
◊ deutlich beschränktes Repertoire von Aktivitäten und Interessen

ist die Folge. In der musiktherapeutischen Praxis begegnen wir dem inaktiven oder hyperaktiven Kind, dem sich stereotyp bewegenden und blickvermeidenden Kind. Diese Symptomatik kann als Ergebnis einer affektiven Entwicklungsstörung angesehen werden und hat eine Beeinträchtigung der weiteren Entwicklung zur Folge.

Das musiktherapeutische Vorgehen ist von einer Haltung geprägt, die die Therapeutin auf Grund ihrer Kenntnis und Hypothesenbildung bzgl. des Störungsbildes entwickelt hat. Kinder, die durch die oben genannte Symptomatik kontaktlos wirken, brauchen eine Atmosphäre, die das Aushalten, Annehmen und Akzeptieren ihres Zustandes deutlich spürbar macht. Der Musiktherapeut wird mit instrumentalen und vokalen Mitteln Resonanz schaffen, das Kind einbetten und stimmungsmäßig umhüllen. Affektabstimmung meint hier das Erfassen der affektiven Grundstimmung des Kindes und das Hörbarmachen dieser Affektlage. Die sensorischen Bedürfnisse des Kindes müssen besonders berücksichtigt werden. Bei gestörtem Blickkontakt sollte dieser nicht vorrangig als Kontaktmittel eingesetzt werden. Musik als „symbolische Berührung" (Trapp, zit. nach Mahns 1984, 301) kann den Anderen auch ohne direkten Blickkontakt erreichen.

Störungen bei der Entwicklung des Kernselbst

Florian, ein achtjähriger Junge, ist durch das Hantieren einer Schnur, die er immer bei sich trägt, vollkommen absorbiert. Er streunt unruhig und auf Zehenspitzen im Raum umher und setzt sich schließlich auf ein Trampolin. Seine Hände sind weiterhin mit dem Hantieren an der Schnur beschäftigt. Die Therapeutin stellt sich hinter ihn und beginnt, Florian vorsichtig zu bewegen. Ein Lied („Hoppe-hoppe-Reiter") begleitet dieses Auf und Abbewegen, das im Rhythmus den Handbewegungen des Kindes entspricht. Florian nimmt dieses Bewegtwerden in sich auf und beginnt, das Auf- und Ab mit seinem Körper mitzuvollziehen. Das Lied ist zu Ende, es entsteht eine Pause. Florian gibt den Impuls zu einer Wiederholung, indem er selbst versucht, seinen Körper in diese Schwingung zu versetzen. Die Pause ermöglicht ihm, das Empfinden von Urheberschaft zu erleben. Das ganzkörperliche Bewegungsspiel lässt ihn seine Handstereotypie vorübergehend vergessen und stärkt sein Körperempfinden.

Explorationsmangel, keine sichtbare Neugier, Spielunfähigkeit, Zwänge, zwanghafte Verhaltensweisen und Veränderungsängste sprechen für zu wenig Erfahrung mit Handlungen, die zu den gewünschten Resultaten führen (Urheberschaft). Zu große Angst vor zwischenmenschlichen Empfindungen verhindert das Entstehen von Spielraum. Sensibilisierungs- und Körperstörungen (Verletzungen, Zehenspitzengang), fehlendes Raumempfinden könnten auf eine Störung der kreuzmodalen Wahrnehmung zurückzuführen sein: Taktiler Reiz kann nicht mit visuellem, propriozeptivem, akustischem Reiz koordiniert werden. Es entsteht Angst. Nur selbst initiierte Stimulationen werden stereotyp bevorzugt und sollen das gestörte Körperempfinden kompensieren helfen. Da meist zu wenig Berührung bzw. verschmelzende, unabgegrenzte Körperempfindungen erlebt werden, kann das gestörte Körper- und damit Raumempfinden nicht aufgehoben werden. Affektausbrüche, die oft uneinfühlbar erscheinen, können weder vom Kind noch mit Hilfe des Erwachsenen reguliert werden. Selbst und Nichtselbst werden als zu getrennt erlebt, es entsteht keine affektive Verbundenheit, das Kind nimmt die intermodalen Reaktionen und andere Versuche der Einfühlung des Anderen anscheinend gar nicht richtig wahr. Auftretende negative Affekte können z. B. nicht durch Berührung reguliert werden. Das Festhalten und das stereotype Wiederholen von Handlungen und Gedanken sollen Halt und Ordnung in dieser chaotischen Welt geben. Gelegentlich scheint das Kind kein sichtbares oder ein verzögertes Erinnerungsvermögen zu haben. Festhalten an immer wiederkehrenden Themen und Handlungen spricht für eine hohe Angstbereitschaft bei Veränderungen.

In der musiktherapeutischen Praxis begegnen wir dem willenlosen Kind, das seine eigene Urheberschaft noch nicht entdeckt oder wieder verloren hat. Wir begegnen auch dem Kind, das den Anderen stark funktionalisiert, d. h. für seine eigenen Bedürfnisse verwendet und so das Entstehen jeglichen Zwischen- und damit Spielraumes verhindert. Wir begegnen auch dem scheinbar affektlosen bzw. affektlabilen Kind, das sich oft nicht berühren lässt und daher schwer zu regulieren ist. Wir begegnen auch dem Kind, das an bestimmte Ideen fixiert ist, wodurch der Fluss der Ereignisse gebremst wird.

Das musiktherapeutische Vorgehen ist von der Haltung geprägt, durch (Unter-)Stützen, (Aus-)Halten, (Er-)Tragen und schließlich Berühren dem Kind mit seinem gestörten Körperempfinden zu begegnen. Ziel ist, dem Kind seine eigene Körperlichkeit bewusst zu machen. Mit Hilfe früher Mutter-Kindspiele (multisensorische Spiele, s. o.), werden propriozeptive, taktile, akustische und visuelle Stimuli koordiniert. Schlaf-, Schaukel- und Wiegenlieder, Körperlieder, Fingerspiele und Krabbelmärchen, Kindertänze und Tanzlieder helfen, das Körperselbst in der Beziehung zu einem anderen Menschen zu entwickeln. Methodisch entscheidend ist das Achten auf die eigenen Impulse des Kindes, um ihm urheberschaftliche Erfahrungen zu ermöglichen. Dazu gehört, dass sich der Therapeut u. U. längerfristig vom Kind und seinen Wünschen „funktionalisieren" lässt, bevor er eigene Ideen einbringen kann. Die Fähigkeit zu dialogisieren ist hier noch nicht entwickelt und sollte nicht gefordert werden. Respektvolles Umgehen mit dem Körper des Kindes, um das Empfinden für Körpergrenzen und für seine eigene Körperlichkeit zu ermöglichen, stehen im Vordergrund. Das Erfassen der dem Kind eigenen Affektlage ist auch hier wieder wichtig, da nur eine entsprechende Affektabstimmung die gewünschte Beziehung herstellen wird. Die Art und Weise, wie ein Spiel entwickelt und gespielt wird, ist entscheidend. Neben improvisierter Musik sollen immer auch Spielformen entwickelt werden, die wiederhol- und damit leichter erinnerbar sind. Das Kind wird sie in Gedanken mitnehmen und damit erinnern lernen.

Störungen der Entwicklung von subjektivem und intersubjektivem Selbst

Julian schiebt einen aus Pappe hergestellten Fernsehturm durch den unteren Türschlitz. Er bringt sein Thema mit und ist noch nicht im Stande, sich auf ein von der Therapeutin angebotenes Thema einzulassen. Die Liftfahrt, die Julian schon oft erlebt hat, als er seinen geliebten Fernsehturm besuchte, wird auf einer Trommel nachgespielt. Gespannt richtet Julian seinen Blick auf die Trommelschlägel, die ein immer schneller werdendes Motiv spielen. Als der Lift in rasendem Tempo noch nicht ganz oben angelangt ist, ruft Julian: „Halt"! Seine emotionale Fähigkeit, diese dynamische Steigerung mitzuempfinden, hat hier eindeutig eine Grenze. Bei einer Wiederholung drosselt die Therapeutin den dynamischen Verlauf, um Julian nicht überzustimulieren.

Menschen mit gestörtem Empfinden ihres subjektiven Selbst zeigen noch nicht die Fähigkeit zur Intersubjektivität. Folgende Symptome sind zu beobachten: Das Kind ist ganz von seinen eigenen Bedürfnissen besetzt, es würde keine Reaktion auf Aufforderungen wie: „Schau, was ich da habe! Komm her!" zeigen. Die Fähigkeit zur Inter-Attentionalität, die die Ausrichtung der Aufmerksamkeit und Konzentration auf eine gemeinsame Aufgabe meint, fehlt. Ein gemeinsames Thema kommt nur zu Stande, weil sich die Therapeutin ganz auf das Thema des Kindes einlässt. Die Absicht und Motivation, etwas zusammen zu tun, wird nicht geäußert. Fragen und Aufforderungen wie: „Kannst du das mitmachen? Mach das doch mal nach!", würde das Kind nicht nachkommen. Das gegenseitige Verständnis für Absichten und Motive, also die Fähigkeit zur Inter-Intentionalität, wird nicht eingeholt. Entsteht ein gemeinsames Spiel, so bricht das Kind genau dort den Kontakt ab, wo es die Gefühle des Anderen zu spüren bekommt. Es zeigt keine Zeichen von sozialer Rückversicherung, und die Fähigkeit, sich auf die Affekte des Anderen einzulassen, wird nicht spürbar. Die Fähigkeit, affektive Zustände gemeinsam i. S. von Inter-Affektivität zu erleben, ist als Erlebnis hoch ambivalent besetzt. Die Fähigkeit zur gegenseitigen Affektabstimmung fehlt. Eine zwischenmenschliche Beziehung kommt daher nur zu Stande, indem die Therapeutin den Grad der noch zu integrierenden Affekte feinfühlig wahrnimmt und die Intensität musikalischer Spiele bzw. ihrer instrumentalen/vokalen Intervention entsprechend abstimmt. Hypothesen zu dieser Symptomatik sind auch hier eine mögliche Wahrnehmungsstörung, fehlender Blickkontakt und fehlendes Körperempfinden, die als Basis für intersubjektives Verhalten nicht genügend entwickelt sind. Das Fehlen einer Vorstellung, dass der Andere auch Gefühle, Wünsche und Bedürfnisse hat, erschwert die gegenseitige Abstimmung von Absichten. Die bisherige Unerfahrenheit von Zwischenmenschlichkeit lässt das Kind, das den Affekt des Anderen zu spüren bekommt, zunächst erschrecken. Die

Unfähigkeit, eigene Affekte zu regulieren, erhöht die Angst vor fremden Affekten. Das vermutlich noch nicht abgegrenzte, als psychisch-physische Einheit erlebte Selbst kann das Risiko, mit einem anderen Selbst „zusammenzuklingen" und für diese Zeit quasi zu verschmelzen, noch nicht eingehen.

In der musiktherapeutischen Praxis begegnen wir dem völlig auf sich selbst bezogenen Kind, das den Aufforderungen, mit- oder etwas nachzumachen, noch nicht nachkommt. Handelt es sich um ein sprechendes, geistig nicht behindertes Kind, so wird die Unfähigkeit, Gefühle auch beim anderen Menschen anzunehmen und empathisch zu empfinden, oft sogar ausgesprochen. Diese Kinder fragen förmlich, ob der Therapeut auch etwas spürt, ob er auch traurig ist, wenn z. B. ein Instrument kaputt geht. Das häufigste Phänomen ist das Verhindern gemeinsam erlebbarer Dynamik, wie sie beim Musizieren möglich wäre. Die gefühlsmäßige Nähe wird hier durch eindeutige Widerstände, wie drohende Kontaktabbrüche, verhindert. Das musiktherapeutische Vorgehen ist von der Bemühung geprägt, die Voraussetzungen zur Dialogfähigkeit zu schaffen. Erst wenn die Merkmale des auftauchenden Selbst und des Kernselbst in Erscheinung treten, wird der Therapeut sich zunehmend abgrenzen und sich als eigenständige Person spür-, hör- und sichtbar machen. Seine musikalischen Interventionen werden ihn als ein deutliches „Gegenüber" hörbar machen. Hat das Kind die Fähigkeit, sich selbst wahrzunehmen, entwickelt, so tritt die körperlich-musikalische Arbeit in den Hintergrund. Stimmliche und instrumentale Äußerungen werden nicht nur bewusst gemacht, sondern durch Hinzufügen eigener Ideen ergänzt. Frage-Antwort-Spiele, musikalische Dialoge, die durch das Abweichen der Erwartungen des Kindes entstehen, werden zunehmend dynamisch variabel gestaltet. Die enstehenden Spiele können assoziativen Gehalt bekommen und sogar zu Rollenspielen führen. Entscheidend ist, dass die beim instrumentalen und vokalen Zusammenspiel aufkommende gefühlsmäßige Nähe eine Form erfährt, die die gebührende Distanz immer wieder herzustellen vermag. Nur dann wird der entstandene Kontakt längerfristig erhalten bleiben können.

3 Das Forschungsinstrument „EBQ" (Einschätzung der Beziehungsqualität)

Wie schon zu Beginn formuliert, gehört zu den gemeinsamen Zielen der Säuglingsforschung und der Musiktherapie neben der Entwicklung einer adäquaten Sprache unter besonderer Berücksichtigung der emotionalen Entwicklung auch das Beschreiben der Qualität von Interaktionsmustern. Die schon an anderer Stelle veröffentlichten Einschätzungsskalen der Beziehungsqualität („EBQ") des vokalen und instrumentalen Ausdrucks (Schumacher/Calvet-Kruppa 1999, Schumacher 2000) werden hier durch die Analyse des körperlich-emotionalen Ausdrucks ergänzt. Diese Skalen basieren auf entwicklungspsychologischen Erkenntnissen und können als diagnostische Hilfe, zur Beschreibung des musiktherapeutischen Vorgehens und als Forschungsinstrument verwendet werden.

Der emotionalen Entwicklung kommt besondere Bedeutung zu, da die Fähigkeit zur zwischenmenschlichen Beziehungsfähigkeit u. a. von der Fähigkeit der Affektregulierung abhängt. Beispiele aus der Praxis veranschaulichen, dass das Medium Musik, speziell der musikalische Dialog, hier besonders wirkungsvoll ist. Die vorne dargestellten entwicklungspsychologischen Erkenntnisse werden unter besonderer Berücksichtigung der affektiven Regulation und der Rolle des Erlebens positiver Affekte nochmals zusammengefasst dargestellt. Das methodische Vorgehen in der Musiktherapie wird jeweils durch ein Praxisbeispiel, das eine bestimmte Beziehungsqualität veranschaulicht, erläutert. Es werden sieben Beziehungsqualitäten unterschieden, die den körperlich-emotionalen Entwicklungsstand des Kindes bestimmen helfen. Diese sieben Modalitäten können aber auch diskontinuierlich in Erscheinung treten, da Entwicklung nicht immer linear verläuft (Rauh 1997).

*Die Skala der körperlich-emotionalen Beziehungsqualität (KEBQ)**
Modus 0 – Kontaktlosigkeit

Die Grundlage emotionaler Entwicklung ist die Wahrnehmungsverarbeitung angebotener Reize. Ist die angeborene Fähigkeit zur amodalen Wahrnehmung und transmodalen Übertragungsfähigkeit gestört, so kommt es zu Symptomen der tiefgreifenden Entwicklungsstörung. Gestörter Blickkontakt, fehlende physiognomische Wahrnehmung und Stereotypien, die als Reizschutz fungieren, sind die Folgen. Die Begegnung mit der betreuenden Person erzeugt normalerweise sog. Vitalitätsaffekte, die den Austausch von Gefühlen zur Folge hat. Die oben genannten Symptome verhindern diesen Austausch und damit die Regulation der Affekte durch andere Personen. Die Affektlage ist überwiegend neutral. Werden Affekte sichtbar, sind sie schwer zu deuten, da sie nicht im Zusammenhang mit dem Kontext stehen (z. B. lächelt das Kind oder zeigt Unwohlsein ohne sichtbaren Anlass). Diese Vorläufer von positiven und negativen Emotionen wechseln schnell.

Beispiel: Max läuft immer wieder wie getrieben diagonal durch den Raum und blättert dabei dicht vor seinem Gesicht in einem Katalog. Er scheint die Umwelt kaum wahrzunehmen und seine Mimik ist schwer lesbar. Sein Blick ist mal auf die sich bewegenden Blätter des Kataloges, mal in die Ferne gerichtet. Die Therapeutin wählt eine vom Band erklingende Kindertanzmusik. Max zeigt zunächst keine sichtbare Reaktion und bleibt in seinen stereotypen Verhaltensweisen gefangen.

Methodik: Das stereotype Verhalten eines Kindes muss angenommen und darf nicht als störendes Verhalten unterbunden werden. Eine Kontaktreaktion sollte nie forciert werden. Die Therapeutin wählt eine Tanzmusik vom Band, um dem Kind bewegungsmäßig begegnen zu können. Sie versucht, dem Zustand des Kindes einen „Sinn" zu geben, indem sie das stereotype Hin- und Herlaufen in einen musikalisch-tänzerischen Zusammenhang stellt. Erst im weiteren Verlauf wird sie sich „mittanzend" dem Kind nähern und vorsichtige Kontaktangebote machen. Zunächst aber schafft sie mit Hilfe der Musik eine Atmosphäre, die das Kind affektiv erreichen soll, sein Verhalten aber nicht direkt verändern will.

Modus 1 – Kontaktreaktion

Die Fähigkeit, angebotene Reize sinnvoll verarbeiten zu können, ist die Voraussetzung für das „Empfinden des auftauchenden Selbst". Die sich weiter ausdifferenzierende Selbstwahrnehmung gilt als Basis der zwischenmenschlichen Beziehungsfähigkeit. Die Bezugsperson hilft durch kontingente Reaktionen, die körperlich-emotionalen Bedürfnisse des Neugeborenen zu regulieren. Das Kind wird dadurch physiologisch reguliert, kann aufmerksam werden und Blickkontakt halten. Positive Affekte können gegenseitig ausgetauscht werden. Anfänglich hält der Zustand der Aufmerksamkeit nicht lange an, und der Affekt kann plötzlich in eine negative affektive Reaktion (Distress) umschlagen. Kinder, die geringere und instabilere Selbstregulationsfähigkeiten besitzen, reagieren sehr empfindlich auf negative Einflüsse der Interaktion. Sie brauchen einerseits mehr Unterstützung von der betreuenden Person, um ihre innere Balance zu erhalten. Sie reagieren andererseits noch besonders empfindlich auf Unter- und Überstimulation. Die angebotenen Reize müssen verarbeitbar sein und dürfen daher an Intensität und Tempo das Kind nicht überfordern.

Beispiel: Florian hüpft gerne und exzessiv auf einem Trampolin. Die Therapeutin stellt sich hinter ihn, vollzieht diese stereotype Bewegung mit und improvisiert im Rhythmus der Bewegung eine Melodie. Sie unterstützt damit seinen Bewegungswunsch und macht die Bewegung hörbar. Dieses von einer gesungenen Melodie begleitete starke Bewegtwerden führt zu einer körperlich-emotionalen Synchronisation, die eine freudige Kontaktreaktion auslöst. Ist das Spiel zu Ende, zeigt die Mimik des Kindes wieder einen ernsten Ausdruck.

Methodik: Die Therapeutin versucht, die körperlich-emotionalen Bedürfnisse des Kindes in einen musikalischen Zusammenhang zu bringen. Die genaue Synchronisation der propriozeptiven Empfindungen mit der zu hörenden Melodie hilft dem Kind, diese beiden Sinnesmodalitäten zu koordinieren. Durch diese Integrationsarbeit entsteht eine von einem positiven Affekt begleitete Kontaktreaktion.

Modus 2 – Funktional-sensorischer Kontakt

Aufkommende Spannungen, die durch die erhöhte Aufmerksamkeit des Kindes entstehen können, werden durch die feinfühlige Affektabstimmung der Bezugsperson reguliert. Gerade weil das Kind während dieser Phase fähig wird, längerfristig aufmerksam zu sein, ist es für Unter- und Überstimulation vulnerabler. Es kann sich u. U. vor zu starker Stimulation noch nicht schützen. Diese Phase ist für die Regulierungsfähigkeit eigener Affekte besonders kritisch. Nur wenn die Bezugsperson feinfühlig ist, lernt das Kind, hohe Spannungen auszuhalten und zu regulieren. Aus dieser Erfahrung kommt das Gefühl des Vertrauens. Ist dagegen die Bezugsperson nicht in der Lage, sich feinfühlig mit dem Kind abzustimmen, sei es, weil sie vorübergehend die Signale des Kindes nicht richtig wahrnehmen, sich gefühlsmäßig nicht einlassen kann oder ambivalent reagiert, bekommt das Kind keine externe wirkungsvolle Regulationshilfe angeboten. Manche Kinder reagieren schon in dieser frühen Phase mit Vermeidung und/oder mit gemischten Gefühlen.

Beispiel: Marian schlägt der Therapeutin auf die Stirn. „Nicht mich kannst du schlagen, die Trommel kannst du schlagen". Marian zeigt fremd- und autoaggressive Verhaltensweisen. Seine hohe emotionale Spannung und Aufregung zeigt sich in meist aus dem Hinterhalt kommenden, harten Schlägen und Beißen seines eigenen Handrückens, in übertriebenem Lachen, seiner Stimme und in der Art, die Trommel zu schlagen. „Kaputt, alles ist kaputt", ist seine häufigste verbale Äußerung. Die Therapeutin gestaltet ein Refrainlied, das die hohe affektive Spannung aufnimmt. Fasziniert, aber auch kontrollierend, beobachtet

Marian ihr Gesicht und schlägt mit harten Schlägen die Trommel. Auch sein gepresstes Singen vollzieht die Therapeutin in genau derselben Intensität mit und integriert es in das „Kaputtlied". Halb staunend, halb lachend lässt die hohe Spannung des Kindes nach vielen Wiederholungen dieses Spiels nach.

Methodik: Das Kind zeigt plötzlich auftretende Affekte, die von hoher Intensität sind und in Fremd- und Autoaggressivität münden. Durch eine schon angebahnte Beziehung lässt sich das Kind auf das Spielen der angebotenen Trommel ein. Nur durch die rechtzeitige präzise Affektabstimmung der Therapeutin können diese intensiven Affekte von außen reguliert werden. Diese Regulationshilfe wird vom Kind akzeptiert. Das aus dem Stegreif erfundene Refrainlied, das mit den improvisierten Zwischenteilen das Schlagen und die gepressten vokalen Äußerungen des Kindes integriert, lässt es erleben, dass vor allem negative Affekte nicht gefährlich sind, sondern mitvollzogen werden können und damit regulierbar sind.

Modus 3 – Kontakt zu sich selbst/Selbsterleben

Bei allen Kindern ist die Qualität einer adäquaten positiven Unterstützung von Geburt an entscheidend. Sie legt die Basis für die weitere Etablierung einer stabilen Selbstregulationsfähigkeit sowie für die Entwicklung der Selbstkompetenz und Autonomie. Sie ist zuletzt für die Etablierung einer sicheren Bindung unerlässlich. Als Hauptmerkmale des „Kernselbst" entwickelt sich das Empfinden von Urheberschaft, Selbstkohärenz, Selbstaffektivität und Selbstgeschichtlichkeit. Dies bedeutet das Empfinden, ein vollständiges körperliches Ganzes zu sein, über Grenzen und ein körperliches Handlungszentrum zu verfügen, Urheber eigener Handlungen und Nicht-Urheber der Handlungen anderer Menschen zu sein. Der Säugling empfindet, dass er einen eigenen Willen besitzt, selbsterzeugte Aktionen kontrollieren und bestimmte Konsequenzen seiner eigenen Aktionen erwarten kann. Entwickelt das Kind durch die Unterstützung der Bezugsperson diese Fähigkeiten ungestört, so befindet es sich in einer zunehmend positiven Stimmung (Sroufe 1996). Durch die weiter ansteigende Bezugnahme zur Außenwelt, die sich in sozialem Lächeln, Explorieren durch aufmerksame, ruhige Blicke und Beobachten der Mimik der Bezugsperson äußern, erlernt das Kind, seine inneren Zustände psychophysiologisch zu regulieren. So kann es sich nun aktiv von unangenehmen Reizen abwenden. Ab dem 4. Monat werden Erinnerungsspuren mit positivem und negativem Affekt verbunden und im Gedächtnis behalten. Das Kind kann eigene emotionsspezifische Gefühlsqualitäten zulassen.

Beispiel: Oskar ist ein sehr unruhiges, sich ständig im Raum bewegendes Kind. Durch das Schaukeln in einer Hängematte stabilisiert sich sein Körperempfinden und damit seine Affektlage. Nachdem die Therapeutin für ihn ein Lied, das seine Lautierungen aufnimmt, gesungen hat, macht sie eine Pause. Oskar richtet sich in der nun aufkommenden Ruhe körperlich auf und beginnt aus unmittelbarer Nähe, die Physiognomie der Therapeutin intensiv zu explorieren. Diese ruhige Beobachtungs- und Explorationsphase hält lange an.

Methodik: Durch längerfristige rhythmische propriozeptive Stimulation kann das Kind eine zunehmende Beziehung zu seinem Körper und seiner eigenen Affektlage bekommen. Dies ermöglicht ihm, seine Wahrnehmung nach außen zu richten.

Modus 4 – Kontakt zum Anderen/Intersubjektivität

Die Merkmale dieses Entwicklungsstandes sind: Inter-Attentionalität (auch joint attention genannt) und Inter-Intentionalität. Dies meint eine „intentionale Kommunikation", d. h. das Kind erkennt die Wirkung der eigenen Absichten und Motive beim Anderen. Durch die zunehmende Erfahrung, Urheber einer Handlung zu sein, einen eigenen abgegrenzten Körper zu empfinden, eigene Gefühle und eine eigene Geschichte zu haben, entsteht ein wachsendes Interesse an der Außenwelt. Dies äußert sich durch die Art und Weise, wie das Kind seine Wahrnehmung mit der Umwelt zu teilen beginnt (soziale Rückversicherung). Das Kind kann neue Eindrücke assimilieren und übernimmt eine aktivere Rolle in der emotionalen Regulation. Die Spannungsmodulation hängt aber von der Sicherheit des Kontextes ab. In unsicheren Situationen liest das Kind nicht nur die Mimik des Anderen, sondern deutet sie. Erkennt sich das Kind als Urheber seiner Handlungen, entsteht ein Affekt, der einen Blickkontakt zur Bezugsperson auslöst. Reagiert diese positiv, wird der Affekt stabilisiert.

Beispiel: Tanja drückt mit ihren Händen die der Therapeutin, die diesen Händedruck zurückgibt. Aus diesem Hin und Her wird ein „Zugspiel", das die Therapeutin mit entsprechenden Geräuschen begleitet. Tanja exploriert daraufhin ihre Hände und sucht Bestätigung ihres auftauchenden Körperempfindens durch erstaunte und schließlich erfreute Blicke zur Therapeutin. Augen und Hände sind koordiniert, die Aufmerksamkeit beider Spieler ist gerichtet.

Methodik: Das Kind erlebt zunehmend sein Selbst und sucht emotionale Sicherheit durch Bestätigung. Es nimmt die Therapeutin deutlich wahr, die durch ihre affektive Anwesenheit und Einfühlung diesen gewünschten Halt gibt. Die Beziehung zur Therapeutin ist im Begriff, sich zu etablieren. Je sicherer die Beziehung wird, desto stabiler wird die Affektlage.

Modus 5 – Beziehung zum Anderen/Interaktivität

Das Kind hat durch ein gut entwickeltes Gedächtnis Erwartungen an die Situation ausgebildet und reagiert entsprechend auf die Außenwelt. Voraussetzung ist eine gut entwickelte Kern-Bezogenheit. Das Empfinden von physischer Getrenntheit des Selbst und des Anderen ermöglicht das Teilen von Erlebnissen mit dem Anderen. Das Repertoire emotionalen Ausdrucks erweitert sich. Das Kind kann positive (z. B. Freude, Interesse, Überraschung) und negative Affekte (z. B. Traurigkeit, Aggression) selbst und in einer Beziehung regulieren. Ein längerfristig positiver Affekt, begleitet von einer entsprechenden Blickqualität, ist beobachtbar. Durch die länger andauernde Inter-Attentionalität, den länger andauernden Blickkontakt, nimmt das Kind die Gefühlslage der Bezugsperson genauer wahr. In dieser Phase entwickelt sich im Ansatz eine „theory of mind", d. h. die Fähigkeit, auch im Anderen eigene Gefühle, Wünsche und Intentionen und ein geistiges Dasein mit eigenen Gedanken anzunehmen und zu erkennen (Frith 1992).

Beispiel: Ein Klanggestenspiel führt zu einem interaktiven Spiel. Oskar klatscht in die Hände der Therapeutin und in seine eigenen und singt leise dazu. Die Therapeutin reagiert mit einer eigenen Klatschfolge. Die Intensität der Bewegung des Kindes drückt die hohe und durch die andauernde Interaktion steigende Spannung aus, die jedoch vom Kind selbst durch Pausen reguliert wird. Oskar genießt sichtlich dieses Spiel und sucht, es zu verlängern.

Methodik: Das Kind zeigt zunehmendes Interesse an der Therapeutin, die nun beginnt, auch eigene Ideen einzubringen. Die Therapeutin weicht stärker von den Erwartungen ab, provoziert i. S. des Herauslockens eigene Reaktionen des Kindes auf ihre Ideen. Es ist ein Austausch von gegenseitigen Ideen. Frage-Antwort-Spiele entstehen, die von stimmigen positiven Affekten begleitet sind und längerfristig ausgehalten werden. Das Kind zeigt deutlich, dass es diesen Dialog genießt. Die dabei ansteigende Intensität des Affektes führt zu diskret wahrnehmbaren Stress- und Regulationszeichen. Nimmt die Therapeutin diese Signale wahr, wird sie Intensität und Dauer des gemeinsamen Tuns und Erlebens entsprechend regulieren, um das Kind in seiner emotionalen Fähigkeit nicht zu überfordern.

Modus 6 – Begegnung/Inter-Affektivität

Das Kind verfügt über ein Reservoir positiver und negativer affektiver Erfahrungen mit seiner Bindungsperson. Auf Grund deren kontingenter Reaktionen hat es ein stabiles und konsistentes Affektgedächtnis mit Erwartungen an bestimmte Konsequenzen entwickelt. Es hat nun ein inneres „Arbeitsmodell", d. h. es hat Erwartungen an externe und interne Regulation ausgebildet (siehe z. B. Bretherton 1987). Anhaltende Erfahrung mit positiven Affekten gibt ihm ein Gefühl der Sicherheit. Dies ermöglicht ihm, hohe Spannungen ohne Angst oder Unwohlsein („distress") zu ertragen und mit der Bindungsperson zu teilen.

Das Kind, das seine Affekte in erster Linie physiologisch erlebt, wird zunächst durch die Bezugsperson körperlich reguliert. Im Laufe der Entwicklung macht es die Erfahrung, dass seine inneren Zustände psycho-physiologisch später psychisch reguliert werden. Durch diese Erfahrung werden empathische Fähigkeiten und die genannte „Theory of Mind" (Frith 1992) ausgebildet.

Beispiel: Julian zeigt zunehmendes Interesse an dem Gesicht und der Nase der Therapeutin. So setzt sie ihre Nase als Musikinstrument ein, indem sie durch die Nase ein Lied singt. Julian kommt der Aufforderung nach, mit seiner eigenen Nase ein ähnliches „Nasenlied" zu singen. Er fasst sich dabei mit der anderen Hand an die Brust, als wolle er spüren, wo sein Gesang herkommt. Auch am Oberkörper der Therapeutin fühlt Julian mit der Hand, wie der Gesang wahrzunehmen ist. Interessiert und lachend über den näselnden Gesangsstil haben beide Spieler sichtlich Spaß miteinander.

Methodik: Das Interesse am eigenen und am Körper des Anderen führt zu einem Körperspiel, das durch seine musikalische Einbindung eine wiederholbare Form bekommt. Durch eine länger andauernde Interaktion verdichtet sich die Beziehung und es entsteht psychische Nähe. Wird dieses Gefühl psychischer Nähe ausgehalten, wird Freude sicht- und hörbar. Diese positiven Affekte werden von Kind und Therapeutin klar ausgedrückt und wechselseitig ausgetauscht. Die emotionale Flexibilität drückt sich in Freude und Spaß am gemeinsamen Spiel aus.

Ausblick

Die hier dargestellten entwicklungspsychologischen Erkenntnisse sind nicht nur für die Arbeit mit Kindern, die an einer tiefgreifenden Entwicklungsstörung leiden, gültig, sondern auch für andere Krankheitsbilder, deren Störungen im ersten Lebensjahr vermutet werden. Musiktherapie kann gerade bei symbolisierungsunfähigen bzw. -gestörten Menschen die typische Affektstörung behandeln. Das Medium Musik bzw. das Angebot, musikalisch zu dialogisieren, hat die besondere Eigenschaft, Affektabstimmung, Affektregulierung und das Erleben positiver Affekte als Motor der Entwicklung erfahrbar zu machen. Die für die Entwicklung von Beziehungsfähigkeit so entscheidende Fähigkeit der Feinfühligkeit kann gerade in der musikalischen Interaktion besonders deutlich und damit wirksam werden. Erkenntnisse der Entwicklungspsychologie haben die Wichtigkeit dieser Fähigkeit herausgestellt. Musiktherapie stellt die Mittel zur Verfügung, sie in einem intermediären Spielraum erfahrbar werden zu lassen.

Literatur

Als, H., Tronick, E., Brazelton, T. B. (1980): Stages of early behavioral organization. In: T. Field, D. Stern, A. Sostek, S. Goldberg (Eds.), Interactions of high risk infants and children, Academic Press, New York, 181–204

Brazelton T. B., Yogman, M., Als, H., Tronick, E. (1979): The infance as a focus for family reciprocity. In: M. Lewis, L. A. Rosenblum (Eds.): The child and its family. Plenum Press, New York

Bretherton, I. (1987): New Perspectives on Attachment Relations: Security, Communication, and Internal Working Models. In : Osofsky, J. D.: Handbook of Infant Development. Wiley, New York, 1061–1100

Crittenden, P. M. (1994): Attachment and Psychopathology. In: S. Goldberg, R. Muir, J. Kerr (Eds.): Attachment Theory: Social, developmental, and clinical perspectives. The Analytic Press, Hilsdale, NJ, 367–406

Decker-Voigt, H.-H., Knill, P. J., Weymann, E. (1996): Lexikon Musiktherapie. Göttingen, Hogrefe

Dornes, M. (1997): Die frühe Kindheit, Entwicklungspsychologie der ersten Lebensjahre. Fischer, Frankfurt/M.

Frith, U. (1992): Autismus, ein kognitionspsychologisches Puzzle. Spektrum, Heidelberg

Grossmann, K. E. (1977): Skalen zur Erfassung mütterlichen Verhaltens. Von Mary D. S. Ainsworth. In: K. E. Grossmann (Hrsg.): Entwicklung der Lernfähigkeit in der sozialen Umwelt, Kindler, München, 196–207

Mahns, W. (1984): Das Musikkonzept in der Musiktherapie, Musikth. Umsch. 5, 295–305

Main, M., Solomon, J. (1986): Discovery of an Insecure-Disorganized/Disoriented Attachment Pattern. In: T. B. Brazelton, M. N. Yogman: Affective Development in Infancy, Ablex, Norwood: NJ, 95–124

Papoušek, M. (1994): Vom ersten Schrei zum ersten Wort, Huber, Bern

Rau, H. (1997): Kontinuität und Diskontinuität in der Entwicklung. In: H. Keller, Handbuch der Kleinkindforschung, Huber, Bern, 261–272

–, Ziegenhain, U. (1994): Nonverbale Kommunikation von Befindlichkeit bei Kleinkindern. In: K.-F. Wessel, F. Naumann (Hrsg.): Kommunikation und Humanontogenese, 6, Kleine Verlag, Bielefeld, 172–218
Saß, H., Wittchen, H.-U., Zaudig, M. (1998): DSM IV –Diagnostisches und Statistisches Manual Psychischer Störungen. Hogrefe, Göttingen
Schumacher, K. (1994a): Musiktherapie mit autistischen Kindern, Fischer, Stuttgart (vergriffen, erhältlich bei der Autorin)
– (1994): Musiktherapie – musikalische Sozial- und Heilpädagogik – Instrumentalpädagogik für Behinderte, Musikth. Umsch. 15, 3, 209–213
– (1996): Frühe Mutter-Kindspiele. In: Decker-Voigt et al. (1996), 105–106
– (2000): Musiktherapie und Säuglingsforschung, Lang, Frankfurt/M.
–, Calvet-Kruppa, C. (1999): Musiktherapie als Weg zum Spracherwerb. Evaluierung von Musiktherapie anhand des stimmlich-vorsprachlichen Ausdrucks eines autistischsprachgestörten Kindes. Musikth. Umschau, 216–230
Smeijsters, H. (1999): Grundlagen der Musiktherapie, Hogrefe, Göttingen
Sroufe, L. A. (1996): Emotional Development. The organization of emotional life in the early years. University Press, Cambridge
Stern, D. (1992): Die Lebenserfahrung des Säuglings, Klett, Stuttgart

* Ein Videofilm der hier dargestellten Skala ist bei den Autorinnen erhältlich.

Gestalt-Musiktherapie

Von Fritz Hegi

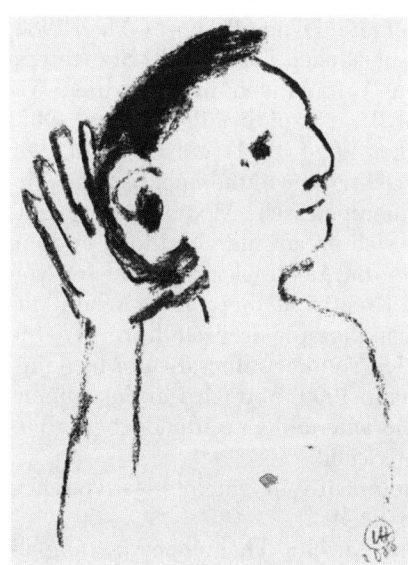

Abb. 1: Zeichnung von Lilot Hegi

Eine Musiktherapie-Methode mit dem theoretischen und philosophischen Hintergrund des Gestalt-Ansatzes verbindet Modelle und Konzepte der Gestalttherapie mit den Wirkungskomponenten der Musiktherapie.

Die wichtigen Grundmodelle und Denkweisen der Gestalttherapie wie das Figur-Hintergrund-Konzept, die Gestaltbildung, das Organismus-Umwelt-Feld, die Kontaktmuster, das therapeutische Experiment oder das Bewusstheits-Kontinuum (Perls, Hefferline, Goodmann 1969; Perls, F. 1974; Polster/Polster 1983; Kepner 1988; Perls, L. 1989; Rosenberg 1989; Dreitzel 1992; Wheeler 1993; Fuhr/Gremmler-Fuhr 1995;) werden wie Werkzeuge zur therapeutischen Beziehungsgestaltung herangezogen. Sie eignen sich besonders gut zur Umsetzung einer aktiv-kreativen Musiktherapie, wie ich sie in „Improvisation und Musiktherapie – Möglichkeiten und Wirkungen von freier Musik" (Hegi 1986) und in „Übergänge zwischen Sprache und Musik – die Wirkungskomponenten der Musiktherapie" (Hegi 1998) dargestellt habe.

In der Verschränkung dieser Gestalt- und Musiktherapie kann die Improvisation als musikalisches Bewusstheits-Kontinuum verstanden werden. Und das Figur-Hintergrund-Konzept entspricht dem Verhältnis von Tönendem und Bedeutungsvollem in der Musik. Oder die Gestaltbildung ist dann vergleichbar mit dem Formen- und Verwandlungsspiel in Liedern oder mit dem Prozess einer entstehenden Komposition. Und die musiktherapeutische Intervention wird als Experiment der Selbsterfahrung angesehen, als Einlassen auf ein gegenwärtiges Erleben.

Die Improvisation im therapeutischen Prozess gestaltet den Beziehungsraum auf der nonverbalen Ebene und trifft in idealer Weise das Hier-und-Jetzt eines lebendigen Kontaktes. Die kommunikativen Möglichkeiten der Gestalttherapie verstärken sich also mit den Wirkungskomponenten der Musiktherapie. Die Gestalt-Methoden inszenieren den Spielraum, den Kommunikations- und Beziehungsprozess, und die Komponenten Klang, Rhythmus, Melodie, Dynamik, Form (Hegi 1986, 1998) differenzieren die Wirkungssubstanzen von Musik. Sie werden bei andern Autoren und ähnlichen Aufteilungen mit Begriffen wie „Elemente" (Meyer-Denkmann 1970), „Strukturteile" (Loos 1986) oder „Bausteine der Musik" (Decker-Voigt 1991) umschrieben. Die fünf von mir entwickelten und erforschten musiktherapeutischen Wirkungskomponenten und das gestalttherapeutische Modell der Kontaktmuster (Hegi 1998, 56) bilden eine sich ergänzende Methode und ein theoretisches Gerüst. Damit können die Ausdrucksmöglichkeiten von Musik, Körper und Sprache als eine Kreativitätstherapie zwischen Musik und Gestalt, eben als Gestalt-Musiktherapie dargestellt werden. Sie unterscheidet sich in wichtigen Teilen von der integrativen Musiktherapie (Petzold 1990; Frohne-Hagemann 1999) und wird in Zusammenarbeit mit dem Institut für Gestalttherapie und Gestaltpädagogik, Berlin (IGG, Reinboth-Heim) weiterentwickelt.

Dieses methodengeleitete Handeln wird in einem idealtypischen Kreislaufmodell in Abbildung 2 dargestellt.

Dieser Ablauf kann sowohl für eine einzelne Themenbearbeitung als auch für einen längeren Behandlungsweg gelten. Der Prozess beginnt mit dem Auftauchen von Figuren aus dem Hintergrund des Klienten. Eine Figur kann über die Musik, aber auch über Sprache und Körper ausgedrückt werden. Die Therapeutin (*ich benütze im Folgenden der Einfachheit und Lesbarkeit wegen abwechselnd die weibliche und männliche Form*) hört, sieht, bemerkt die Figur und *nimmt* sie *an*, das heißt, sie akzeptiert, was in den Vordergrund kommt. Der Figur-Grund-Prozess des Therapeuten wird in dieser Phase der Kontaktgestaltung vernachlässigt.

Wir verlassen nun das Feld oben-mitte in der Darstellung. Bis zu einem tragenden Kontakt werden um die auffallende Figur oder Figurenfolge herum weitere Fragen gestellt. Geschichten, Töne, Bewegungen werden nun erörtert und ausprobiert. Diese explorativen Erkundungen kreisen die prozessdiagnostische Frage ein: Was hast du? Was

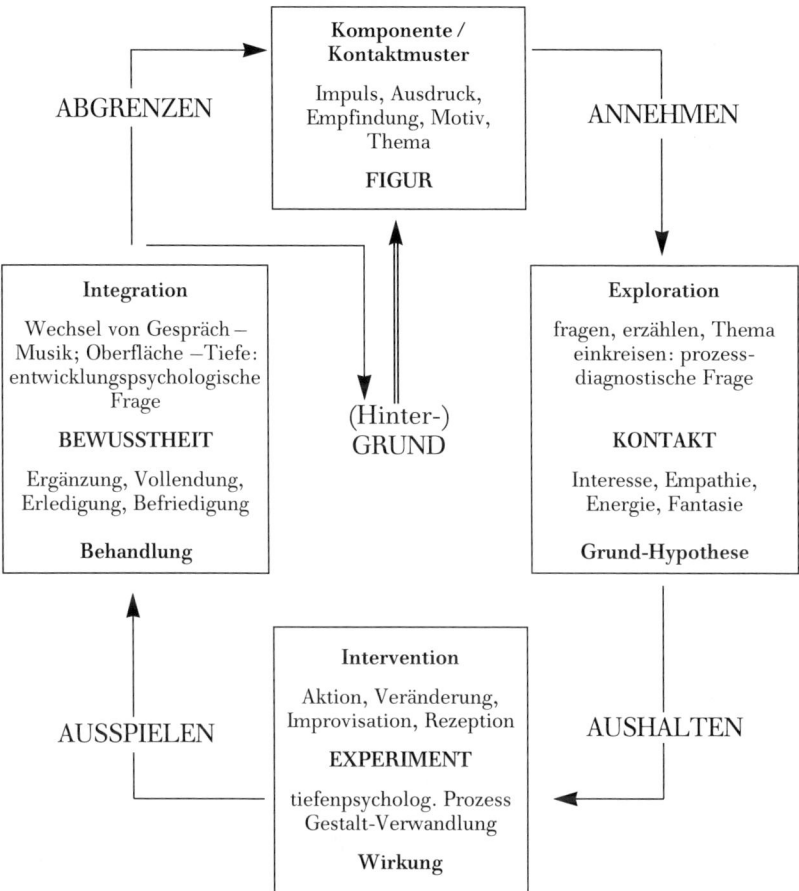

Abb. 2: Gestalt-Musiktherapie: Ein Kreislaufmodell methodengeleiteten Handelns (leicht verändert, nach Hegi 1998, 44)

ist (mit dir) los? Das Interesse wird weiter geweckt und über genaueres Nachforschen wird der Vor-Kontakt langsam zu einem Voll-Kontakt. Bei diesem Übergang entsteht in der Regel eine Hypothese zum (Hinter-)Grund für die Figur, für das Thema. Jede Figur hat ihren Grund und kann von daher ganz wertneutral angenommen werden.

Nun verlassen wir das Feld mitte-rechts in der Darstellung. Der Therapeut hält inne, er *hält aus*. Während des nun weiterfließenden Kontaktprozesses entwickelt die Therapeutin eine die Figur aufgreifende Intervention. Sie greift ein, geht ins Erleben, in die Aktion, erfindet ein Experiment und lässt den Klienten allein, im Dialog oder in der Gruppe *ausspielen*, das heißt improvisatorisch gestalten, was das Thema hergibt. Jetzt bewegt sich der Prozess von einer fragmentarischen Figur mit einem hypothetischen Hintergrund bereits in Richtung einer Gestaltbildung. Im Kontakt gewinnt eine bedeutungsvolle Verbindung der Figur zu einem Hintergrund Gestalt. Das vertiefende oder ausweitende Experiment mit einer Wirkungskomponente leitet Erleben und Erkennen, Veränderung und Verwandlung ein.

Nun verlassen wir das Feld unten-mitte. Auswertung und wiederholende Varianten des Experiments führen schrittweise zur Ergänzung einer unvollständigen Gestalt, einer unerledigten Geschichte. Das Ziel ist die Befriedigung, Erledigung, Ergänzung oder Vollendung einer angefangenen Gestalt. Die vielfachen Wechsel von Gespräch zu Musik, von Oberfläche zu Tiefe und jeweils zurück nenne ich Behandlung. Dieser zeitlich längere und sich wiederholende Prozess kreist die entwicklungspsychologische Frage ein: Was brauchst du? Was fehlt dir jetzt? Dadurch werden ergänzende Bedürfnisse und Interessen oftmals überhaupt erst entdeckt, Defizite werden nacherlebt, Löcher gestopft und der Hunger nach Bestätigung und Anerkennung gestillt, kurz: die Seele genährt. Bewusstheit gegenüber dieser eigenen Entwicklung führt zur Selbstregulation, zu Selbstbewusstsein und Autonomie.

Mit der Integration verlassen wir das Feld mitte-links in der Darstellung. Nun wird der therapeutische Kontakt wieder abgelöst. Die Stunde ist zu Ende, vielleicht auch die ganze Therapie. Das Thema wird (vorerst) weggelegt, *abgegrenzt*. Der Nach-Kontakt beginnt. Ist die Geschichte erledigt, die Figur integriert, taucht sie wieder in den Hintergrund ab und bleibt dort als Erfahrung bestehen. Fehlen Teile davon oder wurde das Thema verpasst, so tauchen die unerledigten Geschichten als neue Figuren, bewusst und unbewusst, im Alltag und nicht selten im Traum wieder auf – und damit gelangen wir dann wieder ins Feld oben-mitte der Darstellung. Der Kreislauf beginnt (in der nächsten Stunde) von vorn.

Für die nun folgende nähere Betrachtung dieser vier Phasen des Kreislaufmodells eines idealtypischen Behandlungsprozesses gehe ich von den vier mit Großbuchstaben geschriebenen Begriffen zwischen den Feldern der Darstellung aus. Es sind die vier unverzichtbaren Einstellungen des therapeutischen Begleiters. Ich nenne sie die vier „A" der psychotherapeutischen Grundhaltung: ANNEHMEN – AUSHALTEN – AUSSPIELEN – ABGRENZEN. Sie sind das Credo, die begrifflichen Hauptmotive im großen Konzert therapeutischer Instrumentarien, welche folgende Ebenen umfassen:

◇ die Beziehungsebenen vom Kontakt über das Experiment bis zur Bewusstheit,
◇ die Methodik- und Theorieebene von Exploration über Intervention bis Reflexion,
◇ die Menschenbildebene von Forschung über Philosophie bis Spiritualität.

Der Gesamtklang des „therapeutischen Konzerts" wird jedoch wesentlich vom Kontaktprozess als „gegenseitige kreative Anpassung, aus der sowohl Therapeut als auch Klient nicht unverändert hervorgehen", beeinflusst (briefliche Mitteilung der Gestalttherapeutin Ruth Reinboth-Heim). Im Bewusstsein des Gesamtklangs gehen wir nun zum ersten A des Prozesses.

1 Annehmen

Die auftauchende Figur

Die Klientin ist zur Tür hereingekommen und hat einen Platz gefunden. Der Therapeut hat sich auf die Person eingestellt und wartet, beobachtet, hört zu. Er stellt verbal, nonverbal, gestisch oder musikalisch die Frage: Was hast du? Was ist los? Was bewegt dich? Oder: Was drängt in den Vordergrund? Was wird Figur? Was immer nun passiert, eine Geschichte oder Erzählung, Töne oder Rhythmen, Gesten oder Bewegungen, wichtig wird nun das Auffallende, das Prägnante, das Hervortretende oder das Ungewöhnliche des Ausdrucks, auch wenn dieses leise oder versteckt bis unbemerkt daherkommt. Vielleicht klingt ein betontes Wort im Satz wie der Höhepunkt einer Melodie. Oder eine längere Pause deutet auf eine hintergründige Rhythmik. Vielleicht spannt sich eine Zehe oder die Stirn runzelt. Vielleicht wird räumlich Abstand gewahrt oder sofort Nähe gesucht. Auf allen drei angesprochenen Wahrnehmungsebenen werden die bedeutsamen Figuren von der Musiktherapeutin nun musikalisch-komponentenbezogen herausgehört, zum Beispiel:

auf der Sprachebene:
   in der Betonung von Worten
   in Bewegungen der Sprachmelodie
   in der Wiederholung von Wichtigem
   im Klang der Stimme
   in Rhythmen und Pausen des Sprachflusses
   in der Dynamik der Rhetorik
   in ganzen oder abgebrochenen Sätzen

auf der Körperebene:
im Schwingungsfeld der Aura
im Gang, im Rhythmus der Schritte
in starren Formen von Bewegungsstereotypien oder Tics
in der „Melodie" der Sitzhaltung, Spielhaltung oder Zurückhaltung
in der Dynamik von Nähe und Distanz

auf der Musikebene:
in Klängen, Geräuschen, in Stille oder im Schrei
in Rhythmen, Pausen, Pulsation oder Komplexität
in Melodien, Motiven, Gesängen und Liedern
in dynamischen Tempis und Lautstärken
in starren oder aufgelösten Formen.

Alle unausgeglichenen, figürlich hervordrängenden Zeichen haben ihren Grund in unerledigten Geschichten, in nicht ausgespielten Motiven der Selbst-Komposition. Sie sind von daher als ebenso wertneutral wie begründet anzunehmen. Seit Jung wissen wir, dass die unterdrückte oder verdrängte Seite der Person als Schatten im Hintergrund steht und sich halb- oder unbewusst in den Vordergrund spielen kann. Der Schatten tut dies oft auf „Umwegen" über den Körper, den Ton oder über einen Versprecher (Jacoby 1992, Kast 1999, Storch 2000). Fassen wir Körper, Sprache und Musik als gleichwertige Symbolräume auf, so beginnt im Wahrnehmen das Annehmen, das Hineinhorchen in die angebotene Figur auf allen drei Ebenen gleichzeitig. Indem wir zum Beispiel sehend hören („Meine Seele hört im Sehen", Loos 1996), wird das Auge für Körper und Gestik zum „Hörorgan". Das Ohr aber, das Zuhören und Annehmen sprachlicher und musikalischer Töne und Zwischentöne wird zur zentralen musiktherapeutischen Funktion. Bei den jetzt folgenden Schritten von der Aufmerksamkeit zum Interesse und zur Auswahl einer Figur stoßen wir auf das Problem der subjektiven Wahrnehmung. Die Gestaltpsychologie (Wertheimer 1927, Köhler 1933, Goldstein 1934, Koffka 1935, Lewin 1970, Weizsäcker 1973) hat entdeckt, dass eine Figur, ein Phänomen oder ein ausgewähltes Ereignis von jeder Person anders wahrgenommen wird. Also auch der Therapeut nimmt die Figur der Klientin anders wahr als diese selbst. Das Nachfragen, Spiegeln, Verstärken, Provozieren oder auch Begleiten der Figur kann deshalb vorerst Unverständnis und Distanz auslösen. Aber gerade daraus bezieht der Explorationsprozess Kraft und Antrieb. Dialogisches Explorieren ist Annäherung durch ein gegenseitiges Erkennen (dia-gnosis) und schließlich ein Resonanzgeschehen, das auf ein Verstehen ausgerichtet ist. Ein Kontaktprozess beginnt. Das gestaltende Umkreisen der Figur wächst nun zu einem vollen Kontakt heran.

Durch die wachsende Bedeutung der Figur erscheint eine Verbindung zum Hintergrund. Die Gestaltbildung ist angestoßen.

Wie wird nun aber diese Figur musiktherapeutisch behandelt? Figur, Motiv oder Thema sind synonyme Begriffe, die in der Musik ihre spezielle Bedeutung haben. Ihr Hintergrund ist eine mitschwingende Komponente. Genauso wie die Sätze eines Textes in einem Kontext stehen, weisen musikalische Figuren eine nähere Verwandtschaft zu einer oder zwei Komponenten auf. Der Musiktherapeut spürt die im Hintergrund wirkende Komponente mit etwa folgenden beispielhaften Fragen auf:

Welchen Klang oder was für eine Dynamik hat ein Gefühl?

Schwingt zu einem Bewegungsmuster ein Rhythmus oder eine Melodie mit?

Suchen sprachliche Fragmente eine Form oder eher einen Rhythmus?

Stammen zufällige hingestreute Töne aus einer Melodiegestalt oder mehr aus einer Rhythmusgestalt?

und andere Fragen mehr. Mit diesen (stillen) Überlegungen wird ein Bezug geschaffen von der therapeutischen Frage „Was ist los?" zur musikalischen Frage: „Welche Komponente schwingt mit? Was klingt an?" Auf der Beziehungsebene wächst jetzt der Kontakt durch die „Akzeptation des Andersseins" (Perls, L. 1989); auf der geistigen Ebene beginnt ein Resonanzprozess zwischen Hintergrund und Wirkungskomponente; und auf der Handlungsebene wird die Figur in ein musikalisches Gewand gekleidet, sie wird in den Symbolraum der Musik hineingetragen.

Die prozessdiagnostische Frage

Das Erkennen einer thematischen Gestalt verlangt vom Therapeuten einen Überblick über die Psychodiagnostik, welche sich aus einer gültigen Lehre der Psychopathologie ableitet. Auch wer Kranke mit Heilkräutern aus der Natur behandelt, muss zuerst die Krankheit erkennen und dann das Anwendungsfeld der Kräuter bestimmen. Lehre und Bestimmung der psychischen Störung sind der notwendige Hintergrund des diagnostizierenden Therapeuten. Er hat diese Erfahrung und dieses Wissen in seinem „professionellen Gepäck" bei sich. Bekanntlich lauert die Gefahr der Diagnostiker im zu frühen, zu schnellen Bestimmen oder Zuschreiben. Der Schnellschuss-Diagnostiker zieht sich mit seinem Machtinstrument aus dem direkten Kontakt zurück (und verfehlt allzu oft sein Ziel). Dieser Rückzug ist Resultat einer Angst vor dem Hinhorchen. Dagegen will die prozessdiagnostische Frage auf dem Hintergrund aller möglichen Abweichungen vom Normalverhalten die Person im Hier-sein und im Jetzt-so-sein ernst nehmen. Selbst- und Fremdwahrnehmung treten in einen dialogischen Prozess. Das Einlassen auf die Figur und die Konfiguration (Fuhr, Gremmler-Fuhr 1995), das heisst das Eingehen auf die Angebote, welche die Klientin anbietet, führt in ein fliessendes Sich-näher-kommen, führt über dialogische Annäherung zur Akzeptation des Andern im Jetzt. In drei Worten ausgedrückt: annehmen, was ist. Die Frage: Was hast du jetzt gerade? eröffnet viele weitere Erkenntnisfragen: Wer bist du hier und heute? Was ist innerlich los? Was hat sich vom Hintergrund gelöst und drängt zur Figur? Was sagt ein besonderer Stimmfall? Was schützt ein verspannter Körpertonus im Innern? Welche Vielfalt versteckt sich hinter eintöniger Musik? Was kommt nach der Auflösung einer festgefahrenen Idee, einer fixierten Form?

Die Antworten auf solche prozessdiagnostischen Fragen treffen auf die Oberfläche des aktuellen Prozesses und noch nicht auf den Kern. Sie sind Teile des Problems, umkreisen eine gesuchte Wahrheit und entwerfen das Thema wie in einer Skizze. Dabei kann der Wechsel von Sprache zu Musik und zum Körper oder der Bewegung fließend und austauschbar sein. Im Wissen, dass die Sprache leicht durch angelernte Formeln und Floskeln den Sinngehalt versteckt, richtet sich unsere Aufmerksamkeit gleichzeitig auf Bewegungen und Körpersprache. Gefühle, Impulse, innere Bewegungen oder Spannungen, Vibrationen, Schwingungen und Symptome „sprechen" oder „klingen" heraus und treten mit dem Gesagten in einen Dialog. Das in jedem Menschen vorhandene Streben nach Ganzheit (das Heil-sein) steht in ständiger Auseinandersetzung mit Störungen, Anfälligkeiten oder Krisen des Organismus. Beide Seiten suchen den Ausgleich und sind von daher als gleichwertige Kräfte anzunehmen. Die Dialogik zwischen Gesundheit und Krankheit ist die Basis des prozessdiagnostischen Fragens (Herzka 1992). Wenn die Musik nun da hineinwirkt, erweitert sie das gegenseitige Erkennen um das Resonanzgeschehen zwischen dem „Resonanzkörper" Mensch, seiner sprachlich-geistigen und körperlich-seelischen Beschaffenheit, sowie der mitschwingenden Wirkungskomponente. Zu dieser „Resonanzbereitschaft" als „Haltung der hinspürenden Bezogenheit und liebevollen Aufmerksamkeit" (Gindl 2000) fordert uns die Musik am direktesten und gleichzeitig symbolhaft auf. In der Theorie der fünf Wirkungs-Komponenten (Hegi 1998) sind die differentialdiagnostischen Wege zum Hintergrund vorgezeichnet. In aller Kürze zusammengefasst:

Klang und Schwingungen deuten auf Gefühlsbewegungen;
Rhythmen zeigen auf Strukturen und Bindungen,
Melodien erzählen Geschichten und Stimmungen,
Dynamik verrät innere Bewegtheit und Kräfte, Formen sprechen von äußeren Verwandlungen und Orientierungen.

Die drei Ebenen prozessdiagnostischen Fragens, Sprache, Körper und Musik können sich ergänzen und zu einer zuverlässigen Einschätzung des Zustandes führen:

Die Sprache kommuniziert das Begreifbare mit seinem geistigen Wesen dahinter;

der Körper zeigt die stets um eine neue Balance ringenden Kräfte zwischen gesund und krank;

die Musik spielt aus dem Seelischen heraus, umfasst die existentielle Verbundenheit des Seins mit der Natur und einem transpersonalen, spirituellen Raum.

Die Exploration

Durch das prozessdiagnostische Resonanzgeschehen im therapeutischen Kontakt wird aufgedeckt, „was los ist", was das Thema ist. Explorieren heißt langsam erforschen, was es zu entdecken gibt. (In der Explosion dagegen wird das Ganze mit einem Knall „entdeckt" – oder zerstört!) Das langsame Explorieren als Vordringen zur prägnanten Figur folgt dem dialogischen Prinzip (Buber 1973, Herzka et al. 1999), oder mit andern Worten: Es folgt dem Kontaktprozess durch gegenseitige Resonanzbereitschaft oder kreative Anpassung. In der klassischen Rollenverteilung darf der Klient eine „angekratzte Saite" ausspielen und die Therapeutin nimmt diese Musik wie der Resonanzkörper eines Instrumentes an. Das Zurückschwingen von Körper und Saite verstärkt sich gegenseitig und gibt dem Ton seine Farbe. Diese Annäherung zwischen tonauslösendem Spieler und dem Resonanzraum Musiktherapeutin/Musiktherapie als ganzem Setting fügt sich ein in die Gesetze einer allgemeinen Resonanztheorie, wonach kein Ausdruck, keine Schwingung, keine Bewegung und auch kein Gedanke ohne Widerhall, ohne ein Zurückklingen aus Umgebung und Umwelt möglich ist: „Resonanz ist der Mechanismus, der die Welt im Innersten zusammenhält." (Cramer 1996, 21)

Das Interesse am Annehmen und Angenommensein (die Aufgabe des Resonanzkörpers) ist Ursprung und Quelle des Kontakts. Im Vorkontakt entspringt die Energie, die Phantasie, die Lust und Kreativität für einen beginnenden Austausch zwischen dem Störenden und dem Ergänzenden in der Therapie. Ziel ist das Dritte dazwischen, eine Selbstregulation und autonome Balance mit und durch die Musik, den Körper und die Sprache.

Die Energie des gegenseitigen Interesses, der Resonanzbereitschaft in der explorativen Phase, verwandelt den Vor-Kontakt jetzt in einen Voll-Kontakt. Das von Erregung begleitete Resonanzgefühl eines Vollkontaktes bildet die Voraussetzung für die nächste Phase, für den Übergang zum Experiment. Aber vorerst beschäftigt uns noch eine andere Kraft auf diesem Weg: der Widerstand.

Interesse und Widerstand

Niemand hat vorerst ein direktes Interesse, in den Wunden von Verletzungen, im Dunkeln von Persönlichkeits-Schatten oder im Hintergrund unverständlicher Handlungen herumzustochern. Der Gang, mitunter auch der Zwang zur Therapie muss deshalb von vielgestaltigen Widerständen begleitet sein. Widerstände sind Ängste, dass Schlimmeres passiert, obwohl doch Besseres erwartet wird. Sie sind also paradox und werden deshalb meist geleugnet. Wenn auch auf der professionellen Therapeuten-Seite Widerstände entstehen, etwa durch Desinteresse, Abwehr eines Themas durch Selbstbetroffenheit oder durch den bekannten Ärger am „schon wieder" oder „immer noch", entsteht ein Resonanzgeschehen der Widerstände. Die Widerstände verstärken sich dann und heben sich gleichzeitig auf, weil sie sich in der Leugnung stützen. Im folgenden kurzen Beispiel eines nicht untypischen musiktherapeutischen Anfangsdialogs ist diese Flucht vor den Widerstandskräften spürbar:

Kl.: Mir geht es heute gut – ich habe nichts, was mich stört.
Th.: Wie gut, dann können wir einmal etwas Schönes zusammen spielen.
Kl.: Ich kann nicht schön spielen.
Th.: Dann werde ich dir etwas vorspielen ...

In diesem Prozess erstickt der prozessdiagnostische und explorative Kontakt. Er mündet in eine rezeptive, bestenfalls placebo-wirksame Handelsbeziehung. Das therapeutische Interesse sollte vielmehr der hinhorchenden Einfühlung in den Widerstand gelten und aufdeckend fragen: Wie klingt „nichts stört" bei dir? Wo liegt der Widerstandspunkt zwischen Einlassen und Überspielen von etwas Verborgenem? Wie heißt die Angst und Müdigkeit gegenüber dem belastenden Thema? Was verhindert, hineinzuhorchen und den nächsten Schritt herauszuhören?

Das Annehmen einer Abwehr und das Improvisieren *mit* dem Widerstand gehört zu den interessantesten Schritten und Fortschritten in der Therapie (und in der Musik). Widerstand ist eine Schutzkraft (Resistance) wie die Angst, welche den Sog gefährlicher Faszination zurückbindet und ausgleicht. Therapeuten, welche den Widerstand von Klientinnen mit Kritik am Interventions- oder Empathievermögen verwechseln, verlassen den Resonanzraum der therapeutischen Beziehung und missbrauchen diese zur Selbstbestätigung. Diese Therapeuten igeln sich in einer Abwehrhaltung gegenüber den wichtigen und nutzbaren Kräften des Widerstands ein und lehnen gerade den Teil im Kontaktpartner ab, in dem noch Kraft und Energie zur Verwandlung aufzufinden wäre. Abwehr und Ablehnung vermeiden Kontakt, während Widerstand am Kontakt interessiert ist, aber (noch) keinen Weg sieht.

Dem Musiker im Musiktherapeuten passiert es immer mal wieder, dass die angebotene Musik, die Zeichen und Bewegungen abgewehrt werden, weil die Ausrichtung auf „schöne" Musik unbewusst die „gestörte, aber echte" Musik ablehnt. Wenn auch nur leise Zeichen einer Zurückweisung auf der Wahrnehmungsebene zum Ausdruck kommen, wenn der Körper der Therapeutin zurückweicht, wenn ein Runzeln über ihre Stirn huscht, ein negativ gedachtes Räuspern passiert oder ein zurechtweisender Ton hineinspielt, so wird der Aufbau eines nicht wertenden Kontaktes behindert, wird das grundsätzliche Annehmen beeinträchtigt und die Vertrauensbeziehung geschmälert. Resonanzverständnis, Einfühlung und Interesse sind Spielformen der Liebe. Sie werden nur durch fortlaufendes Annehmen dessen, was ist, weiter genährt. Auch das Annehmen des Widerstands, einer Abweisung oder Verweigerung durch den Andern, den Klienten, sind professionelle Voraussetzungen für einen therapeutischen Kontakt. Laura Perls (1989, 53) sagt: „Kontakt ist Annehmen des Andersseins." Damit nähern wir uns einen weiteren Schritt dem Voll-Kontakt, dem Vertrauen in eine heilende Beziehung.

Zuhören ist Annehmen

Die wichtigste Fähigkeit des (Musik-)Therapeuten ist Zuhören. Wer „es" besser weiß, wer von Erwartungen bestimmt ist, wer zu sehr mit sich selbst beschäftigt ist oder wer manipuliert, kann nicht zuhören. Die stille und doch aktive Haltung des Anhörens (annehmen), des Hinhorchens (gehorchen) oder des Erlauschens (hinein-hören) setzt viel persönliche und methodische Übung voraus. Das Ohr und sein Resonanzkörper, die Schwingungs-Wahrnehmung, befähigt dazu, über Erwartungsmuster hinweg zu inneren Bewegungen, in die E-motionen hineinzuhorchen. Nirgendwo kann diese Fähigkeit so unmittelbar erfahren und geübt werden wie beim Improvisieren und beim freien Zusammenspiel. Dort muss jeder Ton, ob überraschend oder ungewohnt, zuerst gehört, also wahr-genommen und angenommen werden, bevor er ausgehalten, eingeordnet, verspielt oder zurückgespielt werden kann. Dort werden Zwischentöne ebenso wichtig wie gespielte. Andererseits vermag das Ohr abgelehnte Töne auch zu überhören. Und ungewünschte Töne hört es bisweilen zurecht, es rückt sie dorthin, wo es sie haben will. Dieser Weg führt jedoch zur komponierten und konstruierten Musik.

Die Kunst improvisierter Musik entwickelt sich dadurch, dass die innere Partitur innerlich gesungen wird, also zuerst innerlich gehört wird, dann kreativ ausgespielt und darüber bei Andern als ursprünglich und einmalig angenommen werden kann. Deshalb sind die Erfahrungen mit ganz freien musikalischen Prozessen, mit Aleatorik, mit Dissonanzen und Geräuschen von entscheidender Bedeutung für die Zuhörfähigkeit. Die Akzeptation aller musikalischen Zeichen, das wertfreie Annehmen des Tönenden ist Bedingung für ein musiktherapeutisches Zuhören. Dieses hört auch „zwischen den Zeilen", hinter den Tönen oder innerhalb des Klangkörpers. Der Kontakt über die Musik, das mitschwingende Verstehen, das Interesse an jedem auch noch so schrägen Ausdruck kommt, wie schon gesagt, einem Gefühl der Zuneigung und Liebe sehr nahe. Bekanntlich entstehen aus dem Mangel zuzuhören die meisten Störungen der Selbst- und Fremdakzeptation, also der Kontaktfähigkeit. Wie oben schon angeführt, erzählt „die Utopie vom zuhörenden Menschen" (Hegi 1998, 399) von der Hoffnung, das zuhörendes Verstehen und tönendes Sprechen die beziehungsarme, digitale Informationsvermittlung ablöst und zu einer neuen Kommunikationsform zwischen Musik und Sprache führen könnte.

Nach dieser ersten Phase des therapeutischen Prozesses, der Phase des Annehmens, folgt nahtlos eine nächste Forderung an den musiktherapeutischen Kontaktprozess: die Phase des Aushaltens.

2 Aushalten

Der Voll-Kontakt

Hat die Klientin realisiert, dass ihr wirklich zugehört wird, dass sie in ihrer Zerbrechlichkeit und Verletzlichkeit ernst genommen wird, dass sogar Interesse an diesem Leid zurückschwingt, dann entsteht vertieftes Vertrauen. Das Gefühl der Verbundenheit in der Resonanz lässt Widerstände schmelzen und die Geschichten, Themen und Schmerzen kommen nun genauso wie Misstöne, Chaos oder Schreiendes ungebremst, manchmal übertrieben in den Vordergrund. Jetzt wird wichtig, die sich abzeichnende Gestalt des Themas zu ertragen, aufgebrochenes Leid, Konflikte oder Störungen mit aller Verantwortung zu halten, sie auszuhalten. Die im ersten Kapitel geschilderte Haltung des Annehmens ist Grundbedingung für die davon abgeleitete Kraft des Aushaltens. Durch die klare Rollenabgrenzung und das Verständnis des Kontakts im Anderssein kann der Therapeut zwischen dem eigenen und fremden Problem genau unterscheiden. Er geht mit seinem eigenen Anteil (des aktualisierten Themas) nicht in Resonanz, sondern in selbstreflexiven Kontakt, oder in Gestaltbegriffen ausgedrückt: in bewusste Retroflexion, und grenzt diesen Anteil aus dem weiteren Prozess aus. In dem Maße, wie diese Abgrenzung gelingt, entsteht Erlaubnis- und Toleranzraum für eine manchmal schwer auszuhaltende Musik, die Musik der Leidenden, der Angstvollen oder der Selbstdestruktiven. Nun wird das Hinhorchen auf zum Beispiel schmerzende Dissonanzen in einer Improvisation voller Spannungen oder umgekehrt auf die vibrierende Stille in einer Improvisation voller Angst tragbarer. Ein Tinnitus-Patient, der aus Verzweiflung über den „Kreissäge-Ton" in seinem Kopf, den niemand außer ihm selbst zu hören vermag, einen Suizidversuch unternommen hat, kann dadurch, dass die Therapeutin seinen auf einer Blechflöte gefundenen und ähnlich ausgespielten scharfen Ton lange und laut aushält, seine selbstdestruktive Opferrolle aufgeben. Die Erlaubnis, im symbolischen Raum der Musik mitzuteilen, was innerlich los ist, lässt den Schmerz zu Musik werden und macht ihn vorerst auch beim Leidenden aushaltbar.

Eine spastisch behinderte Frau kann dadurch, dass die Therapeutin das Klavierspiel ihrer deformierten Hände nicht nur aushält, sondern sogar mitspielend begleitet, ihr Gebrechen ganz annehmen, es spielend als zu ihr gehörig integrieren und darüber ein neues Selbstbewusstsein des So-Seins entwickeln.

Ein Angstneurotiker, der bei jedem lauten Ton sein Erschreckenstrauma wiedererlebt und deshalb teilweise erstarrt und verstummt, findet durch das Aushalten der Stille, das Erfahren der Stille als eine Improvisation im schweigenden Raum schrittweise und selbstbestimmt zu einer neuen Laut-Stärke. Sowohl seine Töne, als auch die Bewegungen und die Stimme dürfen nun angstfreier laut und ausgreifender werden.

Wie kommt die Therapeutin zu diesen gezielten Interventionen und wirksamen Experimenten? Dazu muss nun die Verbindung der Figur mit dem Hintergrund hergestellt werden. Die Vorgeschichte des figürlich aufgetauchten Problems wird erinnert, füllt die Figur also mit biografischem Hintergrund. Daraus leitet sich eine Grundhypothese ab, in welche Richtung die Figur zur Gestalt werden kann, das heißt, für den Klienten Bedeutung bekommt.

Die Grundhypothese

In der Phase zwischen Figur-Exploration und Voll-Kontakt können vielerlei Beobachtungen und Informationen zu bewussten Verbindungen oder intuitiven Annahmen gebündelt werden. Der Therapeut bewegt sich neben dem fortlaufenden Kontakt dauernd auf einer komplexen Metaebene, auf welcher frühere Themata, Psychodiagnostik und Vergleiche mit ähnlichen Situationen sowie Affinitäten zu Wirkungskomponenten der Musik vereint werden. Aus der Bündelung all dieser Faktoren kann erst eine Hypothese abgeleitet werden, welche Figur und Grund verbindet. Diese Verbindung nennen wir Bedeutung. Aus dieser Bedeutungssubstanz wächst dann die Gestalt. Eine bedeutungsvolle Hypothese ist Voraussetzung für eine wirkungsvolle Intervention. Sie bleibt beim Therapeuten, wird also nicht kommuniziert. Statt „darüber" zu reden, kann jetzt der Schritt ins Erfahren und Erleben erfolgen. Die Aktionsphase beginnt. Das Kleid eines Spiels, eines Experiments oder einer Übung trägt bereits eine bewusste Verbindung des Themas mit einer oder zwei Komponenten in sich. Aber diese Interventionspraxis verlangt viel Erfahrung und birgt, wie jedes Experiment, das Risiko des Scheiterns in sich.

Der Übergang zur Intervention

Grundlage für jede Intervention ist das Aushalten des bedrohlichen, ungelösten, spannungsgeladenen Problems. Aus einer Distanz des Nicht-Betroffenen, aus der Abgrenzung von Mitleid oder andern Helfer-Haltungen, gelingt der Einblick in den Grund der Figur. Mit diesem Blick von außen kann die Therapeutin erkennen, wie eine Figur, ein Thema oder ein Problem gleich einer Marionette von unsichtbaren Fäden geführt wird. Sie versetzt sich in die Rolle eines Marionetten-Führers, identifiziert sich also mit den Lenkern im Hintergrund, und weiß, dass die „Marionette" so handeln muss, weil sie für ihre Ausdrucksform ein Motiv, einen Grund hat. Jetzt wird auch die Verbindung zu einem Wirkungskreis der Musik hörbar. Der Stimmungsraum oder anders gesagt, die Hintergrundmusik zur Figur-Grund-Konstellation, wird erfunden. Der Therapeut hat ein großes Repertoire von

Spielen und Improvisationsformen „im Rucksack" (vgl. Hegi 1986: Spielkartei, 237ff). Der zugehörige Einfall aus dem Reich der Musik wird nun in den Kontakt zurück gebracht. Es beginnen die Vorbereitungen, Erklärungen und Einstimmungen auf eine komponentenorientierte Intervention. Ob an diesem Punkt beim Klienten erneut Widerstand auftritt oder ob Zustimmung kommt, ist bis zu einem gewissen Grad unwichtig. Denn jetzt muss die Therapeutin die eigenen Widerstände überwinden, in die Aktion zu gehen. Sie muss die Verantwortung für ein Experiment übernehmen, das immer etwas gefährlich ist, weil es ja etwas Explosives aufdecken könnte. Dabei treten bekannte, aber oft unterschätzte Hemmungen selbst bei erfahrenen Musiktherapeuten auf: Treffe ich mit der Intervention das Thema? Finde ich in die Musik hinein? Was rührt das Spiel in mir selbst an? Bemerkt der andere in meinem Vorschlag Schwächen oder Widerstände von mir? Darf ich etwas verlangen, wovor ich selbst Angst spüre? Erreiche ich einen Fortschritt? Zweifel und Zurücknahme sind an dieser Stelle nicht förderlich. Es braucht jetzt den Mut zum direktiven Eingreifen in die zu behandelnde Thematik. Anpackende Kraft, Kreativität und Beweglichkeit leiten nun den Prozess. Anstatt der Unsicherheitsfloskeln: „Du könntest vielleicht ..." oder „Wie wärs wenn du ..." oder „Glaubst du, es würde etwas bringen wenn du ...", anstatt dieser Möglichkeitsformeln sind jetzt eindeutige, klare Anweisungen gefragt: „Nimm die Trommel ...", „Geh zu einem Klanginstrument ...", „Spiel das Bild ...", „Beginn ganz leise ..." und andere. Erst mit dieser Führung kann sich eine Klientin in ein gefährliches Experiment einlassen. Je sicherer und klarer die Intervention, desto größer das Vertrauen, dass die Hypothese etwas vom Hintergrund des Themas getroffen hat.

Provozieren oder stützen?

Hat die Therapeutin aushalten gelernt, steht auch noch die Frage an, wie viel der Klient aushalten kann, welches Maß an Provokation möglich ist oder welche Stützung nötig ist. Dieser Entscheid hängt von der Stabilität des Klienten ab, die wir in der Exploration festgestellt haben. Zwischen aufbrechender Provokation und stabilisierender Unterstützung muss die Intervention genau dorthin zielen, wo ein Schritt (und nicht ein Sprung) möglich werden könnte. Auf der provokativen Seite kann die Überforderung im Experiment zusätzliche Widerstände bis zur Blockierung hervorrufen; und die Unterforderung im Experiment kann vom Thema ablenken und auf einem Nebengeleise enden. Auf der stützenden Seite löst ein zu stark pflegendes Experiment Abwehr aus, ein zu wenig pflegendes Experiment ruft Ängste hervor.

Wie viel provoziert oder gestützt wird, hängt auch davon ab, ob ein Experiment den Prozess vertieft oder ihn ausweitet. Dieser Entscheid ist von der Widerstands-Bereitschaft abhängig. Hartnäckige Widerstände können meist nur durch Verstärkung und Vertiefung desselben, also provokativ angetroffen werden. Schwache Widerstände, „offene Türen" oder Unterstützungswünsche können eher mit Ausweitung des Bestehenden, das heißt mit einem pflegenden oder nährenden Spiel getroffen und darüber die noch vorhandenen Resourcen hervorgelockt werden.

Damit sind wir bereits beim Entwerfen und Gestalten eines Experiments angelangt. Wir werden nun die Phase des Ausspielens näher betrachten.

3 Ausspielen

Das musiktherapeutische Experiment

Ein Experiment (ex-peri = aus einem Kreis herausführen) ist etwas, was bisher noch nicht versucht wurde, eine Expedition in unbekanntes Land, eine geplante Handlung mit offenem Ausgang. Als Spielform ist es aber auch eine Vereinfachung einer komplexen Situation, ein Versuchslabor, wo Gelingen und Misslingen gleichwertig sind. Beide Male wird Erkenntnis über eine Verengung oder Erweiterung von Grenzen gewonnen.

Die musikalische Improvisation ist ein Experiment der Selbstentdeckung durch den symbolischen Spielraum der Musik. Der Begriff wird im therapeutischen Zusammenhang von der Gestalttherapie und vom Psychodrama gebraucht (Perls 1974; Schneider 1979; Polster/Polster 1983; Moreno 1989). Das Improvisations-Experiment ist das Hauptwerkzeug der aktiven Musiktherapie. Wird die Musik von ihren Fesseln komponierter Form, harmonischer Akkorde oder durchgehender Pulsation befreit, so ist in den Spielräumen der Improvisation alles möglich außer Verletzungen oder Zerstörungen. Damit öffnet sich ein unendliches Feld der Äußerungsmöglichkeiten, des Ausspielens von Figuren, Motiven oder Themen (Hegi 1986, 232ff). Dem kreativen Ausdruck von Gefühlen, Gedanken oder Bewegungen sind objektiv keine Grenzen gesetzt. Es gibt für jede therapeutische Situation ein entsprechendes Experiment. Im Bereich der prozessdiagnostischen Frage „Was hast du?" verrät das Experiment Zustände, Befindlichkeiten, Bedürfnisse oder Konflikte, sowie Diagnostisches und Typisierendes. Im Bereich der entwicklungspsychologischen Frage (die wir später behandeln werden) kann das Experiment nachnährend, sinnstiftend oder vitalisierend-befreiend wirken. In der Wiederholung und Übung kann es aber auch Lern-Entwicklungen fördern und Perspektiven näher bringen. Das Improvisations-Experiment hat einen Bezug zu einer Idee, zu einer Hypothese oder zu einem rituellen Rahmen. Fehlt dieser, verkommt es leicht in Belanglosigkeiten. Zu einem minimalen Bezug gehören Anfang und Ende, Instrumentenwahl, beteiligte Spieler und ein leitendes Thema. In dem Maße wie die äußeren Regeln klar sind, wird der innere Prozess frei. Freiheit ist auch hier eine Freiheit innerhalb gesteckter Grenzen. Dann aber kann Unerwartetes und Erstaunliches passieren. Musik als freie Gestaltung, als ausgespielte innere Bewegung (e-motio), als Sprache des Gefühls und der Seele braucht keine Automatismen oder Virtuosität. Sie braucht Erlaubnis, Ermunterung und Atmosphäre, um die Hände oder den Mund tönend erzählen zu lassen, was jetzt in ihnen steckt – und sie wissen es oft besser als der Kopf. Körper und Musik können in ihrem kreativen Ausdruck verborgen Hintergründiges aussprechen, wo die Sprache versagt.

Der Übergang von Sprache zu Musik

„Ich komme mit Sprechen nicht mehr weiter" ist ein viel gehörter Satz am Eingang zur Musiktherapie. Das Reden bleibe oft im Kopf und dringe nicht zum Erleben vor. Die kreativen Therapien haben jedoch durch ihr Medium einen Schlüssel zum Erleben in der Hand, wenn dieses symbolisch den Prozess, das Thema oder den Kontakt gestaltet. Und sie grenzen sich bewusst von der Überverbalisierung ab: lieber viel merken als viel bemerken. Lieber ausspielen als zerreden.

Die Musiktherapie birgt im Übergang von der Sprache zur Musik ihr Geheimnis. Erinnern wir uns, wie in der Pause zwischen dem Reden und dem Spielen oft ein Kribbeln von Kopf bis Bauch zu spüren ist. Eine ängstliche Erregung, ein Lampenfieber wie vor einem Bühnenauftritt schwingt dieser spannenden Verbindung von Thema und Spielgestaltung voraus. Das Wort wird in vorsprachliche Bereiche versetzt, in die Kleinkindphase der Sprachentwicklung. Und die Musik als symbolische Sprache, als eine Art Lautsprache löst alte Ängste aus, die Ängste, erkannt zu werden – oder eben nicht erkannt, nicht verstanden zu werden. Wenn aus der Lautmusik des Säuglings plötzlich ein Wort auftaucht (wie z. B. mama), um anschließend wieder in die Musik des Lallens einzutauchen, befindet sich das Kleinkind an der Schwelle zwischen der coenästhetischen Lautmusik und der bedeutungsbehafteten

Wortsprache (vgl. dazu Papoušek 1994). Mit dem musiktherapeutischen Übergang zum Experiment gelangen wir genau an diesen Punkt zurück, wir lösen eine Regression in den Zwischenbereich von Lautsymbolik und Sprachbedeutung aus. Diese Möglichkeit ist einmalig und unschätzbar, weil dadurch Sprache und Verstehen, Kontakt und Erleben noch einmal neu entstehen dürfen. Die Sprache, mit der man nicht weiterkommt, wird aufgelöst, wird abgelöst. Im symbolischen Raum der Musik kann die Sprache der post- bis pränatalen Zeit wieder belebt werden. Dort wird „Sprache" transsensorisch, das heißt, sie wird über alle Sinne hinweg verteilt. Die Musik wird körperlich, wird bewegt, wird sichtbar oder sie kann sogar auf eine Art riechen. Musik „spricht" ganzheitlich, coenästhetisch, atmosphärisch. Diese Erfahrung gibt dem Reden nach dem Experiment und dem Sprachgebrauch überhaupt eine ganz neue Bedeutung und verhilft nicht nur den Sprachüberdrüssigen und Sprachabhängigen, sondern auch den Sprachgestörten und Sprachlosen zu neuer Sprachkompetenz.

Musik gewordene Sprache verwandelt die Bedeutungsbehaftung in Bedeutungsfülle. Dieses regressive Erleben, in dem der Laut, der Ton, der präverbale Ausdruck direkte Resonanz bekommt, erweitert mit einem Schritt eine Behaftung, eine Fixierung an Worte. Dadurch wird der Mensch auch analog, hinter der Sprache, „zwischen den Zeilen" wahrgenommen. Gehört wird die Person, wie das Gemeinte hindurchklingt, und nicht die Quelle digitaler Informationen.

Der bahnbrechende Entwicklungspsychologe Daniel N. Stern (Stern 1991, 1992) hat die Not, dass man Säuglinge nicht befragen kann, sondern ihre „Meinung" bisher (psychoanalytisch) rekonstruiert hat, mit einem genialen Kunstgriff überwunden. Er hat mit musikalisch-poetischen Texten die Welt der Laut- und Lallsprache des Kleinkindes sowie die Signale, wie sie Eltern ihren Kleinsten aussenden literarisch nachempfunden, ein „Tagebuch eines Babys" geschrieben (Stern 1991). Wir erfahren darin auf wundersame Weise, wie ein Baby den Übergang aus seiner Lautmusik zur Sprache erleben mag. Ganz allgemein wird dabei aber auch der Ursprung der Sprache aus dem Geiste der Musik deutlich.

Wie Musik zu einer bedeutungsvollen Sprache von sprachlosen Menschen, speziell autistischen Kindern werden kann, zeigt Karin Schumacher (1999) mit einer „Skala zur Einschätzung von Beziehungsqualitäten (EBQ)". Von der basalen Dialogfähigkeit im Musizieren und Bewegen, welche eine „Kontaktlosigkeit" überwindet, baut sie stufenweise bis zu einer die Sprache ersetzenden Kompetenz in der „Begegnung/Interaffektivität" auf. In dieser Arbeit wird die Fähigkeit, zusammen zu spielen und durch den assoziativen Gehalt der (musikalischen) Zeichen zu kommunizieren, in eine neue Beziehungs-Sprache verwandelt. Die musiktherapeutische Beziehung ist dann ein „leib-seelischer Resonanzkörper" (Gindl 2000), ein Schwingungsraum, in dem die Musik die Bedeutung der Sprache ersetzt.

Wie schon oben angeführt, gebe ich der utopischen Hoffnung Ausdruck, dass der tiefe Graben zwischen Sprache und Musik, der heute durch die Medien- und Informationsüberflutung einerseits und durch den hochstilisierten Musikbetrieb andererseits besteht, auf anderen Ebenen kompensiert und aufgehoben werden kann. Anzeichen sind die multikulturellen Strömungen, zum Beispiel in der Rap-Musik und Hip-Hop-Kultur oder die ethnische Globalisierung der Alltagssprachen (etwa über den „easy" Umgang mit Amerikanismen), aber auch die zunehmende Musikalisierung der Werbung und die Beschallung der öffentlichen Räume. „Der zuhörende Mensch wird keine Grenzen zwischen Musikgattungen mehr ziehen – und er wird eine einheitliche Lautsprache weltumspannend benutzen. Zukunftsmusik." (Hegi 1998, 399) Pessimistischer spricht die Kritik an einer multikulturellen Bewegung vom Verschwinden der Volksmusik oder der akustisch-instrumentalen Musik, vom totalen Sampling vorhandener Musik und Sprache ohne Neuschöpfung, sondern als Aufmischung von Bestehendem. Dadurch würde der Graben zwischen Sprache und Musik nicht aufgefüllt, sondern bloß verwirrender.

Der symbolische Raum der Musik

Musik als Ganzes stellt ein symbolisches Abbild des Zusammenwirkens aller Naturphänomene dieser Welt dar. Die Kompositionen der Kulturen und Epochen symbolisieren jeweils die Empfindungs- und Erlebnismerkmale einer Zeit. Die Improvisationen sind eine symbolische Gestaltung des Erlebnisraumes im Jetzt. Als zu Beginn des 20. Jahrhunderts die figürliche Kunst durch die abstrakte erweitert wurde (Wassily Kandinsky, Arnold Schönberg, Hans Arp, Hugo Ball u.a.), entwickelte sich die freie Gestaltung in Musik, Malerei, Literatur, aber auch in den Geisteswissenschaften, vor allem in den philosophisch-psychologischen Denkweisen rasant (Freud, Jung, Nietzsche u.a.m.). Die Tür zur freien Assoziation, zur freien Figur und zur freien Improvisation wurde aufgestoßen. Eine gewaltige Entwicklung neuer Musik begann mit dem Jazz, der 12-Ton-Musik und später auch mit der Rock-, Pop- und der elektronischen Musik. Aus dieser revolutionären Kunst- und Geistesentwicklung greift die moderne Musiktherapie die neu erschlossenen Verbindungen von befreiter Musik und symbolischer Erkundung des Unbewussten heraus. Mit der soziokulturellen Entwicklung der freien Improvisation etwa nach 1968 war der Boden bereitet für eine spezifizierte wirkungsorientierte Anwendung der Musik. Die Improvisation wurde zum Hauptwerkzeug neuer Musiktherapie-Methoden.

Unter den Künsten wird Musik (und Theater) am direktesten mit dem Spiel verbunden. Musik wird gespielt, während Bilder gemalt, Texte gesetzt und Plastiken gestaltet werden. Die Idee des Spiels verstärkt das der Musik innewohnende Abbild des Lebens, das „als ob" von Beziehungsverhältnissen und Wirklichkeiten. Improvisation als die verspielteste Form der Musikausübung ist demnach ein Spiel im Spiel, ein hoch symbolischer Umgang mit Beziehungsgestaltung und Realitätswahrnehmung. Improvisierend begibt sich die Spielerin in den symbolischen Reichtum von Verhältnissen zwischen Menschen, seinen geistig-seelischen Kräften und den Verbindungen zur Natur. Die Welt der Zeichensprache in Märchen, Mythen und Archetypen, der Übergang zur Bilderwelt der Assoziationen, zu Imaginationen, Träumen und Phantasien zeigt den Weg zum Wesen des Kindes als eine spielende Kreatur – und damit zum Kind in uns, unserm jeweils inneren Kind (Winnicott 1971).

Die Hintergrund-Dimension der Improvisation

An der Oberfläche ist Improvisation ein figürliches Geschehen. Sie ereignet sich durch unmittelbar ausgespielte Spontaneität, Impulsivität und Direktheit. Sie ist ein buntes Gemisch von archaischem Chaos, verfügbarer Ordnung und unvorhergesehenem Zufall. Sie ist Spiel im Spiel und Freiheit in der Gebundenheit. Psychologisch gesehen wird Improvisation zur puren Selbsterfahrung: sich ganz im Moment zuhörend erleben und wie ein Kind das spielen, was jetzt in den Vordergrund kommt. Aus musiktherapeutischer Perspektive ist die Improvisation der Königsweg in den Hintergrund, ins Präverbale und Unbewusste des Menschen.

Freud hat die Träume als Königsweg zum Unbewussten bezeichnet. Für Jung waren die Archetypen und der Schatten „Königreiche" verborgener Anteile des Menschen. In der musiktherapeutischen Improvisation führt der Königsweg in zwei Richtungen: in das figürliche, verfügbare Hier und Jetzt, in die unmittelbar gegenwärtige Gestaltung des Ausdrucks – und in den dunklen Hintergrund unbekannter bis unbewusster innerer Bewegungen, Wünsche und Phantasien oder inspirativer bis intuitiver Einflüsse. Auf diesem Weg können unvorhergesehene (eben improvisierte), aus unbekannten Bereichen einfallende, zu-fällige Anteile des Menschen gehört und verstanden werden.

Wir erklärten das Ohr zum Tor der Seele, das annehmende und zulassende Sinnesorgan. Die Tiefendimension der Improvisation aber kann dann als Ausgang aus der Seele, als Verstärkerin und Lautsprecherin der Seele verstanden werden. „Aus der Seele gespielt" (Decker-Voigt 1991) heißt eine Einführung in die Musiktherapie und fügt an, Musik sei „das Tor zur Welt". Wenn Improvisation die im unbewussten Schatten und in den hintergründigen Tiefen schlummernden Gestalten zu bewegen und auszudrücken vermag, dann finden wir in der Entschlüsselung dieser Symbolik das verborgene Potential, die auszuspielenden Anteile des Menschen zu seiner Ergänzung – und das ist Heilung.

Dadurch ist der Kreisprozess zwischen Eindruck und Ausdruck geschlossen: Improvisation wirkt in die Tiefe der Psyche hinein und spielt aus dem Hintergrund der Seele heraus. Der Königsweg in diese traumwandlerischen Tiefgründe führt nicht nur über die freie Improvisation, sondern spezifisch über die hypothetisch angesteuerten Hintergrundräume durch die musiktherapeutische Intervention, wenn also das Experiment bedeutungsvoll Figur und Hintergrund zu verbinden vermag. Ganz freie Improvisationen sind im therapeutischen Kontext der Gefahr von Belanglosigkeit ausgeliefert, oder was schwerer wiegt, sie geraten ins grenzenlose und inflationäre Feld von Spekulationen und Suggestionen. Die prozessdiagnostischen und entwicklungspsychologischen Möglichkeiten der Improvisation können durch eine gezielte, die Wirkungskomponenten spezifisch einsetzende Interventionspraxis erst zum Tragen kommen.

Der Wirkungsbereich der Musik-Rezeption

Wenn Musik von Tonträgern stammt, werden Wirkungskräfte von außen in den Beziehungsraum hineingespielt. Trifft diese Musik das Thema in seiner Figur oder in seinem Hintergrund, genauer: trifft eine Komponente die Verbindung des Themas zu seiner naturphilosophischen Umwelt, dann hören wir unsere innere Bewegung in Bezug auf dieses Thema stellvertretend in der Musik mitschwingen. Durch den Resonanzprozess zwischen dem explorierten Thema und der entsprechenden Musik beginnt eine Gestaltverwandlung zwischen Figur und Grund im Innern, stillschweigend. Man spürt, dass diese Musik „gut tut", einen tieferen Kontakt herstellt und etwas bewegt.

Musik hören ist allgemein im Alltag von großer Bedeutung. Das gewaltige Angebot der Musikindustrie reguliert überall Stimmungen und dient den meisten Menschen zur Aufheiterung oder Beruhigung von Gemütszuständen. Musik ist wahrscheinlich das am häufigsten gebrauchte Medium für die allgemeine Psychohygiene in der Gesellschaft.

Rezeptive Musiktherapie mit einem aktiv spielenden Therapeuten benutzt jedoch ganz gezielt diejenige Musik, welche in den Behandlungsprozess eingreift und ihn vorantreibt. Der Musiker im Therapeuten kann einfühlsam und wirkungsvoll diejenige Musik in den Beziehungsraum einspielen, welche die Gestaltbildung der Klientin trifft. Wenn in der therapeutischen Beziehung das Vor-Spielen zum „Für-Spielen" (Timmermann 1994) wird, kommt zum Einfluss der Wirkungskomponente zusätzlich die Beziehungskraft des Gebens, des Nährens dazu. Einfühlende und auf das Bedürfnis des Zuhörers abgestimmte Musik kann wie ein Geschenk der Liebe, wie Energie von Muttermilch empfunden werden. Die Tatsache, dass die „Für-Spielerin" in der ganzen Aufmerksamkeit für den Andern da ist und etwas ihm Zugehöriges spielt, diese Für-Sorge kann ein Aufgehoben- und Getragensein vermitteln, welches neue Entwicklungsschritte ermöglicht. Ein solches Beziehungsverhältnis erinnert an die frühe Kindheit, bringt atmosphärisch das Vertrauen und die Geborgenheit der sorglosen Kinderstube zurück.

Die Gestaltverwandlung im Experiment

Was verwandelt sich eigentlich, wenn Musik wirkt? Wir haben gesehen, dass die Komponenten die verschiedenen Lebensbereiche und ihr Organismus-Umwelt-Verhältnis ganz spezifisch berühren. Und aus der Gestalttherapie wissen wir vom Kontakt als zentralem Modell der Erfahrung. „Der Kontakt ist das Herzblut der Entwicklung, das Mittel, sich selbst und seine Erfahrung der Welt zu verändern" (Polster/Polster 1983, 102). Komponenten- und Kontaktmodell greifen die Figur auf, greifen sie an und führen sie durch das Experiment in ein (manchmal gefährliches) Gebiet neuer Erkenntnisse. Nach einer Auflösung alter Vorstellungen, fixierter oder verhärteter Gestalten setzt die neue Gestaltbildung, das heißt die gelingende Verbindung von Figur und Hintergrund ein. Dieser Prozess von den alten, gewohnten Gestalten über neue, ungewohnte Erfahrungen bis zur Bildung gültiger, jetzt brauchbarer und hinzu gelernter Verhaltensformen nenne ich Gestaltbildung. Gestaltbildung, Bewusstheit und Integration von Erkenntnissen sind die Errungenschaften vom Ausspielen des Experiments bis zum Abgrenzen des therapeutischen Kontakts.

Wenn die Wirkung der indizierten Komponente auf eine verhärtete, eine fixierte Gestalt trifft, kann bereits während des Experiments eine Verwandlung beginnen. Ist dieser Prozess erst einmal angestoßen, geht er oft von selbst dadurch weiter, dass sich das Spiel intensiviert. Man spürt, dass da etwas wirkt und sich ein Resonanzgeschehen zwischen innerem Ringen nach Ausdruck und äußerem Angebot eines musikalischen Gefäßes, eben einer Komponente, verstärkend auswirkt. Wenn ein gestresster Mensch im rhythmischen Spiel immer schneller wird, damit jedoch vor sich selber davon rennt und deshalb stolpert – plötzlich aber das Spiel korrigiert und in eine regelmäßige Pulsation hineinfindet, (ob mit Hilfe der Therapeutin oder allein), dann stellt sich ein Glücksgefühl ein, eine Übereinstimmung der inneren und äußeren Wahrnehmung. Das nennen wir prägnante Gestalt, Ausdrucksstärke. In diesem Fall bedarf es oft keiner verbalen Aufarbeitung mehr, sondern bloß einer theoretischen Reflexion, dass die Figur des Stresssymptoms durch die Rhythmus-Komponente experimentell ausgespielt und einer Gestaltverwandlung zugeführt werden konnte. Die neue Gestalt kann dann mit der folgenden Bewusstheit integriert werden: Mit dem neu gefundenen und angemessenen Tempo fallen Stress und Straucheln weg; in der Regelmäßigkeit liegt der Erfolg, nicht im Tempo (Hegi 1998, 143ff).

Damit sind wir am methodischen Punkt, an dem Experimente ausgewertet und in Variationen so oft wiederholt werden, bis sich die neue Gestalt auch mit dem Hintergrund verbindet, also integriert und dort „vergessen" werden kann. Diesen Prozess nenne ich hier Behandlung, und die Übertragung in den Alltag, die Integration und Automatisierung im Organismus-Umwelt-Feld wird Transfer genannt.

Behandlung als Redundanz von Annehmen,
Aushalten und Ausspielen

Wenn wir durch die therapeutischen Grundhaltungen annehmen, aushalten und ausspielen hindurchgegangen sind, wissen wir, wo und wie Veränderungen, beziehungsweise Gestaltverwandlungen möglich werden. Ein Behandlungsschritt ist aber kaum durch eine einmalige Erfahrung abgeschlossen, sondern er verlangt in dem Maße Wiederholungen, wie das Thema biografisch gewachsen ist und wie tief es von daher eingeprägt ist. Die Wiederholung eines Experiments ist immer eine Wiederholung in einem neuen Kontext und deshalb im Erleben eine Vertiefung. Das wiederholte Angehen des Problems von allen Seiten ist vergleichbar mit der Gestaltung eines Steinblocks durch den Bildhauer.

Wenn unser Stress-Patient wieder über sein Tempo stolpert, braucht er nochmals ein ähnliches Experiment, um auch in der veränderten Situation zu erproben, wie er seine jetzt angemessene Pulsation findet. Vielleicht unterfordert er sich diesmal und hinkt im Rhythmus. Eine angemessene Mitte kann aber erst nach mehreren Pendelausschlägen auf die beiden störenden Seiten, also in die Über- und in die Unterforderung, gefunden werden. Und diese Mitte nimmt er nur dann als seine eigene an, wenn er sie auch selber erarbeitet hat.

Im therapeutischen Setting wird das Experiment als ein geschütztes, aber auch als ein Mut erforderndes Wagnis erlebt. Es stellt gleichzeitig ein Konzentrat und eine Vereinfachung einer komplexen Situation dar. Das erste Experiment zu einer explorierten Figur, zu einer eingeleiteten Gestaltbildung, ist oft durch die überraschende Deutlichkeit von impulsiv ausgespielten Hintergrund-Anteilen gekennzeichnet. Das Erschrecken darüber kann zusätzliche Widerstände aufbauen. Deshalb ist es wichtig, die Wiederholungen und Varianten des Spiels dahingehend zu korrigieren und anzupassen, dass Schritte auf eine gewünschte Entwicklung hin möglich sind. Mit diesem redundanten Prozess, das angenommene und ausgehaltene Thema immer wieder auszuspielen und in seiner besonderen Weise musikalisch zu gestalten, geht ein sekundärer Gewinn einher: Unser Stress-Patient übt eine regelmäßige Pulsation in verschiedenen Tempi. Er lernt Regelmäßigkeit und Zuverlässigkeit, und dies ist, ganz allgemein, eine unschätzbare Fähigkeit im Zusammenspiel mit Andern.

Der Übergang von Musik zu Sprache

Die Rückkehr vom musikalischen Experiment zur Sprache wird, umgekehrt wie beim Eintauchen in die Musik, oft wie ein progressives Auftauchen in die Erwachsenenwelt der sprachlichen Kommunikation erlebt. Die im Improvisationsexperiment aufscheinende Bedeutung zwischen dem figürlichen Thema und einem Grund löst neue Worte, Einsichten und auch Veränderungen im Sprechverhalten aus. Das Sprechen nach dem Spielen soll nicht nur rückblickend kommentieren, was geschehen ist oder welche Gefühle im Spiel erlebt wurden. Der vorwärts gerichtete Weg fragt direkt, was jetzt, in unmittelbarer Folge des Spiels, an Bildern, Gedanken oder Ideen auftaucht. Der Prozess geht weiter, die Sprache führt das Experiment fort, der Fluss des Kontakts wird nicht durch Rückblicke gebrochen, sondern durch das Bewusstheits-Kontinuum fortgesetzt und, dem Spielprozess vergleichbar, in immer neue Räume der Erkenntnis geführt. Der Stress-Patient redet jetzt ruhiger und erzählt zum Beispiel, wie er gedenkt, seinen Arbeitstag rhythmischer zu gestalten. Die Erfahrung einer tragenden Pulsation löst vielleicht Gefühle der Sicherheit aus, und der Mann steht plötzlich mit beiden Beinen gut auf dem Boden. Anstatt immer wieder ins Stolpern zu geraten, spricht er davon, mit welchem Tempo er nun durchs Leben gehen will. Der Übergang von der Musik zur Sprache löst einen Entwicklungsschritt aus, wie wenn ein Kind aus dem Plappern heraus plötzlich ein verständliches Wort hervorbringt. Es klingt noch nach Musik, trägt aber bereits Bedeutung in sich und schafft einen bewussten Kontakt in die Welt der Begriffe, in neues Begreifen. Wohin hat das Experiment gebracht? Welche Metapher fällt ein? Kann der nächste Satz auch gesungen sein? Wie geht man mit dem erweiterten Spielraum um? Kann die erlebte Musik nachwirken und wie eine Erinnerungshilfe aus dem Innern „sprechen", wenn die Erkenntnis vergessen geht?

„Wo das Wort der Ton einer Phrase ist
und die Phrasierung den Ton zum Satz bezieht,
da bilden Absätze Tonsätze.
Im Ansatz Zwischensätze setzen.
Der Unterton übertönt das Nebensächliche.
Tönung als Färbung der Zwischentöne."

„Ein Ton-Schritt.
Zwei Motiv-Sprünge.
Drei Satz-Melodie."
(Hegi 1998, 30)

Die entwicklungspsychologische Frage

Mit der redundanten Wiederholung des Behandlungskreislaufs wird jetzt häufiger die entwicklungspsychologische Frage gestellt: Was brauchst du? Was fehlt dir jetzt? Was willst du hier, an diesem Punkt? Kinder, besonders Säuglinge, spüren diese Bedürfnisse ungeteilt und genau. Deshalb können sie diese so unmittelbar ausdrücken. Erwachsene, besonders aber die Neurotiker, stehen dieser Frage manchmal wie einem Orakel gegenüber. Sie funktionieren nach fixierten Verhaltens- und Kontaktmustern und geben so ihrer Weiterentwicklung keinen Raum mehr. „Der moderne Mensch [...] meint allem Anschein nach, daß die Zeit des Spaßes, des Vergnügens, des Wachsens und des Lernens die Kindheit und die Jugend sind und gibt mit der <Reife> das Leben auf." (Perls 1976) Psychotische Menschen andererseits haben die Verbindung zu ihrem Entwicklungspotential derart verloren, dass sie entweder alles oder dann nichts brauchen. Beides bleibt unerfüllbar.

Die Frage nach dem jetzt möglichen Wachstumsschritt stellt sich der gesunde und klare Mensch alltäglich. In der Therapiesituation verlangt sie zusätzliche Einfühlungskraft und fordert bewusstes, methodengeleitetes Handeln. Die Gestalt-Musiktherapeutin fragt dann beispielsweise: Welche Figur drängt hervor und wird prägnant? Schaffen die Worte, die Musik oder der Körper jetzt Kontakt? Mit welchem Experiment kannst du wachsen? Welche Gestalt reift in dir? Welche Komponente trägt deine komplexe Frage durch den verwirrenden Prozess hindurch? Welche Worte setzen den Kontaktfluss fort?

Der Entwicklungspsychologe und Säuglingsforscher Stern hat die Entwicklungsstufen, wie sie bisher angenommen wurden (Erikson 1966, Mahler et al. 1978 u. a.) mit einem exakt erforschten und einleuchtenden Selbstentwicklungskonzept neu erklärt. Anhand wesentlicher Merkmale aus der vorsprachlichen Zeit belegt er, dass eine Empfindungsfähigkeit in ihren Grundstrukturen von Anfang an besteht, dass der „kompetente Säugling" (Dornes 1993) über „transsensorische Fähigkeiten" und „Vitalitätsaffekte" (Stern 1979, 1991, 1992) verfügt, die der Erwachsene teilweise verloren hat und wieder erwerben will. Die vier Selbstempfindungen „eines auftauchenden Selbst", eines „Kern-Selbst", eines „subjektiven Selbst" und eines „verbalen Selbst" erscheinen in den ersten 18 Monaten, also in der vorsprachlichen und sprachbildenden Zeit, werden mit Verschiebungen von etwa drei bis vier Monaten wie Schichten übereinander gelegt und wiederholen sich dann als „lebenslange Entwicklungslinien" (Stern 1992). Der Aufbau der Selbstempfindungen ist entscheidend für die Entstehung oder Störung späterer „Kontakt- und Beziehungsfähigkeit im Menschen" (Schumacher 1999).

Bewusstheit und Integration

Mit der Bewusstheit des So-Seins: „So bin ich – so spiele ich" (Hegi 1998) geht die Phase des Ausspielens zu Ende. Die musiktherapeutische Improvisation entspricht durch ihre Unmittelbarkeit dem Bewusstheits-Kontinuum, symbolisiert also den fortlaufenden Prozess der Selbstentwicklung. Dort gelernte Präsenz und Klarheit erlauben ein neues Selbstbewusstsein und führen auf höherer Stufe zu befriedigenderen Kontaktverhältnissen. Bewusstheit meint das Annehmen des So-Seins in der jetzt möglichen Balance von Organismus und Umwelt. Der Gestalt-Ansatz unterscheidet zwei Modi der Bewusstheit: „Achtsamkeit und Gewahrsein" (Fuhr/Gremmler-Fuhr 1995, 155).

Achtsamkeit ist figurenzentriert und richtet sich aus auf das *Hier und Jetzt*. Es fördert das Auffassungsvermögen, eine kluge selektive

Wahrnehmung, Schlauheit und schnelle Direktheit. Demgegenüber ist Gewahrsein hintergrundzentriert. Es richtet sich aus auf das *Überall-und-immer* und unterstützt das Erkennen umfassender Zusammenhänge. Dadurch aktiviert es Wissen, Erinnerung und Erfahrung, bringt das Können ein und lässt Inspiration und Intuition einfließen. Gewahrsein ist aber nicht identisch mit Bewusstsein. Dieses umfasst sämtliche Wahrnehmungsebenen, schließt also auch noch die Ahnung eines Vorbewusstseins, die Träume eines Unterbewusstseins oder transpersonale Vorstellungen eines Überbewusstseins mit ein. Zur Integration eines Bewusstwerdungsprozesses ist aber nur Achtsamkeit und Gewahrsein nötig. Wir dürfen auch auf niedriger Bewusstseinsstufe zufrieden, erfüllt und ausgeglichen sein. Im Wissen, dass bei aller Bewusstseinsforschung immer noch eine Bewusstseinserweiterung vorstellbar ist, und dass eine höhere Macht als der bisher erreichte Bewusstseinsstand des Menschen existiert, mit diesem Gewahrsein kann die bis hierher erreichte Bewusstheit integriert werden. Das heißt einfach ausgedrückt: Was mir jetzt bewusst ist, wie ich bis jetzt geworden und gewachsen bin, mein So-Sein nehme ich an.

Mit diesem Annehmen durch Bewusstheit schließt sich der Kreis. Die Gestalt gewordenen Anteile der Persönlichkeit sind jetzt Teil des Hintergrundes und werden verfügbar als Erfahrung. Aber auch die unerledigten Anteile sinken in den Hintergrund – und tauchen bei Gelegenheit als neue Figuren wieder auf. Ebenso verlagert sich die ausgespielte Musik in den Hintergrund, wirkt dort als innerer Reichtum oder ist als Fähigkeit abrufbar, erscheint als Hör-Erinnerung des Organismus wieder im Spiel.

Bei unserm idealtypisch-methodischen Kreislaufmodell fehlt nun noch das vierte A, welches für abgrenzen steht. Abgrenzung ist allein schon durch die Begrenztheit eines Therapie-Settings gegeben. Aber auch innere Grenzsteine sind zu setzen, wenn Bewusstheit und Integration, Vitalität und Ausgeglichenheit als Ziele eines therapeutischen Prozesses erreicht werden sollen. Das Abschlusskapitel handelt deshalb vom Abgrenzen, vom Trennen und vom Abschied.

4 Abgrenzen

„Es ist nie genug"

Dieses Gefühl kennen Therapeutinnen und Klienten je verschieden als Gebende und Nehmende. Oft nach einer intensiven Situation oder nach einer nährenden Begegnung, oder einfach wenn die Stunde zu Ende geht, die Zeit abläuft, meldet eine innere Stimme: Noch nicht genug, nie genug! Den meisten Eltern ist es ebenfalls bekannt, wenn sie mit den Kindern spielen: „Noch mehr, bitte! Noch einmal!" Aber auch Genießer und Süchtige tragen diesen Satz in sich. Unsere Klienten haben in ihrer Bedürftigkeit ein Recht auf noch mehr Zuwendung. Das Setting dosiert diese Nahrungszufuhr. Anders kennen Therapeuten das Nie-genug-Gefühl als Omnipotenzanspruch, als Erwartung an sich selbst, noch mehr geben zu müssen oder niemals etwas tun zu dürfen, was unsicher ist oder vielleicht zu viel Zeit kostet. Dann bleibt am Schluss das Gefühl, man hätte gezielter arbeiten sollen oder weiter kommen müssen, also das Gefühl, nicht genügt zu haben.

Dieses Ungenügen liegt auch in der bekannten Schwierigkeit, eine freie Improvisation zu beenden. Die Unsicherheit des Unerfüllten löst immer wieder die ähnlichen Zweifel aus: Habe ich ausgespielt, habe ich etwas Genügendes gegeben? Oder: Habe ich genug bekommen, ist mein Ohr zufrieden?

In der Kürze von Experimenten und in der klaren Begrenzung von Therapiestunden liegt inhärent die Auseinandersetzung mit Abschlüssen. Auch sie brauchen Übung. Unabgeschlossene Situationen häufen unnötige Fragen auf und verhindern tendenziell ein Beginnen neuer Situationen. Der Therapeut ist grundsätzlich verantwortlich für vorbereitete und klare Abschlüsse. Auch innerhalb des Prozesses sorgt er immer wieder für Distanz in der Nähe. Gerade im Zusammenspiel, wo Konfluenz und Gleichwertigkeit in den Vordergrund rücken, muss der Abschluss und das sich abgrenzende Anderssein (die Rollendistanz) immer wieder neu bewusst gemacht werden, ohne dabei den Kontakt und die Wärme preiszugeben.

Abschiede sind, weil in der Form immer wiederkehrend und im Inhalt doch immer anders, ein Ritual. Das Ritual des Abschieds soll das Gewesene beinhalten, die gegenwärtige Trennung aussprechen und den je eigenen Weg in die nahe Zukunft (die Ausgangstür) weisen. Ich habe dafür ein „Abgrenzungs-Gebet" erfunden, das ich mir still bewusst mache, manchmal in Teilen auch laut ausspreche:

Du hast mich,
ich habe dich
angenommen *und* ausgehalten.
Für heute ist ausgespielt.
Lass uns jetzt unsere Wege abgrenzen.
Amen.

Zuhören – Aufhören

Für unsere täglichen Kontaktschwierigkeiten beim Einlassen und Abgrenzen besitzen wir eine innere Lehrerin: die Atmung. Sie ist das tiefste und grundsätzlichste Vorbild unseres Lebensprozesses. Die Atmung beginnt mit der Geburt und hört mit dem Tod wieder auf. Hören wir ihr zu, stellen wir drei verschiedene Phasen fest: die Einatmung, die Ausatmung und die Atempause. Die Einatmung, das Einlassen können wir auch als Annehmen oder Aufnehmen der Sauerstoff-Umwelt in unseren Organismus verstehen. Wir lassen zu, dass die Umgebungsluft in unsern Körper einströmt. Dort behalten wir sie eine Weile und verwerten sie als Lebensenergie, um sie in der zweiten Phase als verbrauchte Luft wieder loszulassen, sich von ihr zu trennen und sie in unsere Umwelt abzugeben. Am Ende dieses Ausatem-Stromes, beim Abgrenzen, finden wir eine dritte, ganz kurze Phase, die Atempause. Wir bleiben eine Weile ohne Luft und treffen an, was sich nach dem Abgrenzen finden lässt: das Seinlassen. Oft wird diese Phase gar nicht realisiert, einfach überhört. Weshalb? Sie ist warten, Pause, Leere, Stille – ein Nichts, und dadurch dem Tod sehr nahe. Wenn wir auf dieses kleine Nichts hören, das ungefähr alle fünf Sekunden wiederkehrt, verstehen wir die dauernde Gegenwart kleiner Todeserfahrungen. Durch die automatisch sich anschließende Einatmungsphase lernen wir ebenso wiederkehrend, dass alles Aufhören ein Wiederbeginnen auslöst, dass die Todeserfahrung die Lebenskraft erneuert und dass Aufhören vor dem Zuhören kommt.

Der weitere Sinn von Musiktherapie besteht unter anderem in der Musikalisierung des Lebens: Atmung, Stunden, Tage und Jahre als rhythmischer Lebenslauf; die Gefühls- und Stimmungswelt als Klangphänomen; Geschichten, Sprache oder Erzählung als Reich der Melodie; Dynamik im Zuhören und Abgrenzung im Aufhören; der Tod als Pause, als Stille; Formen und Formverwandlungen im dauernd sich erneuernden Verhältnis von Organismus und Umwelt. Jeder Zeitraum wird durch einen neuen rhythmischen Schlag abgelöst. Melodien schließen immer einen Kreis und alle Klänge schwingen irgendwohin aus. Dem Aufhören zuhören heißt, Zukünftiges voraushören.

„Am Ende des Zeit-Raumes stirbt ein Erlebens-Raum,
der Abschied fällt ins Bewusstsein, in den Alltag.
Ein ausgespielter Abschied bereichert das Leben um den Tod
und es bereitet es vor, das Leben nach dem Tod.

Werden wir gefragt,
wann es denn recht sei,
Abschied zu nehmen,
von Menschen, von Gewohnheiten, von sich selbst?
Irgendwann plötzlich geht der Tod um
und wir mit ihm.
Im Annehmen und Aushalten
von Ende und Abschied
erfahren wir diesen Schmerz des Sterbens,
dieses Abbrechen und Zusammenbrechen,
um neu aufzubrechen."

(Hegi 1998, 110)

Die erledigte Geschichte

Betrachten wir noch einmal das idealtypische Behandlungs-Kreislaufmodell (S. 127) unter den Aspekten des Gestalt-Ansatzes und dieser Musiktherapie-Methode: Die Klientin bringt eine Geschichte mit. Daraus taucht eine Figur aus dem Hintergrund auf. Sie wird angenommen, exploriert und in den Kontakt geholt. Im Aushalten der Spannung eines Konflikts entsteht ein eingreifendes Experiment. Die Erfahrung des Ausspielens knüpft eine Verbindung zum Hintergrund. Damit beginnt eine Gestaltverwandlung. Diese kann zu einer gültigen Gestalt führen. Als solche bewusst gemacht und integriert, wird ein Transfer, eine Anwendung im alltäglichen Leben ermöglicht.

Streng musiktherapeutisch, und das heißt mit Begriffen aus der Musik formuliert, klingt dasselbe Kreislauf-Modell etwa so: Die Klientin bringt ein Stück, ein Thema mit. Aus der dahinfließenden Musik taucht ein deutliches Motiv auf. Es wird aufgegriffen, wiederholt und auf verschiedene Weise umspielt, experimentell erforscht. Dadurch entstehen auch Reibeklänge, Dissonanzen, polyrhythmische Dynamik und neue Formen. Eine Improvisation, ein Stück, ein Spielkonzept oder eine Komposition entsteht. Das Motiv in seiner Einbettung wird immer wieder gespielt und vom (Resonanz-)Körper integriert. Mein Thema ist meine Geschichte, meine Melodie ist meine Meinung, mein Klang ist mein persönlicher Ausdruck und mein Rhythmus ist mein Gang durchs Leben.

Die Musik ist nun ausgespielt und sie hat auch ausgespielt. Endspiel. Sie taucht ab, oder geht ein in den Hintergrund des feinstofflichen Körpers. Eine weitere Geschichte ist erledigt. Aus Erfahrung wissen die Gestalttherapeuten, dass unerledigte Geschichten früher oder später sich wieder figürlich bemerkbar machen, in Träumen, auffälligen Handlungen oder lästigen Störungen. Und Musiktherapeutinnen (oder auch ihre Klienten) hören, wie unerledigte Melodien ihnen „nachlaufen", bis sie Ergänzung oder Erfüllung finden.

„*Kreisender Sinn.*

Kreisende rhythmische Kreise,
die immer von neuem
beim Schlag auf das Fell
den Endpunkt und Anfang
des rhythmischen Bogens
neu setzen.

Und wieder und wieder
kehren mit leichter Verschiebung
den kreisenden Kreis
auf den Punkt.

Dazwischen der phasische Bogen,
die Spannung von Leere und Leben
tanzt die Bewegung
vom Endpunkt zum Anfang
als Teil eines Kreises.

Zusammen Versenkung, Vertiefung,
Entgrenzung und Weitung.
Sie führen ins Reich der Entspannung
und lösen den Körper in Bewegung ganz auf.
Trance fliegt der Zeit fort,
löst auf allen Raum,

Wird geistiges Sein
und seelischer Sinn.
Im Leben.
Im Tod."

(Hegi 1998, 169)

Nachkontakt – Nachklang

Nach einer vollzogenen Abgrenzung kommt nicht Leere, sondern der Nachkontakt. Die Welle der Erregung klingt ab, der Organismus besinnt sich auf sich selbst. Die Aufmerksamkeit auf Figur und Gestaltbildung wird zurückgezogen, eine „Unterscheidung zwischen Figur und Grund erlischt" (Fuhr/Gremmler-Fuhr 1995, 97). Der Hintergrund nimmt die Gestalt und das Gelernte auf. Er hält es zur Verfügung und Stützung neuer Prozesse bereit. Oder er drängt neue Figuren aus den unerledigten Teilen der Gestalt und Geschichte hervor.

Manchmal wird der Nachkontakt durch eine dem Erleben nachtrauernde Wehmut erfüllt. Manchmal stellt sich ein Nachsinnen ein. Wird es mit andern Bezugspartnern geteilt, so kann die Restenergie in die Beziehungsumwelt verteilt werden. Weitere typische Gefühle im Nachkontakt sind nach Dreitzel: „Dankbarkeit und Stolz" auf der positiven Seite, „Ohnmacht und Schuld" auf der negativen Seite des Organismus-Umwelt-Feldes. (1992, 147)

Wird der Nachkontakt (oft auch Verarbeitungszeit genannt) vermieden, beginnt die gestaute Energie den Verdauungsprozess zu verstopfen. Die Störungsseite der Retroflektion wird aktiviert (Hegi 1998, 54f, 341f). Spontaneitätsverlust, gebremster Ausdruck, Rückzugsstarre oder depressive Verstimmung sind die Folge.

Auch hier gilt dasselbe für den musikalischen Prozess. Musik klingt nach, auch wenn sie ausgeklungen ist. Wird diese Nachschwingung, dieses Nachsinnen übergangen, werden Pausen und Stille chronisch übertönt, verschwindet das Musik-Erleben in einer Übersättigung und Überfütterung von Sinneseindrücken. Unkonzentriertheit, Zerstreuung durch Reizüberflutung und deflektive Störungen sind die Folge.

Ein Experiment, welches im Wirkungsbereich einer Komponente aufgegangen ist, wirkt nach, weit über die Therapiestunde hinaus. Es hat Langzeitwirkung und taucht immer dann wieder als Hör-Erinnerung auf, wenn ähnliche Zusammenhänge ins Leben treten. Die Tiefenwirkung der Komponente besteht darin, dass sie die Bewusstheit über eine Lösung, über ein Ganz-Werden und Integrieren als musikalische Metapher ins Lebenskonzert hineinspielt, dass sie direkt in die Seele, oder in den Bauch geht. Wir kennen die Kraft einer Melodie, die in einem Glücksmoment gehört wurde und dann immer wieder dieses Glücksgefühl auszulösen vermag, wenn sie von neuem erklingt.

Solche Nachklänge von Experimenten und ihren Erfahrungen tragen eine große Befriedigung und Ruhe in sich. Die Gewissheit, durch Musik in eine größere Welt eingebunden zu sein und über Musik zu Ganzheit oder Erfüllung finden zu dürfen, führt zum Jetzt-so-zufrieden-

Sein. Akzeptanz schafft Gelassenheit. Auf der Basis dieser Selbstakzeptation kann der nächste Schritt getan werden.

„Sich wandelnd ruht es sich aus."

(Heraklit, Fragment 84a)

Literatur

Bergstrøm-Nielsen, C., Weymann, E. (2000): Dokumentation zu: 1. Europäisches Symposium Improvisationsunterricht im Musiktherapiestudium. Hamburg
Buber, M. (1973): Das dialogische Prinzip. Lambert Schneider, Heidelberg
Cramer, F. (1993): Chaos und Ordnung – die komplexe Struktur des Lebendigen. Insel Verlag Frankfurt/M.
– (1996): Symphonie des Lebendigen. Versuch einer allgemeinen Resonanztheorie. Insel Verlag Frankfurt/M.
Decker-Voigt, H. H. (1991) : Aus der Seele gespielt. Eine Einführung in die Musiktherapie. Goldmann, München
– (1999): Mit Musik ins Leben. Wie Klänge wirken (Teil 1): Schwangerschaft und frühe Kindheit. Ariston Verlag, Kreuzlingen
–, Knill, P., Weymann, E. (Hrsg.) (1996): Lexikon Musiktherapie. Hogrefe, Göttingen
Dornes, M. (1993): Der kompetente Säugling. Die präverbale Entwicklung des Menschen. Fischer, Frankfurt/M.
Dreitzel, H. P. (1992): Reflexive Sinnlichkeit. Edition Humanistische Psychologie, Köln
Erikson, E. H. (1966): Identität und Lebenszyklus. Suhrkamp, Frankfurt/M.
Frohne-Hagemann, I. (Hrsg.) (1999): Musik und Gestalt. Klinische Musiktherapie als integrative Psychotherapie. Vandenhoeck & Ruprecht, Göttingen
Fuhr, R. (1998): Handbuch der Gestalttherapie. Hogrefe, Göttingen
–, Gremmler-Fuhr, M. (1995): Gestalt-Ansatz. Grundkonzepte und –modelle aus neuer Perspektive. Edition Humanistische Psychologie, Köln
Gindl, B. (2000): Der Leib als Resonanzkörper in der musiktherapeutischen Behandlung von frühgestörten und psychosomatisch kranken Menschen. In: Wiener Beiträge zur Musiktherapie. Edition Praesens, Wien
– (2001): „Anklang" finden – Emotionale Resonanz im musiktherapeutischen Prozess. In: Wiener Beiträge ... Bd. 3 (im Druck) Wien
Goldstein, K. (1934): Der Aufbau des Organismus. Den Haag
Hegi, F. (1986): Improvisation und Musiktherapie. Möglichkeiten und Wirkungen von freier Musik. 5. Aufl. 1998. Junfermann, Paderborn
– (1996): Komponenten. In: Decker-Voigt (Hrsg.) (1996), 173–183
– (1997): Die heilenden Prozesse in der musiktherapeutischen Improvisation. In: Müller, Petzold: Musiktherapie in der klinischen Arbeit – Integrative Modelle und Methoden. G. Fischer, Stuttgart
– (1998): Übergänge zwischen Sprache und Musik. Die Wirkungskomponenten der Musiktherapie. Junfermann, Paderborn
Herzka, H. St. (1992): Gesundheit und Krankheit. Dialogisches Denken als Grundlage medizinischer Anthropologie. In: Fischer, Herzka, Reich: Widersprüchliche Wirklichkeit. Neues Denken in Wissenschaft und Alltag. Piper, München
– et. al. (1999): Dialogik in Psychologie und Medizin. Schwabe Verlag Basel
Hutterer-Krisch, R., Luif, I., Baumgartner, G. (1999): Neue Entwicklungen in der Integrativen Gestalttherapie. Facultas, Wiener Universitätsverlag, Wien
Jacoby, M. (1992): Psychotherapeuten sind auch Menschen. Übertragung und menschliche Beziehung in der Jung'schen Praxis. Walter Verlag, Solothurn

Jung, C. G. (1946): Der Kampf mit dem Schatten. In: Jung, C. G. (1974): Zivilisation im Übergang, GW 10. Walter, Olten
Kast, V. (1999): Der Schatten in uns. Die subversive Lebenskraft. Walter Verlag, Zürich und Düsseldorf
Kepner, J. I. (1988): Körperprozesse. Edition Humanistische Psychologie, Köln.
Koffka, K. (1935): Principles of Gestaltpsychology. New York
Köhler, W. (1933): Psychologische Probleme. Berlin
Lewin, K. (1970): Unvollendete Gestalt. In: Werkausgabe, Bd.1–7, Klett-Cotta Stuttgart
Loos, G. K. (1986): Spiel-Räume. Musiktherapie mit Magersüchtigen. G. Fischer, Stuttgart
– (1996): Meine Seele hört im Sehen. Spielarten der Musiktherapie. Videokassette mit Begleitheft. Vandenhoeck & Ruprecht, Göttingen
Mahler, M. S. et al. (1978): Die psychische Geburt des Menschen. S. Fischer, Frankfurt/M.
Meyer-Denkmann, G. (1970): Klangexperimente und Gestaltungsversuche im Kindesalter. Universal Edition, Wien
Moreno, J. L. (1989): Psychodrama und Soziometrie. Köln
Osten, P. (2000): Die Anamnese in der Psychotherapie – Klinische Entwicklungspsychologie in der Praxis. Ernst Reinhardt, München
Papoušek, M. (1994): Vom ersten Schrei zum ersten Wort. Anfänge der Sprachentwicklung in der vorsprachlichen Kommunikation. Huber Bern
Perls, F. et al. (1969): Das Ich, der Hunger und die Aggression. Klett-Cotta, Stuttgart
– (1974): Gestalttherapie in Aktion. Klett-Cotta, Stuttgart.
– (1976): Grundlagen der Gestalttherapie. Einführung und Sitzungsprotokolle. J. Pfeiffer, München
– (1981): Gestalt-Wahrnehmung. Verworfenes und Wiedergefundenes aus meiner Mülltonne. Edition Humanistische Psychologie, Köln.
–, Hefferline, Goodman (1979): Gestalttherapie. Klett-Cotta, Stuttgart
Perls, L. (1989): Leben an der Grenze. Essays und Anmerkungen zur Gestalt-Therapie. Edition Humanistische Psychologie, Köln
Petersen, P. (1987): Der Therapeut als Künstler. Junfermann, Paderborn
Petzold, H., Orth, I. (1991): Die neuen Kreativitätstherapien. Band 1 und 2. Junfermann, Paderborn
Polster, E., Polster, M. (1983): Gestalttherapie. Theorie und Praxis der integrativen Gestalttherapie. Fischer, Frankfurt/M
Rosenberg, J. L. (1989): Körper, Selbst & Seele. Trans Form Verlag, Oldenburg
Schneider, K. (1979): Das Experiment in der Gestalttherapie. Zeitschrift für integrative Therapie 3/79, 192–207. Junfermann, Paderborn
Schumacher, K. (1999): Musiktherapie und Säuglingsforschung. Peter Lang Verlag, Frankfurt/M.
Stern, D. N. (1979): Mutter und Kind. Die erste Beziehung. Klett-Cotta, Stuttgart
– (1991): Tagebuch eines Babys. Was ein Kind sieht, spürt, fühlt und denkt. Piper, München
– (1992): Die Lebenserfahrung des Säuglings. Klett-Cotta, Stuttgart
Storch, M. (2000): Die Sehnsucht der starken Frau nach dem starken Mann. Walter Verlag, Düsseldorf und Zürich
Timmermann, T. (1994): Die Musik des Menschen. Gesundheit und Entfaltung durch eine menschennahe Kultur. Piper, München
Weizsäcker, V. v. (1973): Der Gestaltkreis. Suhrkamp TB, Frankfurt/M.
Wertheimer,M. (1927): Gestaltpsychologie. In: Saupe: Einführung in die neuere Psychologie. Westdeutscher Verlag, Opladen
Wheeler, G. (1993): Kontakt und Widerstand. Ein neuer Zugang zur Gestalttherapie. Edition Humanistische Psychologie, Köln
Winnicott, D. W. (1971): Vom Spiel zur Kreativität. Klett-Cotta, Stuttgart

Musiktherapie vor dem Hintergrund integrativer Theorie und Therapie

von Isabelle Frohne-Hagemann

———◆———

Integration ist das Thema dieses Beitrages und eigentlich auch dieses Buches, geht es hier doch um die Charakterisierung der eigenen „Schule", um Gemeinsamkeiten und Unterschiede, bzw. darum, Vergleichbarkeit zwischen den „Schulen" herzustellen und Kompatibilitäten oder Unvereinbarkeiten von Konzepten zu erkennen.

Ich möchte zwei Themen behandeln: A. Musiktherapie vor dem Hintergrund *integrativer* (d. h. hier integrierender) *Theorie* und B. Musiktherapie vor dem Hintergrund *Integrativer Therapie*.

A. Musiktherapie vor dem Hintergrund *integrativer Theorie*: Wir unterscheiden zwischen Methoden und Verfahren. Es gibt verschiedene musiktherapeutische Methoden (Ansätze) mit gut ausgearbeiteten Praxistheorien, beispielsweise die Musiktherapie nach Schwabe oder die Analytische Musiktherapie. Die Frage ist nur, wie kann man Musiktherapie als ein Verfahren entwickeln, das die schon bestehenden verschiedenen Methoden durch eine übergreifende Meta-Theorie integriert? Eine solche Theorie müsste pluralistisch, integrativ und offen genug sein, Methoden zu konnektivieren, ohne ihren Eigenwert zu reduzieren. Eine Entwicklung hin zu einem Verfahren mit verschiedenen Methoden ist m. E. sinnvoll, weil ohne diese eine Anerkennung nicht möglich wird. Hinzu kommt, dass der Boden für ein kunsttherapeutisches Krankheitsverständnis in unserer Gesellschaft und in der „scientific community" noch nicht genügend bereitet ist. Musiktherapie als Verfahren entspricht dem gestalttheoretischen Denken „Das Ganze ist mehr und etwas anderes als die Summe seiner Teile": ein Verfahren Musiktherapie könnte den verschiedenen musiktherapeutischen Methoden und Sichtweisen eine pluralistische Identität geben, welche die Grundlage für die Integration künstlerischer, wissenschaftlicher und klinischer Theorien gäbe.

B. Musiktherapie vor dem Hintergrund *Integrativer Therapie*: Vor dem

Hintergrund einer ganz bestimmten Schule des Integrierens, der so genannten „Integrativen Therapie" (IT), hat sich eine ganz bestimmte musiktherapeutische Methode, die *„Integrative Musiktherapie"* (IMT) entwickelt. Die IMT ist also selber kein Verfahren, sondern eine Methode der IT. Sie hat (noch) keine eigene Meta-Theorie (z. B. Wissenschaftstheorie, Erkenntnistheorie, etc.), sondern beruft sich auf die der IT. IMT wurde seit 1982 als eine der kunsttherapeutischen Therapiemethoden der IT an der *Europäischen Akademie für Psychosoziale Gesundheit und Kreativitätsförderung* (EAG) in der Trägerschaft des *Fritz Perls Instituts* (FPI) entwickelt. Dieses Institut wiederum wurde in den 70er Jahren von Hilarion Petzold gegründet.

Petzold, den Tilman Moser (1994, 5) als den „Papst integrativen Denkens" betitelte, hat sich im deutschsprachigen Raum als einer der Ersten für den Integrationsgedanken eingesetzt und bereits 1975 zusammen mit Charlotte Bühler die erste Zeitschrift für schulen- und methodenübergreifende Integration herausgegeben (*„Integrative Therapie"*). Diese Zeitschrift erschien vor den Zeitschriften *„Journal of Integrative and Eclectic Psychotherapy"*, *„Journal for Therapy Integration"* und *„International Journal of Eclectic Psychotherapy"*.

Mit einem pädagogisch-musiktherapeutisch-künstlerischen Hintergrund kam ich mit Hilarion Petzold und der „Integrativen Therapie" in den 70er Jahren in Kontakt. Am FPI fand ich mein eigenes integrativ orientiertes Denken (Frohne 1981) wieder. Ich ließ mich am FPI in *Integrativer Therapie* ausbilden und entwickelte seit den 80er Jahren die *„Integrative Musiktherapie"* als eine der klinisch-künstlerischen Therapiemethoden der *IT* am Institut.

In der Methode der *„Integrativen Musiktherapie"* kommt die gesamte Wissensstruktur der *IT* zum Tragen und natürlich auch deren Behandlungsmethodik. Das bedeutet einerseits: Ein „Integrativer Musiktherapeut" muss ebenso wie ein „Integrativer Kunsttherapeut" oder ein „Integrativer Bewegungstherapeut" den theoretischen Hintergrund der IT beherrschen. Hinsichtlich der Vertiefung seiner Methodik stehen ihm jedoch die Möglichkeiten der *„speziellen musiktherapeutischen Praxeologie"* zur Verfügung, die der allgemein ausgebildete Integrative Therapeut nicht hat.

1 Integrative Theorie und Schulen der Integration

Integration

Integration – wozu? fragen sich viele MusiktherapeutInnen. Die Auseinandersetzung mit Differenzierung und Integration wird oft mit der Begründung abgelehnt, dass in der Musiktherapie ohnehin schon alles integriert sei – man benutze doch schon tiefenpsychologische oder gestalttherapeutische Techniken – oder das Integrieren wird mit der Begründung abgelehnt, die eigene Methode solle nicht ‚verwässert' werden. Fragen wir also, welche Motivationen denn überhaupt Integrationsbemühungen rechtfertigen. (Eine sorgfältige Auseinandersetzung mit der Motivationsfrage findet sich bei Norcross (1995, 47ff) und Petzold (1988, 1993a, 980; 1993b), auf welche ich mich im Folgenden beziehe). Diese Motivationen unter musiktherapeutischen Aspekten zusammenfassend kann gesagt werden:

◇ Es wird die Notwendigkeit einer breiteren Ausbildung erlebt als dies der eigene Ansatz darstellt. MusiktherapeutInnen erkennen, dass die Theorie und Methodik der Musiktherapie schulenübergreifend an der *Indikation* und an den *Bedürfnissen des Patienten* orientiert sein muss und nicht umgekehrt, dass sich der Patient einer bestimmten Methodik anpassen muss.
◇ Unzulänglichkeiten mono-methodischer Ansätze werden durch die eigene Praxis bewusster.
◇ Es werden theoriespezifische Erfordernisse erlebt, die das eigene Erklärungsmodell nicht abdecken kann. Die eigene Theorie und Methodik muss auch in Anbetracht der neuen Ergebnisse aus der Psychotherapieforschung, der Prozessforschung, des „common factor research", etc. erweitert werden.
◇ Es werden unterschiedliche Sichtweisen im kollegialen Austausch erfahren. MusiktherapeutInnen müssen oft Theoriemodelle miteinander verbinden, die nicht in jeder Hinsicht kompatibel sind (z. B. wenn ein analytischer Musiktherapeut in einer verhaltenstherapeutisch ausgerichteten Klinik arbeitet).
◇ Der Kontakt mit unterschiedlichen Interpretationsfolien für die Pathogenese und die Behandlung spezifischer Krankheitsbilder erfordert ein *mehrperspektivisches* theoretisches und praktisches Vorgehen.
◇ Das Bewusstwerden eigener Präferenzen und Grenzen, die zur Wahl des eigenen Therapieverfahrens geführt haben, verlangen oft danach, über die eigene Nasenspitze hinauszuschauen, weil sie sich gewissermaßen abnutzen. Man braucht neuen Stoff und neue Anregungen.

◇ Der Gewinn einer größeren persönlichen und professionellen Kompetenz lässt eine vertiefte Fokussierung auf das spezifisch Musiktherapeutische in allen Methoden zu.

◇ Berufspolitische Umschichtungen und veränderte Interessenlagen machen Neuorientierungen notwendig.

◇ Die neue Sicht alter Krankheitsbilder, das Aufkommen neuer Moden und Trends, Einflussnahmen von Kostenträgern sowie Erwartungen und Ansprüche der Öffentlichkeit an die MusiktherapeutInnen zwingen zu größerer Vernetzung.

◇ Veränderungen in der gesundheitspolitischen Landschaft auf Grund sich wandelnder ökonomischer und politischer Rahmenbedingungen sowie Veränderungen und Umwälzungen in der allgemeinen politischen und ökonomischen Situation veranlassen die MusiktherapeutInnen, sich enger zusammenzuschließen und sich nach Außen hin als Einheit zu präsentieren. Dies bewirkt auch einen Integrationsprozess nach Innen.

Integration ist nur möglich, weil und wenn sich auf Grund einer vorhandenen Vielfalt – und die ist im musiktherapeutischen Feld ja gegeben – Differenzierungsmöglichkeiten anbieten, die unter neuen Gesichtspunkten geordnet und in die Gesamtgestalt integriert werden können. Zwischen Differenzierung und Integration besteht eine Dialektik von „Vielfalt in der Einheit und Einheit in der Vielfalt" (dazu Wyss 1973). Differenzierungs- und Integrationsbewegungen bezeichne ich auch als „rhythmische", in der Ordnung fließende Bewegungen zwischen den Polen eines Spannungsfeldes (Frohne 1981), als ein Hin- und Herpendeln zwischen verschiedenen Wahrnehmungs-, Erlebens- und Erkenntnisweisen, zwischen verschiedenen Perspektiven und Positionen. Die „Auseinander-Setzung" und die Suche nach Verbindungen führt zu immer neuen Verbindungen und Erkenntnissen. Das macht das Ganze nicht einfacher, denn durch solche Prozesse verändert sich auch die eigene Methode immer wieder. Integration ist ein heraklitischer Prozess, ein „panta rhei", alles fließt, und dies ist das Wesen des Rhythmischen, das eben auch als Erkenntnisprinzip dient: Der Zeitfluss (auch der der Wahrnehmung) wird im Rhythmus immer wieder neu geordnet und jede Ordnung ist immer auch Teil einer weiteren Ordnung. Die ständige Neuordnung kann beunruhigend sein, weil es keine *end-gültige* Wahrheit gibt. Jede theoretische oder methodische Integration befindet sich im Fluss, bleibt vorläufig. Integration ist deshalb nicht eine bloße „Angliederung fremden Materials an die eigenen Konzepte (bis hin zur Entschärfung möglicher fruchtbarer Korrektive)" (Petzold 1993c, 368). Integratives Denken ist vielmehr „ein *offenes System* auf der Basis eines informierten Pluralismus und einer tieferen Annäherung" (Norcross, 1995, 57). Das „Markenzeichen für den Erfolg der Integrationsbewegung ist nicht die Anzahl neuer integrativer Behandlungssysteme, sondern die Qualität des offenen und integrativen Prozesses, die wir in den psychotherapeutischen Bereich einbringen". Eine ständige Auseinandersetzung mit verschiedenen Positionen macht es wichtig, auch die eigenen Grundpositionen gut zu kennen, um auf Grund einer guten Kenntnis auch anderer Grundpositionen „*Leitkonzepte*" bzw. „*Integratoren*" (Petzold 1993c, 369) zu suchen, welche sinnvolle Integrationen ermöglichen. Manches lässt sich ja nicht integrieren und muss es auch gar nicht. Es soll ja nicht *nivelliert* werden.

Integrationsbewegungen

Die Geschichte der Integrationsversuche im allgemeinen Feld der Psychotherapie ist bereits 60 Jahre alt (dazu Petzold 1988, ausführlich 1993a, 927ff). Es haben sich daraus verschiedene Schulen des Integrierens entwickelt, die ich weiter unten kurz darstellen werde.

Nach Petzold begann die erste Integrationsbewegung mit Psychotherapeuten wie *Otto Rank, Erich Fromm, Erik Homburger Erikson*, dem *Ferenczi*-Schüler *Franz Alexander* und seinem Mitarbeiter *Thomas French* sowie *Viktor von Weizsäcker*, die verschiedene theoretische Positionen und Konzepte zu verbinden suchten, und Psychotherapeuten wie *Sandor Ferenczi, Wilhelm Reich, C. G. Jung, Alfred Adler, Roberto Assagioli, Vladimir Iljine, Fritz Perls* und *Jacob Moreno*, die in Bezug auf Versuche zur Methodenintegration genannt werden können, jedoch keine Breitenwirkungen erlangten.

In einer zweiten Integrationsbewegung, die in den 60er und zu Anfang der 70er Jahre begann, entstand ein „*neues Integrationsparadigma*" (Petzold 1993a, 979). Diese Bewegung ging nicht von „autochthonen Methodenbildungen aus, sondern von dem Bemühen einiger Therapeuten mit einer oder mehreren Schulenzugehörigkeiten, Verbindungen zwischen den Richtungen herzustellen oder die zu engen Grenzen ihrer Schule zu überschreiten" (Petzold 1993, 979). Als wichtigster Vertreter gilt *S. L. Garfield* mit seinem auf „common factors" gründenden Eklektizismus und *A. Lazarus* mit seinem „plea for technical and theoretical breadth". Auch die Arbeiten von *F. C. Thorne* (1982), der eine „integrative psychology" mit eklektischer Ausrichtung entwarf, werden genannt, der anthropologisch-integrative Ansatz von *Dieter Wyss* (1982), die Arbeiten von *Haley* (1978), die „auf kommunikationstheoretischer Basis hypnotherapeutische, familientherapeutische und behaviorale Ansätze verbinden" sowie die frühen Arbeiten von *Pet-*

zold selbst. Der Begriff „Integrative Therapie" wurde von Petzold 1965 als ein Arbeitsprogramm umrissen, als „eine integrative Therapie [...] durch Somatotherapie [...] durch Psychotherapie und [...] durch Nootherapie" (Petzold 1965, 16, zit. nach Petzold 1993a, 976).

Nach Norcross (1995, 49) sind der Methoden-Eklektizismus (z. B. Beutler 1983, Lazarus 1992), die Theorie-Integration (Norcross 1995) und der auf Common Factors (Garfield 1992, Norcross/Goldfried 1992) gründende Eklektizismus am populärsten. Beim Methodeneklektizismus wird versucht, die Möglichkeiten zur Auswahl der besten Behandlungsmethoden für individuelle Patienten und Probleme zu verbessern. Dabei wird mit den Methoden verschiedener Schulen gearbeitet, ohne dass notwendigerweise die zugrundliegenden Theorien vertreten werden. In der Musiktherapie müssen die „Methoden der verschiedenen Schulen" m. E. eigentlich als „Techniken" verstanden werden, denn die verschiedenen musiktherapeutischen Schulen definiere ich derzeit als „Methoden übergreifender psychotherapeutischer oder pädagogischer Verfahren". Theorieintegration bezieht sich auf die Integration von verschiedenen Therapiemethoden (Norcross 1995, 49). Norcross versteht unter Theorieintegration „eine konzeptionelle oder theoretische Neuschöpfung, die über das pragmatische Methodengemisch des Eklektizismus hinausgeht (Norcross 1995, 49). In der Musiktherapie könnte hier der Drewersche Versuch zur Theorieintegration (Drewer 2000) als Vorbild dienen. Beim Ansatz der Integration durch „Common Factors" (Garfield 1992, Norcross/Goldfried 1992) geht es darum, „anhand der Bestimmung von gemeinsamen Kernbestandteilen sparsamere und wirksamere Behandlungsformen zu entwickeln" (Norcross 1995, 50). Die „Common Factor–Forschung" zielt darauf ab, aufgrund empirischer Analysen spezifische und unspezifische Wirkfaktoren (Caspar/Grawe 1992; Brumund, Märtens 1997/1998) zu finden, die in Verfahren gleichermaßen zum Tragen kommen (Petzold 1993a, 992f). Auch in der Musiktherapie wurde die Frage nach den spezifischen Wirkfaktoren immer wieder gestellt. Die verschiedenen Schulen beantworten diese Frage natürlich kontrovers, weil unterschiedliche Vorstellungen von *Gesundheit/Krankheit*, *Indikation* und *Behandlungsansätzen* durch ästhetische Mittel herrschen. Smeijsters (1999) hat hier integrierende Hilfestellungen gegeben durch die Einteilung von Indikationen nach spezifischen, halbspezifischen und unspezifischen musiktherapeutischen Angeboten.

Zusätzlich zu den drei genannten Modellen hat Petzold als weiteres Konzept das „Common Concept approaches" vorgeschlagen (Petzold 1993a), welches psychotherapeutische Ansätze nach ihren *theoretischen* und *methodologischen* Grundstrukturen, nach ihren *Kernkonzepten* und ihren *handlungsleitenden Heuristiken* vergleicht. Dieses Modell wird von der im nächsten Kapitel beschriebenen „Schule des Integrierens" in der sog. *integrativen Orientierung* verwendet. Es ist das Integrationsmodell der „Integrativen Therapie" und der „Integrativen Musiktherapie". Hier sollen theoretische, methodische und praxeologische Konzepte verglichen werden, die „funktional-äquivalent sind oder synonyme Inhalte in sprachlich differenter Form beschreiben" (Petzold 1993a, 983). Dazu dient das Modell des „Tree of Science". Die Wissensstruktur dieses „Baumes" beinhaltet metatheoretische, d. h. *erkenntnistheoretische, wissenschaftstheoretische, kosmologische, ontologische, anthropologische, gesellschaftstheoretische, kunsttheoretische und ethische Grundannahmen*, realexplikative Theorien, d. h. allgemeine und spezielle Theorien der Therapie *(Persönlichkeitstheorie, Entwicklungstheorie, Gesundheits- und Krankheitslehre, Diagnostik, Indikationslehre, Therapieziele und -inhalte, Prozesstheorie, Theorie der therapeutischen Beziehung sowie besonders für Musiktherapie: Ästhetik)*, ferner praxeologische Theorien *(Interventions- und Methodenlehre, Theorie der Praxisfelder und Institutionen, u. a.)* Der „Tree of Science" ist ein Kategorienraster für beliebige Psychotherapieverfahren.

Um ein Verfahren zu werden, müsste Musiktherapie die Kategorien dieses Rasters unter spezifisch musiktherapeutischen Perspektiven füllen können. Es muss eine spezifisch musiktherapeutische Erkenntnistheorie geben, eine musiktherapeutische Anthropologie, usw.; Theorien, die die musiktherapeutische Praxis nachhaltig bestimmen, obwohl sie noch nicht grundlegend ausgearbeitet sind. Die verschiedenen musiktherapeutischen Methoden können zum Thema Erkenntnistheorie sicher Interessantes zusammentragen, und die „common factors" und „concepts" könnten gerade im Vergleich herausgearbeitet werden, so dass eine gemeinsame Metatheorie für miteinander kompatible Musiktherapien formuliert werden könnte.

Andere mögliche Integrationsmodelle sind die von Grawe (1988) oder Blaser et al. (1992), ich verweise auf die entsprechende Literatur.

Als fruchtbarer Integrationsversuch in der Musiktherapie sei hier die Forschung von Schumacher (1999) genannt. Hier wird eine anthropologische Annahme – Musiktherapie als Beziehungsgeschehen – unter entwicklungspsychologischen Gesichtspunkten beforscht, indem ein Messinstrument zur Einschätzung der *Beziehungsqualität* (ein Common Factor) entwickelt wird. Durch die Integration von Forschung und Praxis, von entwicklungspsychologischen Forschungsergebnissen und anthropologischen Axiomen entsteht eine Möglichkeit, musiktherapeutische Beziehungsarbeit systematisch zu beforschen und klinisch zu erproben. Alle musiktherapeutischen Methoden, die in irgendeiner Form den Schwerpunkt auf die Entwicklung von Beziehungsqualitäten legen, können von dieser Integrationsleistung profitieren, ja sogar neue musiktherapeutische Behandlungswege finden. Ein anderer Integrationsversuch, und zwar in der Richtung, grundsätzliche Konsense zu benennen, wurde auch von den Vertretern der „Ständigen Konferenz der AusbildungsleiterInnen Musiktherapie" (SAMT) unternommen. In einem längeren, aber anregenden Konsensfindungsprozess bezüglich ihrer musiktherapeutischen Ausbildungskonzepte wurden die Gemeinsamkeiten der sechs beteiligten privatrechtlichen Ausbildungen hinsichtlich Menschenbild, Zielen und Methoden herausgearbeitet und veröffentlicht (SAMT 2000), ein zwar bescheidener, aber doch hoffungsvoller Anfang.

Schulen des Integrierens

Aus der Vielzahl der Integrationsversuche seien vier Orientierungen kritisch reflektiert: die pluralistische, die kombinatorische, die eklektische und die integrative (Petzold 1993a, 1007–1028).

◇ Die *pluralistische Orientierung* vertreten Therapeuten, die meinen, dass es *innerhalb* der „Schulen" oder Methoden ohnehin keinen gemeinsamen theoretischen Grund mehr gibt. So weit ich es beurteilen kann, sehe ich die Entwicklung zu einer pluralistischen Orientierung auch in der Musiktherapie. Viele Ausbildungen lehren alle gängigen Theorien, ohne diese allerdings in der Praxis immer kompatibel miteinander zu verbinden (Frohne-Hagemann 1996d). Es ist hier sicher wichtig, die impliziten eigenen Positionen genau zu kennen. Eine Integrationsleistung bestünde dann darin, abhängig von der jeweiligen *Indikation* die richtigen theoriegeleiteten Praxisstrategien zu finden.

◇ Die *kombinatorische Orientierung:* Psychotherapeutische Schulen lehren oft eine Kombination verschiedener Richtungen (zum Beispiel von psychoanalytischer und verhaltenstherapeutischer). Hier muss, wie Petzold gezeigt hat, davor gewarnt werden, dass es nicht zu einer bloßen Methoden-„Addition" kommen darf, weil sehr widersprüchliche Kombinationen entstehen können. Wenn wichtige metatheoretische, anthropologische und praxeologische Gemeinsamkeiten inkompatibel sind, kann nicht von *„Methodenintegration"* als konsistenter Verbindung von Verfahren gesprochen werden. Es müsste also immer herausgearbeitet werden, in welcher Hinsicht und unter Berufung auf welche Referenztheorien methodische und auch therapietechnische Konzepte miteinander kompatibel sind. Dies verlangt eine umfassende konzeptionelle und theoretische Auseinandersetzung. So liegt zum Beispiel in der Musiktherapie die Kombination von Gestalttherapie und Musiktherapie nahe, u. a. deswegen, weil beide auf das Erleben *(Awareness)* und den Kontakt im Hier und Jetzt fokussieren. Die Kombination von *klassischer* Psychoanalyse mit Musiktherapie dagegen ist meiner Ansicht nach theoretisch nur unter Berücksichtigung neuerer „psychoanalytischer" (entwicklungspsychologischer, sozialwissenschafticher, linguistischer u. a.) Referenztheorien zu begründen, die wiederum auch mit anderen Methoden der Musiktherapie kompatibel sind.

◇ Die eklektische Orientierung: In der Vergangenheit herrschte ein wilder Eklektizismus vor. „‚Intuitiv' oder nach persönlichen Referenzen wird von Therapeuten […] ausgewählt, was ihnen […] angemessen erscheint" (Petzold 1993a, 1014). Bleibt es beim wilden Integrieren, wird der Therapeut leicht zum Psychotechniker, der aus verschiedenen Methoden Techniken benutzt, ohne auch den theoretischen und methodologischen Hintergrund zu integrieren. Es soll also nicht „einfach so" improvisiert werden, weil Ausdruck und Gestaltung grundsätzlich gut sind. Die Funktion der jeweiligen Form der Improvisation (allein, dyadisch, unstrukturiert, stützend, konfrontierend etc.) muss im Kontext und abhängig von der Indikation begründbar sein.

Statt *wildem* oder *pragmatischem* Eklektizismus wird mittlerweile jedoch ein *systematischer* Eklektizismus vertreten (Garfield 1992, Thorne 1982), der auf bestimmten Ordnungsprinzipien fußt.

◇ Die *integrative Orientierung* geht von einem ganzheitlichen Menschenbild aus. Das Individuum wird als ein „denkendes, empfindendes, fühlendes und handelndes Wesen gesehen, das in einer physikalischen und sozialen Umwelt lebt" (Textor 1988, 275). Deshalb wird die Notwendigkeit erkannt, über umfassende Referenztheorien aus verschiedenen Forschungsbereichen einen Integrationsrahmen für Psychotherapie bereitzustellen.

2 Verfahren, Methoden und Grundorientierungen

Um integrieren zu können, muss man differenzieren. In Kapitel 1 wurde schon deutlich, welche Schwierigkeiten die Schulen des Integrierens haben. Nicht zuletzt liegt das auch an einer Verunsicherung der therapeutischen Ansätze hinsichtlich ihrer Grundorientierungen, ihrer Zuordnung zu Methoden oder Anerkennung als Verfahren. Dies gilt auch für Musiktherapie.

Verfahren und Methoden

Die Begriffe „Verfahren" und „Methoden" wurden im bisher Gesagten (wie in der Musiktherapie überhaupt) möglicherweise nicht eindeutig verwendet. Daher seien in diesem Kapitel die Definitionen angeboten, die wir in der IMT verwenden (Petzold 1993b, 362).

Methoden sollen definiert werden als verschiedene Wege theoriegeleiteten systematischen Handelns in der Praxis. Dieses Handeln ist an übergeordneten Verfahren ausgerichtet und umfasst konsistent darauf abgestimmte Praxisstrategien (Interventionsformen, Techniken, Medien, Behandlungsstile, Settings usw.). Eine Methode ermöglicht es also, „übergeordnete und spezifische therapeutische Zielsetzungen zu erreichen, wie sie einerseits im Rahmen eines Verfahrens erarbeitet werden (Globalziele von Therapie etwa) und wie sie sich andererseits aus der Anwendung eines *Verfahrens* in der Praxis ergeben (Grob- und Feinziele). *Methode* macht es weiterhin möglich, die Inhalte einer Therapie mit einem konkreten Menschen in seiner Situation systematisch zu bearbeiten" (Petzold 1993b, 362).

Methoden, die sich zwar bestimmten Verfahren zuordnen lassen, deren Kriterien jedoch nicht erfüllen, sind beispielsweise

- Katathymes Bilderleben
- Konzentrative Bewegungstherapie
- Psychoanalytische Kunsttherapie
- Musiktherapie, und darin alle bekannten „Schulen".

Musiktherapie bietet zwar eine große methodische Vielfalt mit einem großen praxeologischen Reichtum, ist im strengen Sinne jedoch noch weder ein wissenschaftliches noch ein voll klinisches *Verfahren*, wenn darunter Folgendes verstanden wird:

Verfahren sind theoretisch in sich konsistente Modellvorstellungen unter Rückgriff auf „Referenztheorien" (d. h. auf philosophisches, sozialwissenschaftliches, psychologisches, klinisches und – beispielsweise in der Musiktherapie – ästhetisches Grundlagenwissen). Durch diese Metatheorien aus „‚main streams' und Grundorientierungen wird die Praxeologie (die Methode) des Verfahrens [...] auf den Boden wissenschaftlich konsistenter Theorien gestellt. Auf diesem Boden werden dann spezifische ‚Therapieziele' (formulierbar) und können Methoden, Formen und Techniken [...] systematisch klinisch erprobt und empirisch überprüft werden" (Petzold 1993, 360). Verfahren sind (nach Petzold): Psychoanalyse, Verhaltenstherapie, Modelle der Methodenintegration (zum Beispiel „Integrative Therapie"), Psychodrama, Klientenzentrierte Gesprächspsychotherapie und die Individualpsychologische Therapie nach Adler.

(Anmerkung: die Integrative Musiktherapie benutzt zwar die ausgearbeiteten Theorien des Verfahrens Integrative Therapie, doch ist sie (noch) kein eigenes spezifisches *musiktherapeutisches* Verfahren, sondern hat den Status einer Methode eines Verfahrens).

Grundorientierungen

Verfahren und auch Methoden sind unter Vorbehalt bestimmten Grundorientierungen (*„main streams"* der Psychologie) zuzuordnen. Weil sich die einzelnen Verfahren allerdings immer mehr vermischen und in sich schon lange nicht mehr homogen sind, sind auch die Orientierungen nicht eindeutig. Auch in der Musiktherapie finden wir Methoden auf tiefenpsychologischer Basis mit psychoanalytischer, humanistischer und behavioraler Grundorientierung, die zusätzlichen nicht-klinischen agogischen, künstlerischen und esoterischen Grundorientierungen noch nicht eingerechnet. Dies erschwert, aber bereichert auch die Zuordnungen. So wie in der Psychotherapie die Individualpsychologie Adlers beispielsweise eine tiefenpsychologische und eine humanistische Grundorientierung hat, so hat die musiktherapeutische Methode der Guided Imagery and Music (GIM) eine jungianische und eine humanistische Grundorientierung. Fast jede musiktherapeutische Methode hat verschiedene Grundorientierungen. Petzold hat (unter Vorbehalten) eine Zuordnung von Therapieverfahren und Methoden zu sechs Grundorientierungen als Heuristik vorgeschlagen (Petzold 1993c), die ich hier in Bezug auf die Orientierungen der Musiktherapie aufgreife und um drei weitere ergänzen möchte. Integration würde dann bedeuten, handlungsleitende Heuristiken zu finden, die aus Verbindungen und Brücken zwischen den musiktherapeutischen Methoden und ihren Zuordnungen zu Grundorientierungen und Verfahren entstehen, eine Theorieintegration im Sinne von Norcross. Dies ginge weit über die „Meta-Musiktherapie" nach Ruud und Mahns (1992 145) hinaus, bei der die musiktherapeutischen Methoden nur Grundorientierungen zugeordnet wurden.

Eine Integration wäre dagegen, die ‚common factors', die Leitkonzepte, handlungsleitende Heuristiken usw. zu finden.

A. Grundorientierung der tiefenpsychologisch fundierten Therapien
 1. verschiedene Formen der Psychoanalyse
 2. Individualpsychologie nach *Adler*

3. *Jungsche* Tiefenpsychologie
4. Daseinsanalyse
5. Transaktionsanalyse
6. Bioenergetische Analyse
7. Neoreichianische Verfahren der Körperpsychotherapie
8. Tiefenpsychologisch fundierte Gestalt- und Psychodramatherapie
9. Tiefenpsychologisch fundierte Verfahren künstlerischer Psychotherapie (analytische Kunsttherapie, Tanztherapie, Bewegungstherapie, Musiktherapie)
  9.1. Analytische Musiktherapie (Priestley 1983, Eschen 1975, Niedecken 1988, Loos 1986, Langer 1998)
  9.2. Morphologische Musiktherapie (Grootaers 1996, Tüpker 1998, Drewer 2000)
  9.3 Integrative Musiktherapie (Frohne-Hagemann 1990a, c, 1997a, 1999, 2000b)
  9.4. Guided Imagery and Music (Bonny 1978)
  9.5. Regulative Musiktherapie (Schwabe/Röhrborn 1996)
  9.6. Aktive Gruppenmusiktherapie nach Schwabe (1983)
  9.7. Sozialmusiktherapie nach Schwabe/Haase (1998)

B. Grundorientierung der verhaltenstheoretisch fundierten (behavioralen) Therapieformen

1. Klassische Verhaltenstherapie
2. Kognitive Verhaltenstherapie
3. Rational-emotive Therapie
4. Modellgestütztes Rollenspiel usw.
5. Interaktionale Verhaltenstherapie
6. Musiktherapeutische Methoden aus den USA (Dileo, Hanser)
7. Nordoff/Robbins-Musiktherapie (Nordoff/Robbins 1986)
8. Regulative Musiktherapie
9. Sozialmusiktherapie (Schwabe, Haase 1998; Lenz 1998)
10. Aktive Gruppenmusiktherapie
11. Entwicklungsorientierte Musiktherapie nach Orff (1974; Voigt 1999)
12. Musikmedizinische Therapie (nach Decker-Voigt 1998)

C. Grundorientierung der phänomenologisch-hermeneutisch fundierten Therapieverfahren.

Zu ihr gehören u. a. die häufig als „humanistisch-psychologisch", „experienziell" oder „existenzialpsychologisch" bezeichneten Verfahren oder Methoden wie:
1. Klientenzentrierte Gesprächspsychotherapie
2. Gestalttherapie
3. Psychodrama
4. Logotherapie
5. Integrative Bewegungstherapie (auch als tiefenpsychologische Richtung)
6. Konzentrative Bewegungstherapie (auch als tiefenpsychologische Richtung)
7. Phänomenologisch orientierte Verfahren der Leibtherapie

8. Phänomenologisch-humanistisch fundierte Verfahren künstlerischer Psychotherapie
9. Drama-, Kunstpsychotherapie
10. Integrative Musiktherapie (Frohne-Hagemann 1999a)
11. Gestalt-Musiktherapie (Hegi 1998; Pleß-Adamczik 2000)
12. Morphologische Musiktherapie
13. GIM
14. Regulative Musiktherapie
15. Aktive Gruppenmusiktherapie nach Schwabe
16. Sozialmusiktherapie nach Schwabe
17. Nordoff/Robbins-Musiktherapie (1986)
18. Musiktherapie nach Kenny (1988); Ruud (1990)

D. Grundorientierung der systemisch fundierten Therapien
1. Systemische Formen der Einzel- und Gruppentherapie (Ludewig 1992)
2. Systemische Psychose- und Schizophrenietherapie (Ciompi)
3. Systemische Formen der Familientherapie (Reiter 1986)
4. Systemische Musiktherapie (Haffa-Schmidt, v. Moreau, Wölfl 1999)
5. Integrative Musiktherapie (Müller 1997)
6. Aktive Gruppenmusiktherapie nach Schwabe
7. Sozialmusiktherapie nach Schwabe/Haase

E. Integrative Grundorientierung, Mehr-Ebenen-Konzepte
Zu ihr gehören die theoriegeleitete Integrationsmodelle des „systematischen Eklektizismus".
1. Schematheoretische Psychotherapie (Grawe 1988)
2. Problemorientierte Psychotherapie (Blaser et al. 1992)
3. Eklektische Psychotherapie (Garfield 1992) usw.
4. Integrative Therapie (Petzold 1993)
4.1. Integrative Musiktherapie (Frohne-Hagemann 1990b, Müller/Petzold 1997)
5. Analytische Musiktherapie nach dem Göttinger Modell (Langer 1998)
6. Sozialmusiktherapie (Schwabe 1998)

F. Klinisch-entwicklungspsychologische Grundorientierung auf Longitudinalforschung und „clinical developmental psychology" bzw. „developmental psychopathology" fußende Richtungen mit großer theoretischer und empirischer Absicherung:
1. Karrierebegleitende Entwicklungstherapie (Rutter 1992, Petzold 1992, Garmezy 1983)
2. Beziehungszentrierte Entwicklungstherapie (Sameroff, Emde 1989)
3. Entwicklungspsychologische Psychotherapie (Thomas 1990)
4. Integrative Musiktherapie
5. Beziehungs- und entwicklungsorientierte Musiktherapie nach Schumacher (1994)
6. Entwicklungsorientierte Musiktherapie nach Orff (Orff 1974, Voigt 1999)

G. (Heil-)pädagogische Grundorientierung
1. Entwicklungsorientierte Musiktherapie nach Orff
2. Sozialmusiktherapie (nach Lenz)

H. Künstlerische Grundorientierung
1. Nordoff/Robbins-Musiktherapie (Nordoff/Robbins 1986)
2. Musiktherapie nach Hegi (1998)
3. Anthroposophische Musiktherapie

I. Musiktherapie-Formen, die auf spirituelles Wachstum gerichtet sind und/ oder auf esoterischen Weltanschauungen fußen:
1. Anthroposophische Musiktherapie (Steiner 1989/1991; Reinhold 1996)
2. Altorientalische Musiktherapie
3. andere

Musiktherapeutische Methoden finden sich – wie man sieht – in allen Grundorientierungen wieder, oft als *Mehrfachzuordnungen*, wobei sich jede Methode meist aber einem bestimmten Verfahren oder einer bestimmten Grundorientierung besonders zugehörig fühlt: der *Tiefenpsychologie* und darin besonders verschiedenen Formen der Psychoanalyse; oder der *Phänomenologie* und darin der humanistischen oder der integrativen Orientierung; oder der *Verhaltenstherapie* und darin der phänomenologischen oder entwicklungspsychologischen Orientierung. Es gibt auch deswegen fließende Übergänge, weil sich die musiktherapeutischen Vertreter der Humanistischen Therapien und die der Psychoanalytischen Therapien gleichermaßen zu den tiefenpsychologisch fundierten zählen. Verschiedene musiktherapeutische Methoden rechnen sich auch Orientierungen und Verfahren zu, ohne dass dies immer von den Verfahren begrüßt wird. Die analytische Musiktherapie wurde z. B. von Willms (1975, 86) einerseits als *ärztliche* Musiktherapie, andererseits als *Heilhilfsberuf* betrachtet, wobei natürlich auch Machtinteressen eine Rolle spielen.

Die angeführten Zuordnungen bezüglich Musiktherapie erheben nicht den Anspruch auf Vollständigkeit. Es gibt musiktherapeutische Ausbildungen, die sich selber keiner bestimmten Orientierung, keinem Verfahren oder einer Richtung zuordnen. Über ihre Referenztheorien, speziellen Therapietheorien ist zu wenig veröffentlicht worden bzw. sind die vorhandenen Referenztheorien nicht integriert. Ihre Einordnung ist daher auf Grund mangelnder klarer Identität schwierig. Bei allem Verständnis für die pluralistische Orientierung von MusiktherapeutInnen wäre es aber doch sinnvoll, die eigenen Konzepte mit Hilfe von übergreifenden Theorien in Publikationen zu reflektieren und sich dadurch präsenter zu machen.

Abbildung 1 zeigt ein Beispiel für die Nähe der verschiedenen Methoden und Sichtweisen zu Grundorientierungen (undifferenziert im Hintergrund dargestellt), Verfahren (in Form von drei ausgewählten Psychotherapieverfahren) und anderen musiktherapeutischen Methoden sowie die Vernetzung der Integrativen Musiktherapie mit anderen musiktherapeutischen Methoden vor ihrem eigenen Hintergrund der Grundorientierung und des Verfahrens.

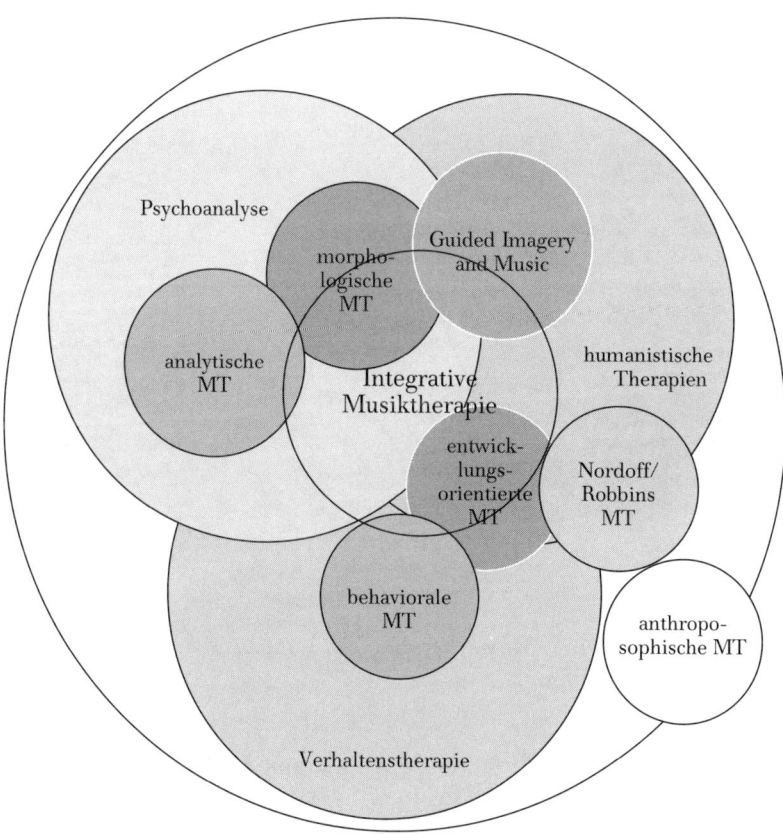

Abb. 1: Musiktherapien vor dem Hintergrund von Methoden, Verfahren und Grundorientierungen

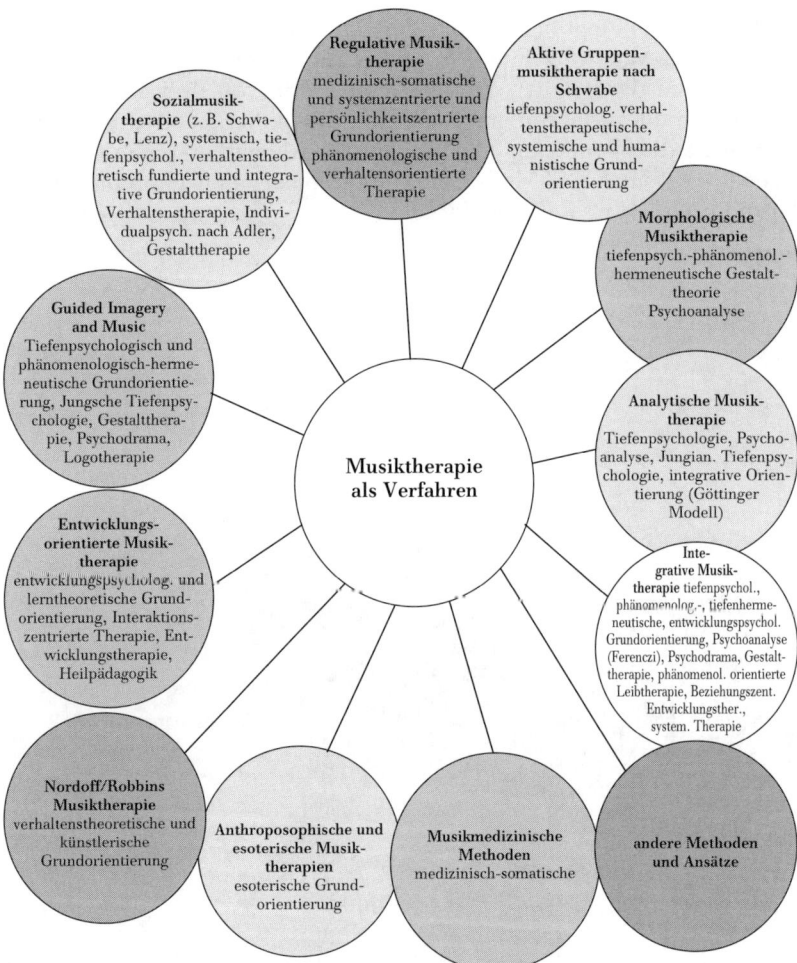

Abb. 2: Das Verfahren Musiktherapie und seine verschiedenen methodischen Zugänge

Abbildung 2 zeigt das Verfahren Musiktherapie und seine verschiedenen methodischen Zugänge. In dieser Version ist auch die IMT nur eine der musiktherapeutischen Methoden. Sie zeigt mit den meisten anderen Methoden in irgendeinem Aspekt Gemeinsamkeiten auf. Dasselbe gilt für die anderen Methoden der Musiktherapie. Diese Gemeinsamkeiten, gilt es nach übergreifenden Kriterien (Leitkonzepten, Heuristiken) zu benennen.

Wenn sich Musiktherapie zu einem Verfahren hin entwickelt, in welchem ihre vielfältigen Methoden besser aufeinander abgestimmt sind, müssen also *Integratoren* und ein *Referenzrahmen* gefunden werden, nach denen all diese Methoden miteinander verglichen würden. In Kapitel 1 habe ich schon theoriegeleitete Integrationsmodelle wie das „common concept approach" von Petzold, das Modell des systematischen Eklektizismus und die „common factor-Forschung" genannt, nach denen man vorgehen könnte. In der IMT bevorzugen wir den „Tree of Science".

3 Musiktherapie vor dem Hintergrund integrativer Therapie

In der IMT werden die zugrunde liegenden, die musiktherapeutische Praxis bestimmenden Theorien mit Hilfe des „Tree of Science" (Petzold 1993, 457ff) als „common concept approach" erarbeitet. Die Wissensstruktur dieses Tree setzt sich zusammen aus metatheoretischen, realexplikativen Theorien der allgemeinen und speziellen Theorie der Therapie sowie aus praxeologischen Theorien. Es ist im Rahmen dieses Beitrages natürlich unmöglich, die Inhalte dieser Struktur darzustellen. Dies würde ein ganzes Buch füllen. Die IMT basiert auf der integrativen Orientierung und der common concept approach-Theorie speziell des Verfahrens *Integrative Therapie*. Sie hat die Aufgabe, die Wissensstruktur des Tree of Science zunächst der IT unter musiktherapeutischen Gesichtspunkten zu erarbeiten, was dazu beitragen könnte, auch ein Verfahren Musiktherapie zu entwickeln. Einiges ist über die Integrative Musiktherapie schon geschrieben worden (Frohne-Hagemann 1981, 1982, 1983, 1986, 1989, 1990a, b, c, 1994, 1995, 1996, 1997, 1999, 2000 a, b, c, 2001; Hilke 1997; Moser 1990; Müller/Petzold 1997; Müller 1997; Schnaufer-Kraak 1997;Sieg 1997; Tarr/Petzold 1990; Vieth-Fleischhauer 1999; Witzel 1999; Wolfram 1998).

IMT basiert zwar auf dem Verfahren „Integrative Therapie". Dies schließt jedoch keineswegs aus, auch das Verfahren „Musiktherapie" mitzuentwickeln.

Unter dem Aspekt der Integration müssen wir versuchen, die Positionen der *Integrativen Musiktherapie* auf ihre Kompatibilität mit den „Tree of Science-Konzepten" anderer musiktherapeutischer Methoden und deren Grundorientierungen – soweit ausgearbeitet – zu untersuchen.

Die verwendeten Erkenntnistheorien, Anthropologien etc. sollten in unserem Fall nach ästhetischen und schöpferischen Gesichtspunkten betrachtet werden. Diese bestimmen nämlich maßgeblich die jeweiligen Therapietheorien und die Praxeologie. Hierzu sei ein kurzes Beispiel genannt.

Die *wissenschaftstheoretischen* und *erkenntnistheoretischen* Ansätze der *Integrativen Therapie* – die von der Phänomenologie, Hermeneutik und *Tiefenhermeneutik* besonders der französischen Schule (Marcel 1969, Merleau-Ponty 1966, Ricoeur 1978) sowie von den Gestalttheorien (z. B. Metzger 1966) beeinflusst sind – gewinnen unter der Perspektive *ästhetischer* Grundannahmen (Goodman 1973, 1984, Lyotard 1984 und Welsch 1990, 1996) neue Bedeutung für die musiktherapeutische Legitimierung. Die IMT vertritt folgende Theorie: Ästhetik ist auf die im Musikalischen, (rezeptiven und produktiven) sinnlich erlebte wahrgenommene, imaginierte, improvisierte, vermittelte und seelisch-geistig-sozial geteilte Wirklichkeit bezogen. Ästhetik übersteigt das „bloß" Sinnliche „ästhetisch", wird aber nicht als metaphysische Qualität verstanden. Musiktherapeutische Ästhetik beinhaltet einen schöpferisch-hermeneutischen Prozess, der im Patienten einen Erkenntnis- und Sinnfindungsprozess in Gang setzt, welcher gleichzeitig eine kontinuierliche Schöpfung und ästhetische Gestaltung der Wirklichkeit ist. Darin liegt das Heilende. Diese Annahmen beeinflussen maßgeblich unsere Therapietheorien und die entsprechende Praxeologie (ausführlich in Frohne-Hagemann 2001a, b).

Eine Ähnlichkeit zur *Morphologischen Musiktherapie* und ihrer Verankerung in der *Gestalttheorie* Salbers liegt auf der Hand (Drewer 2000).

Ein anderes *anthropologisches* Konzept erklärt die spezifisch musiktherapeutische Bedeutung von Beziehung, die die IMT mit einigen anderen musiktherapeutischen Methoden verbindet. Die in der IT verwendeten sozialwissenschaftlichen Konzepte vom Menschen als Mitglied von „social worlds" gehen von der anthropologischen Annahme aus, dass der Mensch von Anfang an ein Ko-Existierender ist, immer auf Austausch mit der Welt bezogen. Er ist als „Individuum" immer ein „soziales Atom" (Moreno 1936), ein Subjekt aus Körper, Seele und Geist in unauflösbarer Verbundenheit mit dem Umfeld (zeitlich und räumlich). Die Sicht vom Menschen als ko-existierendes, sozial definiertes „Leib-Subjekt" (Petzold 1993, 495) erklärt u. a. die Bedeutung und den Stellenwert von *Beziehung*. Was immer musiktherapeutische Zielvorstellungen sind, sie werden in der IMT nur auf der Grundlage einer Beziehungsarbeit sinnvoll, die die Entwicklung einer wachstumsorientierten Identität anstrebt. Diese schließt die *analytisch orientierte* musiktherapeutische Arbeit an Übertragungen nicht aus, da solche durchaus auf die Musik projiziert werden können oder in ihr Ausdruck finden. Jedoch richtet sie ihr Hauptaugenmerk auf die eher *gestalttherapeutisch orientierte* Entfaltung alter und dann neuer Beziehungsqualitäten im Hier und Jetzt, was sogar eine *verhaltenstheoretisch orientierte* musiktherapeutische Arbeit nicht ausschließt. Hier zeigt sich

Kompatibilität mit der morphologischen Annahme, dass sich in der Musik Seelisches produziert, aber auch Kompatibilität beispielsweise mit dem beziehungs- und entwicklungspsychologisch orientierten Ansatz Schumachers (1999) oder mit sozialmusiktherapeutischen Methoden. Was Beziehungsarbeit im Einzelnen dann jeweils genau beinhaltet und wie sie sich gestaltet, hängt von den Bedingungen des Feldes, der Gruppe, der behandelten Person, den Therapiezielen und so weiter ab. In der IMT werden in der Praxis sowohl psychotherapeutische als auch agogische und verhaltenstherapeutische Wege der Heilung angeboten und zwar nicht im Sinne eines wilden oder pragmatischen Eklektizismus, sondern auf Grund einer systematischen, von metatheoretischen und therapietheoretischen Kernkonzepten abgeleiteten handlungsleitenden Heuristik.

Es ist hier nicht der Platz, solcherlei Grundkonzepte ausführlicher darzustellen und ihre Verflechtung mit anderen Methoden aufzuzeigen. Unser Thema waren die Probleme und Möglichkeiten zur Integration. Daher müssen die genannten Beispiele für das Prozedere zum Integrieren hier genügen.

Es wäre wünschenswert, dass die verschiedenen Methoden und Schulen wegen der Vergleichbarkeit ebenfalls nach dem Raster des Tree of Science dargestellt werden, um Gemeinsamkeiten und Unterschiede weiter ausformulieren zu können und um kompatible Konzepte in das Verfahren Musiktherapie zu integrieren. Letztlich können dadurch unsere PatientInnen von den Reichtümern der jeweiligen Ansätze besser profitieren.

Literatur

Alexander, G. (1978): Eutonie. Kösel, München
Beutler, L. E. (1983): Eclectic psychotherapy: A systematic approach. Pergamon, New York
Blaser, A., Heim, E., Ringer, Ch., Thommsen, M. (1992): Problemorientierte Psychotherapie. Ein integratives Konzept. Huber, Bern
Bonny, H. (1978): GIM Monograph 1: Facilitating GIM sessions; GIM Monograph II: The role of taped music programs in the GIM process. ICM books, Baltimore, Maryland
Brumund, L., Märtens, M. (1997/98): Die 14 Heilfaktoren in der „Integrativen Therapie" und ihre Bedeutung im Urteil der Therapeuten. In: Gestalt und Integration, Bd. 1, 448–466
Buber, M. (1928/1965, 1977, 1984): Das dialogische Prinzip. Lambert Schneider, Heidelberg
Caspar, F. M., Grawe, K. (1992): Psychotherapie: Anwendung von Methoden oder ein heuristischer integrierender Produktionsprozeß? Report Psychologie 49, 10–22
Decker-Voigt, H.-H., Knill, P., Weymann, E. (Hrsg) (1996): Lexikon Musiktherapie. Hogrefe Verlag, Göttingen
–, Maetzel, F. K. (1998): Videos Musik & Gesundsein. Selbsthilfe zur Herz-/Kreislaufstärkung. Energon Verlag

Drewer, M. (2000): Gestalt – Ästhetik – Musiktherapie, Argumente zur wissenschaftlichen Grundlegung der Musiktherapie als Psychotherapie, Materialien zur Musiktherapie hg. von R. Tüpker, Bd. 5, Lit-Verlag, Münster
Eschen, J. Th.(1975): Skizze einiger Aspekte musiktherapeutischer Gruppenarbeit in Form einer quasi improvisatorischen Darstellung höchst subjektiver Erfahrungen in und mit ihnen entwickelter Konzepte. In: Decker-Voigt, H.-H. (Hrsg.): Texte zur Musiktherapie, Lilienthal/Bremen
Ferenczi, S. (1964): Bausteine der Psychoanalyse, 4 Bde, Huber, Bern
Frohne, I. (1981): Das Rhythmische Prinzip, Grundlagen , Formen und Realisationsbeispiele in Therapie und Pädagogik, Lilienthal
Frohne, I. (1982): Musiktherapie als Form kreativer Therapie. Integrative Therapie, 325–343
– (1983): Möglichkeiten integrativer Arbeit mit verschiedenen künstlerischen Medien in der Musiktherapie. In: Decker-Voigt, H.-H. (Hrsg.): Handbuch Musiktherapie, Eres, Lilienthal, 185–189
– (1986): Musiktherapie auf der Grundlage der Integrativen Gestalttherapie. MU, Band 7, Heft 2, 111–123
Frohne-Hagemann, I. (1989): Beziehung und Deutung in kreativen Therapien, dargestellt am Beispiel von Musik- und Kunsttherapie. In: Reinelt, T., Datler, W. (Hrsg.): Beziehung und Deutung im psychotherapeutischen Prozess. Aus der Sicht verschiedener therapeutischer Schulen. Springer , Berlin, Heidelberg
– (Hrsg.) (1990a): Musik und Gestalt. Klinische Musiktherapie als Integrative Psychotherapie, Junfermann, Paderborn. Neuauflage (1999), Vandenhoeck & Ruprecht, Göttingen
– (1990b): Musik und Traum aus der Sicht der Integrativen Musiktherapie. In: Frohne-Hagemann, I. (Hrsg.), 153–170
– (1990c): Integrative Musiktherapie als psychotherapeutische, klinische und persönlichkeitbildende Methode. In: Frohne-Hagemann, I. (Hrsg.) (1990), 99–120
– (1990d): Integrative Musiktherapie und ihr psychotherapeutisches Selbstverständnis. Musiktherapeutische Umschau, Band 11, Heft 4, 296–312
– (1993): Dokumentation der Entwicklung der Integrativen Musiktherapie als Zweig der Psychotherapieausbildung an FPI und EAG. In: Petzold, H., Sieper, J.(Hrsg): Integration und Kreation. Junfermann Verlag, Paderborn
– (1995): Integrative Musiktherapie bei Depressionen. Legitimation und Konzepte. MU, Band 16, Heft 1
– (1996): Integrative Musiktherapie und ihr klinischer Ansatz. In: Schwabe, Chr., Röhrborn, H.: Regulative Musiktherapie. 3. Aufl., G. Fischer Verlag, Jena, 258–271
– (1996a): „Gestalttherapie und Musiktherapie". In: Decker-Voigt, H-H., Knill, P., Weymann, E. (Hrsg) (1996), 114–117
– (1996b): „Integrative Musiktherapie". In. Decker-Voigt et. al. (1996), 150–155
– (1996c): „Rhythmisches Prinzip". In: Decker-Voigt et al. (1996), 331–334
– (1996d): MusiktherapeutInnen und ihre Themen in der Supervision. Musiktherapeutische Umschau, Bd. 17, 3/4, 221–226
– (1997): Die heilende Beziehung und ihre musiktherapeutische Gestaltung. In: Petzold, H., Müller, L. (Hrsg) (1997)
– (1997a): Von frühen Atmosphären berührt. MusiktherapeutInnen in der Arbeit mit schweren Persönlichkeitsstörungen. Kunst & Therapie, Zeitschrift für Theorie und Praxis künstlerischer Therapieformen, 1, 83–95
– (1999): Musiktherapie in der Behandlung psychosomatischer Patienten. Einblicke. Beiträge zur Musiktherapie, 10, 6–17
– (1999a): Zur Hermeneutik musiktherapeutischer Prozesse. Metatheoretische Überlegungen zum Verstehen. Musiktherapeutische Umschau, 2, 103–113
– (1999b): Überlegungen zum Einsatz musiktherapeutischer Techniken in der Supervision und zur speziellen Supervision musiktherapeutischer Situationen und Prozesse. Integrative Therapie, 2–3, 25. Jahrg., 167–185

- (2000): Das Musikalische Lebenspanorama (MLP) – narrative Praxis und inszenierende Improvisation in der Integrativen Musiktherapie. Einblicke, Beiträge zur Musiktherapie, 10, 59–73
- (2000a): Integrative Handlungsansätze – Die Positionen der Integrativen Therapie. In: Schwabe, C., Stein, I. (Hrsg.): Ressourcenorientierte Musiktherapie. Materialien zur Tagung „Musiktherapie – Lebensgenuss – Freude –?" Akademie für angewandte Musiktherapie, Crossen
- (2000b): Zur Arbeit mit Träumen und Imaginationen als Technik der Integrativen Musiktherapie. In: Fitzthum, E., Oberegelsbacher, D., Storz, D. (Hrsg.): Wiener Beiträge zur Musiktherapie. III. Edition Praesens, Wien
- (2001a): Aesthetic Dimensions in Music Therapy, Reader und Vortrag am 5. Europäischen Symposium für Musiktherapie in Neapel, April 2001: CD ROM IV der Universität Witten Herdecke
- (2001b): Fenster zur Musiktherapie. Musik – therapie – theorie. 1976–2001. Verlag Zeitpunkt Musik, Wiesbaden, im Druck

Gadamer, H. G., Boehm, G. (1978, 1980): Seminar: Die Hermeneutik und die Wissenschaften. Suhrkamp, Frankfurt

Garfield, S. L. (1992): A common factors approach. In: Norcross, J. C., Goldfried, M. R. (Eds.): Handbook of psychotherapy integration. Basic Books, New York

Garmezy, N. (1983): Stressors of Childhood. In: Garmezy, N., Rutter, M. (eds): Stress, coping, and development in children. De Gruyter, New York

Goodman, N. (1973): Sprachen der Kunst. Ein Ansatz zu einer Symboltheorie, Frankfurt/M.
- (1984): Weisen der Welterzeugung, Frankfurt/M.

Grawe, K. (1988): Heuristische Psychotherapie. Eine schematheoretisch fundierte Konzeption des Psychotherapieprozesses. Integrative Therapie, 4, 309–325

Grootaers, F. (1996): Grundverhältnisse in Figurationen. In: Tüpker, R. (Hrsg.): Konzeptentwicklung musiktherapeutischer Praxis und Forschung. LIT Verlag, Münster, 128–138

Haley, J. (1978): Gemeinsamer Nenner Interaktion, Pfeiffer, München

Haffa-Schmidt, U., v. Moreau, D., Wölfl, A. (1999): Musiktherapie mit psychisch kranken Jugendlichen. Vandenhoeck & Ruprecht, Göttingen

–, –, – (1999): Musiktherapie mit Jugendlichen – Einführung in die Thematik. In: Haffa-Schmidt, U., v. Moreau, D., Wölfl, A. (1999), 13–19

Hegi, F. (1998): Übergänge zwischen Sprache und Musik. Die Wirkungskomponenten der Msiktherapie, Junfermann, Paderborn

Iljine, V. N. (1972): Therapeutisches Theater. In: Petzold, H. (Hrsg.): Angewandtes Psychodrama in Therapie, Pädagogik, Theater und Wirtschaft. Junfermann-Verlag, Paderborn

Jacoby, H. (1983): Jenseits von „Begabt" und „Unbegabt", Christians Verlag, Hamburg
- (1984): Jenseits von „musikalisch" und „unmusikalisch": die Befreiung der schöpferischen Kräfte dargestellt am Beispiel der Musik, Christians Verlag, Hamburg

Jaeggi, E. (1997): Zu heilen die zerstoßenen Herzen. Die Hauptrichtungen der Psychotherapie und ihre Menschenbilder. Rowohlt, Reinbek bei Hamburg

Kenny, C. (1988): The Field of Play: Theoretical study of Music Therapy Processes. Doctorial Dissertation, The Fielding Institute

Langer, B. (1998): Was inszeniert die Gruppe? Betrachtungen gruppendynamischer Phänomene im Verlauf einer Gruppenmusiktherapie (Methodensystem der Musiktherapie nach Schwabe) aus der Sicht psychoanalytisch-interaktioneller Prinzipien. Unveröffentl. Diplomarbeit des Ergänzungsstudienganges Musiktherapie, Hdk., Berlin

Larson, D. (1980): Therapeutic schools, styles and schoolism: a national survey. Journal of Humanistic Psychology 20, 3–20

Lazarus, A. (1992): Multimodal therapy: Technical eclecticism with minimal integration. In: Norcross, J. C., Goldfried, M. R. (Eds.): Handbook of psychotherapy integration. Basic Books, New York

Lenz, M., Tüpker, R. (1998): Wege zur musiktherapeutischen Improvisation. Materialien zur Musiktherapie, Bd. 4, Lit Verlag, Münster
– (1998): Musik und Kontakt. Grundlagen und Modelle musik-sozialtherapeutischer Gruppenimprovisation. In: Lenz, M., Tüpker, R. (1998), 7–134
Lewin, K. (1982): Kurt-Lewin Werkausgabe, hg. von Graumann, C. F., 4 Bände, Huber, Bern
Loos, G. (1985): Spiel-Räume, Musiktherapie mit einer Magersüchtigen und anderen frühgestörten Patienten. G. Fischer, Stuttgart
Ludewig, K. (1992): Systemische Therapie. Grundlagen klinischer Theorie und Praxis. Klett-Cotta, Stuttgart
Luhmann, N. (1972): Soziale Systeme. Grundriß einer allgemeinen Theorie. Frankfurt/M.
Lyotard, J.-F. (1984): Das Erhabene und die Avantgarde, Merkur 38, 151–164
Marcel, G. (1969): Dialog und Erfahrung, Knecht-Verlag, Frankfurt/M.
Merleau-Ponty, M. (1966): Phänomenologie der Wahrnehmung. De Gruyter, Berlin
Merten, R., Schmidt-Lellek, C. (1994): Editorial Integration und Psychotherapie. Integrative Therapie 20/1–2, 3–4
Metzger, W. (1966): Wahrnehmung und Bewusstsein. Handbuch der Psychologie, Bd. 1, Göttingen
Moreno, J. L. (1936): Organization of the social atom. Sociometric Review 1, 11–16
– (1964): Psychodrama, Bd. 1, 2. Aufl., Beacon House, Beacon
Moser, J. (1990): Der Gong in der Behandlung früher Schädigungen. In: Frohne-Hagemann (Hrsg.) (1990a), 229–250
Moser, T. (1994): Zu viele Therapien, zu wenig Integration. Integrative Therapie, 20/1–2, 5–22
Müller, L. (1997): Integrative Musiktherapie in der Behandlung eines Kindes mit schwerer, früher Entwicklungs- und Persönlichkeitsstörung. In: Müller, L., Petzold, H. (Hrsg.) (1997), 137–167
–, Petzold, H. (Hrsg.) (1997): Musiktherapie in der klinischen Arbeit. Integrative Modelle und Methoden. G. Fischer Verlag, Stuttgart
–, – (1999): Identitätsstiftende Wirkungen von Volksmusik – Konzepte moderner Identitäts- und Lifestylepsychologie für die Musiktherapie am Beispiel des Schweizer Volksliedes. Integrative Therapie 2–3, 187–250
Niedecken, D. (1988): Einsätze, Material und Beziehungsfigur im musikalischen Produzieren. Hamburg: VSA
Norcross, J. C. (1995): Psychotherapie-Integration in den USA. Integrative Therapie 21/1, 7–45
–, Goldfried, M. R. (Eds.)(1992): Handbook of psychotherapy integration. Basic Books, New York
Nordoff, P., Robbins, C. (1986): Schöpferische Musiktherapie. Praxis der Musiktherapie hg. von Bolay, V., Bernius, V., G. Fischer, Stuttgart
Oeltze, H. J. (1997): Intermediale Arbeit in der Integrativen Musiktherapie. In: Müller, L., Petzold, H. (Hrsg.) (1997), 113–134
Orff, G. (1974): Die Orff-Musiktherapie. Kindler, München
Orlinsky, D. E., Howard, K. L. (1988): Ein allgemeines Psychotherapiemodell. Integrative Therapie, 14/4, 281–308
Perls, F. (1969): Cowichan lecture on Gestalt Therapy and Integration. Lake Cowichan
–, Hefferline, R., Goodman, P. (1979): Gestalt Therapie, Lebensfreude und Persönlichkeitsentfaltung, Klett, Stuttgart
Petzold, H. (1988): Integrative Therapie als intersubjektive Hermeneutik bewußter und unbewußter Lebenswirklichkeit. Fritz Perls Institut, Düsseldorf
– (1991): Editorial Therapie und Integration. Integrative Therapie 4, 353–366
– (1992): Empirische Baby- und Kleinkindforschung und der Paradigmenwechsel von psychoanalytischer Entwicklungsmythologie und humanistisch-psychologischer Unbekümmertheit zu einer „mehrperspektivischen, klinischen Entwicklungspsychologie". Integrative Therapie, 1/2, 1–8

- (1993): Der „Tree of Science" als metahermeneutische Folie für Theorie und Praxis der Integrativen Therapie. In: Petzold, H. G.: Integrative Therapie, Band II/2, Junfermann, Paderborn, 457–624
- (1993a): Das „neue Integrationsparadigma" in Psychotherapie und klinischer Psychologie und die „Schulen des Integrierens" in einer „pluralen therapeutischen Kultur" (1992). In: Petzold, H. G.: Integrative Therapie, Band II/2, Junfermann, Paderborn, 927–1039
- (1993b): Integrative Therapie, Band II/3, Junfermann, Paderborn
- (1993c): Grundorientierungen, Verfahren, Methoden. Berufspolitische, konzeptuelle und praxeologische Anmerkungen zu Strukturfragen des psychotherapeutischen Feldes und psychotherapeutischer Verfahren aus integrativer Sicht. Integrative Therapie, 4, 341–378
- (1997): Wie wirkt Integrative Musiktherapie im gerontopsychiatrischen Setting. In: Müller, L., Petzold, H. (Hrsg.) (1997), 248–277
- (1997a): Integrative Musiktherapie – eine Ausbildung mit klinischer, ästhetischer und psychotherapeutischer Schwerpunktbildung.In: Müller, L., Petzold, H. (Hrsg.) (1997), 278–295

Pleß-Adamczyk, H. (2000): Grundkonzepte und Modelle der Gestalt-Musiktherapie (unveröff. Manuskript)

Plessner, H. (1974): Anthropologie der Sinne. In: Gadamer, H. G., Vogler, P. (Hrsg.): Philosophische Anthropologie, Bd. 7, Thieme, Stuttgart, 3–63

Priestley, M. (1983): Analytische Musiktherapie. Vorlesungen am Gemeinschaftskrankenhaus Herdecke. Klett-Cotta, Stuttgart

Quekelberghe, R. v. (1979): Systematik der Psychotherapie. München, Urban & Schwarzenberg

Rank, O. (1975): Art and the Artist. Agathon press, New York

Reich, W. (1949): Caracteranalysis. Orgone Institute Press, New York

Reinhold, S. (1996): Anthroposophische Musiktherapie. Eine Einführung. Verein für erweitertes Heilwesen, Bad Liebenzell

Reiter, A. (1986): Theorie und Praxis der systemischen Familientherapie. Facultas, Wien

Rutter, M., Rutter, M. (1992): Developing minds. Challenge and continuity across the life span. Penguin Books, London

Ruud, E. (1990): A phenomenological Approach to Improvisation in Music Therapy. A Research Method. 6. Weltkonkongress Rio de Janeiro
–, Mahns, W. (1992): Meta-Musiktherapie. Wege zu einer Theorie der Musiktherapie. G. Fischer, Stuttgart

Ricoeur, P. (1978): Der Text als Modell: hermeneutisches Verstehen. In: Gadamer, H.-G., Boehm, G. (1978), 88–117

Sameroff, A. J., Emde, R. N. (1989): Relationship disturbances in early childhood. Basic Books, New York

SAMT (Ständige Ausbildungsleiter-Konferenz Musiktherapie) (2000): Schwerpunkte und Gemeinsamkeiten privatrechtlicher Musiktherapie-Ausbildungen in Deutschland. Eine Dokumentation. Bad Klosterlausnitz, München

Schnaufer-Kraak, M. (1997): Stimmungen – Arbeit mit Atmosphären in der Integrativen Musiktherapie. In: Müller, L., Petzold, H. (Hrsg.) (1997), 91–112

Schumacher, K. (1994): Musiktherapie mit autistischen Kindern. Oraxis der Musiktherapie hg. von V. Bolay u. V. Bernius. G. Fischer, Stuttgart
- (1999): Musiktherapie und Säuglingsforschung: Zusammenspiel, Einschätzung der Beziehungsqualität am Beispiel des instrumentalen Ausdrucks. Peter Lang Verlag, Frankfurt/M.

Schwabe, C. (1983): Aktive Gruppenmusiktherapie. G. Fischer Verlag, Stuttgart
–, Haase, U. (1998): Die Sozialmusiktherapie (SMT). Crossener Schriften zur Musiktherapie Bd. VII, Crossen
–, Röhrborn, H. (1996): Regulative Musiktherapie. 3. Aufl., G. Fischer Verlag, Jena

Sieg, A. (1997): Einer spielt nicht mit – Integrative Musiktherapie mit Psychosomatikpatienten in der Klinik. In: Müller, L., Petzold, H. (Hrsg.) (1997), 208–239
Smeijsters, H. (1994): Musiktherapie als Psychotherapie. G. Fischer, Stuttgart
– (1999): Grundlagen der Musiktherapie. Hogrefe, Göttingen
Steiner, R. (1989/1991): Das Wesen des Musikalischen und das Tonerlebnis im Menschen. R. Steiner Verlag, Dornach(283)
Strauß, A. L. (1978): A social world perspective. In: Denzin, M. K.: Studies in symbolic interaction, Vol 1, Jai Press, Greenwich, 118–128
Stroemer, R. (1996): Umgang mit Träumen in der Musiktherapie. Unveröff. Dipl. Arbeit Universität Münster, Zusatzstudiengang Musiktherapie
Tarr-Krüger, I. (1990): Musiktherapeutische Arbeit am Widerstand aus der Sicht der Integrativen Musiktherapie. In: Frohne-Hagemann (Hrsg.) (1990a), 171–182
– (1997): Integrative Musiktherapie bei Kindern mit psychosomatischen Störungen. In: Müller, L., Petzold, H. (Hrsg.) (1997), 168–174
Textor, M. R. (1988): Psychotherapie – Charakteristika und neue Entwicklungen. Integrative Therapie 14/4, 269–280
Thomas, R. M. (1990): Counseling and life-span development. Sage Publ. Newbury Park
Thorne, C. F. (1982): Eklektische Psychotherapie. In: Petzold, H. (Hrsg.): Methodenintegration in der Psychotherapie. Junfermann, Paderborn
Tüpker, R. (1998): Reflexion seelischer Verhältnisse in der musikalischen Improvisation. In: Lenz, M., Tüpker, R. (1998), 135–197
Vieth-Fleischhauer, H., Petzold, H. (1999): Ausdruck und Verstehen in der musikalischen Improvisation als kokreativer Fluktualisierung – Perspektiven Integrativer Musiktherapie. Integrative Therapie 2–3, 251–288
Voigt, M. (1999): Musiktherapie in der Behandlung von Entwicklungsstörungen – die Orff-Musiktherapie heute. MU 19/4, 289–296
Welsch, W. (1990): Ästhetisches Denken. Reclam, Stuttgart
– (1996): Grenzgänge der Ästhetik, Reclam, Stuttgart
Weymann, E. (1991): Frühe Dialoge oder: Was haben Musikmachen und -hören mit der menschlichen Entwicklung zu tun?; neue Spielräume. Über das Improvisieren in der Musiktherapie. In: Decker-Voigt: Aus der Seele gespielt, Goldmann Verlag, München, 299–337
Willms, H. (1975): Musiktherapie bei psychotischen Erkrankungen. G. Fischer, Stuttgart
Witzel, M. (1999): Anmerkungen zur Integrativen therapeutischen Arbeit mit Musik von J. S. Bach. Integrative Therapie 2–3, 251–288
Wolfram, I. (1998): Vergangenheit, Gegenwart, Zukunft – ein musiktherapeutischer Zugang mit dem Musikalischen Lebenspanorama (MLP). Einblicke, 8, 30–38
Wyss, D. (1973): Beziehung und Gestalt. Vandenhoeck & Ruprecht, Göttingen
– (1982): Dre Kranke als Partner. Lehrbuch der anthropologisch-integrativen Psychotherapie. 2 Bde, Vandenhoeck & Ruprecht, Göttingen
Zuckerkandl, V. (1963): Die Wirklichkeit der Musik, Rhein-Verlag, Zürich
– (1964): Vom musikalischen Denken. Begegnung von Wort und Ton, Rhein-Verlag, Zürich

Psychiatrische Einzelmusiktherapie als Modifikation von Leipziger Schule und Verstehender Psychiatrie

von Thomas Wosch

◆

Die Bereiche der Psychiatrie, der Sonderpädagogik und der Psychotherapie sind die drei Keimzellen, in denen in den fünfziger bis siebziger Jahren der Ursprung der deutschen Musiktherapie zu finden ist. Es sind Felder der Praxis, in denen musiktherapeutische Vorgehensweisen entwickelt und parallel dazu theoretisch untersetzt wurden. Bis heute zählen diese Arbeitsfelder zu den größten Anwendungsgebieten von Musiktherapie, wobei quantitativ die Psychiatrie hervorzuheben ist.

Ein spezieller Bereich innerhalb der Psychiatrie besitzt eine außergewöhnliche Brisanz: die Akut-Psychiatrie. Menschen in einer ganz besonderen Krisensituation werden hier betreut, doch leider geraten verbale Formen von Psychotherapie oft an ihre Grenzen. So verbleiben in vielen Fällen als Ausweg scheinbar nur rein somatisch orientierte medizinische Ansätze pharmakologischer Therapie. Einen wertvollen Beitrag und Zugang können in diesem Bereich jedoch gerade die nonverbalen psychotherapeutischen Ansätze bieten.

Eine Entwicklung musiktherapeutischen Vorgehens für diesen Anwendungsbereich wird im Folgenden dargestellt. Diese Entwicklung nimmt ihren Ausgang in zwei Ansätzen, welche Leipziger Schule und Verstehende Psychiatrie genannt werden. Erstere ist ein Teil einer bestehenden Musiktherapiemethodik, die im Praxisfeld der Erwachsenenpsychotherapie ihren Ursprung hat. Als Verstehende Psychiatrie werden zwei Ansätze von Gemeindepsychiatrie und Psychoanalyse bezeichnet, welche sich den Menschen mit akuten psychiatrischen Störungen auf einer rein psychischen Ebene verstehend nähern und sie auf dieser Ebene begleiten. Diese Begleitung vernachlässigt in einzelnen Fällen vollständig das Einbeziehen pharmakologischer Therapie.

Vorliegender Beitrag wird einen geschichtlichen Überblick zu den beiden Ausgangspunkten der musiktherapeutischen Vorgehensweise in der Akut-Psychiatrie geben. Im Anschluss an die in der Geschichte gleichzeitig dargestellten theoretischen Grundlagen werden diese in ihrer abgeleiteten Modifizierung als psychiatrische Einzelmusiktherapie anhand zweier stilisierter Einzelfallbeispiele verdeutlicht.

1 Das Psychotherapieverständnis der Leipziger Schule

Als Grundlage der in diesem Artikel beschriebenen psychiatrischen Einzelmusiktherapie wird auf Elemente der früheren Entwicklungen dieser Musiktherapieschule bis zum Entstehen des weiter unten beschriebenen Kausalitätsprinzips Bezug genommen und deshalb dieser Ansatz als Leipziger Schule bezeichnet.

Die Leipziger Schule entstand in den sechziger Jahren. Ihr Ausgangspunkt war die Klinik für Psychotherapie der Universität Leipzig und die Person Christoph Schwabe. Schwabe verkörpert zugleich das geistige Zentrum einer Musiktherapieschule, die man bis heute weiter entwickelte und in der eine Vielzahl von Musiktherapeuten ausgebildet wurden und wirkten. Zu den beiden wichtigen Zentren neben Leipzig gehören Dresden und das sächsische Erlabrunn. Die neuesten Entwicklungen dieser Schule sind mit der von Schwabe geleiteten Akademie für angewandte Musiktherapie Crossen verbunden.

An der Klinik für Psychotherapie der Universität Leipzig arbeiteten Christa Kohler als Chefärztin und Professorin für Psychotherapie, der spätere Professor für Psychologie Hermann Böttcher, die bekannte Krankengymnastin Anita Kiesel und der Musiktherapeut Christoph Schwabe zusammen. Unter der Leitung von Kohler wurde ein bis heute noch sehr seltenes Konzept von Psychotherapie und psychotherapeutischer Teamarbeit umgesetzt. Es gab sehr klar abgegrenzte Aufgabengebiete der einzelnen tätigen Professionen, die man in ihren jeweils *spezifischen* Inhalten unmittelbar miteinander zu verknüpfen versuchte. Dadurch war es möglich, dass Verfahren der Musiktherapie unmittelbar in ein psychotherapeutisches Gespräch eingebunden wurden. So wurde die reaktive Einzelmusiktherapie als Verstärkung von emotionaler Dynamik unmittelbar nach psychotherapeutischen Gesprächen eingesetzt (Schwabe 1996, 214). Damit konnten für die psychotherapeutische Behandlung notwendige emotionale Erlebnisprozesse schneller erreicht und die Behandlung insgesamt beschleunigt werden. Auf diese Weise waren Musiktherapeut und psychologischer Psychotherapeut unmittelbar miteinander verknüpft und konnten in einer Gruppe arbeiten. Ein ähnliches Zusammenspiel musiktherapeutischer Elemente und anderer Therapieverfahren fand in der Krankengymnastik (heute Körpertherapie) statt. Dort wurde die unmittelbare Kooperation beider

Professionen zum Beispiel durch Kanonsingtanz, Tanzlieder oder Bewegungsimprovisationen umgesetzt (Kohler 1968, 124). Die Aufgabe des Musiktherapeuten bestand in der Musikauswahl oder dem therapeutischen Anregen musikalischer Aktivitäten, die Aufgabe der Körpertherapeutin im bewusst therapeutischen Anregen der Bewegungselemente.

Aber die Musiktherapie zeichnete sich nicht nur in der Kooperationsfähigkeit mit den anderen psychotherapeutischen Professionen aus, sondern auch als eigenständiges methodisches Element mit *eigener Spezifik*. Ein Beispiel dafür ist die damals bereits entstandene Vorform der heutigen Regulativen Musiktherapie. In der Gegenwart vorwiegend als Gruppentherapie empfohlen, war sie damals als Einzeltherapie geschaffen worden. Sie galt als ein Entspannungsverfahren, welches der psychophysischen Regulation von Spannungen dient. Die Spezifik dieser Methode bestand darin, dass Patienten, die über viele Sitzungen im Autogenen Training keinen Erfolg, d. h. keine Entspannung erreichen konnten, dieses Ziel in der damaligen Regulativen Einzelmusiktherapie oft bereits nach relativ kurzer Zeit erreichen konnten. Daran wird deutlich, dass verschiedene Formen der Psychotherapie wie die Entspannungsverfahren, die Gesprächstherapie, die Körpertherapie und die Musiktherapie in Leipzig weniger als Konkurrenz verstanden wurden, sondern vielmehr als sich ergänzende Angebote, die je nach Störung jeweils ihre spezifischen Handlungsfelder hatten. Sie ergänzten sich zum einen und erwiesen sich zum anderen je nach Patient als sinnvoll oder nicht. „Je nach Patient" bedeutet hier, dass sehr individuelle Unterschiede für den einzelnen Patienten herausgearbeitet wurden, die nicht allein in medizinischer Diagnostik zu erfassen sind. Sowohl soziale Faktoren, wie heute im DSM IV (DSM IV 1996) mit der Achse IV berücksichtigt, als auch persönliche Unterschiede wurden einbezogen. Unter dem Begriff persönliche Unterschiede sind zum Beispiel die verschiedene Zugänge eines Patienten zum Autogenen Training oder der früheren Regulativen Einzelmusiktherapie zu verstehen. Dabei werden Phänomene unterschieden, welche als Merkmal von psychischen Störungen in keiner medizinischen Diagnostik zu finden sind. Für die Differenzierung der Anwendung beider Verfahren besteht ein solches Merkmal im inneren, vom Patienten ausgehenden Leistungsdruck. Versetzt sich der Patient mit diesem Leistungsdruck ständig in eine Erwartungshaltung gegenüber sich selbst und seiner Umwelt, so kann er keine Entspannung mit den gezielten Instruktionen des Autogenen Trainings erleben, sondern nur eine Verstärkung von Anspannung. Paradox wirkt hier, dass sich ein Mensch mit der Anweisung „Meine Finger werden ganz warm." unter Druck setzt und das Ziel einer stärkeren Durchblutung der Finger als

Folge der Aufmerksamkeitsfokussierung auf einen Körperteil nicht erreicht werden kann. Durch den Leistungsdruck verhindert die gezielte Aufmerksamkeit gerade die Durchblutung des jeweiligen Körperteils und verstärkt eine bereits vorhandene Verspannung. Bei der früheren Regulativen Einzelmusiktherapie hingegen wird die Aufmerksamkeit mit einer mehr offenen Instruktion schweifend auf mehrere Wahrnehmungsbereiche erweitert und überhaupt nicht fokussiert. Zusätzlich tritt das Wahrnehmungsobjekt Musik hinzu. Mit beiden Elementen, sowohl mit der offenen Instruktion als auch mit dem zusätzlichen Wahrnehmungsobjekt, wird einer durch Leistungsdruck behinderten Fokussierung von Aufmerksamkeit entgegengewirkt und ein Geschehenlassen als Entspannung erreicht, welches zugleich mit einer Änderung des Wahrnehmungsverhaltens (von der starren Fokussierung zum offenen geschehen lassenden Beobachten) verbunden ist.

Dieses Vorgehen zeigt, dass zwei Verfahren – hier das Autogene Training und die frühere Regulative Einzelmusiktherapie – individualspezifisch in einer Klinik ihre jeweilige sinnvolle Anwendung finden konnten. Es wurde nicht die Frage gestellt: „Welche Psychotherapie ist die bessere?", wie im Anschluss an die umfangreiche Untersuchung von Klaus Grawe und Kollegen (Grawe 1994), sondern: Welche Psychotherapie ist die für das jeweils in die Behandlung kommende Individuum die sinnvollere und nutzbringende? Diese Fragestellung ist ein wichtiger Ausgangspunkt, der in seiner Anwendung weit über allein musiktherapeutisches Handeln hinaus geht und in der Leipziger Schule später im weiter unten ausgeführten Kausalitätsprinzip mündet. (Später wird das Kausalitätsprinzip dann „Kausalitätsbedingungen" genannt; Röhrborn/Kunz 1997). Außerdem wird an dieser Stelle ein im Detail sehr deutlich systematisiertes musiktherapeutisches Vorgehen angesprochen, welches sich als integrativer Bestandteil eines Gesamtbehandlungskonzeptes versteht, in dem auch Grenzen zwischen den therapeutischen Professionen im Sinne eines Behandlungszieles überschritten werden. So können wie im eben genannten Beispiel beschrieben je nach individueller Spezifik eines Patienten entweder der klinische Psychologe mit dem Autogenen Training oder der Musiktherapeut mit der früheren Regulativen Einzelmusiktherapie ihren Beitrag leisten.

Im Laufe der Zeit wurde die Regulative Musiktherapie als tiefenpsychologisch orientierte Gruppenpsychotherapie weiter entwickelt (Schwabe 1987, Schwabe/Röhrborn 1996). Wichtige Impulse gaben ebenfalls die klinisch musikpsychologischen Forschungen Hermann Böttchers, welcher die Bedeutung der Einstellung eines Patienten als prägenden Faktor von Musikwahrnehmung erkannte und belegte (Kohler 1971).

Maßgeblich beteiligt war an dieser Entwicklung Helmut Röhrborn, Leiter der Abteilung für Psychosomatik in der Klinik Erlabrunn. So wird auch hier zwischen verschiedenen Indikationen zur Regulativen Musiktherapie und einer rein verbalen Gruppenpsychotherapie unterschieden, abhängig von der Psychogeneseeinsicht der Klienten (Röhrborn 1997). Dies bedeutet, dass Klienten mit psychosomatischen Störungen, bei denen eine Offenheit gegenüber psychischen Anteilen ihrer Störung vorliegt, in die direkte psychotherapeutische Bearbeitung durch eine rein verbale Gruppenpsychotherapie gehen können. Für Klienten jedoch, bei denen diese Offenheit nicht vorliegt, wird mit der tiefenpsychologisch erweiterten Regulativen Musiktherapie ein Zugang zu einer solchen Offenheit erreicht. Dieser Zugang geschieht wiederum auf paradoxe Art und Weise: Die Wahrnehmung des zusätzlichen Wahrnehmungsobjektes Musik durch den Klienten wird zu einer Wahrnehmung seiner selbst. Auf diesem Weg werden verschiedene Schritte gegangen, einen Prozess vollziehend. Dieser Prozess labilisiert und sensibilisiert vorhandene Wahrnehmungsmuster einer Person gegenüber sich selbst und ihrer Umwelt. (Die Umwelt ist hier die Musik.) Auf diese Weise können eigene veränderbare Anteile an einer Störung entdeckt bzw. bewusst gemacht, regulierend aufgegriffen und schließlich auch Genusserleben als breite und fortfließende Wahrnehmung, die nicht von einem selbst eingeengt wird, erreicht werden. Derartige Wahrnehmungseinengungen, als Merkmal wiederum in keiner medizinischen Diagnostik zu finden, sind beispielsweise bei depressiven Störungen zu beobachten, bei denen sich Gedankenabläufe als Teufelskreis ausschließlich um eigene Schuld, Selbstzweifel und eigenes Versagen drehen oder aber bei psychosomatischen Störungen, bei denen ein scheinbares körperliches Phänomen zum Fokus der gesamten Wahrnehmung einer Person avanciert.

Auch in diesem Beispiel der Regulativen Musiktherapie als tiefenpsychologisch orientiertem Verfahren steht diese Methode der Musiktherapie in ihrer Anwendung als gleichberechtigtes Verfahren neben einer rein verbalen Psychotherapie.

Mehrfach wurde bisher paradoxes Vorgehen und Wirken genannt. Historisch geht dieses paradoxe Vorgehen auf Viktor E. Frankl und seinen Begriff der paradoxen Intention zurück. Im direkten Kontakt zwischen Frankl und Schwabe bildete dieser Begriff eine zentrale Quelle für die Entwicklungen der Methoden der Leipziger Schule. Insbesondere für die Varianten der Regulativen Musiktherapie und ihr paradoxes Vorgehen im Bereich der Selbstwahrnehmung spielte die paradoxe Intention eine besondere Bedeutung. In Frankls Logotherapie wurden als solche Intentionen Anweisungen gegeben, welche im Rahmen der Angstvorstellungen einer Person zum Tun des Befürchteten aufforderten (Kriz 1994, 218). Paradoxer Weise führte dieses Vorgehen insbesondere bei Menschen mit depressiven Störungen, mit hoher Erwartungshaltung und mit pathologischen Zwängen zum Symptomabbau. Oft waren diese Therapien durch einen – verglichen mit der herkömmlichen Psychoanalyse – sehr kurzen Zeitraum gekennzeichnet. Diesen Weg hin zum Symptom geht ebenfalls die Regulative Musiktherapie. Ehe man sich jedoch in einer vertiefenden Wahrnehmung einem Symptom detailliert nähert, in dem der selektive Charakter von Wahrnehmung aufgehoben wird, schafft der Prozess der Regulativen Musiktherapie schrittweise die notwendigen Voraussetzungen dafür. Diese Voraussetzungen bedeuten insbesondere, dass ein Klient nicht permanent mit eigenen Erwartungen und Wünschen in seine Wahrnehmungen eingreift und dass er sich sowohl für „positive" als auch „negative" Wahrnehmungen öffnet. Diese Offenheit ist bereits mit eigenen Einstellungsänderungen verbunden, bevor der Schritt zur Regulierung selbst erzeugter Spannungen oder zum Erkennen nicht bewusster Anteile einer Spannung gegangen wird. Im Gegensatz zur Guided Imagery and Music (Bonny 1980) spielen hier Assoziationen nur eine kleine Rolle, und der Therapeut agiert nicht als „Guide" der Wahrnehmungen des Klienten, sondern er regt Prinzipien des Wahrnehmens beim Klienten im der Wahnehmungsübung mit Musik folgenden Gespräch an, sodass der Klient zum Beobachter seiner selbst bis hin zum Regulierer seiner „negativen" Wahrnehmungen werden kann.

Für die Leipziger Schule ist neben der Regulativen Musiktherapie und sehr detailliert differenzierten weiteren Verfahren der rezeptiven Musiktherapie (Schwabe 1996) vor allem die Aktive Gruppenmusiktherapie zu nennen. Innerhalb der Geschichte der Psychotherapie nimmt die Aktive Gruppenmusiktherapie in ihren Anfängen besonderen Bezug auf den Schöpfer der ersten Gruppenpsychotherapie: Iacov Levi Moreno (Schwabe 1983, 15ff). Mit dem Psychodrama schuf Moreno eine Form, in welcher der Leitsatz umgesetzt wurde: „Das Drama ist in uns und wir können nicht erwarten, es darzustellen, so sehr drängen uns die Leidenschaften." (Kriz 1994, 220) Die abgeschlossene Therapiegruppe wird in dieser Methode zum Modell, in dem sowohl typische Beziehungsmuster bzw. Rollen der einzelnen Gruppenmitglieder dramatisch zum Ausdruck kommen als auch für das einzelne Gruppenmitglied ins Bewusstsein gelangen und reflektiert werden können. Außerdem werden die Gruppenmitglieder in die Lage versetzt, in einem Prozess diese Dramen durch Reflexion und dem Bewusstmachen auch verabschieden zu können. Gestörten Beziehungsmustern wird ein Forum, Zeit und Raum geboten.

In der Aktiven Gruppenmusiktherapie wird der Persönlichkeit des Klienten demgegenüber ein Forum gegeben, in dem der Klient seine eigene Rolle im Rahmen eines Gruppenprozesses einnehmen, reflektieren und bei Bedarf auch neue Verhaltensweisen sowie eigene ungenutzte Potenzen erproben und wiederholend üben kann. Die Instrumentalimprovisation, das Bewegen nach Musik, das Malen nach Musik und die Stimmimprovisation werden in der Aktiven Gruppenmusiktherapie zum Medium, in welchem sich die eigene Persönlichkeit mit ihrem Handeln und ihren Beziehungen zur menschlichen Umwelt widerspiegelt und im Feedback der Gruppe das eigene Wahrnehmen und Erleben äußert. Rückmeldungen der anderen Gruppenmitglieder runden den Prozess und seine Ganzheitlichkeit ab. Ähnlich wie bei der Regulativen Musiktherapie werden auch hierfür zunächst Voraussetzungen geschaffen, die es ermöglichen, dass ein Gruppenmitglied derartige Rückmeldungen geben und aufnehmen kann. Ein erster Schritt dafür ist oft das auf die entstehende Musik bezogene sachliche Beschreiben von Wahrnehmungen, bevor jene Beziehungs- und Erlebnisprozesse des Einzelnen von diesem offen reflektiert werden können. Das Ziel der Aktiven Gruppenmusiktherapie besteht nicht zentral im Ausagieren eigener dramatischer Beziehungsmuster und der Arbeit damit. Jedoch kann dies einen Zwischenschritt in der Therapie darstellen. Das eigentlich angestrebte Ziel der Aktiven Gruppenmusiktherapie der Leipziger Schule ist jedoch die Entwicklung eigener Individualität innerhalb des Hier und Jetzt einer Gruppe sowie des mit ihr verbundenen Gruppenprozesses. Folgt im Gruppenprozess der Kennenlernphase ein zweiter Schritt, der mit Auseinandersetzung verbunden ist, so wird im Fall eines konstruktiven Durchschreitens eine so genannte Arbeitsphase (Schwabe/Rudloff 1997a, 106) erreicht, in der sich die Gruppe zunehmend von der Leiterzentrierung löst und die Gruppe als auch ihre einzelnen Mitglieder zunehmend selbständig agieren. Das Ziel *individueller Selbständigkeit innerhalb einer Gruppe* mit all den Vorteilen einer Gruppe, welche in der Solidarität der Gruppenmitglieder, der Pluralität ihrer Wahrnehmungs- und Erlebensperspektiven sowie in Rückmeldungen von nicht „übergeordneter Stelle" bestehen, verfolgt konsequent ein soziales Menschenbild (im Sinne der bio-psycho-*sozialen* Einheit Mensch). Dieses soziale Menschenbild sieht den psychologischen Individualismus des Einzelnen und das Individuum als permanent soziales Element untrennbar miteinander verbunden, als ein ständiges Verwobensein in verschiedensten Beziehungen. Innerhalb dieser Beziehungen entwickelt sich das Individuum, nicht isoliert von seiner Gruppenzugehörigkeit sondern als Glied verschiedenster Gruppen.

Das Individuum *in* der Gruppe wurde in der Geschichte der Psychotherapie zum ersten Mal in der Individualpsychologie Alfred Adlers thematisiert (Kriz 1994, 50ff). Die Rolle des Einzelnen in zwischenmenschlichen Beziehungssystemen wurde bei Adler zum zentralen Ausgangspunkt psychotherapeutischen Handelns. Damit wendete sich Adler als Schüler Freuds von dessen individuellen, in der Therapie allein auf das Erleben des einzelnen Individuums bezogenen Erklärungsmodellen ab. Dieses Abwenden hatte zugleich politische Hintergründe, in denen sich mit Freud ein bürgerlich isolierter Individualismus und mit Adler ein marxistisch basierter sozialer Individualismus gegenüberstanden (Kriz 1994, 50f). Interessanterweise befinden sich in der Geschichte der Psychotherapie ebenfalls sowohl Moreno, der den therapeutischen Rahmen konsequent zur Gruppentherapie ausweitete, als auch Frankl in der Tradition Adlers (Kriz 1994, 25). Beide wurden hier bereits als wichtige Quellen und Einflussfaktoren zur Entwicklung der musiktherapeutischen Methoden der Leipziger Schule beschrieben. In der Fortführung der Idee Adlers von einer psycho-sozialen Einheit Mensch setzte die Leipziger Schule ihren Schwerpunkt auf die Entwicklung musiktherapeutischer Gruppentherapien. Dies betraf sowohl die Aktive Gruppenmusiktherapie als auch, wie oben beschrieben, die Regulative Musiktherapie. Erst Mitte der neunziger Jahre wurde wieder zu einer neuen Regulativen Einzelmusiktherapie publiziert (Röhrborn 1996). (An dieser Stelle ist auch der Kontext der ostdeutschen Psychotherapie zu beachten, in dem das Individuum außerhalb der Gruppe aus politischen Gründen keine Rolle spielen durfte.)

In dieser Zeit machen sich jedoch weitere Tendenzen bemerkbar, die hier nicht mehr als Leipziger Schule verstanden werden. Diese Tendenzen führen den sozialen Gedanken weiter zur Sozialmusiktherapie der Crossener Schule. Der soziale Pol der Beziehung eines Individuums zu seiner Umwelt und sich selbst wird dabei noch stärker hervorgehoben und als Gegenbild eines Ideals unter dem Begriff der sozialen Krankheit (Schwabe/Haase 1998, 18ff) verallgemeinert. Hinzuweisen ist an dieser Stelle auf die Unterscheidung zur Musik-Sozialtherapie, welche die Zeitschrift für kreative Sozial- und Psychotherapie „therapie kreativ" in Neukirchen-Vluyn herausgibt.

In der Sozialmusiktherapie steht wiederum didaktisch die Gruppe im Mittelpunkt der Beschreibungen dieser Methodik. Für die klinische Praxis des Musiktherapeuten wäre jedoch auch ein didaktisches Beschreiben von Prinzipien und deren Veranschaulichung in Fallbeispielen für die Einzelmusiktherapie wünschenswert.

Wird gerade in der Sozialmusiktherapie von den institutionellen Rahmenbedingungen als beeinflussenden Faktoren der Möglichkeit oder Unmöglichkeit von Musiktherapie geschrieben, so belegt die Praxis, dass in vielen Institutionen ein therapeutischer Prozess nur in der Einzeltherapie angeregt und begleitet werden kann. Institutionell ist heutzutage gegenüber den geschlossenen Gruppen in der Psychotherapie ein ständiges Kommen und Gehen der Klienten zu verzeichnen, was eine Kontinuität innerhalb von Gruppen bei den sehr häufigen Wechseln der Gruppenmitglieder nicht gewährleisten kann. Dies betrifft in besonderem Maße den psychiatrischen Akutbereich, in dem außerdem bei der Übersensibilität des Klienten eine Gruppe in den verstärkt akuten Phasen für den momentanen Zustand des Klienten nur noch mehr Verunsicherung schaffen kann. Diese Übersensibilität gegenüber äußeren Reizen betrifft sowohl Kinder und Jugendliche mit einem hyperkinetischen Syndrom als auch Menschen mit schizophrenen und sehr starken affektiven Störungen im Erwachsenenalter.

Zum Abschluss soll noch auf das oben bereits erwähnte *Kausalitätsprinzip* eingegangen werden. Dieses Kausalitätsprinzip wurde an verschiedenen Stellen beschrieben und weiterentwickelt (Schwabe 1983, Röhrborn 1988). Mit ihm wurde die Voraussetzung geschaffen, systematisch und patientenzentriert zwischen den zur Auswahl stehenden Psychotherapieverfahren und damit auch den verschiedenen Methoden und Verfahren der Leipziger Schule der Musiktherapie für eine Therapie auszuwählen. Von einem derartig übergreifenden Psychotherapieverständnis, das auf eine Metaeben abhebt, war bereits oben die Rede. Mit dem Kausalitätsprinzip wurde dafür ein systematisches Handwerkszeug geschaffen. Ein Element dieses Prinzips, das später als *Kausalitätsbedingungen psychotherapeutischen Handelns* spezifiziert wurde (Röhrborn/Kunz 1997), soll dies verdeutlichen.

Im Kausalitätsprinzip wird der mögliche Zugang zum Klienten als Handlungsansatz verstanden. In diesem Handlungsansatz wurden nach den bekannten und praktizierten Verfahren ein individuumszentrierter Ansatz sowie ein systemzentrierter unterschieden. Der individuumszentrierte Ansatz wurde nochmals in persönlichkeitsorientiert und symptomorientiert unterteilt.

Unter den Psychotherapieverfahren liegt ein symptomorientierter Ansatz den verhaltenstherapeutischen Methoden zugrunde. Diese Methoden gehen von der Symptomatik selbst aus, wie zum Beispiel bei der verhaltenstherapeutischen Behandlung von Angststörung. Ausführlich beschäftigen sich Therapeut und Klient mit der Angst, ihrer Entstehung und ihrer Beschaffenheit. Vom Symptom ausgehend kann man im Verlauf der Therapie zu konkreten psychischen Ursachen der Angst gelangen. Für die Methoden der Leipziger Schule wird die Regulative Musiktherapie als symptomzentrierter Ansatz verstanden, wie die Logotherapie unter den rein verbalen Psychotherapien. Auch nähert man sich zum Beispiel im Fall von psychosomatischen Störungen dem somatischen Symptom. In einer zunehmenden Erweiterung und zugleich Vertiefung von Wahrnehmung werden weitere Bedingungen dieses Symptoms sowie weitere Möglichkeiten des Umgangs mit diesem Symptom erarbeitet, die zum Abbau der psychischen Ursachen des Symptoms sowie psychischen Einstellungsänderungen führen können. Zu ergänzen ist hier ebenfalls die Aktive Gruppenmusiktherapie, wenn sie einen stärker übenden Charakter im Zusammenhang mit einem konkreten Symptom besitzt.

Der persönlichkeitsorientierte Ansatz stellt die Persönlichkeit des Klienten an den Ausgang einer Therapie, ohne die konkrete Symptomatik am Anfang zu fokussieren. Erst auf dem Weg der Therapie wird ebenfalls der Symptomatik begegnet. Beim Klienten liegt bereits eine Einsicht psychischer Ursachen eines Phänomens, mit dem er als Problem in die Therapie kommt, vor: Der Psyche des Klienten als Ganzheit, seinem Selbst oder seinen Beziehungsmustern wird sich zugewandt, in der Überzeugung, dass dies an einem Punkt ursächlich mit der Symptomatik verbunden ist. Psychotherapieverfahren wie die klassische Psychoanalyse, die intendiert dynamische Gruppe (Höck 1976), das Psychodrama oder die Gesprächspsychotherapie nach Rogers sind hier zu nennen (Röhrborn/Kunz 1997, 77). In den Methoden der Musiktherapie der Leipziger Schule ist hier besonders die Aktive Gruppenmusiktherapie zu nennen, welche die Persönlichkeit des Klienten im Rahmen eines Gruppenprozesses zur Förderung eigener Individualität zum Ausgangspunkt nimmt. Beziehungsmuster, Verhaltensweisen oder Einstellungen des Klienten werden so persönlichkeitsspezifisch deutlich, reflektierbar und bewegbar.

Den systemzentrierten Ansatz findet man in der systemischen Therapie bzw. der Familientherapie. Ausgangspunkt dieser Therapie ist das Verständnis, dass zur Veränderung eines pathologischen Symptoms das gesamte menschliche System eines Paares oder einer Familie heranzuziehen ist. Im Rahmen der hier genannten Methoden der Musiktherapie bietet dafür die Aktive Gruppenmusiktherapie Möglichkeiten, wenngleich dazu bisher noch keine publizierten Erfahrungen vorliegen.

Die oben gestellte Frage „Welche Psychotherapie ist die sinnvollere?" kann mit diesem Kausalitätsprinzip systematisch beantwortet werden. Liegt zum Beispiel bei einem Patienten mit einer psychosomatischen Störung keine Psychogeneseeinsicht vor, so wird er maximalen Widerstand und Unverständnis bei allen persönlichkeitszentrierten und systemzentrierten Ansätzen zeigen. Diese Ansätze holen ihn nicht da ab, wo er ist und wie er zu seiner Symptomatik steht. Sinnvoll sind in diesem Fall die symptomzentrierten Ansätze. Innerhalb dieser Ansätze muss man sich dann für ein Prinzip entscheiden, welches dem Therapeuten zur Verfügung steht.

Deutlich wird in diesen Beispielen die starke Verankerung der Metaebene des Kausalitätsprinzips im Bereich der Psychotherapie. Gleichberechtigt werden in diesem Psychotherapie- und Musiktherapiemethoden genannt. Darüber hinaus werden ebenfalls an anderer Stelle Körpertherapien und Entspannungsverfahren ergänzt (Röhrborn/Kunz 1997). Ebenso könnten Kunst- und Tanztherapien eingefügt werden. Die eingangs genannte Arbeit mit verschiedensten Methoden von Psycho- und Musiktherapie erhält hier eine Systematik als Rahmen, welche nicht den Kampf zwischen den Schulen, sondern ihre jeweilige Spezifik herausstellt. Diese Spezifik kann jeweils für den einzelnen Klienten sinnvoll angewendet werden. Damit wird integrative Teamarbeit teilbar in ganz konkrete Aufgaben für die einzelnen Professionen und Methoden, was schließlich über den Rahmen nur einer Schule weit hinausgeht und neue Horizonte eröffnet.

Die Aktive Gruppenmusiktherapie zeigte sich als besonders flexibel. Sie konnte in allen drei hier genannten Handlungsansätzen zum Tragen kommen. In dieser Flexibilität, ihrer Ausrichtung entsprechend den verschiedenen Ansätzen sollen die Potenzen der Aktiven Gruppenmusiktherapie weiter unten in den stilisierten Fallbeispielen – zur Modifikationen für die Einzeltherapie – verdeutlicht werden.

Abschließend sind neben den bisher genannten Namen stellvertretend für die vielen Personen, welche an der Entwicklung der Leipziger Schule der Musiktherapie beteiligt waren, Jutta Brückner, Petra Jürgens, Axel Reinhard, Ingrid Mederacke, Marianne Roch und Christel Ulbrich zu nennen.

2 Reformbewegung und verstehende Psychiatrie

Ebenso wie die Leipziger Schule der Musiktherapie auf verschiedene Grundlagen der Psychotherapie zurückgreift und ausgehend von diesen sowie den Besonderheiten und Möglichkeiten des Mediums Musik eine eigenständige musiktherapeutische Methodik entwickelte, so nimmt auch die Psychiatrische Einzelmusiktherapie Bezug auf psychotherapeutische Verfahren und Forschung bei der Behandlung von Menschen mit akuten psychiatrischen Störungen.

Der Begriff des Behandelns wird in diesem Zusammenhang mehrfach relativiert. Besonders bezogen auf die Betreuung von Menschen mit akuten schizophrenen Störungen wird im modernen psychotherapeutischen Kontext vielmehr der Begriff des Begleitens gebraucht.

Eine wegweisende Neuerung, abseits der stark durch pharmakologische Therapie geprägten klinischen Betreuung dieser Menschen, entwickelte Ende der sechziger Jahre Loren R. Mosher (Mosher/Burti 1992). Es war die Zeit der Antipsychiatrie und der Psychiatriereformen, die sowohl in West- als auch Ostdeutschland für Pioniergeist und

Veränderungswillen sorgten; Orte wie Bad Blankenburg in Westdeutschland und Rodewisch in Ostdeutschland stehen für diese Bewegung.

In den USA baute Mosher in den siebziger Jahren in San Franzisko das erste Soteria-Projekt auf. Dieses Projekt wurde bisher umfangreich in den USA und der Schweiz durchgeführt. Eine Form des betreuten Wohnens, welche nicht am Rande, sondern im Zentrum einer Stadt angesiedelt ist, ersetzt hier die akute klinisch-psychiatrische Behandlung. In vier Phasen wird von der Einzelbetreuung im Weichen Zimmer über die Integration in eine familiennahe Gemeinschaft bei Aufarbeitung der akuten Phase und das begleitete Wieder-Einleben in den beruflichen und familiären Alltag bis zur zukunftsorientierten Abschiedsphase mit der Empfehlung für jeden Klienten spezifischer ambulanter Psychotherapien im Anschluss an die Akutbegleitung anstelle starker pharmakologischer Therapie Beruhigung etc. durch zwischenmenschliche Beziehung umgesetzt. Der Betreuungsaufwand auf der Ebene von Diplom-Heilpädagogen ist sehr intensiv und schafft ein spezifisches Milieu, welches die Soteria als ihren Kernpunkt der Behandlung ansieht. Die Ergebnisstudien dieser Behandlung unterscheiden sich nicht von der klinisch-psychiatrischen Behandlung, auch nicht auf der finanziellen Ebene, wobei ein Zugewinn von Lebensqualität und ein deutlicher Rückgang von Nebenwirkungen pharmakologischer Therapie von den Betroffenen berichtet wird (Aebi et al. 1994).

Auch Mosher ging davon aus, dass ein besonderes Milieu einer Wohngemeinschaft weitaus günstigere Bedingungen für Menschen mit akuten psychiatrischen Störungen schafft als jede klinische Behandlung. Statt des Behandelns in der Klinik stand das Begleiten in der Wohngemeinschaft im Vordergrund der Betreuung. Das Milieu der Wohngemeinschaft unterschied sich von dem der Psychiatrie zum Teil wie Tag und Nacht. In der klinischen Behandlung machte der weiße Kittel den professionellen Rahmen und Unterschied zum Patienten deutlich. Der Behandelte befand sich in einer Laborsituation, in der das Weiß für Gesundheit und Normalität stand und sein eigenes buntes Auftreten für einen behandlungsbedürftigen Fall. Die Umgebung vieler Menschen, die im höchsten Maße erregt waren und deren Sensibilität zugleich weit über denjenigen der in Weiß agierenden Menschen lag, schuf keine Beruhigung, sondern konnte eher noch weiter zu Erregung und einem gesteigerten Sich-Fremd-Fühlen führen. Hinzu kamen abgeschlossene Räume, eine beim ersten Kontakt fremde Umgebung und ein von außen regulierter Tagesablauf. Beruhigung boten jeweils nur kurzzeitig Medikamente, welche die nervlichen Reize übererregter Weiterleitungsorgane unterbrachen. Demgegenüber schuf Mosher mit seiner Wohngemeinschaft ein familiäres und häusliches

Milieu. Es bot Gemütlichkeit, Rückzugsmöglichkeiten und Privatsphäre für den Einzelnen, keine Kittel und bei Mosher sogar keine Medikamente. Die Wirkung der Medikamente wurde hier für eine akute Phase über zwischenmenschliche Beziehungen erreicht. Man kam ohne weiße Kittel aus und versuchte, Normalität nicht als Gegensatz sondern innerhalb der Beziehung zum Betroffenen umzusetzen, im familiären Milieu einer Wohngemeinschaft.

Dieser Ansatz geht sehr stark auf ein Verständnis zurück, welches die schizophrene Störung nicht primär als eine Denkstörung versteht, wie sie als Phänomen im ICD 10 (DIMDI 1995) und DSM IV als ein notwendiger Faktor beschrieben wird, sondern vor allem als affektive Störung. Diese Erkenntnisse sind in der Forschungslandschaft besonders mit dem Namen Luc Ciompis verbunden. In seinen verschiedenen Forschungsansätzen, insbesondere in seiner Affektlogik (Ciompi 1982), gelangt er zu der Erkenntnis, dass die Störungen Schizophrener primär im Bereich des Affektes angesiedelt sind. Erst dadurch entsteht eine semantische Auflösung der Sprache, welche im Zusammenhang mit der höchsten affektiven Erregung und den spezifischen Affekten erschlossen werden kann, „affektlogisch" wird.

Dieses von Ciompi herausgearbeitete Primat des Affektes, das zunächst einen Gegenpol zu unserer auf das Primat der Kognition verlegten abendländischen Entwicklung bildet, wird von zwei weiteren Forschungsergebnissen für Menschen mit akuten schizophrenen Störungen belegt.

Zum einen konnte der an Ciompi anknüpfende Wielant Machleidt in EEG-Untersuchungen Muster einzelner intensiv auftretender Affekte ableiten (Machleidt/Gutjahr/Mügge 1989). Mit diesen Mustern weist er für Menschen mit akuten schizophrenen Störungen eine intensive Überlagerung ihrer Gefühlslandschaft mit dem Affekt Angst nach (Machleidt 1994). Überdimensional tritt die Angst ebenfalls gegenüber den weiteren von Machleidt untersuchten Affekten in Fällen akuter schizophrener Störungen hervor.

Eine zweite Untersuchung im Rahmen klinischer Therapie schizophrener Störungen legten Volker Roder und Hans Dieter Brenner (1990) vor. Mit ihrem verhaltenstherapeutischen Ausgangspunkt entwickelten sie das Integrierte Psychologische Therapieprogramm (IPT). Das Ziel des IPT war es, soziale und Problemlösedefizite für Menschen mit schizophrenen Störungen abzubauen. Dazu wurde als Ausgangspunkt die Kognition gewählt. Kognitive Therapie als Ausgangspunkt bedeutete hier, die oben genannten Denkstörungen zu beeinflussen: durch Training im Sinne einer „Normalisierung" semantische Bezüge zu erlernen, Reaktionsfähigkeit zu beschleunigen usw. Dieser Ausgangspunkt wurde entsprechend dem kausalen Verständnis der Schizophrenie im IPT gewählt, womit bei schizophrenen Störungen ein Primat der Kognition zugeordnet wurde. Bei positiven Veränderungen in diesem Bereich vermutete man darauf aufbauend auch Veränderungen in sozialen Fertigkeiten. Die Ergebnisse der Untersuchung zeigten jedoch, dass zwar neue Denkmuster von den Menschen mit schizophrenen Störungen gelernt werden konnten, jedoch waren kaum kontinuierliche Veränderungen im sozialen Bereich zu verzeichnen, was von der sozialen Wahrnehmung bis zum sozialen Problemlöseverhalten reichte. Dies führte beide Autoren ebenfalls zu der Annahme, dass zu Beginn der Therapie „an eine stärkere Beachtung psychophysiologischer und emotionaler Prozesse in der Therapie [...] zu denken" (Roder/Brenner 1990, 119) ist, da starke emotionale Blockaden im späteren Verlauf des Erlernens sozialer Fertigkeiten zu beobachten waren. Das von Ciompi erkannte Primat des Affektes und das von Machleidt konkret untermauerte Affektproblem bei Menschen mit akuten schizophrenen Störungen wurde hier in einem verhaltenstherapeutischen Ansatz als beachtenswert erkannt und angedeutet.

Diese Beachtung emotionaler Prozesse schlägt sich nieder in der therapeutischen Begleitung der bereits genannten Soteria. Europas erste Soteria gründete Ciompi 1984 in Bern in der Schweiz. Dem später von Machleidt nachgewiesenen überdimensionalen Affekt Angst begegnen Ciompi und sein Team in der Begleitung von Menschen mit akuten schizophrenen Störungen zuallererst mit der Beruhigung. Folgerichtig wird dem gestörten überdimensionalem Affekt Angst mit den Mitteln zwischenmenschlicher Beziehungen und einer Wohngemeinschaft begegnet. Zu dem besonderen Milieu gehört für die verstärkt akuten Erscheinungen von Schizophrenie ebenfalls das „weiche Zimmer" mit der 1:1-Begleitung rund um die Uhr. Die soziale Einheit der Gruppe wird hier außen vor gelassen und diese akute Phase in der Dyade aufgefangen bzw. ausgelebt. Die Voraussetzungen für Gruppenaktivitäten sind seitens der Betroffenen in dieser Situation nicht gegeben. Sie würden eine zusätzliche Reizüberflutung darstellen. Die Bedeutungen der verschiedensten Handlungen in der verstärkt akuten Phase können nicht mehr sozial kommuniziert werden. Die Einzelbegleitung kann jedoch einen Sinn finden, der sowohl vom Betroffenen als auch vom Begleitenden verstanden werden kann. Eine Integration des akuten schizophrenen Erlebens in das eigene Leben wird damit möglich. Diese Integration gehört zu den nächsten Schritten der therapeutischen Begleitung der Soteria Bern. Es wird kein krankhafter, der eigenen Person völlig fremder und anormaler Zustand für die einzelne betroffene Person in der Erinnerung zurückbleiben, von dem sie sich lieber trennen möchte. Die Erfahrungen der akuten Phase werden gemeinsam reflektiert und ihnen wird nachgegangen, auch in ihrer möglichen Bedeutung für alltägliche Beziehungen usw. Damit bleibt im Handling des außergewöhnlichen akuten Zustandes keine von professionellen Helfern abhängige Person allein zurück, sondern man denkt progressiv auch an mögliche und notwendige Veränderungen zur Beeinflussung einer möglichen neuen akuten Phase seitens des Betroffenen und seines sozialen Umfeldes.

Das Verstehen der so genannten schizophrenen Denkstörungen als ein Teilen von Klient und Therapeut der durch die affektive Störung veränderten logischen Strukturen ist bereits in frühen Ansätzen der Psychoanalyse zu finden. Ein sehr beeindruckendes Beispiel dafür gibt Marguerite A. Sechehaye in ihrer Einführung in eine Psychotherapie der Schizophrenie, in Frankreich bereits 1954 erschienen (Sechehaye 1954). In die deutsche Sprache wurde die systematische Beschreibung ihres psychoanalytischen Ansatzes erst 1986 übertragen, was auch von einem erneuten Interesse an ihren Vorgehensweisen zeugt (Sechehaye 1986). Da Sechehaye in der Psychoanalyse stark an das Wort gebunden ist, gibt sie dem Gebrauch der Sprache in der Schizophrenie eine besondere Aufmerksamkeit. Sie kommt zu folgendem Schluss bezüglich der Funktion von Sprache und Denken bei Menschen mit akuten schizophrenen Störungen: „Das Denken dient nicht länger der Verständigung mit anderen, der Erfahrung der Wirklichkeit und der Anpassung an sie, sondern nur noch dem Ausdruck von Affekten." (Sechehaye 1986, 191) Entzieht sich nach Sechehaye die Sprache ihrer sozialen Funktion in der Schizophrenie, so können jedoch ihre Inhalte vom Standpunkt des betroffenen Menschen aus verstanden werden. Es kann die Semantik für den Einzelnen dekodiert und verständlich gemacht werden. Dies jedoch entzieht ihm dem Sozialen und kann nicht in der Gruppe stattfinden. Die Einzelbetreuung, wie bereits im „weichen Zimmer" genannt, spielt hier eine besondere Rolle für einen möglichen Zugang, und nur die Dyade kann ein solches vom Einzelnen ausgehendes Verstehen ermöglichen, in dem der Therapeut versucht, die Semantik des Betroffenen zu erkunden. Dies war für Sechehaye der zentrale Ausgangspunkt ihres therapeutischen Modells der symbolischen Wunscherfüllung. Von der „normalen" Umwelt als absonderlich aufgenommene Wortschöpfungen und ins Magische reichende Geschichten konnten für den Betroffenen einen von ihm geschaffenen Schutz seines eigenen Ich bedeuten, wobei das Ich zugleich in seinen Grenzen verschwimmt. Das Verstehen dieser Eigenschöpfungen ermöglicht in der therapeutischen Begleitung im oben genannten Sinne eine Integration dieser „Denkstörungen" in das eigene Leben, eine Fortsetzung oder Bewältigung eigener Entwicklungsabschnitte sowie einen ersten Schritt sozialen Verstehens der Umwelt über die Person des Therapeuten. An dieser Stelle sind nun die grundlegenden Elemente der Psychiatrischen Einzelmusiktherapie vollständig:

◊ die Systematik des Zugangs zum Klienten mit den drei Ansätzen des Kausalitätsprinzips;
◊ die Möglichkeit, mit allen drei Ansätzen unter verschiedenen Schwerpunkten mit der Aktiven Musiktherapie arbeiten zu können;
◊ das paradoxe musiktherapeutische Vorgehen im Bereich der Selbstwahrnehmung;
◊ das Primat der Affektstörung bei akuten psychiatrischen Störungen unter besonderer Beachtung des Affektes Angst;
◊ die Möglichkeit des Dekodierens und Verstehens schizophrener Semantik;
◊ sowie die besondere Möglichkeit und die Notwendigkeit von Einzeltherapie in diesem Zusammenhang.

Diese Elemente bilden die Grundpfeiler des im Folgenden anhand zweier Einzelfallbeispiele beschriebenen Vorgehens psychiatrischer Einzelmusiktherapie. Beide Einzelfallbeispiele sind stilisiert und tragen die Erfahrungen mehrerer Einzeltherapien in sich. Die Stilisierung wird vorgenommen, um zwei verschiedene individuumszentrierte Vorgehensweisen in der Aktiven Einzelmusiktherapie in einer Überspitzung zu veranschaulichen.

3 Einzelfallbeispiele

Der Weg aus dem Versteck

Die Klientin X kommt mit folgenden Symptomen in die klinische Behandlung: Sie wird von den Eltern in die Klinik gebracht. Der Grund dafür ist, dass sie seit einem knappen Jahr nicht mehr aus dem Haus gegangen ist. So hat sie auch nicht mehr die Schule besucht und ist vorzeitig abgegangen. Sie selbst berichtet beim ersten Kontakt, dass sie seit Jahren Angst vor jeglichen Kontakten habe. Sie befindet sich in der Phase der Adoleszenz und wohnt bei den Eltern. Sie fühlt sich ständig beobachtet im paranoiden Sinne. Im ersten Kontakt, wie auch bei den ersten Musiktherapiesitzungen, versteckt sie ihr Gesicht und damit den direkten Blickkontakt hinter ihren langen Haaren.

Unter diesen Voraussetzungen würde eine Gruppentherapie als erster therapeutischer Schritt eine völlige Überforderung der Klientin bedeuten. Der über lange Zeit von ihr ausgehende Rückzug von sämtlichen Sozialkontakten, außer dem mit den Eltern, kann nicht konfrontierend mit einer neuen Gruppe bearbeitet werden. Es können jedoch in der Einzeltherapie wie im ersten Schritt des weichen Zimmers der Soteria Voraussetzungen geschaffen werden, die eine Gruppentherapie ermöglichen. Was auffällt ist, dass die Klientin bereits direkt den Affekt Angst benennt. Sie geht sogar einen Schritt weiter und formuliert als Anliegen, Ängste abbauen zu können. Damit kann für die musiktherapeutische Begleitung auf das Symptom des Erlebens starker Angst direkt eingegangen werden. Mit dem von der Klientin formulierten Anliegen wird als Zugang der symptomorientierte Ansatz gewählt und als Form der Musiktherapie die Aktive Musiktherapie, da bei Wahnvorstellungen in der Regulativen Musiktherapie durch die Erweiterung und Labilisierung von Wahrnehmung sowie die Übungshaltung mit geschlossenen Augen Ängste verstärkt werden können. Stattdessen kann man sich in der Aktiven Musiktherapie körperlich agierend mit ihnen auseinander setzen.

Das Vertrauen zum Therapeuten wird relativ schnell aufgebaut. Bereits in der dritten Therapiestunde, die Therapien finden zwei Mal wöchentlich jeweils eine Zeitstunde lang statt, streift die Klientin in der abschließenden Improvisation ihre Haare hinter die Ohren und blickt danach dem Therapeuten direkt ins Gesicht. In den ersten Stunden spielen Klientin und Therapeut auf verschiedenen Instrumenten und erkunden Xylophone, steel-drum, ocean-drum und Glockenspiele. Währenddessen fühlt sich die Klientin sicherer, wenn sie nicht solistisch agiert, sondern der Therapeut ebenfalls spielt. Im Feedback zu den einzelnen Improvisationen wird – in Anlehnung an die Regulative Musiktherapie – das Beschreiben des eigenen Wahrnehmens der Klientin angeregt. Dabei formuliert die Klientin ausschließlich das Erleben von Angst, von starker körperlicher Anspannung und von Gedanken, im Spiel nicht gut zu sein und immer nur die falschen Töne auf dem Xylophon zu spielen. Als nächster Schritt wird vom Therapeuten angeregt, dass Klientin und Therapeut mit geschlossenen Augen auf ihrem jeweiligen Xylophon spielen, egal was gespielt wird. In einer vom Therapeuten entwickelten Angsttabelle beschreibt die Klientin nach diesem Spiel einen Rückgang ihrer Angst von 80 Prozent im Spiel zuvor auf 50 Prozent in der aktuellen Improvisation. In ihren Wahrnehmungsbeschreibungen zur Improvisation tauchen in diesem Moment kaum Gedanken an Angst und Insuffizienz auf, sondern vielmehr wird das musikalische Spiel selbst beschrieben. Die Fokussierung auf Angst und Insuffizienzgedanken weicht damit der Aufmerksamkeit für die Umwelt. Die Wahrnehmung öffnet sich in dieser Aktiven Einzelmusiktherapie.

Die Themen Angst und körperliche Anspannung tauchen aber im Folgenden weiter auf. Ein weiterer Schritt wird gegangen, indem der

Therapeut auf die Äußerung der Klientin hin, dass sie die Menschen ihrer Umwelt als gefährlich erlebe, die Klientin anregt, den Therapeuten wahrzunehmen und zu beschreiben. In dieser sachlichen Beschreibung wird die Klientin angeregt, auch ihre sonstige Umwelt wahrzunehmen. In ihrem Instrumentalspiel wechselt die Klientin nun in der vierten Woche der Therapie von den Xylophonen zu den Trommeln. Nicht zuletzt erlebt sie hier, dass richtige und falsche Töne für sie auf den Trommelinstrumenten weit weniger eine Rolle spielen als auf den Xylophonen. Die Wahrnehmung des Gegenüber wird in den Trommeldialogen fortgesetzt. Die Beschreibungen der Klientin werden bezüglich der entstehenden Musik und der Beschreibung ihres Spielpartners, des Therapeuten, immer ausführlicher. Nach der Angsttabelle sinkt in diesem Zusammenhang die Rückmeldung der Klientin zum Erleben von Angst auf fünf Prozent. Das Spiel der Klientin, welches am Anfang der Therapie sehr leise und auf den Metallinstrumenten verträumt klang, wird nun immer lauter. Auch musikalisch solistisches Agieren ist inzwischen möglich.

Zu diesem Zeitpunkt wird die Klientin in eine Gesprächsgruppenpsychotherapie aufgenommen. Die notwendigen Voraussetzungen dafür sind jetzt gegeben. Die Einzelmusiktherapie wird zur Unterstützung und zur kontinuierlichen Einzelbegleitung fortgesetzt. – In der siebten Woche können neben dem Affekt Angst auch andere Emotionen von der Klientin benennbar erlebt werden. Dies sind vor allem Ärger, Traurigkeit und Sehnsucht. Die Sehnsucht betrifft den Wunsch nach einem Partner. An dieser Stelle wird ein Schritt vom Angstabbau im Hier und Jetzt der Therapie zu allgemeinen Problemen in der momentanen Entwicklungsphase der Klientin gegangen. Diese können ebenfalls in der Gruppentherapie thematisiert werden. Die Zuwendung der Klientin zu ihren individuellen Emotionen stand für die Einzelmusiktherapie weiter im Mittelpunkt. Die akuten paranoiden Anteile konnten mit der Fokussierung auf das Symptom Angst bearbeitet werden.

Nun stand ein neuer Abschnitt an, welcher die Passivität der Klientin in Sozialkontakten betraf und deren Differenz zu ihren diesbezüglichen Wünschen in eher depressiven Verhaltensweisen. Die eigenen Emotionen, wie auch die der Wut, welche mit Akzeptanz und Genuss von der Klientin gespielt wurde, standen im Mittelpunkt der Einzelmusiktherapie. Die Integration der Emotion Wut als zur eigenen Person zugehörig bildete einen weiteren qualitativen Schritt für die Klientin. In der Gesprächsgruppentherapie konnte sich die Klientin in Rollenspielen im geschützten therapeutischen Rahmen sozialen Situationen nähern. Sie nahm frühere Sozialkontakte wieder auf und begann nach dem Klinikaufenthalt eine Lehre. Für die Einzelmusikthera-

pie meldete die Klientin in der Abschlussstunde in der neunten Woche eine für sie besondere Bedeutung des zuverlässigen und berechenbaren Auftretens des Therapeuten zurück.
Die klinische Begleitung bestand in diesem stilisierten Fallbeispiel sowohl aus pharmakologischer, Einzelmusik- und Gesprächsgruppentherapie. Die Einzelmusiktherapie konnte dabei den Zugang auf der psychologischen Ebene bieten und auf psychologischer Ebene zum Abbau der Angst- und körperlichen Anspannungssymptomatik beitragen. Damit ging für den klinischen Kontext ebenfalls im Sinne der oben genannten Bedeutung von Angst die paranoide Symptomatik als ein Teil schizophrener Symptomatik zurück. Die Schritte dazu ähneln im symptomorientierten Vorgehen sehr der Verhaltenstherapie. Entgegen dem Ansatz von Roder und Brenner werden jedoch emotionale Prozesse als Ausgangspunkt gewählt, welche außerdem nicht von außen an die Klientin herangetragen werden, sondern von dieser selbst formuliert wurden und in einem gezielten Anregen von Wahrnehmungen sowie der spielerischen Betonung des Improvisierens zu neuen Zielstellungen führten. Die Bearbeitung des Symptoms der Angst und seiner Kontexte im Hier und Jetzt schuf die Möglichkeit des bewussten Wahrnehmens einer breiten eigenen Gefühlslandschaft und das Ausbauen eigener Potenzen in dieser.

Abschied zerreißt das Herze mir

Ein anderer möglicher Fall der Aktiven Einzelmusiktherapie, in dem nicht ein einzelnes psychisches Symptom den Ausgangspunkt des musiktherapeutischen Handelns bildet, sondern man sich der psychischen Krisensituation der betroffenen Klientin ganzheitlich nähert, wird im folgenden stilisierten Einzelfallbeispiel beschrieben:

Die Klientin Y war bereits mehrfach in akuter psychiatrischer Behandlung. Nun vergingen kaum zwei Monate und sie wurde von den Eltern in höchster Erregung in die Klinik gebracht. Ihr Aufgewühltsein war eine manische Erregung, verbunden mit massiven Wahnvorstellungen und kurzzeitigen Halluzinationen. Sie machte sich teilweise gewaltsam am Mobiliar zu schaffen und wurde verbal aggressiv gegenüber Mitklienten. Aufgrund der Häufigkeit des Auftretens dieser Erscheinungen wurde gemeinsam mit dem Stationsarzt, dem Team der Pfleger und Schwestern sowie der Klientin beschlossen, dieses Mal die pharmakologische Behandlung nur gering zu halten und der Klientin eine Möglichkeit des Ausagierens und Verstehens ihres Zustandes zu geben. Dem Ausagieren diente vor allem die Aktive Einzelmusiktherapie. Ebenfalls zwei Mal wöchentlich wurde für eine Zeitstunde der

Klientin in der Aktiven Einzelmusiktherapie ein Freiraum gegeben. In diesem Fall mit Wahrnehmungsbeschreibungen oder einer ausgewählten Symptomorientierung vorzugehen, hätte für diese Klientin eine Einengung bedeutet, der sie sofort wieder mit aggressiven Impulsen begegnet wäre. So wurde der gesamten Person derart Raum gegeben, wie es im sozialen Umfeld der Station nicht möglich gewesen wäre. Auch konnte der Therapeut den „Verrücktheiten" der Klientin für den begrenzten Zeitraum der Therapie und in der 1:1-Begleitung folgen. Solches ist mit mehreren Klienten, wie es das Pflegeteam erlebt, in dieser Art nicht möglich. Hier liegt wieder eine 1:1-Betreuung im „weichen Zimmer" nahe.

Die Klientin konnte eine derartige Einzelmusiktherapie von Anfang an annehmen. Sie begann mit dem Spiel auf Pauken, rannte im Raum hin und her, begann vieles zu spielen, legte es wieder beiseite, hielt inne und hörte Stimmen. Schließlich entdeckte sie das Kassettendeck und den CD-Player. Eine Zeitstruktur des Endes mit ihr zu finden, gestaltete sich wiederholt als sehr schwierig. Zum nächsten Mal brachte sie Kassetten mit, zu denen sie singen wollte. Ähnlich einem Karaoke installierte der Therapeut das Mikrophon und so sang die Klientin – meist Wort für Wort – die Texte und Melodien der von ihr mitgebrachten Kassetten mit. Dabei wiederholten sich mehrfach bestimmte Titel, wie „You're my heart, you're my soul" von Modern Talking und „Er gehört zu mir, wie mein Name an der Tür." von Marianne Rosenberg. Während des Singens geriet die Klientin jeweils in höchste körperliche Erregung. Diese Erregung wurde mit einer Eigenschöpfung noch weiter gesteigert, einer selbst gedichteten Textzeile, die lautete: „Warum können wir nicht ewig ein Paar sein?" Eine zweite Eigenschöpfung war eine eigene Improvisation auf den Text: „Abschied zerreißt das Herze mir, denn ich wär' so gern bei Dir." Dies sang sie jedoch in einem weitaus ruhigeren Gestus und erschöpft. Biographisch lag eine Trennung vom Partner bereits Jahre zurück. Mit den Liedern und Eigendichtungen schienen jedoch die akuten manischen und schizophrenen Symptome einen Hinweis auf die noch nicht abgeschlossene oder verarbeitbare emotionale Bedeutung dieses Ereignisses hinzudeuten. In den Texten wurde jeweils eine symbiotische Beziehung von Paaren beschrieben. Im Bereich von Märchen und biblischen Gestalten wurden von der Klientin und im Gespräch mit dem Therapeuten Lieder an verschiedenen Instrumenten geschaffen, in welchen sich die Klientin mit konkreten familiären Situationen in verschlüsselter Form auseinander setzte. Nach zwei Monaten brachte die Klientin schließlich eine der oben genannten Kassetten, deren Interpret dem Geschlecht ihres früheren Partners entsprach, gab sie dem Therapeuten und sagte, dass sie sich davon trennen wolle. Im Folgenden war das manische Erscheinen völlig zurückgegangen. In die Einzelmusiktherapie brachte die Klientin von da an Kassetten mit Schlagern mit, die Abschied und Veränderungen in einem ruhigen Gestus thematisierten. In den Arztgesprächen wurden aktuelle Probleme der Klientin und der Folgen ihres Verhaltens geklärt sowie versucht, die Angehörigen der Klientin einzubeziehen. Außerdem wurde auch die Trennungssituation der Klientin thematisiert. Sie schien jedoch einem symbolischen Umgang damit, wie er sich in der Musiktherapie mit den Liedern und Schlagern abspielte, zu dieser Zeit zugänglicher zu sein. Das Pflegepersonal trug unter voller Einbindung in diese Prozesse die lange manische Phase der Klientin mit. Durch diese Form von Einzelmusiktherapie wurde im Zusammenwirken mit der ärztlichen Behandlung und der Begleitung durch das Pflegepersonal eine Integration der manischen Phase der Klientin als ein zu ihrer Person gehörender Abschnitt unterstützt. Als ein Lebensereignis schien diese Phase einen emotionalen Prozess abzuschließen. Dieser Abschluss konnte vor allem auf einer symbolischen Ebene vollzogen werden. Im Gegensatz zu ihren zuvor sehr häufigen Klinikaufenthalten war für die Klientin drei Jahre lang keine akute klinische Begleitung bzw. Betreuung notwendig.

Ähnlich wie im persönlichkeitsorientierten Ansatz wird in diesem zweiten Fall der gesamten Person Raum gegeben. In und mit dem Medium Musik werden eigene Anteile der Person deutlich, gelangen zum Ausdruck und erhalten so eine erste Distanzierung zur betroffenen Person. In dieser Distanzierung liegt die Möglichkeit der Veränderung. Die Klientin, nach konkreten Affekten befragt, sprach vor allem Angst an. Hier wurde dazu jedoch nach dem Ausagieren der bei der Klientin aktuellen Manie eine langfristige Beruhigung erreicht. Die Manie schien über das gesungene Wort und die ganzkörperliche Ergriffenheit der Klientin in der Sprache, die hier semantisch noch sozial zu verfolgen war, die gestörte Affektlandschaft der Klientin im Sinne Sechehayes mit den entsprechenden Liedern und ihren Inhalten sowie des manisch aufgebrachten Verhaltens ganz im Dienste des individuellen Affektes gestanden zu haben. Dieser Affekt konnte verstanden werden und von einer symbolischen Handlung begleitet (ebenfalls im Sinne Sechehayes), dem Trennen von der Kassette, in eine weniger erregte Emotionslandschaft der Klientin als neuem Abschnitt führen.

In beiden stilisierten Fallbeispielen wird im klinischen Rahmen gearbeitet, was bereits einen deutlichen Unterschied zum familiären Milieu einer Soteria bedeutet. Jedoch zeigen beide Beispiele, die eine Zusammenfassung vieler konkreter musiktherapeutischer Fallsituationen verkörpern, dass einzelmusiktherapeutische Vorgehensweisen als psychischer Zugang besondere Potenzen im Bereich einer akutpsychiatrischen klinischen Begleitung besitzen. Diese werden insbesondere in den Handlungsmöglichkeiten und -angeboten für die Klienten gesehen, dem direkten emotionalen Kontakt zu und von den Klienten, der Eigenschaft des nonverbalen Angebots sowie den vielfachen Symbolisierungsmöglichkeiten für die Klienten. Auf der Ebene des Psychischen kann hier verstanden und bewegt, können Entwicklungen und Prozesse der Klienten angeregt und begleitet werden. Ein „weiches Zimmer" auf Zeit kann hier zur Verfügung gestellt werden. Dies bedeutet zugleich für den Musiktherapeuten eine besondere Herausforderung. Zum einen kann er aufgrund der begrenzten Zeit möglicherweise eine besondere Nähe zu den Klienten und ein Verstehen ihrer Eigenarten herstellen. Zum anderen ist es für ihn empfehlenswert, in dieser Nähe immer wieder supervisorisch begleitet zu werden, da hier kein Co-Therapeut eine Relativierung geben kann und sich Klient und Therapeut in einer Extremsituation allein gegenüberstehen. Gegenüber der Gruppentherapie wird damit der Musiktherapeut auch selbst noch stärker ein Partner der zwischenmenschlichen Beziehungen.

Die beiden Ansätze zur psychiatrischen Einzelmusiktherapie vereinen in sich die oben genannten verschiedenen psycho- und musiktherapeutischen Grundlagen. In beiden Ansätzen spielen darüber hinaus konkrete emotionale Prozesse und ein unterschiedlicher Zugang zu ihnen eine besondere Rolle. Im ersten Fall wird von einer momentan stark präsenten Emotion ausgegangen, die man als Symptom versteht. Von diesem Symptom aus nähert man sich der momentanen allgemeinen Entwicklungssituation der Klientin. Der Therapeut findet einen Weg, auf dem er mit Vorschlägen versucht, die momentanen Möglichkeiten der Klientin anzuregen und zu begleiten. Im zweiten Beispiel agiert die Klientin von sich aus sehr selbständig in der momentan bei ihr emotional höchst erregten Situation. Die Einzelmusiktherapie bietet dafür einen Raum, der ganz allein auf sie fokussiert ist, abseits sozialer Konventionen und Notwendigkeiten. In diesem Raum können emotionale Verwirrung symbolisch ausagiert und in einem ersten Schritt entgegen der sozialen Entfremdung ein Verstehen der emotionalen Verwirrung erarbeitet werden. Dies ist mit einem Fortschreiten emotionaler Prozesse aus der Verwirrung heraus verbunden sowie mit einer Beschäftigung mit der Krisensituation, die von der betroffenen Person nicht als Fehltritt erlebt wird. Der Therapeut und das Team versuchen vielmehr, ihre Berechtigung sowie ihre Akzeptanz zu vermitteln.

4 Die musiktherapeutische Lehre und Forschung in Magdeburg

Diese beiden Wege therapeutischen Handelns verlangen eine solide und flexible musiktherapeutische „Grundausstattung", ein breites Psychotherapieverständnis, ein sehr offenes Musikverständnis (siehe Musiken des zweiten Fallbeispiels) und eine Grundlage der Selbstreflexion durch Selbsterfahrung. An der Hochschule Magdeburg-Stendal werden diese Grundlagen im Grundstudium durch Gruppenselbsterfahrung, theoretische Grundlagenseminare zu mehreren Methoden der Musiktherapie, eine Stilkunde, welche eine sehr breite Musikerfahrung in den Bereichen von Konzert-, Unterhaltungs- und nichteuropäischer Musik bietet, vermittelt. Weitere psychologische, medizinische, musikpsychologische und musikalische Grundlagen vervollständigen dieses Profil. Im Hauptstudium arbeiten Gruppen zentral in einem Projekt und lernen sowie vertiefen unter Supervision das individuelle Eingehen auf den Klienten in der musiktherapeutischen Praxis. Damit wird diese Praxis zentral in das Studium integriert. Externe vertiefte Gruppenselbsterfahrungen bieten notwendige zusätzliche Grundlagen zur Selbstreflexion. Weitere musik- und psychotherapeutische, heilpädagogische und musikwissenschaftliche Seminare, die jeweils einen Bezug zu den Projekten und ihren Feldern herstellen können, geben darüber hinaus spezielle Vertiefungen zu den Projekten, welche nicht nur im Bereich der Psychiatrie angesiedelt sind. Den Ausgangspunkt der Gruppenselbsterfahrung und der musiktherapeutischen Theorieseminare bildet die Methodik der Leipziger Schule, neben der weiterhin Kenntnisse und Erfahrungen zur Orff-Musiktherapie, der GIM und der Schöpferischen Musiktherapie vermittelt werden. Im Rahmen der oben beschriebenen Aktiven Einzelmusiktherapie wird eine Didaktik zu deren Vermittlung entwickelt.

In der Forschung wird dazu an den Grundlagen für die musikalisch-musiktherapeutische und psychologische Begleitung der im letzten Abschnitt genannten emotionalen Prozesse gearbeitet. Dabei werden mit quantitativen Mitteln musiktherapeutische Prozesse untersucht. Als ein erstes Ergebnis wurde zum Erfassen der genannten emotionalen Prozesse ein Untersuchungsinstrumentarium entwickelt (Wosch/Frommer/Gastmann/Sembdner 2001).

Der integrative Gedanke von Teamarbeit wird sowohl in der ständigen Kooperation der Studenten der Musiktherapie, der Heil- und der Sozialpädagogik innerhalb des Studiums erfahren als auch in studentischen Forschungsprojekten verfolgt. In einer quantitativen Studie untersuchen Studenten zurzeit die Einbindung von Musiktherapie in Kliniken, in denen die Projekte durchgeführt werden. Die regelmäßige sachliche Auseinandersetzung mit den Möglichkeiten von Teamarbeit und das kompetente sowie verständliche Einbringen der Spezifika von Musiktherapie in die Teamarbeit führten die Studenten zu jener Studie. Die Idee eines hoch spezialisierten Einsatzes von Musiktherapie unter der Nutzung der in ihrem Anwendungsfeld existenten wissenschaftlichen Grundlagen des Psychischen zum einen und der jeweiligen besonderen Möglichkeiten von Musiktherapie in diesem Feld zum anderen kann unterschiedliche therapeutische Ansätze sinnvoll miteinander kooperieren lassen. Das Einbringen der Spezifik der Musiktherapie obliegt dabei der aktiven Verantwortung und der Kompetenz des Musiktherapeuten. Zugleich ist aber der eigene Platz als ein *Bestandteil* im jeweiligen therapeutischen Gesamtkonzept zu finden. Dieses Spannungsfeld — eigenverantwortlich und zugleich Teil eines Ganzen zu sein — stellt im klinischen Kontext immer wieder eine Herausforderung an den Musiktherapeuten dar. In einem Bewältigen dieser Herausforderung können jedoch für die Begleitung der Klienten neue Zugänge und Möglichkeiten innerhalb der Zusammenarbeit unterschiedlicher therapeutischer Handlungskonzepte gefunden werden.

Literatur

Aebi, E., Ciompi, L., Hansen, H. (1994): Soteria im Gespräch. Psychiatrie-Verlag, Bonn
Benedetti, G. (1992): Psychotherapie als existentielle Herausforderung. Vandenhoeck & Ruprecht, Göttingen
Bonny, H. (1980): GIM Therapy. Past, Present and Future. Bonny Foundation, Salina/KS
Brückner, J., Mederacke, I., Ulbrich, C. (1991): Musiktherapie für Kinder. Verlag Volk und Gesundheit, Berlin
Ciompi, L. (1982): Affektlogik. Klett-Cotta, Stuttgart
Decker-Voigt, H.-H., Knill, P.J., Weymann, E. (1996): Lexikon Musiktherapie. Hogrefe, Göttingen
DIMDI (1995): ICD 10. ecomed-Verlagsgesellschaft, Landsberg/Lech
DSM IV (1996), Hogrefe, Göttingen
Grawe, K. (1994): Psychotherapie im Wandel. Hogrefe, Göttingen
Höck, K. (Hrsg.) (1976): Gruppenpsychotherapie. Deutscher Verlag der Wissenschaft, Berlin
Jürgens, P. (1997): Musiktherapie im Strafvollzug. In: Schwabe, Rudloff (1997h), 100–113
Kohler, C. (1968): Kommunikative Psychotherapie. Gustav Fischer Verlag, Jena
– (1971): Musiktherapie. Gustav Fischer Verlag, Jena
Kriz, J. (1994): Grundkonzepte der Psychotherapie. Psychologie Verlags Union, Weinheim
Machleidt, W. (1994): Ist die Schizophrenie eine affektive Erkrankung? Psychologische Beiträge, 36, 348–378
–, Gutjahr, L., Mügge, A. (1989): Grundgefühle. Springer-Verlag, Berlin
Mosher, L. R., Burti, L. (1992): Psychiatrie in der Gemeinde. Psychiatrie-Verlag, Bonn
Olbrich, R. (Hrsg.) (1990): Therapie der Schizophrenie. Kohlhammer, Stuttgart

Reinhard, A., Ficker, F. (1983): Erste Erfahrungen mit Regulativer Musiktherapie mit psychiatrischen Patienten. Psychiatrie, Neurologie und medizinische Psychologie, 35/1983, 604–610
–, – (1993): Musiktherapie und Wahrnehmung – wahrnehmungsorientiertes Handlungsprinzip im psychiatrischen Behandlungskontext. In: Petersen, P. (Hrsg.): Kunsttherapie in der Psychotherapie. Eigenverlag, Hannover
Roder, V., Brenner, H. D. (1990): Spezifische Therapieinterventionen im kognitiven und sozialen Bereich mit schizophrenen Patienten. In: Olbrich (1990), 100–119
– (1997): Integratives Psychologisches Trainingsprogramm (IPT). Psychologie Verlag, Weinheim
Röhrborn, H. (1988): Kausalitätsprinzip der Psychotherapie und psychotherapeutische Methoden. Z. gesamte inn. Med., 43, 36–40
– (1996): Erste Erfahrungen mit der RMT in der Dyade. In: Schwabe/Röhrborn (1996), 75–81
– (1997): Regulative Musiktherapie nach Schwabe als tiefenpsychologische Gruppenpsychotherapie. In: Schwabe/Rudloff (1997b), 36–65
–, Kunz, W. (1997): Die Kausalitätsbedingungen psychotherapeutischen Handelns. In: Schwabe/Rudloff (1997b), 66–88
Schwabe, C. (1978): Methodik der Musiktherapie und deren theoretische Grundlagen. Johann Ambrosius Barth, Leipzig
– (1983): Aktive Gruppenmusiktherapie für erwachsene Patienten. Georg Thieme, Leipzig
– (1987): Regulative Musiktherapie. Georg Thieme, Leipzig
– 1995): Das Jahr 1991 oder Der weite Weg zur Musiktherapie. Crossener Schriften II, Weida
– (1996): Methodensystem. In: Decker-Voigt/Knill/Weymann (1996), 208–216
–, Haase, U. (1998): Die Sozialmusiktherapie. Crossener Schriften VII, Weida
–, Reinhard, A., Roch, M., Röhrborn, H., Schüler, M.: Die Umsetzung der RMT – Typische Fehler beim Lernvorgang. In: Schwabe (1987), 132–135
–, Röhrborn, H. (1996): Regulative Musiktherapie. Gustav Fischer, Stuttgart
–, Rudloff, R. (1997a): Die Musikalische Elementarerziehung. Crossener Schriften I, Weida
–, Rudloff, R. (1997b): Musiktherapie zwischen wissenschaftlichem Anspruch und gesellschaftlicher Realität. Crossener Schriften III, Weida
Sechehaye, M. (1954): Introduction à une psychothérapie des schizophrènes. Presses Universitaires de France, Paris
– (1986): Eine Psychotherapie der Schizophrenen. Klett-Cotta, Stuttgart
Wosch, T. (1997): Ursprünge und Symbolik des Xylophons. Musik-, Tanz- und Kunsttherapie, 8, 165–168
– (2000a): Quantitative instruments in clinical practice for documentation and representation of music therapy. Internetpublikation, Magdeburg
– (2000b): Was hat Sachsen-Anhalt mit Musiktherapie zu tun? Internetpublikation, Magdeburg
– (2002): Emotion process measurement of music therapy improvisation. In: Aldridge, D. (Hrsg.): Music Therapy in Europe. CD-Publikation, Witten-Herdecke
–, Gastmann, C., Sembdner, M., Frommer, J. (2001): Zwei Therapieverfahren – ein Verlauf. Musiktherapeutische Umschau, 1/2001, 19–30

Schöpferische Musiktherapie (nach Nordoff/Robbins)

*von Dagmar Gustorff**

◆

1 Aspekte zur geschichtlichen Entwicklung

Die Nordoff/Robbins-Musiktherapie ist nach ihren Begründern, dem amerikanischen Komponisten und Pianisten Paul Nordoff (1909–1977) und dem englischen Sonderpädagogen Clive Robbins (*1928), benannt. Neben dieser personengebundenen Bezeichnung setzte sich bald auch die eher inhaltlich bestimmte Benennung „Creative Music Therapy" — deutsch: Schöpferische Musiktherapie — durch. Nordoff und Robbins begannen ihre gemeinsame musiktherapeutische Arbeit im Jahre 1959 in England. Ihre ersten Patienten waren mehrfach behinderte und autistische Kinder, die primär oder sekundär unter erheblichen Einschränkungen ihrer Wahrnehmungs-, Kommunikations- und/oder Ausdrucksmöglichkeiten litten. In der direkten praktischen Anwendung offenbarte sich sehr bald die zentrale Bedeutung, die Musik für diese Kinder haben konnte. Es bildete sich das Konzept einer musikalischen Identität des Menschen, die durch Musik erreichbar ist, auch und gerade wenn durch Krankheit oder Behinderung Wahrnehmen, Erleben und Lebensvollzug erschwert sind.

Von Anfang an dokumentierten Nordoff und Robbins ihre musiktherapeutischen Sitzungen mit Tonträgern, später auch per Video, und werteten das therapeutische Geschehen unter musikalisch phänomenologischen Gesichtspunkten aus. Das über die Jahre entstandene Material wurde systematisch aufgearbeitet und veröffentlicht und bildete eine Grundlage der sich entwickelnden Methode (Nordoff/Robbins 1975, 1983, 1986, Aigen 1998).

In den folgenden Jahren bereisten Nordoff und Robbins Nordamerika und den europäischen Kontinent, waren therapeutisch und ausbil-

---

* unter Mitarbeit von Claudia Dill-Schmölders, Matthias Grün, Peter Hoffmann und Ulrike Linden

dend tätig und legten damit die Grundlage für den internationalen Hintergrund, vor dem sich die Schöpferische Musiktherapie bis heute bewegt.

Nordoff/Robbins-Musiktherapeuten arbeiten derzeit in fast allen europäischen Ländern, in Amerika, Südafrika, Japan und Australien. Die Internationalität und die damit notwendigerweise verbundene Flexibilität und Offenheit sind sicher ein Grund für die Art und Weise der Entwicklung, die dieser Ansatz nahm.

In den darauf folgenden Jahrzehnten hat sich die Schöpferische Musiktherapie über den heil- und sonderpädagogischen Bereich hinausgehend weiter entwickelt: in die Kinderheilkunde, Kinder-, Jugend- und Erwachsenenpsychiatrie, Psychosomatik, innere Medizin, Neurologie, Gynäkologie, Geriatrie, neurologische und neurochirurgische Rehabilitation, in die Palliativfürsorge und in die Intensivmedizin. Musiktherapeuten arbeiten sowohl im ambulanten wie auch im stationären Rahmen. Die obige Aufzählung erhebt keinen Anspruch auf Vollständigkeit, sie soll nur einen Hinweis darauf geben, dass diese stark am Musikalischen orientierte Arbeit, die gleichzeitig individuell und universell angelegt sein kann, Menschen in den unterschiedlichsten Kontexten in ihrem Bemühen um Heilung und Entwicklung unterstützen kann.

2 Aspekte zu Theoriebildung und methodischem Vorgehen

Der Mensch in Gesundheit und Krankheit

Die Schöpferische Musiktherapie gehört zu den aktiven Musiktherapieformen, d. h. Klient/Patient und Therapeut sind in der Regel beide aktiv am musikalischen Geschehen beteiligt (Näheres siehe unter: Beispiele aus der Praxis). Handlungsprinzip ist die gemeinsame musikalische Improvisation, die von den Äußerungen des einzelnen Patienten ausgeht.

Im Mittelpunkt steht der Mensch mit seinem natürlichen künstlerischen Potential. Die Möglichkeit und Fähigkeit zu künstlerischem Schaffen wird als entscheidendes Merkmal menschlichen Daseins verstanden. Ein solcher Schaffensprozess kann stattfinden, indem wir wahrnehmen, erleben und gestalten – als Lebensvollzug – und dies in Beziehung oder Kommunikation zu den uns umgebenden Menschen und Gegebenheiten. Im Idealfall vollziehen wir all dies in Autonomie und Selbstbestimmtheit sowie mit intentionaler Kraft. Mit dieser Sichtweise verlassen wir das rein mechanistisch-materialistische Konzept vom Menschen und stellen uns der Tatsache, dass „wir lebendige Wesen sind, die in das Spiel des täglichen Lebens entlassen werden ... ", wir „konzentrieren uns nicht länger auf technische Lösungen", (Aldridge 1999a, 56) sondern fügen eine ästhetische Lösung hinzu.

Im Krankheitsfall kann es zu Verlust oder Beeinträchtigung der freien Wahrnehmungs- und Gestaltungsfähigkeit sowie des autonomen Handelns im körperlichen und seelischen Bereich kommen. Eine Therapie sollte dem Betroffenen daher Wege zur Wiedererlangung oder Entfaltung dieser Fähigkeiten eröffnen, Wege, die er selbst aktiv handelnd mit gestalten kann. Hierbei ist die Orientierung an der Person mit ihren Potentialen, nicht am anhand von Defiziten definierten Patienten gefordert.

Gesundheit ist ein Zustand, der sozial, kulturell und individuell definiert sein kann. Der Prozess der Gesundung wie auch die Definition von Gesundheit und Krankheit muss also umfassend betrachtet werden. Therapie kann somit folgerichtig nicht nur die Behebung von Funktionsstörungen, die Korrektur körperlicher oder psychischer Defekte beinhalten, sondern muss auch die Ermöglichung des Vermögens zu individuell geprägter Lebenstüchtigkeit und Kreativität sowie zur Entfaltung von Selbstheilungstendenzen bereitstellen.

Mensch und Musik

In der Musik sind die zuvor genannten Vorgänge des Wahrnehmens, Erlebens und Gestaltens im Zuge des gemeinsamen Improvisierens – also in der musikalischen Kommunikation – von zentraler Bedeutung. Sie vereinen sich im Musikalischen zu einem nahezu synchronen Prozess. Sie mischen sich. Dies ist einer der Gründe, warum Musik in der Therapie ihren Platz hat. Zum anderen steht sie als Kunst im Mittelpunkt, wobei Kunst hier verstanden sei als eine der Grundarten des Menschen, sich zur Welt und in ihr zu verhalten. Die Gestaltung von Lebenswirklichkeit ist ein kreativer, aktiver Prozess. Das dynamische Wechselspiel, in dem wir unsere persönliche Identität gestalten, ist ein Vorgang, der dem der musikalischen Improvisation – einer künstlerischen Handlung also – nahezu isomorph ist.

Musik ist von großer Unmittelbarkeit und birgt die Möglichkeit, die ganze Vielfalt menschlichen Daseins auszudrücken. „... ihr Besonderes ist die gegenstands- und begrifflose Bestimmtheit, mit der sie in unendlicher Potenz das Existentielle des Menschen in sich aufzunehmen und verstehen zu geben vermag, indem sie es selber ist" (Dahlhaus/Eggebrecht 1985, 191). Sie benötigt keine Übersetzung, offenbart ihren Sinn unmittelbar und wird als Phänomen zu ihrer eigenen Erklärung.

Ähnlich wie der Mensch ist Musik von hoher Komplexität, nicht auf Einzelphänomene reduzierbar, ohne wesentlich an Bedeutung zu verlieren. Wie das menschliche Leben spielt sie sich in der Zeit ab, kann als gestaltete Zeit bezeichnet werden. Ein jeder weiß um die eigenen zeitlichen Abläufe, die man musikalisch benennen kann: z. B. die physiologischen Rhythmen des Herzschlages, der Atmung, des Schlafens und Wachens, des weiblichen Zyklus usw. Diese Aufzählung lässt sich durch andere musikalisch getragene Phänomene erweitern, wie etwa den Klang und die Melodie der Stimme, den Rhythmus des Ganges.

„Physiologische, psychologische und soziale Aktivitäten finden in einem dynamischen Zeitkontext statt, dessen Struktur musikalisch ist. Menschliche Aktivitäten sind auf einem sehr grundsätzlichen Niveau als Hierarchie rhythmischer Synchronisation organisiert: innerhalb des Einzelnen als Selbst-Synchronizität, im Rahmen von Beziehungen als interaktionelle Synchronizität." (Aldridge 1999a, 87)

All dies führt uns zu der Aussage, dass der Mensch als symphonisches Wesen, nicht nur als mechanisches Wesen in der Welt steht, dabei niemals statisch, sondern ständig in Entwicklung begriffen ist (Aldridge 1999a).

Musik ist nicht bloßes akustisches Ereignis, sondern wird von jedem wahrnehmenden Menschen individuell mitvollziehend mit gestaltet. Jeder kann so an ihr teilhaben. Jeder tut dies auf seine eigene Weise. Ganz allgemein ist Wahrnehmung als ein hoch komplexer Vorgang zu verstehen, als Aktivität. Sie schließt Aufmerksamkeit, Gerichtetsein, Zuwendung usw. ein. Gerade die Musikwahrnehmung lebt von diesem aktiven Moment der Wahrnehmung, aber auch von der besonderen intentionalen und emotionalen Beteiligung des Menschen an allem, was er hört. Aber – und hierin sind sich die Rezeptionsforscher einig – das Musikerlebnis ist in seiner Differenziertheit und seinem individuellen Zuschnitt schwer zu untersuchen. Gembris (1994, in Decker-Voigt 1996) gibt eine zusammenfassende Stellungnahme dazu ab. Er betont die Uneindeutigkeit und Widersprüchlichkeit bisheriger Untersuchungen, aber auch die immer deutlicher werdende Erkenntnis, dass Musikwahrnehmung und -verarbeitung von der individuellen Disposition des Hörenden abhängig ist, von seiner aktuellen Befindlichkeit und Gestimmtheit, dem Kontext, dem persönlichen Hintergrund, um nur einige Variablen zu nennen. Sicher scheint nur eines: Musik wird von jedem Menschen im Rahmen eines aktiven Prozesses individuell verschieden wahrgenommen und verarbeitet und dies zu unterschiedlichen Zeiten auf unterschiedliche Art und Weise. Daher wird die Musik in der Schöpferischen Musiktherapie nicht im Sinne eines Medikamentes verabreicht. Sie hat keine bloße Vehikelfunktion, sondern steht als künstlerisches Medium im Mittelpunkt. Nach Langer (1953) hat die Kunst neben anderem die Funktion, die Menschen mit etwas vertraut zu machen, was ihnen bis dahin unvertraut war. Auch jede Krankheitserfahrung bringt uns in Kontakt mit etwas Unbekannten, das wir uns anverwandeln müssen. So ist es nur natürlich, hier die Kunst einzubeziehen über den Weg einer künstlerischen Therapie.

„Eröffnet man den Patienten die Möglichkeit, ihre unaussprechliche Realität (musikalisch) (Ergänzung der Autorin) zu artikulieren, können Symptome als Möglichkeiten zur Entwicklung verstanden werden." (Aldridge 1999a, 140)

So kann ein konstruktiver Prozess angestoßen werden.

Musiktherapie

In der Schöpferischen Musiktherapie entsteht die Musik während der Improvisation zwischen Patient und Therapeut. So entwickelt sich zwangsläufig ein sehr weiter Musikbegriff. Beide, Patient und Therapeut, gehen mit der Musik und den ihr eigenen Intentionen um. Demzufolge kann ein einzelner Ton, ein Rhythmus, ein gesangliches Motiv sowohl zu atonaler Aleatorik als auch zu romantischer symphonischer Musik und anderem mehr führen. Die entstehende Musik ermöglicht es, den musizierenden Menschen, in unserem Fall den Patienten, direkt und unmittelbar zu erleben und zu erfahren, in seinen Möglichkeiten, Vorlieben und Begrenzungen.

„Die Sprache setzt Grenzen, sowohl in Form als auch in Inhalt. Das schöpferische Spielen improvisierter Musik bietet eine ganzheitliche Weise der Einschätzung, die Zusammenhänge herstellt, non-verbal und nicht invasiv ist und die Identität des Patienten in der Welt hörbar und erfahrbar macht. Dieser Kontext macht es möglich, Tendenzen zum Ausdruck zu bringen, die Potentiale für die Zustände in sich tragen, die man Gesundheit bzw. Krankheit nennt." (Aldridge 1999a, 55)

Es entsteht also eine musiktherapeutische Diagnose, die sehr differenziert und konkret sein kann (siehe Aldridge, D./Aldridge, G. in Aldridge, D. 1997, 39ff). Gleichzeitig ist sie der Beginn der Therapie.

Dadurch, dass der Patient über die Musik mit dem Therapeuten in eine lebendige Beziehung treten kann, erlebt er, dass seine derzeitige Befindlichkeit, sein Leiden mit ihm geteilt und so objektiviert wird. Seine musikalischen Äußerungen werden respektiert. Darüber hinaus hat er die Möglichkeit, seinem Befinden, das er als subjektive innere Erfahrung kennt, dem er oft ausgeliefert ist, von außen begegnen zu können. Aus dieser Begegnung heraus erwächst ihm die Chance, selber gestaltend zu verändern bzw. musikalisch absichtsvolle Angebote zur

Veränderung vom Therapeuten aufzugreifen und weiter zu entwickeln. Es wird dem Verlust des Bezuges zu sich selbst und zur Welt, den Krankheit mit sich bringen kann, entgegengewirkt.

Nach Aldridge kann Krankheit definiert werden als „ein Zustand, in dem die Fähigkeit des ganzen Menschen schöpferisch zu improvisieren (d. h. Problemlösungen zu entwickeln) eine Einschränkung erfährt oder als ein Zustand, in dem der Mensch nur über ein beschränktes Repertoire an Verhaltensmöglichkeiten verfügt. Indem wir schöpferische Verhaltensmöglichkeiten verstärken, legen wir vielleicht die Grundlagen für eine wiedererlangte Gesundheit; Grundlagen, die wiederum auf den kreativen Eigenschaften des ganzen Menschen basieren und seine Autonomie verstärken." (Aldridge 1999a, 88)

Der Musiktherapeut hat die Aufgabe des Begleitens und Ermöglichens in der Mitbewegung mit dem Patienten. Seine Ausgangsbasis sind die musikalischen Äußerungen des Patienten, die er zunächst in die Improvisation aufnimmt und sein Gegenüber da „abholt", wo es derzeit steht. Diese ersten Äußerungen sind naturgemäß sehr unterschiedlich: von komplexen Rhythmen, einem melodischen oder harmonischen Motiv bis hin zu versteckten Bewegungen, einem wiederholten Augenzwinkern oder dem Atemrhythmus. In der gemeinsamen musikalischen Improvisation kann dies alles Bedeutung und Sinn erlangen, zu Begegnung, Entwicklung von Ausdrucks- und Handlungsformen, zu Kommunikation, zu Ordnung, Flexibilität, zur Stärkung der Identität führen.

Dass Musik ein subtiles und sehr wirksames Kommunikationsmittel ist, wird heute niemand mehr in Frage stellen. Der alltägliche Austausch von Informationen, Gefühlen und Gedanken, der Aufbau von Dialog, das Abstecken persönlicher Grenzen und zwischenmenschlicher Nähe oder Distanz — all dies geschieht auf der Basis von Kommunikation, aber auch auf der Grundlage und unter Zuhilfenahme musikalischer Phänomene: Wie die Musik findet

„all das in einer nicht-statischen Zeitmatrix (statt). Struktur, Form und Phrasierung sind Grundlagen musikalischer Formbildung, elementare Voraussetzungen für das Aufrechterhalten von Zusammenhängen in physiologischen Systemen, bei der menschlichen Entwicklung oder in zwischenmenschlichen Beziehungen. In Gesprächen oder musikalischen Dialogen schaffen diejenigen, die miteinander kommunizieren, eine auf Gegenseitigkeit beruhende Struktur" (Aldridge 1999a, 79).

Diese Struktur ist das Spielfeld, auf dem die musiktherapeutische Arbeit stattfindet.

Im Laufe des Therapieprozesses nimmt der Musiktherapeut nicht die Rolle des stets Wissenden ein, der ein Ziel oder Ergebnis formuliert und dessen Machbarkeit strikt verfolgt. Ein solches Vorgehen führt — unterläuft es einmal — meist zum Scheitern. Die Haltung des Therapeuten orientiert sich an einem dialogischen, nicht an einem manipulativen Vorgehen. Vielmehr öffnet der Therapeut, im Bild gesprochen, verschiedene Türen, indem er, in Kenntnis möglicher musikalischer Gestaltungsprozesse, im Laufe der Improvisation absichtsvolle Angebote macht. Der Patient nimmt diese nach seinen Möglichkeiten auf oder verwirft sie. So begeben sich beide auf den Weg hin zur Entfaltung der Wahrnehmungs- und Gestaltungsfähigkeit des Patienten. Aldridge liefert ein weiteres verdeutlichendes Bild vom therapeutischen Prozess:

„Wir sind in der Welt als biologische, psychologische und soziale Organismen, welche in einem ständigen Ereignisfluß improvisierend auf innere und äußere Anforderungen des täglichen Daseins treffen. Jeder von uns hat ein kompositorisches Thema — seine Identität — und dieses stellt ein Repertoire an Möglichkeiten des Seins dar. Mit diesem Repertoire gehen wir in die Welt und passen es immer wieder improvisierend den augenblicklichen Erfordernissen des Lebens an. Unsere Aufgabe als Musiktherapeuten ist es nun, diese Anpassungsprozesse dadurch zu erleichtern, daß wir — im übertragenen und wörtlichen Sinne — dieses ‚Improvisations-Repertoire' erweitern, um so auf umwälzende Veränderungen zu reagieren oder auch ein neues Repertoire zu entwickeln, wenn das Leben durch einen unglücklichen Umstand erheblich gestört wird" (Aldridge in Aldridge 1998, 5).

3 Beispiele aus der Praxis

Einführung

In der Schöpferischen Musiktherapie wird in Einzel- und Gruppensettings behandelt. Die Therapiesituation als solche ist schnell beschrieben: Patient und Therapeut musizieren gemeinsam. Dabei stehen Schlag-, Blas- und Streichinstrumente zur Verfügung, die ohne Vorkenntnisse oder Übung spielbar sind. Wichtig ist, dass diese Instrumente von hoher Qualität sind. Der Therapeut spielt in der Regel Klavier und/oder setzt seine Stimme ein. Ein Musiktherapie-Raum sollte schallisoliert und auch vor akustischen Störungen von außen geschützt sein.

Mit Wissen und Zustimmung des Patienten wird jede Sitzung durch Audio- und/oder Video-Aufzeichnung dokumentiert. Diese Aufnahmen sind Grundlage der anschließenden Ausarbeitungen des Therapeuten, wobei immer deutlich ist, dass wir es hier mit einem Abbild der eigentlichen Therapiesituation zu tun haben.

Da die gesamte Therapie im musikalischen Prozess stattfindet, können Beschreibung und Auswertung am sinnvollsten und genauesten mit musikalischen Termini vorgenommen werden. Was wir tun und beschreiben, ist ja zunächst nicht von einer anderen Wissenschaft abgeleitet, sondern ist künstlerisch. Vor diesem Hintergrund muss die Auswertung mit musikalischen Begriffen und auf Grundlage der Parameter der Musik stattfinden. Dabei steht die klare Beschreibung der Phänomene an sich zunächst im Vordergrund. Qualitative und quantitative Aspekte werden aufgeführt. Diese Beschreibungen werden dann um die Komponenten der Beziehung und der Kommunikation, die sich in der musikalischen Improvisation widerspiegeln, erweitert. Eine nächste Ebene der Distanz- und Erkenntnisgewinnung stellt die Erfassung der möglichen Bedeutung des Geschehens für die Entwicklung des Patienten dar (siehe Aldridge, G. 1997).

Musik ist akustisches Ereignis. Bei dem Versuch, sie schriftlich wiederzugeben – also eine Transformation ins Optische und Sprachliche vorzunehmen –, kann nur ein Teil dessen, was diese Kunst ausmacht, übermittelt werden. Was in der Therapiesituation zu hören und vor allem zu erleben war, kann nur in Ansätzen vermittelbar sein. Aber die so entstehenden Beschreibungen sind eine Möglichkeit, sich auszutauschen und das Therapiegeschehen transparent zu machen. In jüngster Zeit erlauben uns die neuen Medien auch die Veröffentlichung mit Bild und Ton (siehe Info-CD-ROMs und Web-site des Institutes für Musiktherapie der Universität Witten/Herdecke).

Auf die Vielfalt der Bereiche, in denen Therapeuten mit Schöpferischer Musiktherapie arbeiten, wurde bereits hingewiesen. Um einen möglichst breiten Einblick in die therapeutische Praxis zu geben, möchte ich im Folgenden eine Reihe von Therapiebeschreibungen anfügen. Ein Arbeitsschwerpunkt liegt immer noch in der Betreuung mehrfach behinderter Menschen. Um aber der Entwicklung der jüngeren Vergangenheit Rechnung zu tragen, bilden die hier aufgeführten Patientengeschichten den verstärkten Zugang der Musiktherapie zu medizinischen Bereichen ab. Zu einem Teil handelt es sich bei den Darstellungen um abgeschlossene Verläufe, zum anderen nur um Streiflichter. Einige Texte stammen von Kollegen, denen ich an dieser Stelle herzlich dafür danke, dass sie ihr Material zur Verfügung gestellt haben. Diese Beiträge sind entsprechend gekennzeichnet. Alle Patientennamen wurden geändert, Fakten, die zur Erkennung der Patienten führen könnten, wurden weggelassen. In den Beschreibungen mischen sich die oben genannten Ebenen der Auswertung und Abstraktion. Ein musikalischer Index allein, wie er normalerweise zunächst bei der Tonbandauswertung einer Therapiesitzung erstellt wird, wäre im vorliegenden Zusammenhang sicher nicht anschaulich genug. Alle Darstellungen sind bewusst nicht in der dritten Person, sondern in der Ichform aus Sicht des Therapeuten formuliert. Dies geschieht vor allem der besseren Anschaulichkeit wegen, verdeutlicht aber auch die persönliche Authentizität, die charakteristisch für unsere Arbeit ist. (Weitere praxisbezogene Beiträge zur Schöpferischen Musiktherapie siehe Buchreihe „Kairos — Beiträge zur Musiktherapie in der Medizin", Band 1—4 (weitere Bände sind in Vorbereitung), siehe auch Aigen 1998, Aldridge 2000b, Ansdell 1995, Lee 1996, Gustorff/Hannich 2000)

Gruppentherapie

Einführung

Auch wenn die Ausführungen zur Schöpferischen Musiktherapie in Kapitel 2 auf die Situation der Einzeltherapie hin formuliert sind, geschieht die Gruppentherapie grundsätzlich vor dem gleichen gedanklichen Hintergrund. Tatsächlich war die Therapie in Gruppen zunächst der Ausgangspunkt von Nordoff und Robbins zu Beginn ihrer gemeinsamen Arbeit (Nordoff/Robbins 1975, 1983). Natürlich gilt es auch hier, dem einzelnen Patienten individuelle Entwicklungsräume anzubieten, aber das gemeinsame musikalische Tun und Erleben in einer Gruppe birgt zusätzliche spezifische soziale Erfahrungsmöglichkeiten. Bezogen auf die Therapie mit Kindergruppen formulieren Nordoff und Robbins:

„Pathology isolates. Each child becomes, at a greater or lesser extend, isolated in his condition, in his lack of development; he identifies himself with this difficulties. Group music therapy, to it's power to envelop all the children in a single experience, to unite their efforts in it's activities and results, breaks down the isolation and with it many of the pathological impedents of the development." (Nordoff/Robbins 1975, 239)

Nordoff und Robbins ließen sich in der Entwicklung ihres Repertoires für Gruppen stark von den Kindern und Jugendlichen leiten. So entstand aus den Therapiesituationen heraus eine Sammlung von Instrumentalarrangements, Spielliedern und Singspielen auf der Grundlage von Märchen und mythischen Erzählungen, die, später auch durch Kollegen, stetig erweitert wurde (siehe Literaturverzeichnis „Notenmaterial").

Solche Angebote geben strukturelle Hilfen, lassen Rituale entstehen und ermöglichen in hohem Maße das Erlebnis von Form, Orientierung, Sicherheit und Integration. Je nach Zusammensetzung einer Gruppe ist natürlich auch die Gruppenimprovisation angezeigt und möglich (siehe Janssen/Schmid 2001).

Über die Therapie mit Gruppen von mehrfachbehinderten Kindern hinaus entwickelten sich in der schöpferischen Musiktherapie Erfahrungen u. a. in der integrativen Gruppentherapie mit behinderten und nicht-behinderten Kindern, mit gehörgeschädigten Kindern (Robbins/Robbins 1980), mit Patienten der Psychiatrie, Psychosomatik, Geriatrie (Linden 1997), Neurologie und in der neurologischen Rehabilitation. Aus dem letztgenannten Bereich stammt der folgende Beitrag.

Gruppenmusiktherapie in der neurologischen Rehabilitation

(von Claudia Dill-Schmölders und Matthias Grün, Fachklinik für Neurologie, Klinik Ambrock bei Hagen)

In unserem Arbeitsfeld haben sich unterschiedlichste gruppentherapeutische Angebote bewährt. Einerseits zählen rein musiktherapeutische Gruppen mit fünf bis sechs Patienten, Therapeut und Co-Therapeut hierzu, andererseits aber auch mittlerweile zahlreiche therapieübergreifende Gruppenkonzepte. Somit kann das Wahrnehmen, Erleben und Gestalten von Musik im sozialen Verbund einer Gruppe „pur" geschehen, oder aber mit krankengymnastischen bzw. sprachtherapeutischen Inhalten kombiniert werden.

Für einen gruppendynamischen Prozess, der den einzelnen Patienten mit seinen Potentialen und Bedürfnissen aus der engeren Patient-Therapeut-Beziehung zum individuellen Mitglied einer Gruppe werden lässt, erscheint die rein musiktherapeutische Zuwendung am besten geeignet. Nachdem der Patient sich als Teil und Mit-Gestalter eines Ordnungsgefüges erkannt hat, kann ein kreativ-musikalischer Prozess in Gang gesetzt werden. In Einzel- oder Gruppenimprovisationen ohne thematische oder musikalische Vorgaben, in spontanen oder komponierten Gruppenarrangements oder beim Singen wird individuelle Förderung in ein musikalisches Gesamtgefüge eingebettet.

Musiktherapie in der neurologischen Rehabilitation muss aber auch eine funktionelle Zielsetzung mitbedenken. Hierzu dienen die gemeinsamen Angebote der Krankengymnastik oder der Sprachtherapie mit der Musiktherapie. Im Zusammenspiel von Musik, Bewegung und Wahrnehmung werden die bewegungsauslösenden und ordnenden Kräfte der Musik bewusst eingesetzt. Im Blickpunkt hierbei steht die Bewegung oder die Sprache; die Musik dient diesem Ziel. Im oben beschriebenen musiktherapeutischen Kontext ist es die Musik selbst, die gleichermaßen zum Ausdruck innerer wie äußerer Befindlichkeit wird.

Je nach Schwere der Erkrankung und den damit einhergehenden mehr oder weniger gravierenden Einschränkungen, denen die Patienten unterliegen, gibt es folgende Arbeitsschwerpunkte:

a) eine eher auf die Verbesserung von Fähigkeiten ausgerichtete Arbeitsweise u. a. für Patienten mit hypoxischen Hirnschädigungen, die unter schweren Verwirrtheits-, Desorientierungs- und weiteren kognitiven Störungen leiden können. Hier wird innerhalb des Gruppensettings das Angebot klar strukturierter musikalischer Erfahrungen, das Erlebnis von Ordnung, Sicherheit und Aufgehobensein gemacht. Es ermöglicht eine (Neu-)Orientierung in Raum und Zeit über das Erlebnis melodischer, harmonischer oder rhythmischer Zusammenhänge.

Dieses Angebot besteht auch für Schlaganfallpatienten mit Broca- oder Wernicke-Aphasien, für die in der (Gruppen-)Musiktherapie eine Erweiterung der stimmlichen Ausdrucksmöglichkeiten gefördert werden soll. Die Verstärkung der oftmals noch intakten Möglichkeit der musikalisch-sprachlichen Artikulation im Singen, die Arbeit an der Verbindung von Sprach- und Melodierhythmus (melodische Intonationstherapie) bieten für die betroffenen konkrete Hilfestellungen. Besonders die improvisierten oder komponierten musikalischen Gruppen-Arrangements eignen sich als strukturierter Rahmen für individuelle Förderungen.

b) eine eher gruppendynamische Arbeitsweise u. a. für Patienten mit dem Guillain-Barré-Syndrom, mit multipler Sklerose oder Morbus Parkinson. Für diese Patientengruppen liegt der Schwerpunkt der musiktherapeutischen Angebote auf einer gruppendynamischen Entwicklung. In diesen Gruppen wird fast ausschließlich improvisiert und dies oft auf einem differenzierten Gestaltungsniveau.

Ziel ist es hier, die in der Gruppe entstehenden Erwartungen, Themen (z. B. der Umgang mit der Erkrankung und ihren Auswirkungen) oder Konflikte in einen musikalischen Prozess einfließen zu lassen, so zum Ausdruck zu bringen und ggf. verändern (beeinflussen) zu können. Oft schließt sich an die Musik eine Reflexion an, die zu einer Vertiefung des Erlebten auf geistiger Ebene führt.

Die Musiktherapie-Gruppen bieten den Patienten vielleicht ein erstes Eintauchen in die kreative Arbeit, wobei sie die Aufmerksamkeit der Therapeuten noch nicht auf sich alleine fokussiert wissen. Hieraus kann sich ein Prozess entwickeln, der in eine Einzeltherapie mündet.

Manchmal steht die Gruppe auch parallel oder ergänzend neben der Einzeltherapie, hier können die gewachsenen Erfahrungen und Möglichkeiten in einem großen sozialen Zusammenhang „erprobt" werden. In jedem Fall können die Patienten die Musiktherapie-Gruppe einerseits als konkrete persönliche Begleitung erfahren, andererseits auch als Refugium (weitere Literatur zur Musiktherapie in der neurologischen Rehabilitation siehe Herkenrath 1998, Weckel 1998).

Einzeltherapie — Fallvignetten
Ambulante Musiktherapie mit Kindern

— Andreas —

Beschreibung und Vorgeschichte: Andreas ist vier Jahre alt, als mein Kollege Lutz Neugebauer und ich ihn kennen lernen: ein für sein Alter sehr kleiner, extrem zarter blonder Junge, an dem zunächst vor allem der stoßweise gehende Atem und seine sehr helle, stets unregelmäßig gerötete Haut auffallen. Er wirkt sehr zurückgezogen und ein wenig missmutig.

Andreas hat zwei ältere Geschwister und einen zwei Jahre jüngeren Bruder. Nach normaler Schwangerschaft kommt Andreas eine Woche zu früh zur Welt. Bereits in der 3. Lebenswoche tritt ein starker spastischer Husten auf, der sich im weiteren Verlauf rasch zu einem Asthma bronchiale entwickelt. In der 6. Lebenswoche wird eine Neurodermitis diagnostiziert. Außerdem werden später Nahrungsmittelallergien festgestellt.

Als wir ihn kennen lernen, lebt Andreas mit starken Asthma-Anfällen, einer ständig juckenden oder brennenden Haut und anderen allergenen Störungen. Er leidet häufig unter Atemnot. Bei schweren Anfällen besteht Lebensgefahr (Herzversagen, cerebrale Hypoxie). Besonders empfindlich ist er bei Wetterumschwüngen. Zu Hause steht ständig eine Sauerstoffflasche bereit, um ihn, wenn nötig, schnell über eine Maske beatmen zu können. Einmal wöchentlich bis einmal monatlich gibt es eine lebensbedrohliche Situation, auch, weil er wegen der Nahrungsmittelunverträglichkeiten, die nicht ganz abgeklärt werden können, in schockähnliche Zustände fallen kann.

Aufgrund der Neurodermitis hat er im Gesicht und an den Streckseiten der Arme und Beine stark juckende Bläschen, die nässen, wenn er kratzt und sich in eine feuchte und später verkrustete rote Fläche verwandeln. Die übrige Haut ist eher trocken. Andreas wird diätetisch ernährt (kein Gemüse). Er gilt als minderwüchsig.

Seine Mutter hat stets versucht, ihn trotz der vielen Krankenhausaufenthalte und bedrohlichen Situationen möglichst normal aufzuziehen. Sie ruft bei uns an und bittet um einen Termin für Andreas in unserer Kinderambulanz, weil sie bemerkt, dass er sich mehr und mehr in sich zurückzieht, nicht mehr spielt, weder alleine noch mit anderen Kindern, durch Worte wenig erreichbar ist. Sie fürchtet, dass er nicht selbständig genug werden kann und damit, so sagt sie „nicht lebensfähig". Sie verspricht sich Hilfe von einem spielerischen, nonverbalen Therapieansatz.

Diese detaillierten Informationen erhalten wir im ersten Elterngespräch nach der 3. Musiktherapie-Sitzung. Wir möchten Andreas möglichst unvorbelastet musikalisch kennen lernen und wissen daher zunächst nur, dass er unter Asthma-Anfällen und Neurodermitis leidet.

Musiktherapie: Andreas kommt einmal wöchentlich zur ambulanten Musiktherapie in das Institut für Musiktherapie der Universität Witten/Herdecke. Insgesamt erhält er 19 Sitzungen, verteilt auf zwei Behandlungsblöcke mit einer dazwischenliegenden zweimonatigen Pause. Während wir ihn betreuen, hat er keine anderen Therapien. Wir arbeiten zu zweit mit Andreas: Lutz Neugebauer unterstützt Andreas als Kotherapeut, ich improvisiere am Klavier die Musik für ihn und mit ihm.

1.–3. Sitzung: Andreas kommt nicht von sich aus in den Musikraum. Er muss hineingetragen werden. Er wirkt traurig, ängstlich und übervorsichtig. Er spricht nicht, man hört ihn nur stoßweise atmen. Er geht nicht, wie viele andere Kinder, auf die Instrumente zu oder erkundet den Raum. Er zeigt keine Neugierde, sondern sitzt anfangs auf Lutz' Schoß, später auch alleine auf dem Stuhl neben mir am Flügel.

Wir akzeptieren ihn wie er ist. Ich improvisiere eine Musik für ihn, die die etwas traurige und gedrückte Stimmung aufnimmt und mit ihm teilt. Ich singe dazu: „Andreas ist hier" – „schön, dass du hier bist" – „Andreas hört sein Lied". Wir stellen keine Forderungen. Andreas spielt ein wenig, ganz zaghaft, auf dem Klavier. Diese vereinzelten leisen Töne nehme ich mit auf in die Improvisation. Ansonsten lasse ich ihm Zeit. Wir sind zusammen, er ist nicht alleine. Er versucht nicht, den Raum zu verlassen, zeigt passive Anteilnahme, indem er zuhört.

4. Sitzung: Auf dem Flur vor dem Therapieraum berichtet die Mutter, Andreas komme offensichtlich gerne. Das habe er ihr erzählt. Er scheint sich aufgehoben und angenommen zu fühlen. Zu Beginn dieser Sitzung hören wir erstmals seine Stimme. Er weint, was er auch im Alltag oft scheinbar grundlos tut. Er wird vom Kotherapeuten hereingetragen und auf den Stuhl neben mir gesetzt. Wieder erklingt seine Musik. Ich orientiere mich rhythmisch dabei ein wenig, nicht zu viel, an seiner Ausatmung sowie tonal an seinen Tönen im Weinen. Schnell beruhigt er sich. Ich singe: „Hier ist Andreas." Zwei Minuten später inszenieren wir zu dritt sein erstes längeres Instrumentalspiel. Zuerst beschreibe ich singend in einer Dur-Tonart: „Hier ist Andreas, er sitzt auf dem schönen blauen Stuhl." Er lässt sich anstecken. Die Stimmung wird fröhlicher und mitreißend. Lutz „zaubert" zwei Klangstäbe hervor und spielt darauf. Andreas schaut hin. Lutz bietet ihm den Schlegel an, er nimmt ihn. Die Klangstäbe werden Andreas im Rhythmus der Musik entgegengehalten. Ich singe auf der harmonischen Basis einer Spannung aufbauenden Akkordsequenz: „Gleich spielt er." Dann lässt er sich hinreißen und spielt auf den Klangstäben. Er trifft nicht immer. Sein Anschlag ist hart, so gestaut und starr wie seine Ausatmung.

Etwas später nimmt er auch zwei Trommelschlägel entgegen und spielt im Sitzen auf einer Handtrommel und einer Schellentrommel, die Lutz für ihn hält. Man hört ein unkoordiniertes Spiel, das im forte beginnt und dann leiser werdend versandet. Sein Trommeln wirkt ungeformt und richtungslos, es hat kein klar bestimmbares Tempo oder eine erkennbare rhythmische Struktur. Somit ist er schwer zu begleiten. Er wirkt so angespannt wie immer. Ich versuche, mit ihm gemeinsam zu musizieren und ihm so das Gefühl zu geben, dass das was er tut, angenommen ist: Es erklingt ein ostinates Motiv in der Mittellage, das seine Schläge begleitet. Es ist dissonant, nimmt seine Anspannung auf. Darüber improvisiere ich eine übergeordnete Melodieführung, die Zusammenhang und Form gibt.

Charakteristisch für Andreas' anfängliche Spielweise sind vor allem fragmentarische kurze Motive, die keine zeitliche Kontinuität, vor allem aber wenig Kommunikation entstehen lassen. Unsere musiktherapeutische Aufgabe ist es, ausgehend von seinen Möglichkeiten und Potentialen eine Entwicklung anzustoßen: von kurzen Fragmenten zu flüssigem Spiel, Spiellaune entwickeln, Kommunikation anbahnen. Es gibt verschiedene Wege dahin. Welchen wir gemeinsam gehen werden, hängt wesentlich von Andreas ab.

13. Sitzung: Inzwischen hat sich einiges verändert: Andreas kommt alleine in den Raum zu Beginn der Therapiesitzungen. Er muss nicht mehr getragen werden. Er lächelt mir zurückhaltend zu. Seine Gesichtshaut sieht gesund aus. Er hat seinen Hund (ein kleines braunes Steifftier) mitgebracht. Dieser Hund wird noch wichtig werden. Andreas geht sofort auf Trommel und Becken zu. Sie stehen für ihn bereit. Er beginnt von sich aus zu spielen. Man hört seine Anspannung an der Klangqualität der Trommel: hart, nicht federnd. Noch erklingt keine Musik vom Klavier. Dann nehme ich seine Impulse auf. Er spielt im Stehen, alleine und selbständig. Sein Spiel ist laut und überschießend, lässt aber Anfänge von Zusammenspiel erkennen. Nach und nach entwickelt sich mit ihm eine große, mächtige Musik, die seinem Spiel entspricht. Ich warte auf ihn, er merkt es und spielt sein Becken an musikalisch sinnvollen Stellen. Schließlich wird er gefeiert: „Hört mal, hier ist Andreas" singen und spielen wir in einem triumphalen Marsch. Dies ist sein Lied geworden. Beide Therapeuten singen. Sein Spiel wird deutlich flüssiger. Das ängstliche und schüchterne Kind ist in dieser Situation kaum erkennbar.

Etwas später ist es ihm möglich, gesammelt und ruhig, wenn auch weiterhin kräftig, sein Lied ganz mit zu gestalten. Er spielt kontinuierlich und intentional geführt. Gleichzeitig – so sieht man auf dem Dokumentationsvideo – wirkt er körperlich deutlich weniger angespannt. Seine Bewegungen sind frei und leicht, sein Gesichtsausdruck ist gelöst.

Elterngespräch: Im Elterngespräch nach der 13. Sitzung hören wir gemeinsam mit der Mutter in die Tonbänder der bisherigen Sitzungen hinein. Die Mutter erzählt, Andreas habe sich sehr verändert: Er hat in letzter Zeit keine Hautausschläge und keine Asthmaanfälle bekommen. Sie kann Gespräche mit ihm führen. Im Kindergarten macht er vermehrt mit. Er wird auch körperlich mutiger und springt von der Küchenbank.

Weiter in der Musiktherapie: 15. Sitzung: Bisher hat Andreas vor allem instrumental gearbeitet. Er spricht auch mit uns – „will Pommel spielen" – aber sein Sprechen ist schwer verständlich, da er in seinem stoßweisen Ausatmen möglichst viele Worte unterzubringen versucht. Sein Sprechen klingt überschießend und hat kaum Sprachmelodie.

In dieser Sitzung sitzt er neben mir am Klavier und spielt. Die Stimmung ist heiter, gelöst und spielerisch. Er unterbricht sein Spiel immer wieder. Als ich ihm zusinge „weiter", hält er meine Hände fest und ruft laut „nein" – ich antworte ebenso laut im Kontext der Musik „ja" – wir singen uns lange Töne zu, die fast wie Schreie klingen. Später entwickelt sich daraus ein dialogisches Singen. Die Stimmung bleibt sehr ausgelassen. Gleichzeitig und abwechselnd lassen wir die „Neins" und „Jas" auf- und abwärts gleiten. Diese Töne haben nichts gemeinsam mit dem abgehackten und stoßweisen Atmen und Sprechen von Andreas. Sie sind lang und offen. Von Luftnot ist nichts zu spüren.

Am Schluss der Stunde möchte Andreas, dass alle verabschiedet werden, auch sein Hund. Als er an die Reihe kommt, singt Andreas für seinen Hund. Es entsteht eine Improvisation auf „Wau" – wieder ganz orientiert an Andreas' Tönen. Diesmal schreit er weniger, sein Singen klingt vielmehr sehr musikalisch. Wir singen zu Dritt. Andreas ist integriert in die musikalische Aktion, er ist gut zu hören, agiert spielerisch und selbständig, aber im Zusammenhang mit seiner musikalischen Umgebung.

Es folgen weitere vier Sitzungen, in denen sich alles, was Andreas in der Musiktherapie für sich erreichen konnte, stabilisiert. Wir verabreden mit der Mutter eine Therapiepause, in der Andreas im Alltag, außerhalb der geschützten Therapiesituation, mit seinen neuen Erfahrungen umgehen kann. Sollte es Einbrüche geben, kann er jederzeit wieder angemeldet werden. Der rechtzeitige Ausstieg aus der Therapie erscheint uns gerade im ambulanten Bereich, in dem die Therapiedauer weniger durch äußere Einflüsse bestimmt wird als im stationären Rahmen, wichtig. Andreas hat den Absprung gut geschafft. Er wird nicht wieder zur Therapie angemeldet.

Abschließendes Elterngespräch: Nach Abschluss der Musiktherapie schreibt uns die Mutter auf, was sie beobachtet hat: „Andreas ist selbstbewusster. Er traut sich mehr zu. Er sucht Kontakte zu anderen, z. B. Nachbarn. Er spielt mit anderen Kindern. Er ist mutiger (Spaß am Klettern, an schnellen Bewegungen). Er kann energisch seine Meinung vertreten und hat eine zuversichtlichere Grundeinstellung. Andreas ist aufgeschlossener für Neues, für Menschen, für Informationen, sogar für neue Nahrungsmittel (z. B. Gemüse). Er verträgt jetzt Zucchini, Chinakohl, Pilze und Porree. Er ist weniger stur und mürrisch. Andreas ist robuster, kräftiger (3 kg zugenommen, 6 cm gewachsen). Er ist jetzt stärker als sein jüngerer Bruder, was ja lange Zeit nicht der Fall war. Asthma und Ekzeme sind kein permanentes Thema mehr. Andreas reagiert weniger stark auf Diätfehler, Wetterwechsel, Unausgeglichenheit der Mutter. Die Infektanfälligkeit ist geringer geworden. Von zwei schwereren Erkrankungen hat er sich schnell erholt. Mit Misserfolgen und kleinen Unfällen oder Verletzungen wird er gut fertig, viel besser als früher."

Ein schönes Ereignis erzählt uns seine Mutter noch: Eines Tages ist Andreas verschwunden. Nach Stunden kommt er nach Hause zurück und erzählt, er sei in einer anderen Straße gewesen, wo er einen neuen Freund besucht habe.

Direkt nach der letzten Musiktherapie-Sitzung fährt Andreas mit der ganzen Familie auf eine Ferienfreizeit. Hinterher erzählt uns seine Mutter, er sei in den Spielgruppen nicht als krankes Kind aufgefallen. Vielmehr sei er ganz integriert gewesen.

Kommentar: In den ersten Sitzungen war es wichtig, Andreas, ohne ihn zu fordern, musikalisch einzubinden, seine Zurückgezogenheit zu akzeptieren. In der Improvisation war dies möglich. Auf dieser Grundlage kam es zum ersten musikalischen Kontakt. Sein instrumentaler Ausdruck schien zunächst ein Abbild seiner körperlichen Befindlichkeit zu sein: hervorbrechend, fragmentarisch, laut und ohne, dass er darauf Einfluss zu haben schien. Nach und nach konnte er dies im Zuge der gemeinsamen Improvisationen verändern: er fand zu fließenderem, geformtem Spiel, das er beeinflussen und zunehmend flexibler handhaben konnte. Dies traf auch auf den Gebrauch von Stimme und Atmung zu. Sprachmelodie und -rhythmus traten im musikalischen

Kontext besser wahrnehmbar als sonst hervor und konnten unmerklich „geübt" werden. Seine Begegnung mit sich selbst und mit seiner Umwelt veränderte sich in positiver Weise, angestoßen durch den Aufbau eines reicheren Repertoires an Ausdrucksmöglichkeiten in der Musik. (Weitere Verlaufsbeschreibungen zur Schöpferischen Musiktherapie mit Kindern siehe Nordoff/Robbins 1986, Aigen 1998, Aldridge/Gustorff/Neugebauer 1997, Gustorff 1997a, Gustorff/Neugebauer 1997, CD-ROM: Aldridge, D. 1999a.)

Einzelmusiktherapie in der Neurologie

– Herr Konrad –

Beschreibung und Vorgeschichte: Herr Konrad ist 60 Jahre alt, als er auf der neurologischen Station des Gemeinschaftskrankenhauses Herdecke aufgenommen wird. Er ist groß, hat eine untersetzte Gestalt. Auffallend ist sein etwas amimisch wirkendes Gesicht, dessen Haut leicht gerötet und gespannt aussieht. Im Umgang ist Herr Konrad stets höflich, dabei sehr kontrolliert. Er macht oft einen angespannten, ruhelosen und unglücklichen Eindruck.

Seit einer Kieferhöhlen-Operation vor 16 Jahren leidet er an einem sog. atypischen Gesichtsschmerz rechts. Er hat eine große Anzahl verschiedenster Behandlungen hinter sich: insgesamt acht Operationen, dazu Bestrahlungen, Nervenblockaden u. a. Die Schmerzen wurden von Operation zu Operation stärker. Es kam zwischendurch zum Schmerzmittelabusus. Er kennt alle Schmerzkliniken und Fachambulanzen sowie die gängigen Verfahren (inklusive Psychotherapie) aus eigener Erfahrung. Viele Therapieversuche hat er abgebrochen. Mit einigen Einrichtungen liegt er im juristischen Streit. Seine Leidensgeschichte gipfelte in einem Suizidversuch. Der Schmerz bestimmt das Leben von Herrn Konrad vollständig, sein Fühlen, sein Denken und sein Handeln. Er kommt mit dem Wunsch, den er zunächst auch vehement vertritt, erneut neurochirurgisch operiert zu werden. Nach der Anamnese und einem ausführlichen Gespräch zwischen Herrn Konrad und einem Arzt der Schmerzambulanz wird ihm die stationäre Aufnahme angeboten, allerdings nicht in die Neurochirurgie sondern in die Neurologie. Als Behandlungsziel wird ihm vorgeschlagen: keine weiteren Operationen, sondern im Gegenteil der Versuch, den Teufelskreis der vergangenen Jahre zu durchbrechen. Wir – das therapeutische Team – werden ihm den Schmerz höchstwahrscheinlich nicht nehmen können, bieten aber an, ihm mit Hilfe künstlerischer Therapien, in seinem Fall mit Musiktherapie, dabei zu helfen, einen konstruktiven Umgang mit seinem Leiden zu entwickeln. Wir geben ihm kein „Erfolgsversprechen", sondern sind uns dessen bewusst, dass wir seinem chronischen Schmerz genauso hilflos gegenüberstehen, wie alle, die vor uns versucht haben, Herrn Konrad zu helfen. Sollte er sich mit diesem Vorschlag nicht anfreunden können, so wäre eine Behandlung in unserem Hause nicht sinnvoll. Herr Konrad nimmt unser Angebot an.

Er bleibt die vereinbarten drei Wochen auf der Station. Diese kurze Zeit wurde vorgeschlagen, um ihn einerseits nicht zu überfordern und damit einen vorzeitigen Therapieabbruch zu riskieren und um andererseits allen Beteiligten die Möglichkeit zu geben, diesen therapeutischen Weg erproben und ggf. später über einen längeren Zeitraum aufgreifen zu können.

Im Laufe seines Aufenthaltes erhält Herr Konrad eine lokal angewandte medikamentöse Schmerztherapie, Bewegungstherapie und zweimal wöchentlich Musiktherapie als Einzeltherapie (insgesamt sechs Sitzungen von je ca. 45 Min. Dauer).

Musiktherapie – 1. Sitzung: Herr Konrad mag Musik. In seiner Jugend hat er musiziert, aber, so meint er, das sei lange her. In seiner ersten Sitzung wählt er aus unserem Sortiment eine Trommel, ein Becken und zwei Schlegel aus. Er beginnt zu spielen und improvisiert eine halbe Stunde lang ohne Unterbrechung. Er schaut dabei – abgewandt von mir – aus dem Fenster heraus. Seine Körperhaltung wirkt angespannt. Ich begleite ihn am Klavier.

Herr Konrad spielt sehr laut, in scheinbar komplexen Rhythmen, die dadurch entstehen, dass er sein Spiel motorisch nur schlecht kontrollieren kann. Sein musikalischer Ausdruck wirkt getrieben, unruhig, teilweise gewaltsam, es gibt plötzliche, unvorbereitete rhythmische und dynamische Wechsel. Dies führt dazu, dass Herr Konrad schwer direkt zu begleiten ist. Er gestaltet keine Schlüsse. Wenn seine Musik endet, klingt es wie ein Abbruch. In unserem gemeinsamen Spiel entsteht eine dissonante, polyrhythmische, sehr laute und kantige, fast gewaltige Musik. Musikalische Begegnung kommt nur dann zustande, wenn es mir gelingt, ihn zu begleiten. Oft kann ich mich des Eindrucks nicht erwehren, dass er mich nicht hört. Auch wirkt er, als sei er seinen musikalischen Ausbrüchen bis zu einem gewissen Grade ausgeliefert. Gemessen an dem, was Musik an Gestaltungsmöglichkeiten birgt, stehen Herrn Konrad derzeit nur bestimmte Ausschnitte zur Verfügung. Das zeigt die Auswertung der Tonbänder deutlich. Meine Aufgabe ist es nun, ihm im Rahmen der Improvisation Angebote zu machen, die es ihm ermöglichen, auch andere Ausdrucksnuancen zu ergreifen, seine Wahrnehmung nach außen zu richten, auf Menschen und Dinge, die ihn umgeben und ihm zu ermöglichen, flexibel darauf zuzugehen. Vor allem sollte er die Chance bekommen, zu kommunizieren und seinen Schmerz mit jemandem zu teilen.

2. Sitzung: Wieder wählt Herr Konrad Trommel und Becken. Mitten in einem lauten Improvisationsteil entsteht eine plötzliche Pause dadurch, dass Herr Konrad seinen Trommelstock neu umfassen muss. Ich spiele ein leises einstimmiges melodisches Motiv in diese Pause hinein. Er versucht, meine Lautstärke, die Zartheit des Motives aufzunehmen, was ihm für kurze Zeit gelingt. Dann nimmt er seine gewohnte schnelle Spielweise wieder auf. Die Klanggebung wird wieder härter. Man hört, wie ungewohnt diese Art des Ausdrucks für ihn war. Nach wie vor schaut er aus dem Fenster, nimmt während des Musizierens keinen Blickkontakt auf.

„Chronische Schmerzen treffen auf ein unkommunikatives, stummes Terrain, wo jegliche Kommunikation zum Stillstand zu kommen droht." — „Ein Mensch mit Schmerzen gehört einer Welt an, die kein anderer ganz zu teilen oder zu verstehen vermag" (Morris 1994, 106/110). Diese Aussagen kommen mir nach der zweiten Sitzung in den Sinn. Sie beschreiben, was sich in den bisherigen Improvisationen abzeichnet.

3. Sitzung: Herr Konrad wählt ein großes Becken aus. Er spielt es mit einem Besen. Die erste Improvisation scheint an die kurze lyrische Stelle der vergangenen Sitzung anzuknüpfen. Er gestaltet seine Klänge aufmerksam. Unser Zusammenspiel wirkt noch tastend und unbeholfen. Ich warte auf ihn, zeige ihm an einigen Stellen deutlich: Nur wenn er spielt, kann die Musik weitergehen. Wir teilen etwas miteinander. Herr Konrad übernimmt an einigen Stellen die Verantwortung für die musikalische Entwicklung. Erstmals kommt es zum Blickkontakt. Der Klang des Beckens ist trotz des Besens noch etwas hart, dennoch weist sowohl der fast romantisch anmutende Stil als auch die Ansätze zur musikalischen Kommunikation auf Veränderungen und Entwicklung hin. Etwa zwei Minuten bleiben wir in dem zarten Spiel, dann wendet sich Herr Konrad der Trommel zu und kehrt zu einem Spiel mit kraftvollem, hartem Ausdruck zurück, das ich diesmal nicht mit dissonanten Klängen sondern im spanischen Idiom begleite. Herr Konrad ordnet sein Spiel, antizipiert und ermöglicht uns damit die ersten Ansätze von entspannterem Zusammenspiel.

4.–6. Sitzung: In den folgenden Sitzungen findet Herr Konrad zu mehr Beweglichkeit während des Musizierens. Ich biete ihm immer wieder kraftvolle Steigerungen an, die wir gemeinsam wieder zu ruhigerem Spiel zurückführen. Dies alles findet in einem harmonisch sehr reichhaltigen, ausdrucksstarken symphonisch anmutenden Stil statt. Herr Konrad spielt mit persönlicher Hingabe, wird aufmerksam und sensibel für gemeinsame Gestaltung. Er erweitert seine Ausdrucksmöglichkeiten. Selbstverständlich bleibt ihm sein Fortespiel, aber auch leise, langsame Musik wird möglich. Übergänge, Verwandlungen und Schlüsse werden homogener.

Von der vierten Sitzung an hat Herr Konrad genügend Vertrauen in die Situation, um auch zu singen. Seine Stimme liegt im Baritonregister, sie klingt etwas rau und ungeübt. Ich biete ihm ein klares wiederkehrendes harmonisches Gerüst an, über dem wir zunächst abwechselnd singen. Er gestaltet liedähnliche Melodien, die er, mir zunickend, immer wieder an mich weitergibt bzw. sie von mir übernimmt. Im in der fünften Sitzung entstehenden zweistimmigen Gesang hält er ohne Mühe seine eigene Stimme, ist dabei wach für den gemeinsamen musikalischen Weg.

Kommentar: Nach drei Wochen Aufenthalt bedankt sich Herr Konrad und fährt nach Hause. Seine Schmerzen hatten nicht nachgelassen. Dies ist nun einige Jahre her. Er kommt etwa zweimal jährlich in die ambulante Schmerzsprechstunde. Er hat sich nicht wieder operieren lassen. Heilung im engeren Sinne hat er nicht erfahren. Aber er hat die Gelegenheit ergriffen, sein Wahrnehmen, Erleben und Handeln wieder zu öffnen, seinem Befinden, dem er Ausdruck verliehen hatte, in der Musik von außen zu begegnen, in der Improvisation Möglichkeiten zur Veränderung aufzugreifen. Er hat erste Schritte getan, um aktiv und kreativ mit seiner schmerzhaften Lebenswirklichkeit umzugehen, den Schmerz dem Leben anzuverwandeln und nicht das Leben dem Schmerz. (Weitere Literatur zur Musiktherapie mit chronisch Schmerzkranken siehe Hoffmann 1998a, weitere Literatur zur Musiktherapie in der Neurologie siehe Dill-Schmölders/Grün 1999, Gustorff 1997b, Raff-Lichtenberger 1998, Grün/Dill-Schmölders et al. 1999)

Musiktherapie in der Gynäkologie

(von Ulrike Linden, Gemeinschaftskrankenhaus Herdecke)

Krebskranke Patientinnen auf der gynäkologischen Station: Die musiktherapeutische Arbeit mit krebskranken Patientinnen auf der gynäkologischen Station ist oft geprägt von der ungewöhnlich kurzen Zeitspanne, die für die Musiktherapie zur Verfügung steht: die durchschnittliche Verweildauer der Patientinnen beträgt etwa eine Woche. Zusätzliche Ausfälle kann es immer wieder durch das stark schwankende Befinden der Patientinnen während dieser Zeit geben. Oftmals geht es ihnen nach einer gerade überstandenen Operation oder aufgrund der Nebenwirkungen einer Chemotherapie sehr schlecht. So können häufig nicht mehr als zwei bis drei Musiktherapiesitzungen stattfinden.

Der psychische Druck, der auf vielen der krebskranken Frauen lastet, ist enorm. Sie stehen z. B. kurz vor einer großen Unterleibsoperation oder vor einer Brustamputation, sie müssen auf histologische Ergebnisse warten, von denen abhängt, „wie es weiter geht", oder sie müssen sich für oder gegen eine Chemotherapie, Bestrahlung usw. entscheiden. Andere durchleiden gerade eine solche Behandlung. Etliche Patientinnen leben mit Depressionen und mit der Angst, dass ihnen die Zeit davonläuft, dass sie eigentlich „ihr ganzes Leben" verändern müssten. Sie stehen dieser Herausforderung, die im Augenblick oft als nicht zu bewältigende Anforderung erlebt wird, hilflos gegenüber.

– Frau Rolfs –

Beschreibung und Vorgeschichte: Frau Rolfs ist 43 Jahre alt. Sie ist relativ klein und zierlich, wirkt sehr jung und trägt jugendliche, sehr bunte Kleidung.

Als Frau Rolfs 19 Jahre alt war, wurde ein Morbus Hodgkin diagnostiziert. Im Alter von 24 Jahren musste sie wegen eines Rezidivs behandelt werden. Zehn Jahre später wurde ein Mamma Carcinom gefunden und die betroffene Brust amputiert. Jetzt, einige Jahre später, musste auch ihre andere Brust wegen eines Rezidivs abgenommen werden.

Frau Rolfs hatte zunächst als Erzieherin gearbeitet und war später dann zur Logopädin umgeschult worden. Schon seit längerer Zeit wird sie psychotherapeutisch behandelt.

Auf der Musiktherapie-Anforderungskarte der Station steht, Frau Rolfs sei „völlig deprimiert, möchte schreien", sei „völlig sprachlos". Die Ärztin überweist sie zur Musiktherapie, nachdem sie beobachtet hat, wie Frau Rolfs auf dem Stationsflur gegen die Wände trat. Die Patientin lehnt zurzeit alle Therapieangebote ab.

Musiktherapie: Insgesamt hat Frau Rolfs vier Sitzungen. Als sie zur ersten Sitzung den Musikraum betritt und die Instrumente sieht, beginnt sie zu weinen: „... das ist mir zu emotional". Sie möchte keines der Instrumente ausprobieren, vermeidet sie auch in den folgenden Sitzungen mit dem Kommentar, ihr „Perfektheitsanspruch" sei „sehr hoch". Als sie in einer der folgenden Sitzungen doch einmal auf den Bongos spielt, wird hörbar, dass sie im Verlauf der Improvisation an einem festen Spielschema haftet und nicht auf die Musik ihres Gegenüber reagiert, dies gleichzeitig jedoch als Defizit zu bemerken scheint: Sie kommentiert, dass es ihr Probleme sei, „immer am Alten festzuhalten". Auf mein Angebot zu singen, geht Frau Rolfs jedoch sofort ein: Sie wünscht sich eine Moll-Tonart und singt allein, begleitet von meinem Klavierspiel. Kurz darauf kommen ihr die Tränen. Sie bricht jedoch nicht ab, sondern singt gemeinsam mit mir weiter und weint dabei. Nach einiger Zeit wechsele ich in eine ruhige Dur-Begleitung, Frau Rolfs vollzieht den Tonartwechsel mit. Ihre Stimme hat dabei einen etwas kindlichen und gedeckten Klang. Mehr und mehr übernimmt sie die zeitliche Strukturierung unserer Improvisation und erweitert dabei ihren Tonraum bis hin zu extremen Tonhöhen. Frau Rolfs möchte am Ende der Sitzung gar nicht mehr aufhören, sie spricht von einem „rauschhaften Gefühl", das sie vollkommen überrascht hat.

In den folgenden Sitzungen steht das Singen im Vordergrund. Frau Rolfs bemüht sich zunächst offensichtlich, den Moment des ersten, sehr entlastenden „Herauskommens" der Stimme zu wiederholen, was den Improvisationen zwischenzeitlich etwas Forciertes gibt. Doch die Entwicklung geht weiter. Unsere nun immer gemeinschaftlicher werdende Musik beginnt zu fließen; getragen von klaren Harmonien singt Frau Rolfs mit sicherem Gefühl für melodische Gestaltung, für Melodiephrasen, für Dynamik.

Frau Rolfs kommt die weiteren Male in heiterer, gelöster und erwartungsvoller Stimmung in die Sitzungen. Wir singen zweistimmig, improvisatorisch oder liedgebunden. Ihre Stimme hat sich ebenfalls verändert: Sie klingt nun nicht mehr gedeckt, sondern klar und offen.

Immer wieder sagt Frau Rolfs, wie sehr sie darunter leide, dass sie „alles über sich wisse" und es ihr doch „nicht weiterhelfe" und „dass Kopf und Gefühl total getrennt" seien. Beim Singen sei dies für sie überwältigend anders: „Wenn ich singe, bin ich glücklich."

Kommentar: Innerhalb meiner vier Begegnungen mit Frau Rolfs war für sie das Singen eindeutig das „Mittel der Wahl". Nach ihrer Entlassung sucht sie zuhause einen Chor, denn sie möchte unbedingt weiter singen.

Immer wieder lässt sich beobachten, dass Patientinnen, die ähnlich wie Frau Rolfs einen Zustand des „Getrenntseins von sich selbst" beschreiben, vom Erlebnis des eigenen Gesanges überrascht und überwältigt werden. Gelingt es in der Therapie, diese anfängliche Überwältigung, die durch die gemeinsame Musik geteilt und relativiert wird, zu durchleben und zu gestalten, entdecken viele Patientinnen etwas ganz Neues oder lange Verlorenes. Sie erleben sich ganzheitlich mit ihrem ur-eigenen Instrument, ihrer Stimme, in der Musik. Diese entstehende Musik zu gestalten ist keine abstrakte Übung, sondern trägt den Sinn in sich selbst und bewirkt oft das Erlebnis des lange vermissten Eins-Seins mit sich selbst. (Weitere Literatur zur Musiktherapie in der Gynäkologie siehe Aldridge, G.)

Musiktherapie auf der Intensivstation

- Herr Vollmer -

Beschreibung und Vorgeschichte: Herr Vollmer ist 62 Jahre alt. Er hat eine massive Hirnblutung (intracerebrale Blutung, Einblutung in die capsula interna) erlitten und ist zum Zeitpunkt des Therapiebeginns seit vier Wochen komatös. Wegen einer schweren Pneumonie ist er zusätzlich bedroht. Herr Vollmer ist groß und korpulent. Der Ansatz seines weißen glatten Haares ist weit zurückgewichen. Meist ist sein Gesicht gerötet und schweißig. Seine linke Körperhälfte ist gelähmt, aber auch die nicht beeinträchtigte Körperseite bewegt er nicht. Herr Vollmer wird kontrolliert-assistiert beatmet. Die Musiktherapie ist angefordert worden, weil er auch nachdem er keine sedierenden und relaxierenden Medikamente mehr bekommt, nicht erwacht. Es soll versucht werden, ihm ein Begegnungs- und Begleitungsangebot zu machen, das keine intellektuelle Verarbeitung braucht, das unmittelbar „verständlich" ist und ihm zu Orientierung und Vertrauen in einer vor allem akustisch für ihn fremden und unstrukturierten Umgebung verhelfen kann.

Musiktherapie - Ein Blick in die 3. Sitzung: Herr Vollmer ist leicht seitlich auf dem Rücken gelagert. Seine laute und etwas mühsam klingende Atmung hat einen klaren Dreierrhythmus: eine Zählzeit Ein-, zwei Zählzeiten Ausatmen (kurz — lang, kurz — lang . . .). Ich nehme seinen Rhythmus auf, atme zunächst mit und summe dann ohne Worte genau in diesem Rhythmus: zweitaktige, sich wiederholende, klar strukturierte Motive. In den ersten beiden Sitzungen hatte Herr Vollmer keine deutlichen Reaktionen gezeigt. Als er meine Stimme heute hört, öffnet er erstmals die Augen -— sein Blick ist nicht fokussiert. Ich schaue ihm in die Augen und folge weiter seinem Atemrhythmus. Nach etwa zwei Minuten hebt er langsam seinen rechten Arm und berührt meinen Hals — möglicherweise eine Orientierungsbewegung hin zur „Klangquelle". Er bewegt seine Hand rhythmisch, klopft an meinen Hals. Vorübergehend nehme ich diese Bewegungen in meinen Gesang auf. Dann, als sein Arm erschöpft zurücksinkt, kehre ich in meinem Gesang wieder zum Atemrhythmus zurück. Noch zweimal öffnet Herr Vollmer die Augen und scheint meinen Blick nun etwas gezielter zu suchen. Dann, nach etwa acht Minuten, beende ich den Gesang und verabschiede mich von ihm.

Kommentar: Auch Menschen im Koma stehen Äußerungsmöglichkeiten zur Verfügung, die für eine musikalische Begegnung genutzt werden können. Hier ist vor allem der Atemrhythmus zu nennen, der auch bei maschineller Beatmung individuelle Züge aufweist. Dieser Rhythmus kann vom Musiktherapeuten wahrgenommen, aufgenommen und mit dem Patienten geteilt werden. Der Atemrhythmus hat viele musikalische Parameter, die in die Improvisation aufgenommen werden können. Die Musik entwickelt sich mit dem Patienten, wenn er innehält, langsamer oder schneller wird, wird die Improvisation ihm folgen. Die Atmung wird als Begegnungsangebot aufgefasst. Aus Sicht von Herrn Vollmer ist wichtig, dass auch sein mit der Hand geklopfter Rhythmus begleitet wird und er Bezüge zwischen seinem eigenen Handeln und der „Antwort" seiner unmittelbaren Umgebung herstellen kann. Diese Form der Mitbewegung bietet dem Patienten eine Möglichkeit der Orientierung in der Zeit und einen Bezug zu seiner eigenen Körperlichkeit. Herr Vollmer zeigte darüber hinaus typische Aufwachreaktionen: Orientierung im Raum, Suchen und Finden der „Klangquelle", Augen Öffnen. Die Phasen der Wachheit verlängerten sich von Tag zu Tag bis zu seiner Verlegung in ein anderes Krankenhaus. (Weitere Literatur zur Musiktherapie mit komatösen Patienten auf der Intensivstation siehe Gustorff/Hannich 2000.)

Musiktherapie in der Begleitung sterbender Patienten

– Herr Sommer –

Beschreibung und Vorgeschichte: Auch Herrn Sommer lerne ich auf der Intensivstation kennen. Er ist Mitte 50 und leidet unter einer sehr seltenen Blutkrebs-Art. Nur Bluttransfusionen erhalten ihn noch am Leben. Dementsprechend ist er sehr schmal und schwach. Dunkle Augen und dunkles Haar lassen sein ohnehin sehr blasses Gesicht fast weiß und durchscheinend wirken. Herr Sommer wurde zur Musiktherapie angemeldet, weil man für ihn nicht mehr tun konnte, als ihn zu begleiten. Diese Begleitung – so ist es der Wunsch des Stationsteams – sollte möglichst umfassend sein. Ob Herr Sommer selbst mit der Musiktherapie einverstanden sein würde, blieb abzuwarten.

Musiktherapie – 1. Sitzung: Ich gehe mit einer Leier zu Herrn Sommer, habe die Idee, dass er vielleicht ein paar Töne spielen kann und ich ihn begleite, singend oder auch spielend. Herr Sommer liest in einer Zeitung, die auf seiner Bettdecke ausgebreitet liegt, und schaut auf, als ich das Zimmer betrete. Direkt, als er das Instrument sieht, sagt er, er habe für so etwas keinen Sinn; er habe andere Sorgen, womit er vor allem die Regelung seines geschäftlichen und persönlichen Nachlasses meint. Er möchte aber gerne, dass ich bei ihm bleibe. Ich frage nach einer Weile, ob ich vielleicht für ihn spielen und singen solle. Er könne mich gegebenenfalls jederzeit unterbrechen. Er ist einverstanden. Ich singe und begleite mich dazu auf der Leier: sehr leise, ungefähr im Rhythmus seiner Ausatmung. Nach einigen Minuten schließe ich ab. Er überrascht mich mit seiner Reaktion. Als ich aufblicke sitzt der sonst extrem blasse Mann aufrecht und mit rosigem Gesicht im Bett und applaudiert. „Bravo – das war aber schön." Er meint, so etwas hätte er gerne jeden Tag.

2.–10. Sitzung: So gehe ich täglich gegen Abend zu Herrn Sommer, auch als er auf eine periphere Station verlegt wird, was mit seinem ausdrücklichen Einverständnis geschieht. Nun wird er sehr schnell schwächer, vor allem nachdem er seine Angelegenheiten alle zu seiner Zufriedenheit geregelt hat.

An meinem Angebot ändert sich wenig. Ich singe zur Leier, Herr Sommer hört zu und scheint dabei zunehmend intensiv wahrnehmend die Musik mitzugestalten. In seinen letzten drei Lebenstagen schläft er immer wieder ein, wenn ich für ihn singe. Dann orientiere ich mich rhythmisch in meinem Gesang an seiner Atmung. Wir sprechen kaum miteinander. Keiner von uns beiden verspürt die Notwendigkeit dazu.

Eines Abends werden während meines Singens seine Atempausen immer länger. Hin und wieder atmet Herr Sommer stimmhaft aus. Da dies durch die Art, wie ich meine Melodie ihm anpasse, auf den betonten Taktzeiten geschieht, klingt es, als sänge er mit. Es entsteht eine gemeinsam gestaltete Form. Wieder schläft Herr Sommer schließlich ein. In den Morgenstunden dieser Nacht verstirbt er.

Kommentar: Die Musiktherapie mit Herrn Sommer verfolgte kein kuratives Ziel. Vielmehr stand die Begleitung seiner letzten Lebenstage im Vordergrund. Sicher liegen die Stärken der Musiktherapie in diesem Zusammenhang in der Unmittelbarkeit der Kontaktmöglichkeit, in der Aufrichtigkeit der Begegnung und in dem wortlosen und damit unmissverständlichen Einklang miteinander. In der Begleitung Sterbender ist oft der Eindruck bestimmend, dass die Begegnung mit diesen Menschen eine Begegnung mit ihrer Gesundheit, nämlich ihrer musikalischen Identität ist. Zudem weist Musik in ihrer nicht materiellen Eigenschaft immer über den Augenblick hinaus und ist vielleicht daher auch besonders geeignet, in Phasen des Überganges Halt zu geben. (Weitere Literatur zur Musiktherapie mit Sterbenden und schwer kranken Menschen siehe Hoffmann 1998b, Lee 1996, Hartley 2000, Neugebauer 2000.)

Musiktherapie in der Psychiatrie

(von Peter Hoffmann, Universität Witten/Herdecke, Gemeinschaftskrankenhaus Herdecke)

– Frau Hamann –

Beschreibung und Vorgeschichte: Frau Hamann ist 32 Jahre alt, sehr schlank, circa 1,65 m groß. Sie hat eine blasse, durchscheinende Gesichtshaut. In unseren ersten Begegnungen strahlt sie etwas Scheues, Verletztes und Verletzliches aus. Sie spricht kaum, vermeidet den Blickkontakt. Sie wirkt sehr nervös, dabei gleichzeitig aufmerksam und ‚überwach'. Sie ist stets schwarz gekleidet.

Frau Hamann wurde stationär aufgenommen mit der Diagnose einer depressiven Dekompensation bei einem Borderline-Syndrom. Sie hat eine sehr bedrückende Biographie, mit zahlreichen traumatisierenden Erlebnissen in der Kindheit. Sie hat eine Essstörung entwickelt und ist zum Zeitpunkt der Aufnahme schmerzmittelabhängig. Sie zeigt regelmäßig selbstverletzendes Verhalten. Aufnahmegrund ist eine wachsende Verzweiflung, akute Suizidalität, die dennoch mit dem Wunsch verbunden ist, etwas im Leben zu verändern.

Frau Hamann erlebt sich als Person ausschließlich negativ und definiert sich über Misslungenes in ihrer Biographie. In ihrem Inneren herrscht ein gedankliches und gefühlsmäßiges Chaos, das zu ordnen ihr nicht möglich ist. Sie kann sich nicht mitteilen, sich nicht ausdrücken, die eigenen Empfindungen nicht weitergeben. Gespräche sind deswegen zu Beginn des Aufenthaltes schwer möglich.

Für das Umfeld ist deutlich, dass Frau Hamann viele Fähigkeiten hat, die sie aber nicht erleben oder für sich einsetzen kann. Ihre Bereitschaft zu einer Therapie ist sehr hoch.

In der ersten Zeit ihres Aufenthaltes ist Frau Hamann sehr verschlossen, geht jedem Kontakt aus dem Weg. Immer wieder fügt sie sich in den ersten Wochen Verletzungen zu. In dieser Zeit steht für alle im Team der Versuch im Vordergrund, Kontakt zu ihr zu finden und gegenseitiges Vertrauen zu bilden.

Musiktherapie: Frau Hamann kommt zweimal wöchentlich zur Musiktherapie und erhält insgesamt 37 Sitzungen.

1.–4. Sitzung: Im Musiktherapieraum zögert sie sehr lange, ein Instrument zu wählen, entschließt sich dann für das Metallophon. Sie möchte nur einen Schlegel haben und beginnt dann zögernd und verschwindend leise zu spielen. Dabei entstehen kleine, in sich abgeschlossene Motive (z. B. abwärts laufende Dreiklangsbrechungen), die sie für Minuten, ohne Pausen oder Zäsuren wiederholt. Die Motivik, die Lautstärke und das Tempo ihres Spiels bleiben dabei gleich, verändern sich nicht. Ihre Spielbewegungen sind eng und starr, der Blick gesenkt. Die Musik hat keine Richtungsbildung, sie dreht sich in sich selbst, ist darin muster- und schablonenhaft.

Die beschriebene Spielweise ist kennzeichnend für die ersten Sitzungen.

Ich versuche, ihr Motiv am Klavier zu begleiten, und spiele leise, im selben Tempo und der gleichen Dynamik. Auf Veränderungen in meiner Improvisation geht sie nicht ein, bleibt beharrlich bei ihrer Spielweise.

Im Begleiten, Mitbewegen und Mitspielen ihrer Musik teilt sich mir etwas von Frau Hamann mit, was Ausdruck ihrer Person und ihrer Befindlichkeit ist: Ich erlebe in ihrem Spiel etwas Unbewegliches, starke Kontrolle, aber auch Exaktheit, Präzision, Wachheit und Kraft. Ich erlebe eine sensible Wahrnehmung von musikalischem Kontakt bei gleichzeitiger Vermeidung dessen. Kontakt und Nähe kann Frau Hamann nur schwer zulassen, im Anfang allenfalls aushalten. Es entsteht der Eindruck einer sehr kontrollierten und kontrollierenden Frau, die sensibel Angebotenes in seinen Qualitäten wahrzunehmen scheint, allerdings wenig Möglichkeiten hat, Seelisches in der Aktivität zu zeigen.

Frau Hamann äußert spontan die positive Wirkung der musikalischen Aktivität, sie erlebe die Musik als Entlastung, da sie mit den Gedanken einmal ganz woanders sei, sie könne sich ganz in die Musik geben.

In der Musiktherapie taucht immer wieder ein sich ständig wiederholendes Motiv auf. Ich versuche, Frau Hamanns Spiel in jeder Sitzung so aufzunehmen und zu umspielen, dass dadurch ein Raum entstehen kann, der sie nicht zwingt, etwas tun zu müssen, sondern ihr ermöglicht, eine Verbindung zu ihrem Spiel zu finden und aus sich heraus Möglichkeiten des Gestaltens zu entdecken. Es ist zunächst wichtig, dass sie durch das Spiel in ein Gespräch mit sich selbst kommt: ihre Empfindungen erlebt, ihre Ausdrucks- und Gestaltungsmöglichkeiten wie -einengungen spürt. Im Spiel mit ihr versuche ich, frei von eigenen

Spielintentionen zu sein, nur das zu unterstützen und zu tragen, was sie anbietet.
In den ersten zwei Wochen wählt sie immer nur das Metallophon. Sie spielt wie oben beschrieben, allerdings verändert sie nach einer Weile Tempo und Lautstärke in ihrem Spiel, während alle anderen Parameter gleich bleiben.

5.–16. Sitzung: Nach und nach werden ihre Motivbildungen länger. Vorsichtig verändert Frau Hamann dabei auch die Lage ihres Spiels am Instrument. Aus kurzen aneinander gereihten Motiven entstehen in der Folge kleine Reihen, in denen die Motive zu größeren Formen wie zu Sinneinheiten verbunden werden. Frau Hamanns Musik erhält in ihrer motivischen Abgeschlossenheit, die sie weiter prägt, nun einen „Raum", eine Art Ausdehnung.

Im weiteren Therapieverlauf ergibt sich eine Phase, in der Frau Hamann beginnt, mit ihren Motiven zu spielen. Sie will jetzt spürbar etwas mit der Musik machen, sie verbindet sich damit. Dabei ist sie experimentierend in einem gesunden Sinne auf sich selbst bezogen. Ich begleite sie und kann nun vermehrt Absichten in ihrem Spiel entdecken und versuchen, sie in der Umsetzung zu unterstützen.

Nach zwei Monaten kommt es in unserer Musik zu gegenseitigen Imitationen, damit wird erstmalig ein direktes, beabsichtigtes Beziehen möglich. Allmählich wird es ihr möglich, andere Instrumente auszuprobieren als nur das Metallophon.

17. Sitzung: Frau Hamann wählt das Marimbaphon. Sie beginnt die Improvisation wieder mit einem Motiv, welches in Wiederholungen erstarrt. Daraus entsteht dann jedoch eine Musik, die von Beweglichkeit und Gegenseitigkeit geprägt ist. In ihr ergeben sich „Rollenwechsel": Mal spielt Frau Hamann eher begleitend und ich die Melodie, dann sie die Melodie. Die Musik ist schnell, tänzerisch und hat eine leichte Qualität. Am Ende dieser Improvisation spricht Frau Hamann von sich aus Empfindungen an, die durch die Musik ausgelöst werden.

Ihre Musik ist weiter von sich wiederholenden Motiven gekennzeichnet, aber mit einem lebendigeren Ausdruck und einer veränderten zeitlichen Gestalt versehen: Die Musik ist beweglich, flexibel, spielerischer, in der Motivik gibt es Richtungsbildung, und es entwickelt sich eine Gegenseitigkeit der Beziehungsgestaltung, dialogische Strukturen werden möglich. Sie muss sich im Spiel nicht mehr sofort an eine feste Form binden.

Kommentar: Der hier nur angedeutete Gesamtverlauf der Musiktherapie zeigt eine Entwicklung, in der sich Frau Hamann mit kleinen

Schritten für jede Sitzung innerhalb der musikalischen Tätigkeit neue Begegnungs-, Ausdrucks-, und Handlungsmöglichkeiten erobert. In allen Bereichen auf der Station werden im beschriebenen Zeitraum Veränderungen wahrnehmbar: Frau Hamann kleidet sich anders, sie schminkt sich. Ihre Stimmungslage ist insgesamt weniger labil. Sie ist weniger zurückgezogen, sucht zusehends das Gespräch. Im Kontakt wächst eine Offenheit, sie ist stabiler im Umgehen mit der Umwelt, kann Konflikte ansprechen und gestalten. Frau Hamann beginnt, das, was sie beschäftigt, auszudrücken. Vergangenes wie Zukünftiges kann nun mit ihr angesprochen werden.

Die beschriebenen Entwicklungen sind „Meilensteine" für sie, die sie und alle Betreuenden hoffnungsvoll stimmen. Allerdings sind diese Schritte ganz labil und im Gesamtverlauf auch immer gefährdet.

Nach einem Jahr der Behandlung, in der sie für lange Zeit auch tagesklinisch angebunden war, wird sie in eine Rehabilitationseinrichtung entlassen. (Weitere Literatur zur Musiktherapie in der Psychiatrie siehe Pavlicevic et al. 1994, Pilz 1999.)

4 Lehre und Forschung

Lehre

Studiengänge, in denen die Schöpferische Musiktherapie vermittelt wird, gibt es derzeit in England (Nordoff/Robbins Music Therapy Centre in Kooperation mit der City University London), in den USA (New York University) und in Deutschland (Universität Witten/Herdecke). Im Aufbau befinden sich entsprechende Einrichtungen in Australien und in Japan.

Der Studiengang Musiktherapie an der Universität Witten/Herdecke erhielt die endgültige ministerielle Genehmigung und damit die staatliche Anerkennung im Jahre 1985. Er ist als Vollzeitstudium über vier Semester konzipiert. Zulassungsvoraussetzungen sind ein abgeschlossenes Musik- oder Musikpädagogik-Studium, der Nachweis eines Krankenpflegepraktikums und das Bestehen der Aufnahmeprüfung. Besonderer Wert wird auf eine gute künstlerische Qualifikation am Klavier gelegt, da dieses Instrument in der therapeutischen Arbeit von zentraler Bedeutung ist. Im Mittelpunkt des Studiums steht die Anwendung der Kunst der Musik in der Therapie. Die praktische und theoretische Ausbildung soll die Studierenden befähigen, ihre künstlerischen Fähigkeiten und musikalischen Fertigkeiten zu erweitern und in klinischen Situationen so einzusetzen, dass dadurch eine gezielte Förderung des behinderten oder kranken Menschen erreicht wird. An-

ders als in den meisten anderen Studiengängen gibt es keine externen Praktika. Alle praktischen Ausbildungsteile finden unter Supervision statt und sind unmittelbar in den Studienablauf zeitlich und örtlich integriert. Wie für alle anderen Studierenden der Universität Witten/Herdecke ist auch für die Studierenden der Musiktherapie die Teilnahme am Studium fundamentaler fester Bestandteil der Ausbildung.
Das Studium wird mit der Diplomprüfung abgeschlossen. Es besteht die Möglichkeit der Promotion zum Doctor rerum medicinalium. (Weiteres siehe Informationsbroschüre des Institutes für Musiktherapie der Universität Witten/Herdecke.)

Forschung

Die Entwicklung der *Forschung* in der schöpferischen Musiktherapie ist wesentlich bestimmt durch die Arbeit von David Aldridge (siehe Literaturverzeichnis). Als weitere Autoren speziell auf dem Gebiet der Forschungsentwicklung innerhalb der Methode sind Aigen, Ansdell, Lee und Pavlicevic zu nennen. Gerade hier — im Bereich der wissenschaftlichen Entwicklung — gilt jedoch das Bestreben, die methodischen Grenzen zugunsten eines möglichst breit angelegten Diskurses und Austausches zu überschreiten. Diese Einstellung hat in den vergangenen Jahre dazu geführt, dass am Institut für Musiktherapie der Universität Witten/Herdecke ein umfassendes Archiv der nationalen und internationalen Literatur zur Musiktherapie und zu angrenzenden Gebieten aufgebaut wurde. Parallel dazu gibt das Institut CD-ROMs und eine Buchreihe heraus (Aldridge, D. 1997, 1998, 1999b, 2000). All dies soll dazu dienen, Fachwissen möglichst vielen Kollegen zugänglich zu machen, wissenschaftliches Schreiben und Diskutieren zu fördern, Austausch zu koordinieren und Kommunikation anzubahnen.
In den Veröffentlichungen anderer Praktiker und Forscher „finden wir Richtlinien für unsere Praxis. Wir erarbeiten eine Strategie und probieren sie dann aus. Dieser Test bringt Ergebnisse, die uns in unseren ursprünglichen Gedanken entweder bestärken oder uns davon abbringen. Diese Ergebnisse und Ideen anderer Menschen setzen den Forschungskreislauf wieder in Gang und überprüfen unsere neuen Gedanken aufs Genaueste. Das ist der Prozess des *re-search*, des Wieder-Erforschens" (Aldridge 1999a, 36).
Ähnlich wie in der Therapiesituation haben wir es auch in der Forschung mit einem dynamischen Gestaltungsprozess zu tun, der sich wiederum stark in Abhängigkeit zum Wissenschaftsverständnis befindet. „Wissenschaft ist ein Prozess, eine Aktivität, nicht ein in Stein ge-

hauenes Regelwerk, das uns zu allen Zeiten als Dogmengrundlage dienen soll" (Aldridge 1999a, 378) – „trifft es zu, dass Wissenschaft eine schöpferische Form ist, Wissen umzusetzen, dann kann der Weg, auf dem wir dieses Wissen erwerben, nicht auf instrumentalisierte Ansätze beschränkt sein. Nein, Wissen ist etwas, das auch gesungen, gespielt, getanzt, schauspielerisch umgesetzt werden kann. Diesem Ansatz liegt eine Philosophie der Welt zugrunde", die wie folgt dargestellt werden könnte: „weg von einer ausschließlich materialistischen Perspektive hin zu einer Perspektive, die die Welt als lebenden Organismus versteht, improvisiert in dem Moment, an dem wir alle teilhaben" (Aldridge 1999a, 380).

Ein Spezifikum der künstlerischen Therapien liegt darin, dass sie ihr Augenmerk nicht nur auf die pathologischen Veränderungen eines Krankheitsgeschehens lenken, sondern die Darstellung von Potentialen erlauben. Musiktherapeuten richten ihr Augenmerk auf die Benennung und Analyse der musikalischen Ausdrucksweisen und Formgestalten ihrer Patienten. Ein angemessener methodischer Zugang scheint zunächst in der Erstellung von Einzelfallstudien zu liegen. Sie erlauben die Identifikation von prägnanztypischen Phänomenen. Ganz allgemein aber kann vor dem Hintergrund einer prozess- und entwicklungsorientierten künstlerischen Gestaltung Nachvollziehbarkeit angestrebt werden, vor allem durch gute Dokumentation und Darstellung. Methodisch kontrollierte Subjektivität, ergänzt und unterstützt durch kunstimmanente Beschreibung und Analyse erlauben uns, in einem produktiven Verhältnis zu unserer Lebenswirklichkeit Fragen wahrzunehmen, sie zu stellen, sich auf die Suche zu begeben, mögliche Antworten zum Vorschein zu bringen und dies in einer Haltung, die sowohl erkenntnis- als auch ergebnisorientiert sein kann.

Eine der Aufgaben der Musiktherapie in unserer Zeit könnte es sein, Wissenschaft und Kunst wieder zusammenzuführen, Denken und Empfinden in Einklang zu bringen. Der Physiker Friedrich Cramer bezeichnet die Kunst in einem ähnlichen gedanklichen Zusammenhang als „Meta-Wissenschaft", die die Aufgabe hat, „unter Hereinnahme aller, auch der letzten wissenschaftliche(n) Erkenntnisse, den Menschen in einen ästhetischen Raum weiter(zu)führen". Charakterisiert ist die Meta-Wissenschaft als eine Wissenschaft, „in der nicht mehr oder nicht mehr allein die Kategorie des Rationalen gilt, sondern zusätzlich die Kategorie des Ästhetischen und Metaphorischen bestimmend wird. Wissenschaft und Leben würden dann zum Spiel werden" (Cramer 1998, 197) – eine Vorstellung, die uns als Musiktherapeuten sicher angemessen und erstrebenswert erscheint.

Literatur

Aigen, K. (1998): Paths of Development in Nordoff-Robbins Music Therapy. Barcelona Publishers, New York
- (1998b): Creativity in Qualitative Music Therapy Research. Journal of Music Therapy XXXV (3), 150–175

Aldridge, D. (Hrsg.) (1997): Kairos I. Beiträge zur Musiktherapie in der Medizin. Hans Huber, Bern
- (Hrsg.) (1998): Kairos II. Beiträge zur Musiktherapie in der Medizin. Hans Huber, Bern
- (1999a): Musiktherapie in der Medizin. Forschungsstrategien und praktische Erfahrungen. Hans Huber, Bern
- (Hrsg.) (1999b): Kairos III. Beiträge zur Musiktherapie in der Medizin. Hans Huber, Bern
- (Hrsg.) (2000): Kairos IV. Beiträge zur Musiktherapie in der Medizin. Hans Huber, Bern
- (Hrsg.) (2000b): Music Therapy in Dementia Care. Jessica Kingsley, London
-, Aldridge, G. (1997): Musiktherapie und die Alzheimer-Krankheit. in: Aldridge, D. (Hrsg.) (1997), 35–48
-, Gustorff, D., Neugebauer, L. (1997): Musiktherapie mit entwicklungsverzögerten Kindern. In: Aldridge, D. (Hrsg.) (1997), 14–21

Aldridge, G. (1997): Die Entwicklung einer Melodie im Verlauf einer Improvisation. Spontane Ausdrucksmöglichkeiten mit einer Brustkrebspatientin. In: Aldridge, D. (Hrsg.) (1997), 21–28
- (1998): Die Entwicklung einer Melodie im Kontext improvisatorischer Musiktherapie. Unveröffentl. Forschungsarbeit zur Erlangung des PH. D. Grades, Universität Aalborg

Ansdell, G. (1995): Music for Life. Aspects of Creative Music Therapy with Adult Clients. Jessica Kingsley Publishers, London

Cramer, F. (1998): Symphonie des Lebendigen. Versuch einer allgemeinen Resonanztheorie. Insel, Frankfurt/M., Leipzig

Dahlhaus, C., Eggebrecht, H. H. (1985): Was ist Musik? Heinrichshofen, Wilhelmshaven

Decker-Voigt, H.-H., Knill, P., Weymann, E. (Hrsg.) (1996): Lexikon Musiktherapie. Hogrefe, Göttingen

Dill-Schmölders, C., Drün, M. (1999): Lebensqualität und Musiktherapie – Eine Studie aus der Neurologie. In: Neander, K.-D. (Hrsg.) (1999): Musik und Pflege. Urban und Fischer, Jena, 129–143

Gembris, H. (1994): Konzept der Orientierung als Element einer psychologischen Theorie der Musikrezeption. Musikpsychologie 11, 102–118.

Gustorff, D. (1997a): Sebastian – Annehmen und Verstehen in der Musiktherapie – eine Fallstudie. In: Aldridge, D. (Hrsg.) (1997), 7–12
- (1997b): Den Patienten jenseits der Krankheit erreichen. Schöpferische Musiktherapie in der Neurologie. TW Neurologie Psychiatrie 11, 448–453
-, Hannich, H.-J. (2000): Jenseits des Wortes. Musiktherapie mit komatösen Patienten auf der Intensivstation. Huber, Bern
-, Neugebauer, L. (1997): Musiktherapie mit Bahman, einem autistischen Jungen – eine Fallstudie. In: Aldridge, D. (1997), 12–14

Grün, M., Dill-Schmölders, C., Greulich, W. (1999): Schöpferische Musiktherapie und Parkinson. In: Aldridge, D. (Hrsg.) (1999b), 70–76

Hartley, N. (2000): Musiktherapie mit Menschen, die mit HIV und AIDS leben: „... Beinahe die Definition Gottes ..." Persönliche Reflexionen eines Musiktherapeuten. In: Aldridge, D. (Hrsg.) (2000), 102–120

Herkenrath, A. (1998): Musiktherapie und Wahrnehmung. Unveröffentlichtes Manuskript. Unna

Hoffmann, P. (1998a): Musiktherapie bei chronischen Schmerzen. In: Aldridge, D. (Hrsg.) (1998), 64–72

- (1998b): Musik ist ein Gespräch von Seele zu Seele. Musiktherapie mit Schwerkranken und Sterbenden. In: Aldridge, D. (Hrsg.) (1998), 72–82
Janssen, W., Schmid, W. (2001): Gruppen-Musik-Therapie. In: Aldridge, D. (Hrsg.) (2001), 12–26
Langer, S. (1953): Feeling and Form: A Theory of Art. Routlage and Kegan, London
Lee, C. (1996): Music at the Edge. The Music Therapy Experiences of a Musician with AIDS. Routledge, London, New York
Linden, U. (1997): Gruppenmusiktherapie in der Geriatrie. In: Aldridge, D. (Hrsg.) (1997), 31–35
Morris, D. B. (1994): Geschichte des Schmerzes. Insel, Frankfurt/M., Leipzig
Neugebauer, L. (2000): Erlebnisse und Erfahrungen aus der Musiktherapie mit HIV-Betroffenen. In: Aldridge, D. (Hrsg.) (2000), 120–130
Nordoff, P., Robbins, C. (1975): Musik als Therapie für behinderte Kinder. Klett-Cotta, Stuttgart
–, – (1983): Music in Special Education. 2. Aufl. The John Day Company, New York
–, – (1986): Schöpferische Musiktherapie – individuelle Behandlung für das behinderte Kind. Fischer, Stuttgart
Pavlicevic, M., Trevarthen, C., Duncan, J. (1994): Improvisational music therapy and the rehabilitation of persons suffering from chronic schizophrenia. Journal of Music Therapy 31, 86–104
Pilz, W. (1999): Musiktherapie nach Nordoff/Robbins in der Akutpsychiatrie. In: Aldridge, D. (Hrsg.) (1999b), 76–88
Raff-Lichtenberger, H. (1998): Musiktherapie mit Rückenmarkverletzten. In: Aldridge, D. (Hrsg.) (1998), 56–64
Robbins, C., Robbins, C. (1980): Music for the hearing impaired. Magnamusic-Baton, St. Louis
Weckel, J. (1998): Musiktherapie in der neurologischen Rehabilitation. Apallisches und postapallisches Syndrom. In: Aldridge, D. (Hrsg.) (1998), 40–48

CD-ROMs

Aldridge, D. (Hrsg.) (1999a): Music Therapy with Children. Jessica Kingsley, London
Aldridge, D. (Hrsg.) (1996): Musiktherapie/Info Teil 1. Institut für Musiktherapie, Universität Witten/Herdecke (siehe auch Web-site)
Aldridge, D. (Hrsg.) (1999b): Musiktherapie/Info Teil 2. Institut für Musiktherapie, Universität Witten/Herdecke (siehe auch Web-site)

Notenmaterial
Lieder und Instrumentalarrangements:
Nordoff, P., Robbins, C.: Children's playsongs (Vol. I–V); Greetings and goodbyes; Fun for four drums; Fanfares and dances; Folksongs for children to play and sing; Spirituals for children to sing and play;
Alle Noten erhältlich bei Theodor Presser Company, Bryn Mawr, Pennsylvania 19010.

Singspiele:
Nordoff, P., Robbins, C.: The three bears; pif Paf Poltrie; The message for a king; Artaban; The children's christmas play; Mother Goose; The 23. Psalm
Alle Noten erhältlich bei Theodor Presser Company, Bryn Mawr, Pennsylvania 19010

Adressen

Institut für Musiktherapie der Universität
Witten/Herdecke
Alfred-Herrhausen-Str. 50
58448 Witten
Tel.: 0049/2302/926 782
Fax: 0049/2302/926 783
E-Mail: gabih@uni-wh.de
internet: www.musictherapyworld.net

Stiftung zur Förderung der Nordoff/
Robbins Musiktherapie
Lister Str. 18
30163 Hannover
Tel.: 0049/511/395 5184
Fax: 0049/511/394 5185
E-Mail:fiona@nordoff-robbins.de
Internet: www.nordoff-robbins.de

Nordoff-Robbins Music Therapy Centre
2 Lissenden Gardens
London NW5 1PP
Tel.: 0044/20 7267 4496
Fax: 0044/20 7267 4369
E-Mail: admin@nordoff-robbins.org.uk
Internet: www.nordoff-robbins.org.uk

The Nordoff-Robbins Center for Music
Therapy
New York University
82 Washington Square East
New York, NY 10003
Tel: 001/212/998 5151
Fax: 001/212/995 4045
E-Mail: nordoff.robbins@nyu.edu
Internet: ww.nyu.edu/education/music/nrobbins

Musiktherapie nach Gertrud Orff – eine entwicklungsorientierte Musiktherapie

von Melanie Voigt

Die Orff-Musiktherapie (Musiktherapie nach Gertrud Orff) ist eine aktive, multisensorische Therapie. Sie wurde entwickelt, um Kinder und Jugendliche mit Entwicklungsstörungen und Behinderungen zu behandeln. Sie orientiert sich an der Entwicklung des Kindes, seinen Fähigkeiten, seiner Persönlichkeitsentwicklung, seiner persönlichen Geschichte und an seinen Gefühlen. Zusätzlich werden das familiäre und das soziale Umfeld berücksichtigt.

Aufgrund dieser Orientierung wird die Orff-Musiktherapie als entwicklungsorientierte Musiktherapie (developmental music therapy) klassifiziert (Bruscia 1989).

1 Geschichtliche Entwicklung

Die Entwicklung der Orff-Musiktherapie im Sinne der Musiktherapie nach Gertrud Orff fand vor dem Hintergrund des Orff-Schulwerks (ein musikpädagogisches Konzept des Komponisten Carl Orff) und der Sozialpädiatrie statt. Auf diesen Grundlagen entwickelten sich die Eigenschaften und Elemente der Therapie und die Basisprinzipien des therapeutischen Vorgehens.

Einfluss des Orff-Schulwerkes

Gertrud Orff war während ihrer Ehe mit dem Komponisten Carl Orff an der Entwicklung des Orff-Schulwerks beteiligt. Zwischen 1960 und 1970 machte sie in Europa und in den USA Erfahrungen in der Anwendung des Orff-Schulwerks im pädagogischen Rahmen. Sie arbeitete sowohl mit Kindern und Jugendlichen mit Entwicklungsstörungen und Behinderungen als auch mit Kindern und Jugendlichen ohne diese Probleme.

In der Entwicklung der Orff-Musiktherapie ging sie zunächst von Elementen des Orff-Schulwerks aus, um musiktherapeutische Behandlungen mit Kindern mit Entwicklungsstörungen und Behinderungen durchzuführen. Sie sah die Orff-Musiktherapie als mit dem Orff-Schulwerk verwandt, aber nicht identisch. „Die Orff-Musiktherapie hat sich organisch aus dem Orff-Schulwerk entwickelt" (Orff 1985, 14).

Der Musikbegriff der Orff-Musiktherapie wurde von Gertrud Orff mit dem Wort *Musiké* beschrieben. Dieser sehr breite Musikbegriff beschreibt in der Orff-Musiktherapie wie im Orff-Schulwerk die Idee einer „musischen Gesamtdarstellung des Menschen in Wort, Ton und Bewegung" (Orff 1985, 11). Alle Sinne konnten durch phonetisch-rhythmische Sprache, das Handhaben von Instrumenten, freien und gebundenen Rhythmus, Melos in Sprache, Singen und Bewegung angesprochen werden, wenn diese im Sinne von Musiké eingesetzt wurden.

Die Idee des kreativ-spontanen Musizierens wurde in der Orff-Musiktherapie vom Schulwerk übernommen. Im Schulwerk wurde dieses Musizieren in einem pädagogischen Rahmen eingesetzt, um für Kinder eine Dimension von Musik zu schaffen, in der sie sich ausdrücken, sich erleben und mit anderen Musik machen konnten (Orff 1973; 1985). „Die im Orff-Schulwerk empfohlene kreative Äußerung von Kindern wurde in der Therapie zum kreativen Stimulus per se" (Orff 1985, 14). Nach Orff sollten keine fertigen musikalischen Modelle, wie sie im Schulwerk enthalten sind, dem behinderten Kind angeboten werden, sondern Aktivitäten gefunden werden, die das Kind motivieren, selbst musikalisch im Sinne von *Musiké* aktiv zu werden und am Geschehen teilzunehmen. Dadurch konnte ihrer Meinung nach Kommunikation hergestellt und die Entwicklung des Kindes angeregt werden. Hierfür wurde das Instrumentarium, das für das Orff-Schulwerk entwickelt wurde, benutzt. Auch Körperinstrumente und Materialien aus der Umwelt hatten ihren Platz in der Therapie (Orff 1985).

Gertrud Orff nannte zwei Faktoren, die das Schulwerk besonders geeignet für die Arbeit mit behinderten Kindern machten. Der erste Faktor war das *Elementare* im Schulwerk. Dieses Elementare ist die Idee der Musik als Einheit von Musik, Bewegung, Tanz und Sprache, in der man als Mitspieler einbezogen werden muss, die für jeden erlebbar und erlernbar ist. Nicht komplexe musikalische Formen oder Virtuosität am Instrument sind notwendig. Kleine musikalische Formen, die einfach zu verstehen sind, werden durch das Musizieren mit Instrumenten, der Stimme, Körperinstrumenten und Bewegung gestaltet und machen es jedem Kind möglich, Teil dieses aktiven Tuns im Rahmen seiner Fähigkeiten zu sein. Das bedeutet, dass auch ein Kind, das Störungen in der Entwicklung zeigt, in der Lage ist, elementare Musik zu erleben und an musikalischen Aktivitäten teilzunehmen (Orff 1973; 1985).

Der zweite Faktor, der nach Ansicht von Gertrud Orff das Schulwerk für die Arbeit mit behinderten Kindern geeignet machte, war die Möglichkeit, die *Multisensorik* in der sozialen Interaktion anzuwenden. Sie fand, dass die Mittel der Therapie – das Instrumentarium, die Körperinstrumente und die Umweltmaterialien – einen solchen multisensorischen Ansatz ermöglichten und verlangten. Durch den Einsatz multisensorischer Impulse, z. B. die Kombination von akustischen Erfahrungen mit visuellen, kinästhetischen oder taktilen Erfahrungen, konnte ein Kind angesprochen werden, wenn eine Sinnesbehinderung vorhanden war, oder wenn das Kind, aus welchen Gründen auch immer, noch nicht zu musikalischem Spiel bereit war (Orff 1973, 1985, 1990).

Der sozialpädiatrische Hintergrund

Gertrud Orff entwickelte die Orff-Musiktherapie im Rahmen der Sozialpädiatrie. Dieses medizinische Fachgebiet ist auf der Arbeit von Prof. Theodor Hellbrügge gegründet. Er beschäftigte sich nach dem zweiten Weltkrieg mit den Entwicklungsstörungen von Heimkindern, vor allem mit den sozialen Störungen, die diese Kinder aufwiesen. Durch die Entwicklung einer Form der Entwicklungsdiagnostik für Säuglinge, die die wichtigsten psychomotorischen Funktionen der Kinder definierte, wurden auch Säuglinge, die mehrfache Behinderungen zeigten, sehr früh diagnostiziert (Hellbrügge 1975). Daraus entwickelte Hellbrügge das Konzept der Sozialpädiatrie.

„Die vom Kinderzentrum München ausgehende neue Konzeption der klinischen Sozialpädiatrie benutzt die einzigartigen Chancen der frühkindlichen Entwicklung, um durch Frühdiagnostik, Frühtherapie und frühe soziale Eingliederung geschädigte Kinder davor zu bewahren, behindert zu werden, bzw. sie so weit in die Gemeinschaft einzugliedern, dass ihre Behinderung von den Betroffenen und von der Gemeinschaft möglichst gering empfunden wird." (Hellbrügge 1981b, 3)

Hellbrügge erkannte, dass die Medizin allein für die Behandlung dieser Kinder nicht genügte. Er bezog Fachkräfte verschiedener Disziplinen und auch die betroffenen Eltern der Kinder mit ein, um eine mehrdimensionale Therapie zu schaffen, die den Bedürfnissen der Kinder gerecht wurde (Hellbrügge 1981b, 1975). Die Musiktherapie wurde in dieses Konzept mit dem Ziel integriert, die emotionale Entwicklung der Kinder positiv zu beeinflussen (Hellbrügge 1975). Er prägte den Begriff „Orff-Musiktherapie", um die Form der Musiktherapie, die in seinem Kinderzentrum in München angewandt wurde, zu kennzeichnen (Orff 1976).

Auch heute ist das erste Ziel der Sozialpädiatrie, Entwicklungsstörungen und Behinderungen zum frühest möglichen Zeitpunkt zu diagnostizieren, und den betroffenen Kindern und Jugendlichen so früh wie möglich Behandlungsmöglichkeiten durch ein interdisziplinäres und multiprofessionelles Team anzubieten. Dadurch soll das Kind die Chance erhalten, sein Entwicklungspotential zu realisieren und dadurch die für es größtmögliche Selbständigkeit und Autonomie zu erreichen, was wiederum zu einer stabilen sozial-emotionalen Entwicklung führen kann. Ein weiteres Ziel der Sozialpädiatrie ist die Integration dieser Kinder in ihren Familien, im Kindergarten, in der Schule und in der Gesellschaft (Voigt 1998).

Die Patienten der Sozialpädiatrie weisen ein sehr breit gefächertes Spektrum an Entwicklungsproblemen, Entwicklungsstörungen und Behinderungen auf. Diese Störungen können sowohl Verhaltensstörungen aufgrund von Problemen im familiären Umfeld sein, wie auch mehrfache Behinderungen, die durch prä-, peri-, postnatale Risiken, Unfälle oder genetische Störungen verursacht wurden (Voigt 1998). Ein interdisziplinäres und multiprofessionelles Team aus Kinderärzten und -neurologen, Diplom-Psychologen/Psychologischen Psychotherapeuten mit Schwerpunkt in der Entwicklungspsychologie, Kinderkrankenschwestern, Erziehern, Krankengymnasten, Ergotherapeuten, Logopäden, Musiktherapeuten, Montessori-Therapeuten und Sozialarbeitern betreuen, behandeln und beraten das Kind und seine Familie.

Der Begriff von Gesundheit oder Krankheit in diesem klinischen Rahmen ist keiner, der den traditionellen Definitionen entspricht. Hellbrügge warnte davor, Behinderung gleichzusetzen mit einer Diagnose, „denn Behinderung bedeutet ja nur etwas Relatives, das eintreten kann, aber nicht eintreten muss, wenn eine bestimmte Schädigung oder Störung vorliegt. Dabei betrifft das Behindertsein vor allem den Sozialbereich, d. h. wie sehr sich ein irgendwie Benachteiligter im Rahmen einer Umgebung benachteiligt fühlt oder nicht" (Hellbrügge 1981a, 17).

Ein schwerhöriger Mensch z. B. ist nicht „krank", sondern er erfährt eine Störung wichtiger Funktionsbereiche seiner Entwicklung, die Auswirkungen auf andere Funktionsbereiche der Entwicklung, auf die Prognose seiner schulischen Entwicklung und auf seine soziale Integration haben. Entwicklungsstörungen sind dann Störungen oder Hindernisse der Entwicklung durch behindernde Bedingungen körperlicher, mentaler oder psychosozialer Art.

2 Theoretische Grundlagen

Zwei wichtige theoretische Grundlagen der Orff-Musiktherapie finden wir im humanistischen Modell und in der klinischen Entwicklungspsychologie.

Haltung zum Menschen

Die beiden Disziplinen, auf der die Orff-Musiktherapie ursprünglich gründete, betonen das positive Potential des Menschen. Die eine, ein musikpädagogischer Ansatz, ging davon aus, dass jeder Mensch in der Lage ist, elementare Musik zu erleben und zu erlernen – anders gesagt, dass jeder Mensch musikalisch ist. Die andere Disziplin, ein Fachbereich der Medizin, betonte die Bedeutung des Entwicklungspotentials eines Kindes, auch wenn Störungen vorhanden sind.

In der Orff-Musiktherapie geht man immer vom Kind aus. Gertrud Orff betonte immer wieder das Entwicklungspotential jedes Kindes, warnte auch davor, nur die Störungen und nicht die Stärken des Kindes zu beachten. Sie sah das positive Entwicklungspotential in der Entwicklung von Fertigkeiten und in der Selbstverwirklichung der Persönlichkeit (Orff 1985, 1990).

„Gewöhnlich wird in der Therapie vor allem das Defizit beachtet, das was das Kind nicht kann, was aufgeholt werden muss, eine Entwicklungsverzögerung. Natürlich soll und muss dies geschehen, jedoch passiert es meistens zuungunsten der von mir so genannten Profizite, welche das Guthaben des Kindes meinen, das ganz individuell ausgeprägte Wissen und Sein im Kind, das neben dem Defizit doch auch schon ausgebildet ist. Dabei können gerade die Profizite ergänzend zur Diagnose wirken, und oft ergibt sich gerade über sie ein Weg zum Kind. Im Erkennen und Fördern des Profizits wird dem Kind ermöglicht, neue Quellen in sich zu erschließen." (Orff 1998, 131)

Die Betonung des positiven Potentials des Patienten und die Orientierung an seinen Ressourcen zeigt eine starke Anlehnung der Orff-Musiktherapie an das humanistische Modell der Psychologie (Vocke 1986; Bruscia 1987; Plahl 2000).

Gertrud Orff betonte außerdem, dass der therapeutische Prozess im „Zustand der Begegnung" stattfindet (Orff 1985, 161). Die Rolle des Therapeuten in diesem Prozess ist die eines Mittlers „für die Selbständigkeit eines Wesens, für die Entwicklung von Interesse, sei es für den anderen, sei es für Objekte" (Orff 1990, 92f). Die Beziehung zwischen Patient und Therapeut ist ein zentraler Faktor im Therapieprozess. Gleichzeitig machte Orff klar, dass die Nähe-Distanz-Regulierung für diese Beziehung sehr wichtig ist, damit keine Abhängigkeit zwischen

Therapeut und Patient entsteht. Wir sehen hier Parallelen zu der klientzentrierten psychotherapeutischen Haltung zum Patienten (Vocke 1986; Bruscia 1987; Smeijsters 1994).

Verständnis von Entwicklungsstörungen

Eine Entwicklungsstörung, wenn der Bereich der Störung nicht näher genannt wird, kann jede bleibende Beeinträchtigung der Entwicklung bezeichnen. Von einer Behinderung spricht man, wenn Beeinträchtigungen von den betroffenen Menschen im täglichen Leben erfahren werden, und/oder wenn sie durch die Umwelt sozial benachteiligt werden. Behinderung ist dann ein Begriff, der eine Normabweichung beschreibt. Die Zuordnung der Behinderung zu einer einzelnen Ursache ist selten möglich. Jede Behinderung muss als mehrfache Behinderung angesehen werden, da Beeinträchtigungen in einem Entwicklungsbereich häufig auch Auswirkungen in anderen Bereichen haben (Straßburg et al. 1997).

Die motorischen Schwierigkeiten, die ein Kind mit einer cerebralen Bewegungsstörung erlebt, können dazu führen, dass es wenig Initiative entwickelt, sich zu bewegen und seine Umgebung zu erkunden. Diese Passivität kann wiederum dazu führen, dass das Kind wenig Erfahrungen macht, die ihm ermöglichen, Information über seine Umwelt zu bekommen oder zu erleben, dass es einen Einfluss auf die Ereignisse in seiner Umwelt haben kann. Die Folge davon können Probleme in der Wahrnehmng und in der sozial-emotionalen Entwicklung sein (Voigt 1999). Dieses Beispiel zeigt, dass verschiedene Bereiche der Entwicklung sich gegenseitig beeinflussen.

Die klinische Entwicklungspsychologie ermöglicht uns, die Störungen der betroffenen Kinder und die Wechselwirkungen zwischen Entwicklungsbereichen sowie die Auswirkung der Entwicklungsstörung auf Familie und soziales Umfeld zu verstehen. Gleichzeitig zeigt sie uns, dass trotz ihrer Störungen, die Kinder auch Stärken haben. Klicpera und Innerhofer (1999) und Kusch und Petermann (1991) beschreiben z. B. sowohl die Komplexität autistischer Störungen wie auch Kompetenzen autistischer Kinder und Erkenntnisse über Faktoren, die sich in therapeutischen Situationen positiv auswirken können. Im Bereich mehrfach behinderter Kinder hat die Arbeit von Dunst und McWilliam (1988) gezeigt, dass Kinder mit Entwicklungsstörungen und Behinderungen kognitive, interaktive Kompetenzen entwickeln, die es ihnen ermöglichen, mit ihrer Umwelt in Interaktion zu treten, sich zu verständigen und Beziehungen aufzubauen. Diese Kompetenzen unterscheiden sich von den Kompetenzen gesunder Kinder in der

Qualität, die Komplexität der Kompetenzen ist von der mentalen Entwicklung der Kinder abhängig. Es ist die Aufgabe der Therapeutin oder der Bezugspersonen, das Kind in der Entwicklung dieser Kompetenzen zu motivieren und zu unterstützen.

In der Orff-Musiktherapie wird eine klientzentrierte psychotherapeutische Haltung zum Menschen durch Wissen und Erkenntnisse vor allem aus der klinischen Entwicklungspsychologie ergänzt. Dadurch ist es möglich den therapeutischen Prozess an den Entwicklungsprozessen des Kindes und an seiner Beziehung zu seiner Familie und zu seinem sozialen Umfeld auszurichten.

3 Therapeutische Prinzipien und Praxis

Im Folgenden werden der Aufbau der klinischen Arbeit in der Orff-Musiktherapie und wichtige Therapieprinzipien dargestellt.

Indikationsstellung: Ausgangspunkt für die Therapie

Die Komplexität von Entwicklungsstörungen und Behinderungen macht es notwendig, sowohl die funktionellen Entwicklungsprozesse als auch die Gefühle des Patienten, seine Persönlichkeitsentwicklung und seinen familiären Hintergrund in der Therapie zu berücksichtigen. Das Vorgehen muss adaptiert werden, um den Entwicklungsbedürfnissen des Patienten gerecht zu werden (Voigt 1999). In der Orff-Musiktherapie orientiert man sich stark an Entwicklungsprozessen und an der Qualität der Eltern-Kind-Beziehung (Voigt 1998).

Kein Bereich der Entwicklung sollte isoliert gesehen werden. Bei einem schwerhörigen Kind z. B. beeinflusst die auditive Entwicklung die Fähigkeit zu verstehen und sich zu verständigen. Diese Fähigkeiten stehen in Wechselwirkung mit der sozial-emotionalen und der kognitiven Entwicklung. Musiktherapie mit schwerhörigen Kindern, die auch Verhaltensauffälligkeiten aufweisen, wird daher nicht nur Ziele im Bereich der sozial-emotionalen Entwicklung verfolgen, sondern auch Ziele, die die oben genannten Wechselwirkungen positiv unterstützen.

Um dies zu ermöglichen, ist das Erstellen einer Indikation auf der Basis einer differenzierten pädiatrischen, neurologischen und entwicklungspsychologischen Diagnostik notwendig. Aus dieser Diagnostik kann das Entwicklungsprofil des Kindes – seine Stärken und Schwächen – erstellt werden. Daraus kann dann die Indikation zur Therapie abgeleitet werden. Eine Präzisierung dieser Indikation und das Festlegen von Zielen muss durch die Therapeutin erfolgen und kontinuierlich überprüft werden, was wiederum das Vorgehen beeinflusst.

Probleme oder Störungen in vier Entwicklungsbereichen – in der sozial-emotionalen Entwicklung, der motorischen Entwicklung, der auditiven Entwicklung und der Sprachentwicklung – stellen die wichtigsten Indikationen zur Orff-Musiktherapie dar. Wird ein Problem oder eine Störung in einem Entwicklungsbereich beobachtet, können mehrere Ursachen dafür verantwortlich sein. Eine problematische sozial-emotionale Entwicklung kann z. B. durch eine Behinderung, durch den Einfluss der sozialen Umwelt, durch eine soziale Störung oder durch eine Kombination dieser Ursachen entstanden sein. Aus diesem Grund ist die Erstellung des Entwicklungsprofils und der Diagnose notwendig, damit Ziele für die Therapie formuliert und die Mittel, die Therapieform und das Setting bestimmt werden können (Voigt 1998).

Das therapeutische Vorgehen

Die Bedeutung der sozialen Interaktion in der kindlichen Entwicklung ist reichlich belegt (Durkin 1995; Hughes 1995; Sarimski 1993). Das Vorgehen in der Orff-Musiktherapie gründet auf der Interaktion zwischen Therapeut und Kind.

Orff prägte für dieses Vorgehen zwei Begriffe: ISO (abgeleitet von dem griechischen Wort „isos": gleich, derselbe, ähnlich), das Mitgehen mit dem Kind auf seine Art und Weise, und PROVOKATION, ein neuer Reiz oder Impuls, musikalisch oder nicht-musikalisch, den der Therapeut in die Situation hineinbringt, um das Interesse des Kindes einzufangen und es auf positive Weise zur Erweiterung seiner Kompetenzen herauszufordern. Ein genaues Beobachten des kindlichen Verhaltens und die Berücksichtigung der Entwicklungsmerkmale der Kinder sind für dieses Vorgehen notwendig (Orff 1985). Die Idee eines vorher festgelegten Programms für eine bestimmte Behinderung wird abgelehnt. Jedes Kind soll in seiner Entwicklung individuell unterstützt werden (Orff 1985).

Diese Vorgehensweise hat als Grundlage die *responsive Interaktion*. In dieser Form der Interaktion beobachtet der Erwachsene das Kind und ist bereit, sich auf die Interessen und Initiativen des Kindes einzustellen und einzulassen. Er passt sich flexibel den sich entwickelnden Kompetenzen des Kindes an und versucht, das Kind aktiv in die Lösung von Problemen miteinzubeziehen (Sarimski 1993). Ein solches Vorgehen macht es möglich, flexibel mit den individuellen Bedürfnissen des Kindes umzugehen, und ist auf die aktuellen Entwicklungsprozesse des Kindes abgestimmt. Studien zeigen, dass diese Art der Interaktion sich positiv sowohl auf die Förderung verschiedener Entwicklungsbereiche wie Konzentration, Selbständigkeit und Frustrationstoleranz, als auch auf die Entwicklung einer positiven Eltern-Kind-Beziehung auszuwirken scheint (Hughes 1995; Sarimski 1993; Dunst/McWilliam 1988).

In der Orff-Musiktherapie werden diese Prinzipien in einer musikalischen Spielsituation angewendet. Spiel enthielt für Orff wichtige Elemente, die für die Therapie notwendig waren: Wiederholungsmöglichkeiten, Objektmaterial, Interesse, Reiz zum Spiel, Konzentration, Entscheidungsfähigkeit, Ordnung, Eigenaktivität, Partnerbeziehung und soziale Interaktion (Orff 1984).

Die Forschung zum kindlichen Spiel bestätigt diese Meinung (Oerter 1999). Das Spiel hat eine Bedeutung für die Integration verschiedener Entwicklungsprozesse wie der sozialen Kommunikation und wird auch als wichtig für die Entwicklung der Eltern-Kind-Beziehung und der Qualität der emotionalen Bindung betrachtet (Hughes 1995; Oerter 1999; Rubin et al. 1983). Nach Rubin et. al. (1986) ist das Spiel für die Eltern genauso wichtig wie für das Kind.

Eine Spielsituation auf der Grundlage responsiver Interaktion macht es dem Therapeuten in der Orff-Musiktherapie möglich, sich adäquat den Bedürfnissen des Kindes anzupassen. Man geht in dieser Vorgehensweise davon aus, dass das Kind die Fähigkeit hat, Interesse, Initiative und Kompetenzen sowohl für Spielaktivitäten als auch für soziale Interaktion und Beziehungsaufbau zu zeigen. Schwierigkeiten in der Interaktion oder im Rahmen von Spielaktivitäten verlangen ein ausbalanciertes Mitgehen mit dem Kind und ein gleichzeitiges Führen und Lenken wenn notwendig. Die Beobachtung des kindlichen Verhaltens – Interessen und Initiative, Stärken und Schwächen, Reaktionen auf Angebote, Aktivitäten oder Klänge – wird im Rahmen der gesamten Entwicklung gesehen und ist die Basis, auf der die Therapie und die Evaluation der Therapie stattfinden (Voigt 1999).

Einsatz therapeutischer Mittel

Die Elemente der Therapie sind Klang und Bewegung in einer stimulierenden Spielsituation, und sie sind im Sinne von Musiké zu verstehen.

„In dem Phänomen Spiel und dem Phänomen akustisches Klima wird Selbstbestätigung, Verständnis für den anderen und soziale Integration erfahren und in ihnen erprobt und gefestigt." (Orff 1985, 9f)

Die Elemente *Klang und Bewegung* können verschieden gestaltet werden. Die Sprache enthält Vokalisierungen und komplexe verbale Äußerungen, die rhythmisch oder meditativ sein können. Klang kann durch Instrumente, Objekte oder Körperinstrumente erzeugt werden. Bewegung kann der Gesichtsausdruck oder eine spontane Bewegung des Körpers sein, sie kann aber auch in Form eines Tanzes vorkommen. Nicht zu vergessen ist hier die Möglichkeit der inneren Bewegung – ein Mitgehen mit Gefühlen (Orff 1985, 1990). Spiel mit Klang, melodisches oder rhythmisches Musizieren oder Rollenspiel ermöglichen eine große Vielfalt von musikalischen Aktivitäten, an denen Kinder mit Entwicklungsstörungen und Behinderungen teilnehmen können (Voigt 1999).

Die musikalischen Mittel und die Spielmaterialien werden beim kreativ-spontanen Musizieren, der Improvisation, eingesetzt und werden dadurch zum kreativen Stimulus für das Kind (Voigt 1999). Die Improvisation ist in der Orff-Musiktherapie nicht nur „freie" Improvisation, sondern enthält Struktur durch die Musik. Die einfachste Struktur wäre Spielen/Nicht-Spielen oder Klang/Stille (Orff 1990).

Manche musikalische Aktivitäten können vorausgeplant werden, manche werden im Laufe der Stunde entwickelt, andere entstehen aus der Improvisation in einer bestimmten Situation. Traditionelle Lieder, Reime oder Verse können die Grundidee für die Entwicklung musikalischer Aktivitäten darstellen. Die Therapeutin kann auch eine spontane Äußerung des Kindes – ein Wort, eine Bewegung, einen Klang, ein musikalisches Fragment – als Grundlage für eine Improvisation aufgreifen. Man kann musikalische Elemente in Rollenspiel integrieren, zusammen mit Malen oder Zeichnen einsetzen, oder mit multisensorischen Elementen kombinieren. Freies Instrumentalspiel in einem vorgegebenen Rahmen wie Solo-Tutti-Spiel ist eine weitere Möglichkeit, die Elemente Klang und Bewegung in der Improvisation anzuwenden.

Auch *spontanes Spielen* kann Teil der Improvisation sein. Man kann mit Musik spielen, man kann auch mit dem Material spielen. Beide Phänomene, kreativ-spontanes Musizieren und spontanes Spiel, enthalten Elemente, die geregelt und vorbestimmt sind, aber auch Elemente, die sich im Laufe des Spiels ereignen. Der Spielpartner kann ein Objekt oder eine Person sein, man kann musikalische Klänge aufbauen oder im wörtlichen Sinn bauen. Materialien, z. B. Klänge oder Instrumente, können erforscht werden, Spiel kann auch Übung sein, wie das Ausprobieren verschiedener Spielweisen am Instrument. Schließlich kann Spiel eine Möglichkeit für Imitation und Rollenspiel bieten, für die Assoziation von Klängen mit Ideen, Situationen oder Stimmungen (Orff 1990).

Die Idee von Musiké enthält auch *die Multisensorik*. Die Anwendung multisensorischer Aspekte der Musik in der Therapie kann hilfreich sein, um den Bedürfnissen der Patienten gerecht zu werden und dadurch die Entwicklung zu unterstützen (Bruscia 1989; Orff 1985). Diese Erfahrungen unterstützen die Integration verschiedener Modalitäten. Durch das Spüren der Vibration einer Trommel kann die Aufmerksamkeit eines Kindes gefesselt werden. Das Kind kann taktile Erfahrungen machen, die Vibrationen können beruhigen oder stimulieren (Voigt 1999). Visuelle und/oder gestische Signale können Gehörtes im musikalischen Spiel oder Bewegungsspiel unterstreichen (Orff 1985). Im aktiven Musizieren findet eine Integration verschiedener Grundfertigkeiten in den auditiven, visuellen, motorischen, sprachlichen und sozialen Entwicklungsbereichen statt (Nocera 1979).

4 Fallbeispiel

Anhand eines Fallbeispiels sollen Prinzipien und Praxis veranschaulicht werden.

Martin (Name geändert) ist drei Jahre alt, als er in die Musiktherapie überwiesen wird. Die ärztliche und psychologische Diagnostik ergab einen deutlichen allgemeinen Entwicklungsrückstand, einen Sprachentwicklungsrückstand und autistische Verhaltensmerkmale. Seine Entwicklung entsprach der eines ca. zweijährigen Kindes. Die autistischen Verhaltensweisen wurden im Zusammenhang mit dem Entwicklungsrückstand gesehen. Martin zeigte Probleme im Kontakt und in der Interaktion. Es war schwierig, gemeinsame Spielhandlungen zu entwickeln. Er zog sich zurück, wenn er Schwierigkeiten bei Aufgabenlösungen hatte. Sprachlich äußerte er sich teilweise situationsgerecht, teilweise beobachtete man Echolalie (automatisches Nachsprechen). Die Kontakt- und Interaktionsprobleme waren eine große Belastung für seine Eltern. Diese Probleme stellten auch die wichtigsten Indikationen für die Musiktherapie.

Beobachtungen aus der ersten Stunde

Martin nahm während des Begrüßungslieds mit mir Blickkontakt auf. Gleich danach zeigte er auf das Klavier, war aber in der Annäherung zum Instrument sehr zögerlich. Ich spielte das Instrument an, begleitete damit ein Situationslied, in dem ich „Wo ist das Klavier?" fragte. Martin sagte „Aus!" – er wollte nicht, dass ich spiele. Diese Äußerung wurde aufgegriffen (ISO) und in mein Spiel integriert (PROVOKATION). Ich passte dann mein Verhalten dem neuen Ablauf an, spielte und sang. Wenn Martin wieder „Aus!" sagte, hob ich die Hände vom Klavier, wartete, und brachte selbst das Wort „An!" ins Spiel. Während dieses „Aus-An-Spiels", näherte sich Martin dem Instrument. Zwei Minuten später begann er, einen Ton nach dem anderen der Reihe nach zu spielen.

Da Martin bei meinen musikalischen Antworten immer wieder „Aus!" sagte, wurde das „Aus-An-Spiel" weitergeführt, zuerst in Abwechslung – einer spielt, der andere ist „Aus". Martin imitierte kurz meine Spielweise (ein Glissando), beharrte dann auf seinen stereotypen Tonfolgen. Durch Handlungsimpulse meinerseits wurde das Spiel variiert – beide spielten zusammen, dann einer allein. Ein kurzes Lied, klar strukturiert, das den Ablauf beschrieb, wurde eingeführt, um die Struktur der Interaktion zu unterstreichen. Martin hatte zu diesem Zeitpunkt Schwierigkeiten, den Ablauf zu verstehen, und daher auch Schwierigkeiten, sich darauf einzulassen. Momente des Mitspielens wechselten sich mit Unmutsäußerungen ab. Diese Äußerungen wurden meinerseits gespiegelt – z.B. mit der Stimme oder durch Stampfen der Füße. Ich passte mein Spielen seinem Spiel durch harmonische Folgen und im Rhythmus an. Bald entstand ein direkter Kontakt auf den Tasten des Instruments mit begleitendem Blickkontakt.

Sein Interesse für die Klänge der untersten Tasten des Klaviers wurde aufgegriffen und im Gegensatz zu den Klängen der obersten Tasten in eine Darstellung eines Brumm-Bärs (unterste Tasten) und eines Vogels (oberste Tasten) übersetzt. Dabei saß er auf meinem Schoß, ließ sich immer wieder auf die Spielhandlung ein. Neue Klangmöglichkeiten wurden auf Trommel und Becken angeboten – sie wurden zuerst abgelehnt, dann aber angenommen. Martin nahm schließlich einen ihm angebotenen Klöppel an und spielte selbst beide Instrumente an. Diese Aktivitäten fanden über einen Zeitraum von 30 Minuten statt.

Sein Interesse galt dann der Gitarre. Er spielte sie sehr gleichförmig an, schien das Instrument nicht zu erkunden. Das „Aus-An-Spiel" vom Anfang der Stunde wurde hier auch eingesetzt, ein Situationslied bestimmte die Länge des Gitarrenspiels, das „Aus" unterstrich ich, indem ich die Saiten berührte. Nach einer kurzen Pause wurde das Lied wiederholt. Nach wenigen Wiederholungen begann Martin, sein Spiel der Länge des Liedes anzupassen. Er nahm seine Hände am Ende des Liedes von der Gitarre weg. Das Glockenspiel fing seine Aufmerksamkeit und wurde als zusätzliches Instrument dazugenommen. Eine Begleitung seines Spiels am Glockenspiel mit der Gitarre tolerierte er. Bald wurde ein zweites Glockenspiel aus dem Regal genommen und eine musikalische Interaktion, sowohl gemeinsames Spiel als auch das Spiel im Dialog, konnte spontan entwickelt werden.

In dieser ersten Stunde zeigte Martin sowohl Fähigkeiten wie auch

Schwierigkeiten. Sozialer Kontakt wurde mit mir über Blickkontakt und über Sprache aufgenommen. Er zeigte Interesse für Objekte im Raum, ging auch auf diese zu und probierte sie aus. Martin hatte aber Schwierigkeiten, sobald eine Interaktion mit mir stattfinden sollte. Auch das Verfolgen von kleinen Spielabläufen fiel ihm zuerst schwer. Angebote wurden zunächst kategorisch abgelehnt, er wollte alles selbst bestimmen bzw. alleine machen, sonst wurde er wütend. Seine Mutter bestätigte, dass dies auch im Alltag ein sehr großes Problem und für sie sehr belastend war. Durch Aufgreifen seiner Initiativen und Interessen, aber auch durch das Einbringen verschiedener Variationen und Angebote, versuchte ich seine Handlungskompetenzen zu erweitern und ihm neue Möglichkeiten für Interaktion zu zeigen. Zeigte er Unmut, wurde ihm dieser gespiegelt. Im Laufe der Stunde konnte man eine Abnahme von Verweigerung und eine Zunahme an Interaktionsbereitschaft beobachten.

Weiterer Therapieverlauf

Martins Probleme in der Interaktion hingen stark mit seinen Problemen im Umgang mit Veränderungen in der Spielsituation oder in der Reihenfolge von Aktivitäten zusammen. Diese wiederum spiegelten seine mentale Entwicklungsstörung wider. Er hatte Probleme, Handlungen umzusetzen, zog sich dann auch sofort zurück und begann, stereotype Handlungsweisen zu zeigen. Das Aufgreifen und Weiterführen seiner Interessen in musikalischen Interaktionsspielen, die zwar eine klare Struktur hatten, aber die auch variiert werden konnten, war die Grundlage des therapeutischen Vorgehens. Da er sich gerne bewegte, wurde dieses Element der Orff-Musiktherapie stark miteinbezogen. Hilfe wurde gegeben, wenn er sie benötigte, um eine neue Situation zu bewältigen. In der vierten Stunde beobachteten wir schon spontane Imitation und die Bereitschaft, auf meine Angebote einzugehen. Zusätzlich konnte er das Angebot, ihm in einer schwierigen Situation zu helfen, annehmen.

Seine Mutter wurde öfters mit in die Spielsituation einbezogen. Nach eigenen Angaben versuchte sie, mit ihrem Sohn mehr über die Sprache als über Handlung in Interaktion zu kommen. Er aber brauchte auch ein Modell für Handlungen. Schwerpunkt der Elternarbeit war es daher, die Anregungen für Spielhandlungen in der Praxis miterleben zu lassen, damit diese von den Eltern zu Hause im spontanen Spiel umgesetzt werden konnten.

Musiktherapie nach Gertrud Orff

Beobachtungen aus der achten Stunde

Nach einer gemeinsamen Gestaltung des Brumm-Bär- und Vogel-Spiels am Klavier initiierte Martin ein Bewegungsspiel mit Kazoo. (Dies ist ein Instrument, das durch Hineinsingen oder -sprechen zum Klingen gebracht wird. Die Stimme des Spielers klingt dann verzerrt.) Er bezog mich direkt mit ein, wir bewegten uns im „Dialog" durch den Raum, jeder begleitete seine Bewegung mit Lauten durch das Kazoo. Als Zwischenspiel spielte er auf dem Röhrenglockenspiel. Das Kazoo wurde im Spiel als melodisches Instrument mitintegriert. Martin begann von Neuem das Bewegungsspiel mit Kazoobegleitung. Dieses Spiel funktionierte als Wiederholungspunkt, von dem aus ein neues Zwischenspiel begonnen wurde. Durch das Miteinbeziehen von Heulschläuchen und einem Tuch in der Bewegung entstand ein eher meditativer Abschnitt des Spiels. Die Laute, die durch das Kazoo geäußert wurden, entsprachen der Bewegung des fallenden Tuchs. Martin begann daraufhin, seinen Schlauch zu untersuchen. Als ich meinen zum Heulen brachte, zog er sich kurz zum Klavier zurück, begann den Deckel stereotyp auf- und zuzumachen. Beim wiederholten Angebot des Klanges kam er auf mich zu und zeigte Interesse für das, was geschah. Er forderte mich auf, den Klang zu wiederholen. Als er es selbst probierte, klappte es nicht. Er nahm daraufhin mein Angebot für Hilfe an und freute sich über seinen unterstützten Erfolg. Er schien fasziniert von den Schläuchen, untersuchte sie, versuchte zu verstehen, warum aus dem Schlauch ein Ton kommen konnte.

Die Beobachtungen nach diesen acht Therapiesitzungen zeigten, dass Martin seine Kompetenzen, Handlungen umzusetzen, auf andere einzugehen und sich selbst adäquat in das Spiel einzubringen, verbessert hatte. Vor allem im Bereich der sozialen Kompetenzen waren große Fortschritte zu beobachten. Er zeigte Interesse daran, mit mir zusammen musikalische Aktivitäten zu gestalten und durchzuführen. Dieses Verhalten stand in starkem Kontrast zur ersten Stunde. Seine Probleme, Handlungen umzusetzen und Veränderungen zu akzeptieren, wurden durch die Kombination von Struktur und Variation, die in musikalischen Aktivitäten inhärent ist, unterstützt. Veränderungen oder neue Aktivitäten riefen keine Wutausbrüche mehr hervor. Martin beobachtete vielmehr die Spielsituation, näherte sich ihr an und begann dann am Spiel teilzunehmen.

Die Beschreibung der ersten acht Musiktherapiestunden mit Martin zeigt uns Beispiele der Elemente, Eigenschaften und Methode der Orff-Musiktherapie. Auch die Belastung der Eltern durch die Entwicklungsstörung und ihr Wunsch, mit Martin spielen zu können, wurden berücksichtigt. Martin zeigte die Fähigkeit zum sozialen Kontakt, hatte aber Probleme, Handlungen im Spiel umzusetzen, was häufig zur Verweigerung führte. Das Vorgehen wurde dem Entwicklungsstand des Kindes angepasst. Er bekam Unterstützung in den Bereichen, in denen er Schwierigkeiten hatte, indem seine Initiativen aufgegriffen und klar strukturiert wurden. Gleichzeitig wurde die Spielsituation variiert, ohne die Grundstruktur zu verlassen. Meine Aufgabe als Therapeutin war es, Martin positive Erfahrungen im Bereich der Interaktion, sowohl mit Objekten als auch mit Personen zu ermöglichen. Damit ich in der Therapiesituation adäquat auf Martin eingehen konnte, musste ich seine Entwicklungsprobleme verstehen. Durch das Beobachten seines Verhaltens konnte ich mein Vorgehen seinen Bedürfnissen anpassen und ihm dazu verhelfen, seine Kompetenzen zu entdecken und zu entwickeln.

5 Schwerpunkte der klinischen Arbeit

Patienten mit einem breiten Spektrum an Entwicklungsstörungen werden in der Orff-Musiktherapie behandelt. Die Elternarbeit wird auf die klinische Fragestellung abgestimmt.

Behandlungsschwerpunkte

Es haben sich in der klinischen Arbeit Behandlungsschwerpunkte für verschiedene Entwicklungsstörungen herauskristallisiert.

Kinder mit *schweren mehrfachen Behinderungen* haben meistens eine cerebrale Bewegungsstörung und eine mentale Entwicklungsstörung. Ist zusätzlich eine visuelle Störung vorhanden, bekommen sie weniger Information über die Umwelt und können soziale Signale anderer Personen nicht wahrnehmen. Es ist häufig schwer für die Familien, die Kinder in Spielsituationen zu Hause zu integrieren. Die Orff-Musiktherapie ist neben der Krankengymnastik oft eine Basistherapie für diese Kinder. Der aktuelle Entwicklungsstand des Kindes ist der Ausgangspunkt für den Aufbau von Kompetenzen in der Interaktion mit Objekten und Personen. Die Eltern werden in die musikalische Spielsituation miteinbezogen. Dadurch ist es möglich, die Entwicklung einer positiven Eltern-Kind-Beziehung zu unterstützen.

Die Probleme *autistischer Kinder*, Kontakt aufzunehmen, in Interaktion mit anderen zu treten und Veränderungen zu verstehen und zu akzeptieren, beeinflussen die Schwerpunkte der therapeutischen Arbeit mit diesen Kindern. In der Orff-Musiktherapie werden Stereotypien in interaktive Spielformen verwandelt und die Initiativen des Kindes zu Kontakt und Interaktion angenommen und in der musikalischen Spielsituation weitergeführt, um ihm zu sozialen Kompetenzen zu verhelfen. Leichte Veränderungen in musikalischen Interaktionsspielen bieten eine Möglichkeit, Flexibilität und Differenzierung im Spiel zu entwickeln.

Kinder mit *Cerebralparesen* entwickeln häufig Passivität und Zeichen erlernter Hilflosigkeit. Selbständiges musikalisches Handeln ist der Schwerpunkt der musiktherapeutischen Arbeit mit diesen Kindern. Sie erfahren neue Möglichkeiten, sich auszudrücken, und erleben ihre eigenen Kompetenzen. Auf diese Art und Weise können sie mehr Selbständigkeit und Selbstvertrauen entwickeln.

In der Behandlung von Kindern und Jugendlichen mit problematischem familiären Hintergrund liegen häufig *soziale Verhaltensstörungen* und möglicherweise auch andere Entwicklungsstörungen vor. Schwerpunkt hier ist der Aufbau von Beziehungsfähigkeit und sozialen Kompetenzen durch ein interaktionsorientiertes Vorgehen. Die musikalischen Mittel der Therapie ermöglichen es den Kinder, sich auszudrücken und Gefühle und Konflikte über musikalische, verbale, nonverbale oder multisensorische Mittel zu äußern.

Bei *Stottern*, bei *elektivem Mutismus* und bei *Sprachentwicklungsstörungen* wird die Orff-Musiktherapie häufig als Einstieg in die Behandlung der Störungen genutzt. Über nicht-sprachliche, musikalische Mittel kann das Kind die soziale Ebene der Kommunikation erleben und neue Kompetenzen entwickeln.

Kinder mit einem *Cochlear Implant* bedürfen einer sehr intensiven Rehabilitation. Die Orff-Musiktherapie bietet hier die Möglichkeit, auditive Erfahrungen in einer sozialen Situation zu machen. Schwerpunkte der Arbeit sind dann sowohl auditive Fähigkeiten als auch interaktive und kommunikative Kompetenzen, die als eine Basis für Sprache durch multisensorische Aktivitäten aufgebaut werden.

Elternarbeit

In der Orff-Musiktherapie spielt die Elternarbeit eine wichtige Rolle im Therapieprozess. Entwicklungsstörungen spielen nicht nur für die Entwicklung des Kindes eine Rolle, sondern auch für die Beziehungen der restlichen Familienmitglieder zu diesem Kind und auch zueinander (Turnbull et al. 1986; Sarimski 1993). Eltern behinderter Kinder sind oft verunsichert, weil ihre Kinder nicht auf ihre Angebote zur Interaktion und zum Spiel so reagieren, wie die Eltern es erwarten. Die sozialen Signale der Kinder können schwer zu lesen sein, und die fehlende konventionelle Kommunikation kann zu Schwierigkeiten führen, das Verhalten des Kindes und seine Absichten einzuschätzen. Eltern fühlen sich dadurch häufig hilflos. Hinzu kommen Stressfaktoren des Alltags, z. B. mehrere Therapietermine jede Woche, medizinische Probleme des Kindes, adäquater Umgang mit Geschwisterkindern. Das Ergebnis sind hoch belastete Familien.

Unsicherheiten in der Förderung des Kindes, im Spiel mit dem Kind und im Setzen von Grenzen können eine Basis für Probleme der Eltern-Kind-Interaktion sein. Interaktionsstörungen können wiederum ein sekundäres Risiko für die Entwicklung des Kindes darstellen (Sarimski 1993).

In der Elternarbeit ermöglicht uns das Element „Spiel" auf der Grundlage des responsiven Verhaltens, die Eltern-Kind-Beziehung zu unterstützen. Eltern können durch Beobachtung oder aktives Mitspielen in der Therapie Erfahrungen mit dieser Vorgehensweise sammeln. Sie können das Kind in der musikalischen Spielsituation beobachten und nehmen nicht selten zum ersten Mal die Kompetenzen ihres Kindes wahr. Prinzipien des responsiven Verhaltens können durch das Modell der Therapeutin anschaulich gemacht und in Gesprächen vermittelt werden. Sie können sich als kompetente Spielpartner ihrer Kinder, diese aber auch als kompetente Mitspieler erleben. Sie bekommen durch das Mitspielen in der Therapie Anregungen, die sie zu Hause im Spiel mit ihren Kindern umsetzen können.

Auch der Umgang mit schwierigen Situationen wie mit dem Setzen von Grenzen können durch die Therapeutin als Modell und durch Gespräche im Hinblick auf das einzelne Kind, die Familie und die aktuellen Belastungen durch die Entwicklungsstörung erarbeitet werden.

6 Forschung in der Orff-Musiktherapie

Neben den Fallbeschreibungen von Gertrud Orff und anderen gibt es zwei systematische Studien der Orff-Musiktherapie.

Vocke (1986) führte eine quantitative Studie durch. Sie untersuchte die Effektivität der Orff-Musiktherapie, indem sie eine Gruppe von 28 Kindern, die eine Behandlung mit Orff-Musiktherapie bekamen, mit einer Kontrollgruppe verglich. Die Kinder waren zwischen drei und zwölf Jahre alt und zeigten Verhaltensstörungen und/oder Retardierungen. Vocke wendete sowohl standardisierte Entwicklungstests als auch Fragebögen und systematische Verhaltensbeobachtungen vor und nach dem Behandlungszeitraum an und wertete diese statistisch aus, um erkennen zu können, welche Fortschritte in der Entwicklung während der Behandlungen gemacht wurde. Die Kinder, die eine Behandlung mit Orff-Musiktherapie bekommen hatten, zeigten statistisch signifikante Verbesserungen in der Sprache, im Spielverhalten und in der Konzentration.

Plahl (2000) untersuchte den Einfluss der Behandlung mit Orff-Musiktherapie auf die präverbale Kommunikationsentwicklung von 12 mehrfach behinderten Kindern im Alter zwischen 2;4 und 5;10 Jahren mit einem Entwicklungsalter zwischen acht und 32 Monaten. Sie kombinierte Faktoren der Prozess- und Ergebnisevaluation, um zu beurteilen, ob die Orff-Musiktherapie zur Förderung der präverbalen Kommunikationsentwicklung beiträgt und wie dies geschieht. Sie konzipierte ein theoretisches Prozessmodell der Orff-Musiktherapie und leitete ihre Forschungshypothesen daraus ab.

Die Kinder bekamen zwei intensive Behandlungseinheiten von jeweils fünf Sitzungen mit einer Pause von drei bis vier Monaten dazwischen. Die Early Social Communication Scales, ein Instrument für die Erfassung verschiedener Dimensionen der sozial-kommunikativen Entwicklung bei Kindern bis zum Alter von 30 Monaten, wurde neben speziell für die Studie entwickelten Evaluationsverfahren eingesetzt. Diese waren das Musiktherapie-Profil, ein Instrument, um die subjektive Einschätzung der Therapeutin zur Behandlung zu ermöglichen; ein halbstrukturiertes Elterninterview bzgl. Veränderungen, die im häuslichen Kontext zu beobachten waren und das Kategoriensystem für Musiktherapie (KAMUTHE), ein Beobachtungsinstrument für die Videogestützte Verhaltensbeobachtung bei musiktherapeutischer Interaktion mit mehrfach behinderten Kindern.

Die Ergebnisse der Studie zeigten signifikante Entwicklungsfortschritte in präverbalen kommunikativen Fähigkeiten. Die Eltern berichteten, dass sie Verbesserungen in der Beziehungsqualität, im Kommunikationsverhalten und im Sozialverhalten wahrnahmen. Da die Ergebnisse in Bezug stehen zu entwicklungspsychologischen Modellen der Kommunikationsentwicklung sieht Plahl (2000) einen Zusammenhang zu anderen Forschungsbereichen, unter anderem für Untersuchungen von kommunikativen Austauschprozessen in der Psychotherapie. Aus der Studie sind zusätzliche Diplomarbeiten entstanden und weitere werden geplant.

Die Fortsetzung solcher Untersuchungen ist notwendig. Einige Möglichkeiten wären Untersuchungen zur Wirksamkeit des Therapeutenverhaltens und zur Rolle der Musik und des musikalischen Ausdrucks in der Therapie, systematische Einzelfallstudien, sowie weitere Untersuchungen zur Interaktion in der Musiktherapie. Die Entwicklung von Kriterien zur Indikationsstellung wäre ein wichtiger Schritt zur Planung von Effektivitätsstudien bei einzelnen klinischen Gruppen. Beide

Forschungsansätze, qualitative Forschung und quantitative Forschung, sind notwendig.

Zusammenfassung

Die Orff-Musiktherapie ist eine aktive, multisensorische Therapie. Sie orientiert sich an der Entwicklung der Kinder und Jugendlichen, berücksichtigt auch die emotionale Entwicklung und das familiäre und soziale Umfeld dieser Menschen. Durch den Einsatz von musikalischen Mitteln in einer Spielsituation auf der Grundlage von responsivem Verhalten wird es möglich, den Bedürfnissen der Patienten gerecht zu werden und Entwicklungsziele zu verfolgen, damit die Patienten ihr wirkliches Potential entdecken und entwickeln können.

Literatur

Bruscia, K. (1987): Improvisational Models of Music Therapy. Charles C. Thomas Pub., Springfield
— (1989): Defining music therapy. Barcelona Publishers, Phoenixville
Dunst, C. J., McWilliam, R. A. (1988): Cognitive assessment of multiply handicapped young children. In: Wachs & Sheehan (1988), 214–238
Durkin, K. (1995): Developmental social psychology from infancy to old age. Blackwell Publishers, Oxford
Hellbrügge, Th. (1975): Orff-Musiktherapie im Rahmen einer mehrdimensionalen Therapie für mehrfach und verschiedenartig behinderte Kinder. In: Symposion „Orff-Schulwerk 1975". Eine Dokumentation. 24–29
— (1981a): Begriffliches zu Behinderungen und behinderten Kindern. In: Hellbrügge (1981), 17–21
— (1981b): Klinische Sozialpädiatrie und pädiatrische Klinik. In: Hellbrügge (1981), 3–9
— (Hrsg.) (1981): Klinische Sozialpädiatrie. Springer, Berlin
Hetherington, E. M. (Ed) (1983): Handbook of child psychology (4th ed.). Wiley, New York
Hughes, F. P. (1995): Children, Play & Development (2nd Edition). Allyn and Bacon, Boston
Klicpera, Ch., Innerhofer, P. (1999): Die Welt des frühkindlichen Autismus. Ernst Reinhardt, München/Basel
Kreuzer, K. J. (Hrsg.) (1984): Handbuch der Spielpädagogik. Schwan Verlag, Düsseldorf
Kusch, M., Petermann, F. (1991): Entwicklung autistischer Störungen. Verlag Hans Huber, Bern
Meinold, J. W., Condrau, G., Langer, G. (Hrsg.) (1998): Das menschliche Bewußtsein. Annäherungen an ein Phänomen. Walter Verlag, Zürich
Nocera, S. D. (1979): Reaching the Special Learner through Music. Silver Burdett, Morristown

Oerter, R. (1999): Psychologie des Spiels. Beltz, Weinheim
Orff, G. (1973): Musiktherapie. Fortschritte der Medizin, 91. Jahrgang, 5, 195–199
- (1976): Multisensorischer Einsatz der Musik in der Therapie mit entwicklungsgestörten Kindern. In: Praktische Psychiatrie; Sonderdruck Musiktherapie in der Psychiatrie, 36–41
- (1984): Spielgeschehen als Heilfaktor – Musiktherapeutische Erfahrungen. In: Kreuzer (1984), 165–180
- (1985): Die Orff-Musiktherapie. Fischer, Frankfurt/M.
- (1990): Schlüsselbegriffe der Orff-Musiktherapie (2. Aufl.). Psychologie-Verlags-Union, Weinheim
- (1998): Musiktherapie im Dialog der Sinne. Cantus-Memoria-Meditatio. In: Meinold, Condrau, Langer (1998), 131–143
Plahl, C. (2000): Entwicklung fördern durch Musik. Evaluation musiktherapeutischer Behandlung. Waxmann Verlag, Münster
Rubin, K. H., Fein, G. C., Vandenberg, B. (1983): Play. In: Hetherington (1983), 693–774
Sarimski, K. (1993): Interaktive Frühförderung. Psychologie-Verlags-Union, Weinheim
Smeijsters, H. (1994): Musiktherapie als Psychotherapie. Grundlagen, Ansätze, Methoden. Fischer, Stuttgart
Straßburg, H. M., Dacheneder, W., Kress, W. (1997): Entwicklungsstörungen bei Kindern. Grundlagen der interdisziplinären Betreuung. Gustav Fischer Verlag, Lübeck
Symposion „Orff-Schulwerk 1975". Eine Dokumentation. Salzburg, Hochschule für Musik und Darstellende Kunst „Mozarteum" in Salzburg. Sonderabteilung „Orff-Institut"
Turnbull, A. P., Turnbull, H. R., Summers, J. A., Brotherson, M. J., Benson, H. A. (1986): Families and professionals: creating an exceptional partnership. Merrill Publishing Co., Columbus
Vocke, J. (1986): Effektivitätskontrolle der Orff-Musiktherapie. Dissertation. Ludwig-Maximilians-Universität, München
Voigt, M. (1998): Musiktherapie in der Behandlung von Entwicklungsstörungen – die Orff-Musiktherapie heute. Musiktherapeutische Umschau 19 (4), 289–296
- (1999): Orff Music Therapy with Multi-handicapped Children. In: Wigram, T., de Backer, J. (1999), 166–182
Wachs, Th., Sheehan, R. (Eds) (1988): Assessment of young developmentally disabled children. Plenum Press, New York
Wigram, T., de Backer, J. (Eds) (1999): Clinical Applications of Music Therapy: Developmental Disability, Paediatrics and Neurology. Jessica Kingsley Publishers, London

Adressen

Information zur 3-jährigen berufsbegleitenden Ausbildung in Orff-Musiktherapie:

Deutsche Akademie für Entwicklungs-Rehabilitation
Heiglhofstr. 63
81377 München
Tel. 0 89/7 10 09-2 39/-2 37,
Fax: 0 89/7 19 28 27
E-Mail: smayerdaer@aol.com
Internet: www.dae-r.de

Forschung:

Dr. Christine Plahl
Katholische Stiftungsfachhochschule München
Abt. Benediktbeuern
Don-Bosco-Str. 1
83671 Benediktbeuern
e-mail: plahl.bb@ksfh.de

Multimodale Musik- und Tanztherapie

von Karl Hörmann

◆

1 Geschichtliche Aspekte

Tanz zählt seit jeher und nahezu überall zur Musik. Professionelle Tanzausbildung findet hierzulande wie auch in den USA an Musikhochschulen statt. Und auch in Systematiken wissenschaftlicher Disziplinen in Katalogen des Bibliothekswesens und Buchhandels und von Forschungsgemeinschaften und Stiftungen ist das Stichwort Tanz unter Musik gruppiert.

„Musik = in der Sprache früher Kulturen synonym mit Freude, einem Lebensgefühl zwischen Ruhe und Bewegung, entsprechend Goethes Beschreibung von Musik: ‚Auf diesen beiden Punkten beweist sie jederzeit eine unausbleibliche Wirkung: Andacht oder Tanz.' Muse aus griech. μουτια = ‚seelische Erregung'; Motion, Emotion; E-Motion; innere und äußere Motorik; Movement = eng. Bezeichnung für Zeitmaß und Satz; Motivation = Beweg-Grund zur Beschäftigung mit Musik wegen ihrer vielfältigen motionalen und emotionalen Schichtung; Musik gründet in körperlicher Bewegung, ist Bewegung (‚tönend bewegte Form') und löst Bewegung aus [...] Als menschliche Verhaltensweisen gehören Musik, Sprache und tänzerische Bewegung zusammen [...] Gemeinsamkeiten zwischen Musik und Bewegung wie auch ihre jeweilige Ausformung richten sich nach Stellenwert und Intensitätsgrad der Ausgeprägtheit eines Pols. Diese können in der Akzentuierung zwischen Bewegung und Musik (Bewegungsimprovisation als Reaktion auf Musik) und Bewegung zur Musik (Umsetzung von Musik in Bewegung) sowie Musik durch Bewegung (Bewegung als Mittel zur Tonerzeugung) und Musik zur Bewegung (Musik als Begleitung und Unterstützung von Bewegungsvorgängen) kombinieren und variieren, ein partnerschaftliches Nebeneinander- und Aufeinanderbezogensein bilden [...] oder auch ein sich gegenseitig bedingendes Ineinandergreifen [...] ergeben. Funktionale Momente von Musik und Bewegung sind: Gemeinschafts- und Kontaktbildung, Hilfe zum Objektverständnis wie auch zur Selbstentfaltung im privaten und sozialen Bereich, Unterhaltung und Therapie" (Hörmann 1978, 54ff).

Das Sprechen über Musik bedient sich Metaphern aus dem Tanz. Richard Wagner nannte Beethovens 7. Symphonie eine Apotheose des Tanzes. Und von der permanenten Klangtapete noch nicht verdorbene Kinder reagieren auf Musik mit tänzerischer Bewegung.

Bis in die Zeit vor den offiziellen Musiktherapiestudiengängen war Tanz und Motorik ein wesentlicher Bestandteil von Musiktherapie (z. B. Teirich 1958 oder der erste Film über Musiktherapie von 1978, in dem dem Tanz fast die Hälfte der Gesamtdauer zukommt). In der bunten Wiese der Musiktherapie noch um 1970, als es außer der Wiener Einrichtung von 1959 mit dem Abschluss „Medizinischer Assistenzberuf" in Europa noch keine Musiktherapieausbildung und auch noch keine Musiktherapievereine gab, fanden die späteren Gründer von solchen auf ihre jeweils persönliche Weise zur Musiktherapie. So war auch bei dem Autor der vorliegenden Zeilen das persönliche Umfeld dafür bestimmend. Die Frau seines anthroposophisch angehauchten Klavierprofessors W. Fernow, der zum Erreichen einer entspannten und organischen Interpretation in seinem Unterricht an der Musikhochschule Freiburg immer wieder motorisch und vokal Tiere imitieren ließ, war Musiktherapeutin an der Klinik in Emmendingen. In einem der von H. H. Eggebrecht schon vor 1970 veranstalteten Seminaren „Funktionelle Musik" erhielt der Autor die eben eingereichte Habilitationsschrift des Medizinhistorikers W. F. Kümmel (1977) zum Referieren. Teirich (1958) wirkte in Freiburg und das Studium der Psychologie tat sein übriges. Encounter und Sensitivitytrainings waren en vogue. Von einem dort führenden Institut für Gruppendynamik erhielt der Autor 1970 den Auftrag, musiktherapeutische Selbsterfahrungsgruppen zu leiten. Als Wissenschaftlicher Assistent mit den Schwerpunkten Schulpraktika, Musikpsychologie und Rhythmik veranstaltete er zusammen mit dem Psychologieprofessor J. Jahnke von 1973 bis 1977 Musiktherapieseminare, die er als Akademischer Rat und außerplanmäßiger Professor in Münster von 1978 bis 1986 fortsetzte und in dieser Zeit den dortigen Zusatzstudiengang Musiktherapie gründete, dessen erster Leiter er war. Trotz der Zugeständnisse an die beteiligten Fächer Musikpädagogik, Musikwissenschaft und Medizin ist das ursprüngliche Konzept von Musik- und Tanztherapie in der geltenden, vom Autor verfassten Studien- und Prüfungsordnung noch erkennbar. Doch wirkt sich verständlicherweise die Herkunft der Lehrenden auch andernorts in der Gestaltung der Inhalte aus. Obgleich 1986 als einer der vier Gutachter im Wissenschaftsministerium in Stuttgart tätig, als es um die Fortsetzung des Musiktherapiestudiengangs in Heidelberg ging, und obgleich 1993 zuständig für die Konzeption des vom Wissenschaftsministerium in Magedeburg noch als „Musik-, Tanz- und Bewegungstherapie" bezeichneten dortigen Studiengangs, war es erst 1994 mit der Etablierung des Fernstudiums Musik- und Tanztherapie an der altehrwürdigen Karls-Universität Prag gelungen, einen für Musiker und Tänzer kombinierten, jedoch schwerpunktmäßig differenzierten entsprechenden Studiengang zu schaffen. Studien in den USA zeigten, dass dort Musiktherapieausbildung und -praxis ohne tänzerische Bewegung nicht denkbar sind; die dortigen Tanztherapieausbildungen, in denen auffallend viele Deutsche anzutreffen sind, leiden allerdings unter einem gravierenden Defizit an Wissen um Gehalt und Wirkung von Musik, der bei L. Espenak (1986), der Gründerin des ersten Tanztherapiestudiengangs in New York 1969, noch eine unabdingbare Rolle zukam. Ihr hat der Autor weitere nachhaltigen Impulse zu verdanken. 1998 hat die Universität Münster das Prager Fernstudium als sechssemestriges berufsbegleitendes wissenschaftliches Weiterbildungsstudium mit den Schwerpunkten Musiktherapie, Tanztherapie und Musik- und Tanztherapie in Verbindung mit der 1984 gegründeten Akademie für Musik- und Tanztherapie des in Münster ansässigen gem. Vereins „Musiktherapie" übernommen.

2 Theoriebildungsaspekte

Folgende Unterscheidungen von tänzerischer Bewegungsgestaltung im Sinne der angewandten Tanzpsychologie können getroffen werden:

1. funktionales Tanzen: Hierzu zählen Gesellschafts-, Volks-, Jazztanz usw., freier und Volkstanz mit kreativem Ausdruck, wovon z. B. auch Marian Chace (Chaiklin 1975) ausgeht.

2. Tanzen als Gymnastik und Körpertherapie: Unter den zahlreichen Gymnastikrichtungen finden sich auch solche, deren funktionale Übungen zu Bewegungsfolgen choreographiert sind und damit dem Tanz ähneln. Der Unterschied zwischen Gymnastik und Tanz besteht darin, dass Gymnastik einen eng umschriebenen Zweck zur Ertüchtigung oder Rehabilitation des Körpers oder ausgewählter Teile verfolgt, während Tanz als künstlerische Form prinzipiell afunktional ist. Ausdrucksgymnastik verlangt phantasievolle Deutung und Sinnzuschreibung zu funktionalen Übungen (Reiners/Knauth 1995). Die vielen Richtungen von Körpertherapien beeinflussen die Gymnastik ebenso wie die Sporttherapie oder die auf Elsa Gindler (1885–1961) zurückgehende Bewegungstherapie bzw. Motopädie.

3. Tanzen als Psychotherapie: Ciompi (1997) betont die Vorteile des „restringierten" Codes in einer Welt der Intellektualisierung. Mechsner (1998) zufolge ist Körperbewusstsein notwendige Voraussetzung für Bewusstsein:

„Selbst-Bewusstsein hat sich zuerst als Körper-Bewusstheit entwickelt [...] Das Vermögen, sich die Psyche des Nächsten vorzustellen, scheint sich erst bei uns Menschen entwickelt zu haben [...] Das Wesentliche am Ich-Gefühl ist das Wissen, Aktor in einer Szenerie zu sein, das Wissen, dass man etwas bewirken kann in der Welt." (Povinelli in Mechsner 1998, 68)

Und der Philosoph Thomas Metzinger (zit. nach Mechsner 1998, 69) hält unser gesamtes Erleben für den Inhalt eines vom Gehirn zu unserem Nutzen erzeugten „mentalen Modells" der Welt. Die intuitive Sicherheit, ein „Ich" zu sein, gründe im Spüren des eigenen Körpers, der stets, wenn auch meist diffus, als vertraute Signalquelle präsent ist. Rodney Cotterill, Hirnforscher, ist der Meinung, dass das primitivste wie das höchstentwickelte Bewusstsein unmittelbar mit körperlicher Bewegung zu tun hat: „Wir sind nicht passive Beobachter, die auf zufällige Eindrücke reagieren, sondern verschaffen uns genau die Information, die wir für die Planung der nächsten Bewegung brauchen." Bewusstsein wird durch Gehirnstrukturen ermöglicht, die an der Bewegungsmotivierung und -planung beteiligt sind. „Die Einheit der Bewegung ist es, die für Einheit und Zusammenhang des Bewußtseins sorgt."

Michael Gazzaniga, ein Neuropsychologe, ergänzt: Die Neigung des Gehirns, sich selbst etwas vorzumachen, wenn es die Wahrheit nicht kennt, könne etwa auch Psychoanalyse-Patienten dazu bringen, sich an traumatische Kindheitserlebnisse zu „erinnern", die in Wirklichkeit niemals stattgefunden haben. „Mein Ich wohnt in meinem Fabulieren und Phantasieren, in einem Gespinst von Geschichten." Demzufolge hat es wenig Sinn, sich mit vermeintlichen frühkindlichen, angeblich ins Unterbewusstsein verdrängten Traumata zu beschäftigen, wie dies die Tiefenpsychologie als kausales Verfahren zum Ziel hat. (Alle Zitate dieses Abschnitts nach Mechsner 1998, 69.) Vielmehr haben nach Grawe et al. (1994) verhaltens- und kognitionspsychologische Verfahren die meisten Aussichten auf eine kurzzeitig erreichbare Wirksamkeit und sind damit auch für eine adressatenorientierte Bewegungsgestaltung am vielversprechendsten.

4. Bewegungsgestaltung als künstlerische Therapie: Der Begriff „normal" meint einer Norm, einem Durchschnittsmaß entsprechend, normativ, aber auch auf ein Ziel, Ideal ausgerichtet, ein Entwurf bzw. hypothetisches Konstrukt. In Bezug auf die Leidens- und Gestaltungsfähigkeit gilt dagegen der *Künstler* als sensibel, phantasiereich, voller Gestaltungswillen und -kraft. Er spürt, ahnt, sieht mehr, kann noch staunen, ist begeisterungsfähig, reich an Gefühlen, schwärmt, assoziiert, kennt und schafft in Symbolen, ist anders, „ist halt ein Künstler", hat Ideale, will etwas erschaffen, die Welt verändern, ist mutig, hat pädagogische Absichten: „Poesie ist tiefes Schmerzen. Und es kommt das echte Lied einzig aus dem Menschenherzen, das ein tiefes Leid durchglüht" (Justinus Kerner 1834), hat aber auch masochistische Tendenzen, ist verletzlich, leidet, ist leidensbereit, aber auch leidensfähig. Robert J. Landy (1995) fand unter den Patienten vier Prototypen von Künstlern: Kind, Träumer, Schauspieler und Narr. Der *Patient bzw. Kunde* gilt ebenfalls als sensibel, leidet aber, weil er zu spielen verlernt hat, nicht mehr die phantasiereiche Deutung seines Lebens zu nutzen weiß, Angst vor der ihm fremd gewordenen Bühne des Lebens hat und sich in der Relativität des Daseins zu ernst nimmt.

5. Bewegungsgestaltung als künstlerisches Analogon — Entwicklung, Akzeptanz und Gestaltung der Eigenheiten: Unterschiede zu verbalen und zu anderen nonverbalen Therapien bestehen hauptsächlich darin, dass statt nur linearem Denken das Augenmerk auf phantasiebetontes ganzheitliches Probehandeln gelegt wird. Mit einer operationalisierten psychodynamischen Diagnostik authentischer Bewegung und intrapsychischer wie interpersoneller Verhaltensweisen werden die Beobachtung von Schattenbewegungen (Bewegungsbeobachtung) und die Fokussierung von Lakunen (Wahrnehmung blinder Flecke) bis hin zum möglichen Auslösen von Schmetterlingseffekten (Erlebnisvertiefung) berücksichtigt.

6. Systematik tanzpsychologischer Bewegungsgestaltung: Aus den vorstehenden Darlegungen ergibt sich somit die in Tabelle 1 dargestellte Systematik von Tanztherapie als angewandter Tanzpsychologie.

7. Erkundung des Bewegungsstils: In einem adressatenorientierten Vorgehen spielt die Unterscheidung von Unterricht und Therapie zunächst keine Rolle, zumal Therapie nicht selten durchaus als nachträgliche Pädagogik (Ruth Cohn 1976) verstanden werden muss. Erst mit dem weiteren Vorgehen gewinnen je nach Zielsetzung mehr und mehr einander ausschließende Methoden Vorrang. Priorität kommt dem charakteristischen persönlichen Empfindungs- und Bewegungsstil zu, der auch im sog. „werktreuen" Musizieren und Tanzen zur Geltung kommt und die Interpretation erst eigentlich interessant werden lässt. Er kann mit Hilfe von qualitativen Bewegungsanalyseverfahren und mit Hilfe diagnostischer Methoden, wie sie in der nonverbalen Psychotherapie verwendet werden, analysiert und so adaptiert werden, dass er die Interpretation im Sinne des „attunements" (engl. Einstimmung, Einschwingung, weist auf den Bezug der eigenen Spannung bzw. Stimmung zu derjenigen des Klienten im Sinne von „Der Ton macht die Musik" hin und gilt als die wichtigste Fähigkeit in den

Tab. 1: Tanztherapie als angewandte Tanzpsychologie

1. afunktionaler Umgang mit Bewegung	a) Objektbezug	Tanzen als Bewegungsgestaltung	Bewegungsbeobachtung, Tanzanalyse
	b) Subjektbezug	Selbsterfahrung, Flow	Eigenwahrnehmung, Paarbeziehung, Gruppenwirkung
2. funktionale Tanztherapie	a) physiologisch, pharmakologisch	Medizinische Aspekte des Tanzens	z. B. in der Rehabilitation und zur Behandlung von Tänzerkrankheiten
	b) Tanzpsychotherapie	in Anlehnung an psychotherapeutische Richtungen	klinische Berufsfelder
	c) sozialpäd. Tanztherapie d) sonder-, heilpädagogische Tanztherapie		z. B. aufsuchende Therapie bei den verschiedenen Behinderungen
3. künstlerische Tanztherapie	Angewandte Tanzpsychologie = mehr als die Addition von 1 und 2	1. Diagnostik von Objekt und Subjekt (1a und 1b) 2. therapeutische Erlebnisvertiefung (2b und c) 3. künstlerische, wissenschaftliche und pädagogische Handlungsaktivierung	

künstlerischen Therapien in den USA) unterstützt und das angestrebte und als Hochgefühl und Harmonie empfundene „Flow" (Csikszentmihalyi 1999) ermöglicht. Studien zur Persönlichkeit von Tänzern beweisen nicht nur die Wirkung des Einflusses der Ausführenden auf das zu interpretierende Werk, sondern auch die Wirkung des Einflusses von Musik und Tanz auf die Ausführenden. Kalliopuska (1990, 121) konnte empirisch-statistisch nachweisen, dass eine künstlerische Betätigung gegenüber anderen Berufsgruppen zu einer „besseren Persönlichkeitsintegration, einem besseren Verstehen der Mitmenschen, zu größerer Einfühlung in andere und zu einem höheren Selbstwertgefühl" führt und besonders „bei Tänzern das Einfühlungsvermögen am besten entwickelt ist". Abbildung 1 zeigt das Spektrum zur Bewegungsbeobachtung.

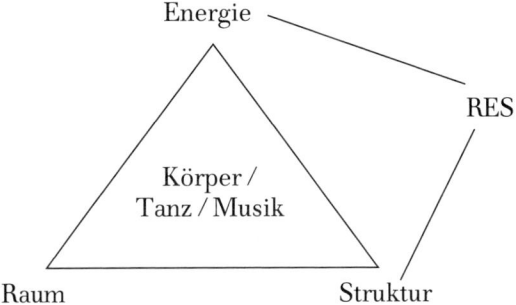

Abb. 1: *Spektrum zur Bewegungsbeobachtung*

Da das Körpererleben einen Teil des Selbstbildes darstellt, empfiehlt es sich, den Körper im Zusammenhang mit den ihn unmittelbar betreffenden Variablen zu betrachten. Der Körper ist im Dreieck von Raum als Umgebung im engeren und weiteren Sinne und von Antriebsbereitschaft (Energie/effort) und expressivem Ausdruck, wie er sich in Gestik und Körperhaltung (Struktur/shape) als Mittel des nonverbalen kommunikativen Vermögens manifestiert, zu sehen. RES (lat.: Sache) weist auf die Notwendigkeit hin, sich bei aller Assoziationstätigkeit, die im Umgang mit Musik gefördert wird, auf die Phänomene R (rhythm, als die momentan, zeitweilig oder charakteristisch Einstellung, Verhalten und Befindlichkeit manifestierende übergeordnete rhythmisch-choreographische Schwingung einer Person) und auf die sie hauptsächlich bedingenden E (effort, Antriebslage) und S (shaping, sichtbare Struktur und Formgebung im Tun) zu konzentrieren.

Mit du Bois (1994) ist das Körperleben nach Beobachtungskategorien zu unterscheiden, die sich auch beim Tanz- und Instrumentaltraining bemerkbar machen und in der Musik- und Tanztherapie entsprechend beeinflusst werden können; in Klammern ist die pathologische Ausprägung angegeben:

⬦ Körperempfinden (Koenaestopathie) steht mit dem inneren Antrieb (Energie/effort) in Verbindung und bezieht sich auf die Auswirkung von Beschaffenheit und Zustand des Körpers und seiner Funktionsgrößen, meint also das Erspüren von anatomischen, physiologischen und biomechanischen Gesetzmäßigkeiten. Zur musik- und tanzpsychologischen Selbsterfahrung bietet sich das „authentic movement" bzw. das „authentische musikalisch-expressive Gestalten" an (Hörmann 1991a).

⋄ Körperbesorgnis (Hypochondrie) bezieht sich auf das Wissen um Anatomie und Physiologie für sich selbst (für sein Ich). Sie färbt auf das Tanzen und Musizieren ab.
⋄ Körperanschauung (Dysmorphophobie) kann unter dem Gesichtspunkt der Kinesphäre und des umgebenden Raums gesehen werden. Sie wird also von außen beeinflusst und lebt vom Vergleich mit anderen. Die Formung des Selbstbildes kann mittels Musik- und Tanzstilen geschehen und fließt in die Interpretation mit ein. Körperanschauung kann jedoch auch unter dem Gesichtspunkt der kommunikationsintendierten Formgebung gesehen werden, wie sie für die Ausbildung von Bewegungsanalytikern und Bühnentänzern oder zur psychotherapeutischen Beobachtung erforscht wurde (Hörmann 1993).

Eine Auffächerung des Spektrums zum Körpererleben kann im Sinne der Graphik zur RES- (rhythmisch-energetischen Struktur-) Analyse differenziert werden:

⋄ der Körper im Sinne des Körperempfindens und der Körperbesorgnis;
⋄ der Raum als geometrischer Raum, Umgebung, „Welt als Bühne"; Kinesphäre, Pfadformen und Schattenbewegungen;
⋄ Energie/effort: innerer Antrieb;
⋄ Struktur/shape: Formung von äußerer Haltung und Gestik.
⋄ Der Rhythmus eines Bewegungsverhaltens (Art, Dauer, Gliederung und Phrasierung der Abfolge der Bewegungen und Verhaltensweisen) mit seinen wichtigsten Variablen Energie und Struktur gibt am unmittelbarsten Auskunft über die persönliche „Choreographie der Lebensmelodie". Aus der Betrachtung des Verlaufs der Phasen und Amplituden und der Komplexität des Rhythmus in einem kürzeren oder größeren Zeitabschnitt können Schlüsse auf die charakteristischen Eigenarten des Selbstbildes wie Temperament und Einstellung gezogen werden. In den beiden Kategorien Körperempfinden und Körperanschauung z. B. unterscheidet sich das Körpererleben von Gesunden und Schizophrenen (du Bois 1994, 123ff).

Wird in den Abbildungen der Faktor „Körper" gegen „Musik" oder „Tanz" ausgetauscht, ergibt sich dasselbe Verfahren für die Musik- und Tanzanalyse. Die gegenseitige Bezogenheit von Sachanalyse und Wesen des Interpreten lässt sich mit demselben Schaubild demonstrieren. In der Sachanalyse wird mit Hilfe von Bewegungskategorien nach dem psychischen Gehalt gefragt, wohingegen Musik und Tanz zur Diagnostik und Beeinflussung des Adressaten genutzt werden können; die

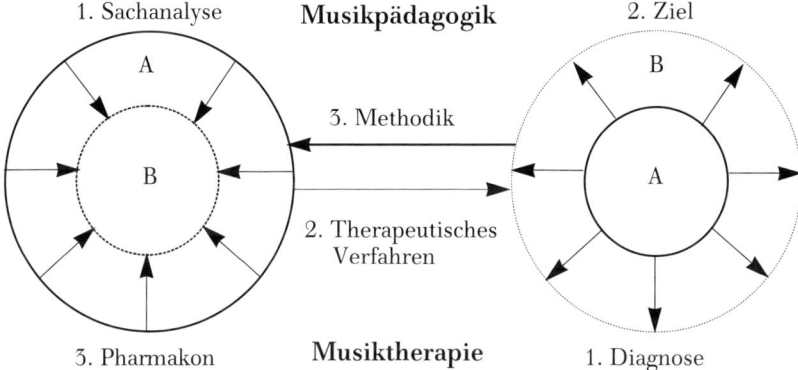

Abb. 2: Instrumentarium einer musik- und tanzpsychologischen Methodik: Die unterschiedliche Hierarchie von Sachanalyse, Methodik und Zielsetzung in Pädagogik und Therapie. A = die Sache Musik, B = einerseits ihr immanentes, andererseits das durch sie beeinflussbare psychische Geschehen

Methode hängt vom Ziel ab: eine Motivation und Betroffenheit berücksichtigende Sachanalyse bezieht Erfahrungen des Interpreten mit ein, während die aufgrund eingehender Analyse als geeignet befundenen Musik- und Tanzstücke auf der anderen Seite als Medien zur Selbsterkenntnis und zum Training von Körpererleben gezielt verwendet werden können. Hierzu bedarf es einer weitergehenden Analyse, die den Kommunikationsaspekt berücksichtigt. Im Nachrichtenquadrat (Schulz von Thun 1991) sind überdies die drei wichtigsten Bewegungsfaktoren Vertikale, Horizontale und Sagittale mit ihren Qualitäten Selbstkundgabe, Beziehung und Appell in Bezug zur Mitteilung veranschaulicht. Als Ziel musik- und tanzpsychologischen Erkundens gilt die Feststellung des persönlichen Stils sowie des Grads an werkorientierten versus autonomen musikalischen und tänzerischen Herangehens. Hinsichtlich der Bewegungs- wie auch Musik- und Gesangsanalyse ermöglicht das Instrumentarium zur rhythmisch-energetischen Strukturanalyse (RES-Profil) die Feststellung des Ausprägungsgrads zahlreicher Bewegungsfaktoren mit Rückschlüssen auf die gewollte oder ungewollte Kongruenz bzw. Inkongruenz von Ausdruck und Form in der Gestaltung von Musik und/oder Tanz. Es erlaubt außerdem das Auffinden des Einflusses von Kausalattribuierungen und Lakunen auf die musikalische oder tänzerische Wahrnehmungsverarbeitung und die dabei vorgenommene Gewichtung eigener Anteile an bewegungs- und ausdruckstypischen Persönlichkeitsstilen.

272 Karl Hörmann

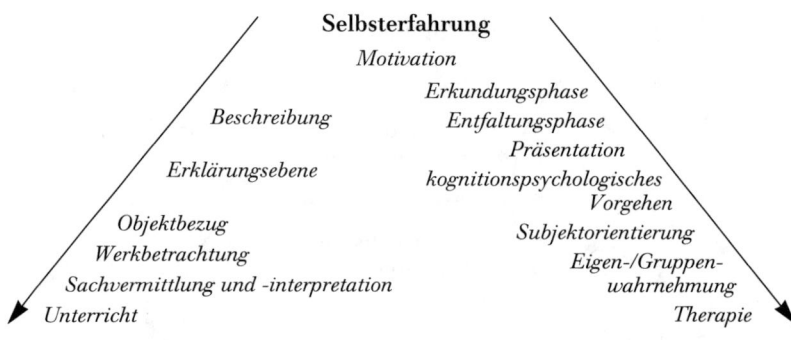

Abb. 3: Von der Selbsterfahrung zum Unterricht bzw. zur Therapie

8. *Ausgangspunkt Selbsterfahrung:* Wie die gegenseitige Bezogenheit von Sachanalyse und personaler Selbstbezug, die sich mit derselben obigen Abbildung verdeutlichen lässt, einer zweckabhängigen Akzentuierung weicht und damit dem Anliegen der jeweiligen Interessengruppe entsprechend auseinanderstrebt, veranschaulicht die von der Selbsterfahrung ausgehende, zu Unterricht versus Therapie gelangende Abbildung 3.

Die Stufen der Erkenntnisgewinnung bleiben hiervon unbetroffen; sie gelten hier wie dort. Wie sie sich etwa in der Einzel- von der Gruppenkomposition unterscheiden und von der eigenen Erkundung zur gemeinsamen Aufführung und Wirkungsforschung hinführen, sei an der Gegenüberstellung von Erkundungs-, Entfaltungs- und Präsentationsphase in Tabelle 2 erläutert:

Tab. 2: Phasen der Einzel- bzw. Gruppenkomposition

einzeln	paarweise/Gruppe
In der *Erkundungsphase* sucht sich jeder für sich seine Rolle, indem er im Sinne der kognitiven Psychologie aufkommende automatische Gedanken und emotionale und rationale Reaktionen erkundet und sie im Sinne eines reellen oder auch imaginierten szenischen Spiels auszudrücken versucht.	In der *Erkundungsphase* der Gruppe gilt es festzustellen, welche Art von Preefforts beim jeweiligen Versuch vorliegen könnte. Hierzu werden Bezüge zwischen Sachanalyse und Reaktions- und Transformationsweisen hergestellt.

Tab. 2: Fortsetzung

einzeln	paarweise/Gruppe
In der *Entfaltungsphase*, d. h., bei der Erarbeitung der imaginierten, aber meist noch unbestimmten Szenen wird geübt, die eigene innere Einstellung zu variieren und zu präzisieren und überflüssige Teile zu eliminieren.	In der *Entfaltungsphase* wird versucht, die innere Einstellung seines Partners bzw. seiner Partner zu erkennen und anhand des RES-Systems in der Bewegungsgestaltung verdeutlichend und vertiefend auszudrücken.
In der *Präsentationsphase* wird das Erarbeitete konsolidiert, so dass es vorgestellt werden kann.	In der *Präsentations-/Ritualphase* werden die vorhandenen Szenen in die Reihenfolge einer möglichen „Symphonie" gefügt und zu einer trancefähigen Szene ausgestaltet.
Sach- und Wirkungsanalyse im Hinblick auf eine Effektoptimierung	Transfer in die Realität des Alltags anhand von adressatenspezfischen Übungen

9. Leitgedanken für das Weiterbildungsstudium an der Universität Münster/Akademie für Musik- und Tanztherapie EU sind im Wesentlichen drei Gesichtspunkte: Der eingangs erwähnte Zusammenhang zwischen Musik und Bewegung, der Zwang zu Kostensenkung und Steigerung der Effektivität im Gesundheitswesen und das neue Bild vom Klienten, der nicht mehr vornehmlich als Patient (Leidender, Erduldender) gilt, sondern als intrapsychisch bzw. protopathisch wissender Kunde, der in seinem Erkenntnisstreben und Wunsch nach Einverständnis mit sich selbst eine praktikable Lösung für die Formulierung und Überwindung seiner Beschwerden sucht (de Shazer 1997). Hintergrund für die neue Sichtweise des Klienten stellt hauptsächlich der Radikale Konstruktivismus (Schmidt 1987) dar. Ihm zufolge konstruieren wir uns unsere Wirklichkeit großenteils selber, bedingt durch die Notwendigkeit, aus der Fülle von Reizangeboten permanent selektieren zu müssen. Daraus kann jedoch nicht gefolgert werden, dass auf die empirische Erfahrung zu verzichten sei oder es eine solche gar nicht gäbe. Es wird vielmehr die Verbindlichkeit einer solchen für jeden in Frage gestellt. An die Stelle einer nomothetischen und positivistischen Normierung ist das ästhetische Seinsverständnis im Sinne von poiesis getreten. Der Mensch als Schaffender und Gestaltender will auch mitteilen und verstanden werden. Wie ein Kunstwerk, das sich durch seine

Besonderheit und Originalität von der Norm abhebt, also der Einfühlung, Intuition und des Sachverstands gleichermaßen bedarf, beansprucht diese auch der Klient zum Verständnis seiner individuellen, aber für ihn unbefriedigenden Strategie seiner Wirklichkeitskonstruktion, mit der er seinen Konflikt zwischen Adaption und Assimilation auf seine Weise zu lösen versucht. Die hauptsächliche Aufgabe des künstlerischen Therapeuten besteht somit in der Unterstützung zum Finden der „translogischen Gewißheit" (Heuermann 2000, 222).

Dieser Auffassung des Menschen als mehr oder weniger fähigem (Lebens-)Künstler verdanken die künstlerischen Therapien ihre Popularität und Legitimation. Die kreativen künstlerischen Richtungen haben Methoden zur Verfügung, einen künstlerischen Prozess zu gestalten und mit den der Kunst eigenen Verfahrensweisen zu reflektieren. In der Konzentration auf das Spiel mit Materialien, Klängen und dem eigenen Körper zeigen sich persönliche schöpferische Zugangsweisen und lassen sich die Formen der Beziehungsaufnahme zur Materie wie auch zu sich und zu anderen verstehen, begleiten und beeinflussen. Oder anders formuliert: Der Erfolg künstlerischer Therapien beruht auf den drei ineinandergreifenden Prinzipien Diagnostik, Erlebnisvertiefung und Handlungsaktivierung. In ihnen spiegeln sich die in einer pluralistischen Gesellschaft gleichermaßen virulenten Auffassungen von exakter Beobachtung, hypnotischer Trance und kompetenter Beherrschung des für die Praxis in der Realität erforderlichen handwerklichen Könnens wider.

Zwei Zitate können als Leitlinien künstlerischer Therapien gelten: Dr. Robert Schumann schreibt in seinen „Musikalischen Hausregeln" von 1854: „Licht senden in die Tiefen des menschlichen Herzens – des Künstlers Beruf". Er formuliert hier sozusagen das Berufsethos künstlerischer Therapeuten. Friedrich Nietzsche dagegen betont mit P. Sloterdijk den Sinn von Kunst zur Eigenstabilisierung und Lebensqualität: „Wir haben die Kunst, damit wir an der Wahrheit nicht zugrunde gehen" heißt Nietzsches ästhetische Maxime (zit. nach P. Sloterdijk 2000, 82). Nietzsche bzw. der Philosoph Sloterdijk sprechen aus der Sicht des Betroffenen, des Kunden und Verbrauchers von Kunst. Ihr Standpunkt ist der des Klienten.

Damit der Effekt der Kunst überhaupt zustande kommen kann, bedarf es ihrer wichtigsten Bedingung: der Fähigkeit zur Konstruktion von Wirklichkeit. Wer diese Kunst beherrscht und ihre Kraft immer wieder an sich selbst im Sinne von Nietzsches Diktum erfährt, hat gute Voraussetzungen zu mehr Lebensqualität, d. h einerseits zur Choreographie seiner Lebensmelodie und andererseits zur Anwendung von Schumanns Hausregel auch in der Therapie im griechischen Wortverständnis von θεραπευειν = bedienen, pflegen, sorgfältig behandeln und ausbilden bzw. als nachträgliche Pädagogik. Auf diesen beiden Polen basiert die Grundvoraussetzung für die künstlerischen Therapien generell und für die Musik- und Tanztherapie insbesondere.

3 Forschung und Praxis unter besonderer Berücksichtigung von Bewegungsgestaltung, Selbst- und Musikwahrnehmung und Kommunikation

Jener Hinweis des Musikkritikers Eduard Hanslick, der in seinem zu seiner Zeit viel beachteten und heute noch lesenswerten Buch „Vom Musikalisch-Schönen" von 1854 den Ansatz einer Musikanalyse bei der Bewegung forderte: „Der Begriff der Bewegung ist bisher in den Untersuchungen des Wesens und der Wirkung der Musik auffallend vernachlässigt worden; er dünkt uns der wichtigste und fruchtbarste" (Hanslick 1854/1966, 27) ist für eine adressatenorientierte Musiktherapie nicht hoch genug zu veranschlagen. Während es vor allem H. Rauhe (1999) mit seinen vielen wegweisenden Forschungen zur Wirkung von Musik gelungen ist, musikpsychologische Zusammenhänge anhand der von ihm aufgestellten Kategorisierung von Primär-, Sekundär-, Tertiär- und Quartärkomponenten bis hin zu den elementarsten Bestandteilen von Musik nachzuweisen, hat sich die im Rahmen des freien Tanzes zu Beginn des vorigen Jahrhunderts aufgekommene Bewegungsanalyse der Choreutik und Eukinetik (Laban 1950) und damit der Gesetzmäßigkeiten von Bewegungsgestaltung und ihren Besonderheiten angenommen. Die darauf basierende, überwiegend von vor den Nazis in die USA geflüchteten Ausdruckstänzerinnen und von psychologisch interessierten amerikanischen Tänzerinnen und Psychologinnen peu à peu nach dem 2. Weltkrieg in den USA aufgekommene und schließlich 1966 als Gesellschaft etablierte Tanztherapie (Hörmann 1991, 1993) erfreut sich seit der Einrichtung des schon erwähnten Hochschulstudiums im Jahre 1969 in den USA, gefolgt vom inzwischen eingestellten Tanztherapiestudiengang am Goucher College in Boston 1971 und daraufhin weiteren (inzwischen allerdings großenteils eingegangenen) Studiengängen innerhalb und außerhalb der USA, auch in Deutschland wachsender Akzeptanz. Im Bereich der Psychotherapie gibt es kaum noch eine Klinik, die nicht wenigstens die eine oder andere Stunde von Musiktherapie unabhängige Tanztherapie im Programm hat. „Wie so oft beeinträchtigt auch hier die mangelnde Begründung des Systems nicht seine Funktionalität: ein Phänomen, dessen Gültigkeit inzwischen sogar die Philosophie, die Wissenschaft der Begründungen, eingestehen mußte" (Baricco 1999, 18). Obgleich Tanztherapie wie die anderen künstlerischen Therapien nicht im entferntesten zu den nach dem Psychotherapeutengesetz von 1999 anerkannten Verfahren zählt, besteht doch die Nachfrage nach ihr sowohl vonseiten von Kliniken als auch vonseiten von Patienten, auch ohne dass die Kosten von den Krankenkassen übernommen werden dürfen. Krankenhausträger wie auch Ärzte und Patienten durchschauen durchaus die hinter der Anerkennung nur weniger Therapieformen steckenden Interessen und lassen sich ihre guten Erfahrungen mit den künstlerischen Therapien nicht immer gänzlich nehmen. Allerdings besteht angesichts schwindender finanzieller Ressourcen auch von jenen Seiten, die den künstlerischen Therapien gewogen sind, vermehrtes Interesse am Nachweis von therapeutischen Erfolgen. Um solche in der Praxis planen, erreichen und belegen zu können, bedarf es einer wissenschaftsfundiert strukturierten Ausbildung. Hierzu sollen im Folgenden einige Aspekte mit Ausblick auf die therapeutische Praxis angeführt werden.

Der Vorteil von Musik- und Tanztherapie gegenüber anderen Richtungen liegt in der Arbeit mit Gruppen. Bereits bei der Eröffnung einer solchen musik- und tanztherapeutischen Sitzung sollte weitgehend Klarheit über die situativen Verhältnisse und die realisierbaren Ziele bestehen. (Der Spruch „Der Weg ist das Ziel" kaschiert nicht selten den Mangel an Problembewusstsein.) Eine am Klavier vorgenommene Improvisation kann z. B. lediglich die Funktion eines aktivierenden Warming up erfüllen. Sie kann darüber hinaus aber auch eine modifizierte Begrüßungsimprovisation zu unterschiedlichen Arten von Befindlichkeiten sein, auf die die Teilnehmer in verschiedenen Modalitäten ansprechen und sich damit ihrer gemeinsamen oder besonderen momentanen Gestimmtheit und Ausgangsdisposition bewusst werden können. Bereits eine solche Eingangsimprovisation kann somit selbst- und fremddiagnostischen Charakter haben, kann schon Erlebnisvertiefung anbahnen und handlungsaktivierende Elemente enthalten. Mit diesen drei Prinzipien ist bereits am Beginn einer Stunde die Verbindung von Aufwärmtraining und problemzentrierender Selbsterfahrung angelegt, die es im Weiteren zu vertiefen und schließlich für eine Art Hausaufgabe, die den Teilnehmern die weitere Beschäftigung mit dem Gelernten außerhalb der Sitzung ermöglichen soll, zu formulieren gilt.

Je nach Situation und Bedürfnis der Teilnehmer bieten sich sehr unterschiedliche empirische Zugänge an, von denen vor allem solche aus der Persönlichkeitsforschung von Bedeutung sind, woraus im Folgenden einige genannt werden sollen. Unter Forschungsmethodik und Selbsterfahrung werden nach Pervin (2000) teilnehmende Beobachtung, Experiment, korrelative Methoden und Datenerhebung verstanden. Sie betreffen die Fragen „was?" = Eigenschaften einer Person und ihre Genese, „wie?" = Determinanten und ihr Zustandekommen und

„warum?" = Gründe für ein bestimmtes Verhalten. *Persönlichkeitskonzepte* werden untergliedert in

◇ Strukturelle Konzepte: Sie gehen von stabilen Aspekten der Persönlichkeit aus. „Wesenszüge" meinen Reaktionskonsistenzen in verschiedenen Situationen. Der Term „Typ" bezieht sich auf den engen Zusammenhang von verschiedenen Wesenszügen.
◇ Prozessuale Konzepte: Sie fragen nach Gründen menschlichen Verhaltens, z. B. Prozesse zur Spannungsreduktion durch Bedürfnisbefriedigung und Prozesse zur Selbstverwirklichung.
◇ Wachstum und Entwicklung: Sie beziehen sich auf den gesamten Werdegang einschließlich genetischer Disposition (Intelligenz, Temperament) und Umweltbedingungen (ausgehend von Imitation, Identifikation und Belohnung bis hin zu Werten, Idealen und Glauben).
◇ Psychopathologische Veränderungen.

Pervin (2000) nennt zudem folgende Schwerpunktkriterien einer wissenschaftstheoretischen Persönlichkeitspsychologie: Menschenbild, Verhaltensdeterminaten innerhalb und außerhalb des Organismus, Verhalten und das Konzept des Selbst, bewusst/unbewusst, Beziehungen zwischen Kognition, Affekt und äußerem Verhalten und Verhaltensbeeinflussung durch Vergangenheit, Gegenwart und Zukunft.

Die *Persönlichkeitstheorien* werden Pervin (2000, 482f) zufolge eingeteilt in tiefenpsychologisch (aufdeckend), verhaltens- und lerntheoretisch (übend), humanistisch (Selbstverwirklichung im Hier und Jetzt) und kognitionspsychologisch (umstrukturierend).

Wie die Berücksichtigung hauptsächlich der drei letzteren (die erste muss weitgehend als unwissenschaftlich abgetan werden) in einer nicht problemspezifischen und doch adressatenorientierten Praxis aussehen kann, sei am Beispiel des Themas „Kommunikation als Mitteilen und Verstandenwerden" dargestellt. Die Teilnehmer werden aufgefordert, Gefühle, die ihnen gerade einfallen, zu nennen und zu sammeln. Es handelt sich also um eine assoziative wie auch um eine einfache empirisch-statistische Vorgehensweise. Letztere erbringt das immer wieder erfahrbare Resultat (Machleidt u. a. 1989), dass an erster Stelle als Gefühle meist Freude, Wut, Angst und Trauer genannt werden. Einem positiven stehen somit schon gleich zu Beginn des Überlegens drei negative Gefühle gegenüber. Wenn nun die Aufgabe heißt, die vier Gefühle (natürlich können es auch mehr sein; das Verfahren wird dann umso interessanter) zunächst auf einem Blatt Papier, später tänzerisch oder musikalisch improvisierend in Bewegungsspuren im Sinne von „sentics" (Clynes 1980, graphisch dargestellte Gefühlsspuren, die sich musikalisch in akustische Bewegungsfolgen und tänzerisch in Raumfiguren transformieren und damit methodisch nutzen lassen) umzusetzen, kann erfahrungsgemäß davon ausgegangen werden, dass sich die Kreationen zu den einzelnen Gefühlsspuren weitgehend spontan unterscheiden und zuordnen lassen. Die Begründung, inwieweit die Bilder bzw. tänzerischen oder musikalischen Entwürfe tatsächlich synästhetisch zutreffen und als gelungen bezeichnet werden können, lässt sich mit der phänomenologischen Methode erreichen. Anhand eines heuristisch zusammengestellten Katalogs von Kriterien werden die Produkte verglichen und auf ihre Eigenheiten und Gemeinsamkeiten überprüft. Auf diese Weise kann festgestellt werden, inwieweit die sachliche Mitteilung gelungen ist und wo und warum diese in anderen Fällen nicht mehr erkannt werden kann. Es geht hier also um die Frage, ob ein Autor in der Lage war, seine Mitteilung in der gewählten nonverbalen Form des Zeichnens, der Pantomime oder im Gebrauch musikalischen Materials so deutlich zu formen, dass sie von anderen verstanden werden kann. Es betrifft jedoch auch die Frage, ob die anderen imstande sind, eine nonverbale Mitteilung adäquat zu entschlüsseln und zu verstehen. Letztlich geht die Aufgabenstellung über die von Mühle (1967) getroffene Unterscheidung von der „gestischen" und der „handschriftlichen Gebärde" hinaus, bei der im einen Fall die gestische Sachmitteilung überwiegt und keine Probleme machen soll, sie zu verstehen, während im anderen Fall die subjektive Handschrift derart von der Norm abweicht, dass aus der Form nicht mehr auf den Inhalt geschlossen werden kann. Es taucht damit das Problem des Verständnisses von Norm als Mittelwert mit seinem Ausmaß an Standardabweichungen und Varianz wie aber auch das Verständnis von Norm als soziale Absprache oder Zielvorstellung auf. Wenn somit im ersten Fall positivistische Prinzipien berührt werden, taucht man im anderen Fall in philosophisch spekulative Horizonte ein.

In der kombinierten Musik- und Tanztherapie liegt der Akzent des Geschehens auf der Fokussierung der eigenen und der fremden Wahrnehmung und ihrer künstlerisch zu gestaltenden Bewertung. Die Analyse der Wahrnehmungsorganisation kann auf verschiedenste Weise erfolgen, wobei allein schon die oben angeführten Verfahrensansätze zu intensiven Auseinandersetzungen führen und meist weitgehend verschiedene Ergebnisse zeitigen. Die lerntheoretischen Methoden fahnden nach Reiz-Reaktions-Mustern und nach Vorbildern im Modelllernen, während unter Gesichtspunkten humanistischer Psychologie unter Berücksichtigung von Empathie, Wärme und Verständnis alles „o. k." ist und sich in den Kreationen eine höherwertige Bedürfnisbefriedigung offenbart, die nicht als Sublimierung von Es-Anteilen im Sinne der Psychoanalyse gilt.

Soll nun aber die hier vorgestellte kleine Episode unter Aspekten der als besonders effizient erkannten Kombination verhaltens- und kognitionspsychologischer Ansätze (Grawe 1994) analysiert und therapeutisch nutzbar gemacht werden, dann bietet sich eine Aufgabenstellung unter Verwendung der kognitiven Triade nach Beck et al. (1995) an, bei der der Beteiligte im Akt des Geschehens fragt, wie es ihm bei diesem Tun ergeht, was dieses mit seinem eigenen Selbst und seiner Einstellung zu tun haben könnte und inwiefern Bezüge zur eigenen Umwelt zu finden und nicht zuletzt sich eine Bedeutung für die eigene Zukunft herstellen lässt. Beck empfiehlt, nach einem Handeln oder Ereignis den automatischen Gedanken festzuhalten, das mit ihm verbundene emotionale Geschehen bewusst zu machen und nach der rationalen Erklärung für die Assoziation(en) und die mitschwingende Empfindung zu suchen. Dabei sollen Emotionen nach dem Grad ihrer Intensität und automatische Gedanken und rationale Antworten nach dem Grad des Überzeugtseins von ihnen zwischen 0 und 100% bewertet werden. Indem diese Reflexion unmittelbar nach jedem Tun angewandt und somit zu einem mehr oder weniger selbstverständlichen Bestandteil einer Handlung wird, besteht die Aussicht zu erkennen, ob die Assoziationen und Empfindungen eher positiv und wohltuend oder aber das Gegenteil sind. Der kognitive Ansatz verzichtet somit keineswegs auf einen empirisch-statistischen Anteil, um von solch positivistischer Positionsanalyse aus zukunftsbezogen eine kognitionspsychologische Umstrukturierung aufzubauen und sie mit Hilfe lerntheoretischer Verfahren zu trainieren.

Dadurch, dass das Experiment des nonverbalen Einfühlens und Wahrnehmungsgestaltens in Kleingruppen geschieht, tauchen Fragen zur Gruppendynamik und Durchsetzungsfähigkeit sowie weiteren intervenierenden Variablen und Imponderabilien wie äußere situative Bedingungen und innere personale Voraussetzungen auf. Es zeigt sich immer wieder, dass Teilnehmer, die eine rationale Aufarbeitung ablehnen und sich darauf berufen, „aus dem Bauch heraus" und intuitiv an die Sache herangehen zu wollen, gerne zu jener Wissenschaftsfeindlichkeit neigen, derzufolge künstlerische Therapien den von Untersuchern der Wirksamkeit von Psychotherapien angelegten Kriterien angeblich nicht standhalten können, weil sie sich aufgrund immanenter Besonderheiten den ansonsten an das immense Feld von Psychotherapien angelegten Kriterien, die sich an naturwissenschaftlich zu ermittelnden Gesetzmäßigkeiten orientieren, entziehen sollen. Gerade weil Grawe solchen Irrationalismus im Auge hatte, nannte er sein Buch im Untertitel „Von der Konfession zur Profession".

Tanzpsychologische Bewegungsanalyse eignet sich in besonderem Maße zur wissenschaftlichen Durchleuchtung musik- und tanztherapeutischen Geschehens. Das Instrument des Tanzenden — und hierzu zählt auch der Musizierende, wenngleich das Musikinstrument seine körperliche Beweglichkeit einschränkt und stattdessen eine hörbare Bewegung gestaltet — ist der eigene Körper als entscheidender Bestandteil der eigenen Person, die es zu verstehen und für einen gesünderen Umgang mit sich und anderen zu fördern gilt. Dagegen hängt das Musizieren von den erlernten Fertigkeiten des Instrumentalspiels ab; die improvisierte oder komponierte musikalische Gestalt unterliegt weitaus mehr Zufälligkeiten oder musterhaft antrainierten Vorerfahrungen und Schablonen. Und das angestrebte adäquate Verstehen eines musikalischen Gebildes ist wesentlich mehr subjektiven Einfällen des Interpreten unterworfen, dessen Assoziationen schwerlich nachprüfbar sind und, wenn das Instrument gar nur zum Übergangsobjekt (Winnicott 1979) deklariert wird, leicht jene vielgeschmähte Selbstherrlichkeit von psychoanalytisch orientierten Therapeuten annehmen, die jegliche andere Auffassung mit Widerstand abtun und somit immer Recht haben. Sofern gar nur aus dem Anhören einer auf Tonband aufgenommenen musikalischen Gestaltung auf ihren Gehalt geschlossen werden soll, ist der Willkür Tür und Tor geöffnet. Um ihr zu entgehen, bedarf es der Beobachtung, und zwar der konkreten Beobachtung eines Tuns. Auf der Grundlage des Anhörens eines Klangereignisses kann nur indirekt auf die Art, wie dieses erzeugt wurde, geschlossen werden. So entscheidende Elemente wie die Art und Weise, wie jemand an ein Instrument herangeht und welche Instrumente er vielleicht zwischendurch anvisiert, oder der Ansatz bei der Artikulation musikalischer Substanzen und Zusammenhänge oder die Körperhaltung und der Abstand zum Instrument, der Aussagen über Umweltbezug und Beziehungsaufnahme ermöglicht, oder der Grad der andauernden oder wechselnden Intensität u. v. a. m. lassen sich aus dem Abhören einer Aufnahme kaum schlüssig herleiten. Auf die live mitzuverfolgende Kreativität und die Art, wie Jazzmusiker dabei die zu beobachtenden vielerlei Variablen in ihrer Improvisation einsetzen, beruht nach Kreitler (1986) deren höheres Ansehen gegenüber den unter einem Dirigenten reproduzierenden Orchestermusikern. Es bedarf durchaus keiner langjährigen Ausbildung, um die Unterschiede wahrzunehmen und sich von der Brillanz spontanen Tuns gefangennehmen zu lassen.

Eine wissenschaftliche Ausbildung befähigt jedoch dazu, Qualität nicht nur zu erkennen, sondern auch zu begründen. Substanz von Wissenschaft ist schließlich die Beobachtung: „Wissen" kommt nicht in erster Linie von „scientia", wie Aldridge (1999, 378f) meint, sondern von „videre" und bedeutet „sehen, genau hinschauen, beobachten", was nun mal Voraussetzung für Bewusstwerden ist.

„Der Körper lügt nicht." Normalerweise gilt diese in der Tanztherapie geläufige Sentenz für alle Sorten von Patienten. Nur gute Schauspieler haben es gelernt, sich zu verstellen. Wenn es aber um ihre eigene Person geht, lässt sich diese erworbene Fertigkeit nicht lange durchhalten. Indem tanzpsychologische Bewegungsanalyse primär mit der Beobachtung des Verhaltens einer Person arbeitet und dieses mit den aus der musikalischen Kompositionslehre bekannten Möglichkeiten modifiziert und variiert, ist eine auf tanzpsychologischer Bewegungsanalyse basierende Musik- und Tanztherapie für eine wissenschaftsbezogene, auf Beobachtung basierende Vorgehensweise geradezu prädestiniert. Sossin (1983) beschreibt in seiner Dissertation denn auch, dass von Bewegungsanalytikern vorgenommene Diagnosen durchaus denen von Ärzten, die Blutproben und andere apparatespezifische Verfahren einsetzen, überlegen sein können.

Bei näherer Betrachtung des eingangs erwähnten Experiments zur graphischen Umsetzung von Bewegungsspuren verschiedener Arten von Gefühlen zeigen sich bereits persönlichkeitstypische „handschriftliche Gebärden", die in der Bewegungsgestaltung noch erheblich deutlicher in Erscheinung treten. Aus der Konzentration und Reduktion auf die eng umgrenzten Flächen eines Papierbogens ist die personale Art der abstrakten graphischen Gestaltung des nonverbalen Anteils ersichtlich und lässt sich die dabei offenbar werdende individuelle Präferenz oder Vermeidung von alltäglichen Gestaltungselementen im Detail derart zutreffend nachweisen, dass es möglich ist, zwischen einer überdauernden Grundstimmung und zeitweisen Erlebnistörungen sowie spezifischen Affekten zu unterscheiden (Ewert 1965) – einer Tonart vergleichbar, auf deren verbindlichen Grundton hin sich andere Sätze der (Lebens-)Symphonie und die Artikulation spezieller punktueller Ereignisse beziehen. In der tänzerischen Ausdrucksgestaltung werden solche Verhaltensmerkmale noch weitaus mehr ins Blickfeld gerückt, indem der Gestaltungsprozess etwa in Bezug zum geometrisch-architektonischen Raum als Umwelt und „Lebensbühne" gestellt und das Verhältnis der eigenen Kinesphäre mit ihrer Vertikalität, Horizontalität und Sagittalität augmentiert und soweit vervielfacht wird, dass wegen der Fülle von Merkmalen und ihrer Kombinationsmöglichkeiten jene einfachen, in der Laborsituation des erwähnten Experiments gewonnenen Einblicke in synästhetisches Ausdrücken und Verstehen zunächst kaum mehr wahrzunehmen sind. Hierin bedarf es daher einer weitergehenden Schulung. Das Rüstzeug dafür bietet die kognitionspsychologische Einordnung von Kommunikationsstilen (Schulz von Tun 1991). Tanzpsychologisch transformiert, handelt es sich bei dem Nachrichten- und Wertungsquadrat um die jeweils besondere Relation der eingangs erwähnten drei Bewegungsfaktoren, zu denen noch der übergeordnete Faktor Fluss hinzukommt. Während dieses Verhältnis in der Analyse einer Gesprächssituation mit ihrer Betonung der inhaltlichen und grammatikalischen Ebenen nur schwer zu ermitteln ist, da aus Inhalt und Art der syntaktischen Formung einer Mitteilung ähnlich wie in einer bewegungsabstinenten Musiktherapie nur indirekt auf die zugrunde liegenden Bewegungsfaktoren geschlossen werden kann, zeigt es sich unverstellt bei der Beobachtung der Körpersignale, die eine sprachliche oder musikalische Mitteilung begleiten. Wenn gar noch die Position des in einer Gesprächs- oder Musiktherapie üblichen festen Sitzplatzes verlassen wird, gewinnt der im Raum Agierende jene den meisten Klienten/Patienten ungewohnte Freiheit, sich interaktionskonstituierender Bewegungsfaktoren zu bedienen, anhand derer sich der Interaktionspartner einstimmen lässt und entweder — je nach Einstellung zum Gegenüber — freundlich, d. h. kongruent oder analog reagiert oder sich eher abweisend, d. h. kontrastierend oder selbstbezogen autonom verhält (kontrastierendes und autonomes Verhalten kann sehr wohl auch freundlich gemeint sein und als besonders kreativ und innovativ verstanden werden). Im eigentlichen musik- und tanztherapeutischen Setting kann und sollte daher auf den elaborierten sprachlichen Code, der ja als Ersatzhandlung und „einseitiges Maulbrauchen" (Pestalozzi, zit. nach Zifreund 1986, 23) entlarvt ist, zunächst verzichtet werden, um der Reichhaltigkeit des aus der Sicht bewegungssteriler Kommunikationstheoretiker als restringierter Code bezeichneten körpersprachlichen Mitteilungsgeschehens Rechnung tragen und die emotionalen Anteile einer Nachricht besser plastizieren zu können. Um so direkter lassen sich auf vorausgegangenen und methodisch begleiteten Reaktionen, die sich als unsicher („preefforts") und somit als evtl. entwickelnswert herausstellen oder gar auf blinde Flecken hinweisen, lösungsorientierte Fragen nach Art des Flussdiagrammes von de Shazer (1997) anschließen.

Wenngleich die Beachtung des Mitschwingens der Körpersprache normalerweise ungewohnt ist und vor allem Männern schwerfällt — nicht umsonst kommen zur bloßen Tanztherapie hauptsächlich Frauen —, so offenbaren die Art und Weise nonverbaler Kommunikation und der individuelle Gebrauch von Körperspannung und -haltung, von Mimik und Gestik sowie der Einsatz von Körpergliedern wie Rumpf, Kopf und Extremitäten in der eigenen Kinesphäre wie auch im diese umgebenden Raum den Grad an Kompetenz im Umgang mit dem eigenen Bewegungsrepertoire und in der Beherrschung der rhythmischen Gestaltung ihrer Elemente. Tempo und Rhythmus einer nonverbalen Mitteilung bestimmen die Wirkung ihrer Melodie (de la Motte-Haber 1967); und auch im nonverbalen Interaktionsgeschehen gilt „Das Ganze ist anders als die Summe der Einzelteile" (Ehrenfels 1890).

Ohne Verwendung der betreffenden Elemente ergibt sich aber keine Melodie. Daher werden in der Musik- und Tanztherapie die objektiv messbaren Bewegungselemente im induktiven wie auch deduktiven Vorgehen auf ihren Bedeutungsgehalt untersucht und in Videoaufnahmen übungshalber isoliert betrachtet und anschließend zum Vergleich reproduktiv ausprobiert.

Probleme bestehen, soweit sie nicht organischer Natur sind, im täglichen Leben meist aufgrund von Interaktionsschwierigkeiten mit Mitmenschen. Hier spielen Status, Konkurrenzverhalten, Durchsetzungsfähigkeit, Machttrieb und Unterwerfungsbereitschaft, Menschenbild und Rudelmentalität (Hörmann 2000a) u. v. a. m. eine wesentliche Rolle. Es empfiehlt sich also angesichts ihrer Möglichkeiten, Musik- und Tanztherapie vor allem als Gruppentherapie zu betreiben. Wie sich in nur aus Klient und Therapeut bestehenden Settings von Vertretern des „Authentic movement" (Adler 1985) gezeigt hat, besteht in der Konzentration nur auf sich selbst die Gefahr der Auslösung von Psychosen. Der Mensch als soziales Wesen braucht den anderen. Der Vorzug tanzpsychologischer Analyse und Bewegungsgestaltung mit dem Körper und/oder Musikinstrument gegenüber verbalen Therapierichtungen besteht darin, dass alle Anwesenden gleichzeitig agieren können und sollen und auch Pausen als Musik zu betrachten sind, während im Gesprächskreis sich der Anteil an Redezeit durch die Anzahl der Anwesenden dividiert: Bei 10 Teilnehmern und Dauer einer Sitzung von 60 Minuten fallen auf jeden Teilnehmer nur 6 Minuten. Da unter Beachtung demokratisch verteilter Redezeit kein vernünftiges Gespräch zustande kommen kann, muss mancher Anwesende sich mehr oder weniger freiwillig mit der Rolle des Statisten abfinden und abwarten, bis sich Bereitschaft findet, ihm zuzuhören. Indem die kombinierte Musik- und Tanztherapie somit den Menschen als soziales Wesen besonders würdigt und ohne bewegungsverhindernde Krücken, auf die die pure Musiktherapie mit ihren Musikinstrumenten nun mal angewiesen ist, ein Interaktionsgeschehen fördern und analysieren kann, ermöglicht sie auch, das Interaktionsgeschehen in nahezu beliebiger Weise zu modifizieren, d. h. zu variieren, reduzieren, komprimieren, partialisieren und zu stilisieren.

Mit letzterer Technik erreicht auch die bloße Tanztherapie, die in den USA und in den von dort beeinflussten Richtungen hierzulande hauptsächlich als Körpertherapie gesehen wird, den Charakter einer künstlerischen Therapie. Der viel zitierte Ausspruch Labans (1920) „Jeder Mensch ist ein Tänzer" (Müller/Stöckemann 1993) gewinnt erst seine Berechtigung, wenn funktionale Bewegungen zu afunktionalen Bewegungsfolgen stilisiert und damit ihres zweckgebundenen Bezugs enthoben werden. Stilisierung erfolgt durch musik- und tanzgrammatikalische Techniken wie Repetition von Bewegungselementen und Formung ihrer Sukzessivität (Melodik) und Simultaneität (Harmonik bzw. Polyphonie). Aus Kommunikationsszenen werden auf diese spielerische und doch höchst innovative und aufschlussreiche Art und Weise Gestaltungen jedweden Ausdrucks geschaffen. Wie Musik selbst können sie langsam oder schneller, lauter oder leiser, höher oder tiefer, farbig oder monoton, akzentuiert oder gebunden gespielt werden und unterschiedliche Charakterzüge annehmen.

Während sich jedoch rein musikalisches Gestalten auf die musikspezifischen Parameter, deren Vielfalt gesprächstherapeutische Komponenten bei weitem übertrifft (Hörmann 1981), trotz allem beschränken muss, kommen zum tänzerischen Geschehen die in der Realität einer Kommunikation im Alltag eine Kombination stets vorhandener Bewegungsmerkmale wie Abstand und Blickkontakt zwischen den Gesprächspartnern sowie deren direkte und indirekte Fokussierung, laterale oder postale Zuwendung, offene oder geschlossene Haltung von Armen und Beinen, aufeinander abgestimmtes durchgängiges oder polyzentrisches, zentrifugales oder -petales Bewegungsverhalten u. v. a. m. hinzu.

Bedenkt man somit die eminente Bedeutung körpersprachlicher Signale und ihrer rhythmisch-energetischen Einformung in eine Interaktionssituation, müsste sich eigentlich jeder Therapeut — aber auch jeder Pädagoge — mit Techniken tanzpsychologischer Bewegungsanalyse und -gestaltung vertraut machen. In der aktuellen Psychotherapieforschung ist der Stellenwert von Kommunikationsarten inzwischen auch durchaus erkannt worden, weshalb die Vertreter der operationalisierten psychodynamischen Diagnostik (Arbeitskreis OPD 1996) sich in verstärktem Maße dem von Übertragung und Gegenübertragung mitbestimmten Beziehungsgeschehen zwischen dem Therapeuten und Klienten (Achse II) widmen (Hörmann 1998). Da auch für eine interaktionsorientierte kognitionspsychologische Musik- und Tanztherapie diese Achse die Voraussetzung zur Behandlung der weiteren Achsen (III–V) bildet, wird diese unter Verwendung hauptsächlich der oben genannten drei wissenschaftstheoretischen Ansätze hier besonders berücksichtigt. Dabei ergeben sich zwangsläufig Exkursionen zu den anderen Achsen. Die damit zu analysierende und zu beeinflussende Symptomatik spielt sich zwischen Struktur (Achse III), psychodynamischem Konflikt (Achse IV) und der Klassifikation pathologischer Störungen (Achse V) ab, wie sie in den in den meisten Kliniken verwendeten Systematiken ICD-10 (Dilling et al. 1993) und DSM-IV (Saß et al. 1998) niedergelegt sind.

Künstlerische Therapien orientieren sich an den gesunden Anteilen einer Person und akzeptieren Anderssein als wertvoll, sofern es sich für den Betroffenen als auch für andere nicht schädlich auswirken kann. Unter Bezug auf Vorbilder aus der bildenden Kunst, Musik, Tanz und Dichtung, die ihre Probleme gestalterisch in den Griff bekommen haben (z. B. Gustav Mahler, der die bei Sigmund Freud aufgenommene Beratung mit der Begründung abgebrochen hat, er wolle weiterkomponieren können, oder Beethoven, der in seinem Heiligenstädter Testament bekannt hat, dass er dem Schicksal in den Rachen greifen wolle, ganz niederdrücken solle es ihn gewiss nicht), wird eine Belastung generell als schöpferische Chance verstanden und als potentielle Quelle für eine Auseinandersetzung mit einer Idee, deren Ausformung mit spezifischem Material der künstlerische Therapeut als seine Aufgabe versteht. Die Therapie ist somit im Sinne des Konstruktivismus gewissermaßen Nebensache. Darauf zielt der programmatische Eingangssatz des sehr lesenswerten Buchs des Psychiaters und Initiators und langjährigen Leiters einer Abteilung für Kunsttherapie Becker-Glauch (1999, 3): „Die künstlerischen Therapien heißen nicht zuletzt so, weil sie sich an die Künste anlehnen, die Kunsttherapie an die bildende Kunst."

So bedeutsam die im OPD (Arbeitskreis OPD 1996) getroffene Unterscheidung zwischen aktiver und reaktiver Ebene und deren aggressiven und libidinösen Seiten im Interaktionsverhalten von Gesprächspartnern auch sind, so wird in der tanzpsychologisch orientierten Musiktherapie doch vornehmlich nach der Formel E = A + K (d. h. die Methodik psychischer Entwicklung vollzieht sich zwischen der Akzeptanz eines gezeigten Verhaltens und einer darauf aufbauenden Konfrontation mit fehlenden bzw. missverständlichen und evtl. störenden Aspekten) verfahren. Indem vom Normalverhalten ausgegangen und im afunktionalen und somit eher harmlos erscheinenden szenischen Spiel die hypnotherapeutische Wirkung kompositorischer Verfremdungstechniken wie Übertreibung und Ausgrenzung von Bewegungselementen ausgekundet und emotional mitvollzogen wird, findet der Betroffene einen Zugang zu angstbesetzten und folglich gemiedenen Verhaltensweisen und lernt mit Hilfe von bewegungsspezifischen Verhaltenselementen einen Transfer zu seiner Alltagssituation herzustellen. Hieraus ist dann die Hausaufgabe im Sinne der Handlungsaktivierung zu erstellen.

Da der Spaßfaktor für die Agierenden wie auch für die Zuschauer wegen der Komik, die aus der Verzerrung von choreographischen Gestaltungen resultiert, in der Regel sehr hoch ist, können die unterschiedlichen Abweichungen von typischen Persönlichkeitsstilen im Hinblick auf ihre Über- und Untertreibung (Beck et al. 1995) ohne tiefere Betroffenheit und Ängste sowie ohne langwierige und umständliche Spekulationen über aufzudeckende, möglicherweise in der Kindheit zurückliegende Ursachen stilisiert und anschließend auf ihre pathologischen Formen hin ausprobiert und im Hinblick auf die für die einzelnen Persönlichkeitsstile relevanten sechs Funktionsfelder Arbeit, Selbst, Gefühle, Beziehungen, Selbstbeherrschung und reale Welt (Oldham/Morris 1992, 32) reflektiert und diskutiert werden.

In Partner-, Groß- und Kleingruppenübungen wie auch unter kriterienbezogener Rezeption von Filmen — es gibt also analog zur rezeptiven Musiktherapie auch eine rezeptive Tanztherapie — wird den, nach Degen (2000) mit Vorbehalt zu betrachtenden verschiedenen Formen möglicher Abwehrmechanismen (Vaillant 1995) nachgespürt und werden dabei die OPD-Achsen II (Beziehung) und IV (Struktur) im Wechsel zwischen kategorial-deskriptiver psychiatrischer Diagnostik und individueller Psychodynamik geübt. Im Vordergrund kann hier zunächst durchaus die Einzeltherapie bei Persönlichkeitsstörungen stehen. Persönlichkeit wird verstanden als „ein Bündel überdauernder Verhaltensdispositionen, die im Sinne von relativ stabilen Eigenschaften (traits) dazu führen, daß der einzelne in bestimmten Situationen spezifisch reagiert" (Saß/Houben, zit. nach Schauenburg 1998, 39). Dabei wird zwischen Temperament (vitale Antriebsseite und Emotionalität) und Charakter (langfristige Einstellungen, das Wertgefüge und die Normen) unterschieden. Um Affekte zu erzeugen und die Methode hypnotherapeutischer Erlebnisvertiefung und damit typisch musik- und tanztherapeutischer Exploration von Coping-Stilen zu üben, empfiehlt es sich für die Teilnehmer, eine CD mit einem vertrauten Musikstück und ggf. eigene Musikinstrumente mitzubringen oder einen Solotanz vorzubereiten. Dem OPD (Schauenburg u. a. 1998) zufolge kann besonderer Wert auf die Unterscheidung von Borderline- und schizoiden Reaktionen im Hinblick auf Affiliation und Interdependenz von aktiven und reaktiven Beziehungsmodalitäten gelegt werden. Hierzu sei ein praktisches Beispiel aus einem Selbsterfahrungssetting angeführt.

Praxisbeispiel: Als Einstimmung und warming up wird zum Thema „Aisthesis: es tanzt mit mir — ich tanze" am Klavier eine Begrüßungsimprovisation zu genormten Modellen von Persönlichkeitsstilen gespielt, so dass jeder Teilnehmer sich mit einem seiner momentanen Stimmungslage entsprechenden Stil identifizieren, aber sich auch mit anderen Stilen tänzerisch auseinandersetzen kann. Während es in diesem ersten Teil um Selbstwahrnehmung geht, wechselt die Aufmerksamkeit im zweiten Teil der Improvisation auf die Erkundung des aktiven und reaktiven Kommunikationsverhaltens in der Gruppe (Achse II). Hierzu wird ein geselliges Lied intoniert. Das Lied mitsingend geht je ein Teilnehmer auf einen anderen zu, vollführt die Begrüßungsfiguren und lernt den Partner im Bewegen durch den Raum nonverbal kennen, um sich nach einer gewissen Zeit — auf die Kadenz mit dem abschließenden Triller als Signal zum Wechsel hin — einem anderen Teilnehmer zuzuwenden. In der anschließenden Pause trägt jeder für sich seine Erfahrungen in sein Stundenbuch. In dieser Übung kommt es darauf an, die Befindlichkeit auf den beiden Kreisbahnen der x- und y-Achse (Ich- und Du-Achse) festzustellen, d. h. statistisch zu unterscheiden, a) welcher Partner sich eher aktiv oder eher reaktiv verhalten hat und b) ob dieses Verhalten eher angenehm oder unangenehm empfunden wurde, sowie c) nach dem eigenen Anteil von Führen und Folgen bzw. der eigenen Aktivität und Passivität und der damit verbundenen Emotionen.

Diese Übung wird modifiziert und intensiviert, indem die Gruppe geteilt wird und nur die eine Hälfte auf der Tanzfläche agiert, wohingegen die andere Hälfte durch gezieltes Beobachten einer selbst gewählten Person versucht, diese Fragen für diese zu beantworten, indem sie ihre Sichtweise in die beiden x/y-Raster aktiven und reaktiven Kommunikationsverhaltens eintragen. Die Akteure wissen dabei nicht, von wem sie beobachtet werden. Anschließend wird festgestellt, wer welchen Protagonisten beobachtet und einzuschätzen versucht hat. Dabei kann es passieren, dass mehrere Beobachter dieselbe Person gewählt hatten und andere Tänzer unbeobachtet geblieben sind. Während die letzteren der Therapeut um sich versammelt und mit ihnen über diese Erfahrung spricht, vergleichen die anderen ihre Notizen und diskutieren sie mit dem Betroffenen.

Interessant dürfte dabei die Erfahrung sein, dass die Dauer der Klavierimprovisation zur tänzerischen Selbstwahrnehmung der Dauer der musiklosen und selbst zu bestimmenden Phasen der Aufteilung in Aktions- und Beobachtergruppe entspricht (meist 12 Minuten). Auch jener Effekt, dass etwa von acht Beobachtern nur vier der ebenfalls acht Akteure gewählt werden, tritt immer wieder ein und auch schon dann, wenn die Beobachter- mit der Aktionsgruppe die Rollen tauscht. Eine solcherart ausgelöste, statistisch begründete Betroffenheit motiviert dann umso mehr zu ihrer kognitionspsychologisch-bewegungsanalytischen Verarbeitung.

Auch die weiteren Übungen dienen der kognitions- und verhaltenstherapeutisch-tanzpsychologischen Bewusstmachung von Kommunikationsmustern. In der Übung zur Einordnung von Selbstpräsentation anhand eines zuhause vorbereiteten Tanzes oder Musikstücks bzw. Lieds in Verbindung mit dem Thema „Partnerkonflikt (OPD-Achse III)" agiert zunächst der Protagonist und wählt sich anschließend einen „Schüler", um ihm sein Stück beizubringen; es können auch zwei „Schüler" sein. Die anderen Teilnehmer beobachten das Interaktionsverhalten und tragen ihre Sichtweise in die ausgeteilten Bögen zur OPD-Achse III ein. Anschließend werden die Eintragungen verglichen und mit den Akteuren diskutiert. Indem die Rollen wechseln, wird sowohl die Wahrnehmung geschärft als auch der Mut zur Aktion vor Zuschauern durch eine ausführliche Analyse belohnt.

Während diese Übungen noch eher im Allgemeinen verbleiben, um den Einzelnen nicht zu nahe zu kommen, wird in der RES-analytischen themenspezifischen Beobachtung eines hauptsächlich nonverbalen Dialogs ein spezifischer Aspekt aus der Persönlichkeits- und Interaktionsstruktur (OPD-Achse IV) ins Blickfeld gehoben. Wiederum stellt ein Teilnehmer sein vorbereitetes Musikoder Tanzstück der Gruppe vor und versucht, es einem anderen Teilnehmer beizubringen. Es versammeln sich mehrere Paare im Raum. Jeder Beobachter erhält nun ein Item aus der Tabelle der OPD-Achse IV zur Beobachtung eines der im Raum beschäftigten Akteure mit der Aufgabe zugeordnet, nach einer gewissen Zeit, wenn er sich Klarheit verschafft hat, auf das Interaktionsverhalten der beiden korrigierend einzuwirken. Nach der Fertigstellung ihrer Paarimprovisation erhalten die Partner die an die Beobachter verteilten Items, so z. B. zu den zum Thema Selbstreflexion zählenden Items Selbstbild, Affektdifferenzierung und Affekttoleranz. Danach versuchen alle Beteiligten, das ihnen zugeordnete Item auf die rhythmisch-energetischen Struktur-(RES-)Diagramme 1 (Akzentuierung der hochdifferenzierten Beobachtung und Einordnung des zu R/rhythm zählenden Geschehens), 4 (für E/effort, Energie) und 9 (für S/shaping, Struktur) hin zu untersuchen. Die Beobachter, die sich als Berater verstehen, wirken auf die von ihnen beobachteten Personen ein. Im Anschluss daran findet die Vorführung der Partnerimprovisation statt. In der Regel wird die neu gewonnene Selbstsicherheit augenscheinlich repräsentiert.

Die Beispiele dürften einen Eindruck vermitteln, dass es in einer bewegungsanalytischen, erlebnisvertiefenden und handlungsaktivierenden Selbsterfahrung nicht beim dumpfen Wiegen in selbstbezogenem Entspannen bleibt, sondern der Du-Bezug und das Sichentscheiden im Sinne des Nachrichtenquadrats von Kommunikation und aufeinander abgestimmten Interaktionsstilen ebenso wichtige Bewegungsfaktoren darstellen, die sich auf niedrigem Niveau und mit kindgerechten Verfahren den Erfordernissen der verschiedenen klinischen und sozialtherapeutischen Berufsfelder anpassen lassen. Insbesondere erspart tanzpsychologisches Bewegungsbeobachten und -beeinflussen bittere Erfahrungen, wie sie Schroeder (1995, 282f) mit einer Kollegin machte, die sich – wie dies nach eigenen Erhebungen zur Kausalattribuierung für alternative Therapien nicht untypisch ist (Hörmann, 2000, 132f) – als erfolgsverhindernd erwies. Der entschiedene Verzicht auf seit Sigmund Freud vertraute und von manchen Psychoanalytikern mit Vorliebe gesuchte sexuelle Symbolik (z. B. „der Schlägel, die sie ‚nicht mehr anfassen mochte'", Schroeder 1995, 247) und die konkrete Eingrenzung im Sinne lösungsorientierter Verfahren mit Hilfe hypnosystemischer Musiktherapie (Bose 2000) und rhythmisch energetischer Strukturanalyse dürfte durchaus den von Grawe (1994) für Kurzzeittherapien (Döring-Mejer 1999) anvisierten Therapieerfolg ermöglichen. Der Führerschein in der Bewegungsanalyse ist eine gute Grundlage für musik- und tanztherapeutische Berufsfelder.

4 Schlussbemerkung

Im Sinne von Konzeptionen zur Selbsterhaltung, insbesondere nach Auffassung des radikalen Konstruktivismus, denen zufolge die Einstellung „Jeder ist ein Wissenschaftler" (Kelly 1955, 4) gelten soll, und ausgehend von einer Affektlogik (Ciompi 1997) kann das Motto von J. Beuys „Jeder ist ein Künstler" akzeptiert werden, sofern die dahinter zum Vorschein kommenden Paradigmen nicht als Freibrief zu Beliebigem missverstanden werden, sondern dazu ermutigen, die potentiell bei jedermann vorhandenen Chancen entsprechend zu nutzen und sich Perspektiven zu setzen, den entsprechenden Möglichkeiten bewusst nachzugehen und die mit ihnen verbundenen sinngebenden Potentiale zu studieren. Tanztherapie als Bestandteil von Musiktherapie ist mehr als diffuse Animation und Bemutterung (mothering) durch schönes Zureden und gutes Gruppengefühl. Soll Tanztherapie den für Professionalisierung aufgestellten Kriterien entsprechen, kommt sie nicht umhin, das Curriculum zur Aus-, Fort- und Weiterbildung nach wissenschaftstheoretischen Kriterien, wie sie beispielsweise die Persönlichkeitspsychologie (Pervin 2000; Fisseni 1998) bietet, zu operationalisieren und sowohl mit den Studierenden als auch mit den Klienten Übungen zur Verminderung von Dis-Sonanzen und zu einer optimistischeren Wahrnehmungsorganisation und erfolgversprechenderen „SelbstakzepTanz" (Bertolaso 2000) nach tanzpsychologischen Erkenntnissen (Hörmann 2000[2]) durchzuführen.

Letztlich wollen Musik- und Tanztherapie das Selbstwertgefühl erhöhen, die Geborgenheit beim gemeinsamen Tanzen, Singen, Musizieren und Musikhören spüren lassen und Gelassenheit, innere Heiterkeit und Zuversicht anbahnen.

Literatur

Adler, J. (1985): Who is the Witness? A Description of Authentic Movement. Mary Starks Whitehouse Institute, Los Angeles
Aldridge, D. (1999): Musiktherapie in der Medizin. Huber, Bern
Arbeitskreis OPD (1996): OPD Operationalisierte Psychodynamische Diagnostik. Grundlagen und Manual. Huber, Bern
Baricco, A. (1999): Hegels Seele oder die Kühe von Wisconsin. Nachdenken über Musik. Piper, München, Zürich
Beck, A. T. et al. (1995): Kognitive Therapie der Persönlichkeitsstörungen. Psychologie Verlags Union, Weinheim
Becker-Glauch, W. (1999): Das Labyrinth als Symbol für die künstlerische Therapie. Paroli, Münster
Bertolaso, Y. (2000): Wege ebnen zur SelbstakzepTanz. Paroli, Münster
Bose, J.-P. (2000): „Zwischentöne". Zur Integration hypno-systemischer Konzepte in die Musiktherapie. Diplomarbeit an der FH Heidelberg
Chaiklin, H. (Ed.) (1975): Marian Chace. Her Papers. American Dance Therapy Association, Columbia
Ciompi, L. (1997): Die emotionalen Grundlagen des Denkens. Vandenhoeck & Ruprecht, Göttingen
Clynes, M. (1980): The Communication of Emotions. In: Plutchik, R., Kellermann, H. (Ed.): Theory of Sentics in Emotion. Vol 1., Academic Press, New York, 271–300
Cohn, R. (1976): Von der Psychoanalyse zur themenzentrierten Interaktion. 2. Aufl. Klett, Stuttgart
Csikszentmihalyi, M. (1975/1999): Das flow-Erlebnis. 7. Aufl. Klett-Cotta, Stuttgart

de la Motte-Haber, H. (1967): Der Einfluß des Tempos auf das Musikurteil. Diss. Hamburg
de Shazer, St. (1997): Der Dreh. Überraschende Wendungen in der Kurzzeittherapie. Carl-Auer-Systeme, Heidelberg
Degen, R. (2000): Lexikon der Psycho-Irrtümer. Eichborn, Frankfurt
Dilling, H. et al. (Hrsg.) (1993): ICD-10 Kapitel V (F), 2. Aufl. Huber, Bern
Döring-Mejer, H. (Hrsg.) (1999): Ressourcenorientierung – Lösungsorientierung. Vandenhoeck & Ruprecht, Göttingen
du Bois, R. (1994): Körper-Erleben und psychische Entwicklung. Hogrefe, Göttingen
Eggebrecht, H. H. (1979): Sinn und Gehalt. Heinrichshofen, Wilhelmshaven
– (1972): Versuch über die Wiener Klassik. Breitkopf & Härtel, Wiesbaden
Ehrenfels, Ch. (1890): Über Gestaltqualitäten. Vierteljahresschrift für wissenschaftliche Philosophie, 14
Espenak, L. (1986): Tanztherapie. psychosozial verlag, Dortmund
Ewert, O. (1965): Gefühle und Stimmungen. In: H. Thomä (Hrsg.): Handbuch der Psychologie, Bd. 2, II, Hogrefe, Göttingen, 229–271
Fisseni, H.-J. (1998): Persönlichkeitspsychologie. 4. Aufl. Hogrefe, Göttingen
Grawe, K., Donati, R., Bernauer, F. (1994): Psychotherapie im Wandel. Von der Konfession zur Profession. 3. Aufl. Hogrefe, Göttingen
Hanslick, E. (1854/1966): Vom Musikalisch-Schönen. Ein Beitrag zu Revision der Ästhetik der musikalischen Tonkunst. 12. Aufl. 1966, Breitkopf & Härtel, Wiesbaden
Heuermann, H. (2000): Wissenschaftskritik. Francke, Tübingen
Hörmann, K. (2000): Tanzpsychologie und Bewegungsgestaltung. 2. Aufl. Paroli, Münster
– (2000a): Rudelmentalität als Substanz von Bewegungskultur. Paroli, Münster
– (1998): Psychodynamisches Diagnostiktraining in der Musik- und Tanztherapie. In: Musik-, Tanz- und Kunsttherapie Heft 1, 3–16
– (1998): Musikpsychologie; Musiktherapie; Tanztherapie. In: Grubitsch, S., Weber, K. (Hrsg.): Psychologische Grundbegriffe. rororo, Reinbek, 358–360; 627–628
– (1995): Tanztherapie. In: Saller, R., Feiereis, H. (Hrsg.): Erweiterte Schulmedizin. Band 2. Marseille, München, 431–442
– (Hrsg.) (1993): Tanztherapie. Hogrefe, Göttingen
– (1991): Durch Tanzen zum eigenen Selbst. Goldmann, München
– (1991a): Bewegungsbeobachtung und Bedeutungsanalyse. In: Musik-, Tanz- und Kunsttherapie, Heft 4, 196–206
– (1987): Musiktherapie. In: Ernst H. et al. (Hrsg.): Welche Therapie? Beltz, Weinheim, 209–226
– (1982): Musiktherapie. In: Bastine, R. et al. (Hrsg.): Grundbegriffe der Psychotherapie. edition psychologie, Weinheim, 243–245
– (1981): Wahrnehmungsbezogene Musikanalyse. Möseler, Wolfenbüttel
– (1978): Bewegung und Musik. In: Gieseler, W. (Hrsg.): Kritische Stichwörter Musikunterricht. Fink, München, 45–59
Kalliopuska, M. (1990): Self-esteem and empathy as related to participation in the arts or sport activities. In: Oppenheimer, L. (Ed.): The Self-Concept. European Perspectives on its Development, Aspects and Application. Springer, Berlin u. a., 121–132
Kelly, G. A. (1955): The psychology of personal constructs. Norton, New York
Kreitler, S. u. H. (1986). Psychologische Aspekte der Popmusik. In: Behne, K. H. et al. (Hg.): Jahrbuch Musikpsychologie. Noetzel, Wilhelmshaven, 107–128
Kümmel, W. F. (1977): Musik und Medizin. Alber, Freiburg
Laban, R. (1920): Die Welt des Tänzers. Stuttgart
– (1950): The Mastery of Movement. McDonald & Evans, London
Landy, R. (1995): Die Expressivtherapie – Das Kind, der Träumer, der Schauspieler und der Narr. In: Musik-, Tanz- und Kunsttherapie – Zeitschrift für künstlerische Therapien, 178–187
Machleidt, W., Gutjahr, L., Mügge, A. (1989): Grundgefühle. Phänomenologie, Psychodynamik, EEG-Spektralanalytik. Springer, Berlin

Mechsner, F. (1998): Die Suche nach dem Ich. Wieso gibt es eigentlich Bewußtsein? In: GEO, Nr. 2/Februar 1998, 62–80
Mühle, G. (1967): Entwicklungspsychologie des zeichnerischen Gestaltens. München
Müller, H., Stöckemann, P. (1993): „... jeder Mensch ist ein Tänzer." Ausdruckstanz in Deutschland zwischen 1900 und 1945. Anabas, Gießen
Oldham, J. M., Morris, L. B. (1992): Ihr Persönlichkeitsportrait. Warum Sie genauso denken, lieben und sich verhalten, wie Sie es tun. Kabel, Hamburg
Pervin, L. A. (2000): Persönlichkeitstheorien. 5. Aufl. Ernst Reinhardt Verlag, München/Basel
Rauhe, H. (1999): Jung und gesund bleiben durch Musik und Bewegung. Rhythmischmusikalische Grundlagen der Prävention. In: Musik-, Tanz- und Kunsttherapie – Zeitschrift für künstlerische Therapien, 10 (1), 1–5
– (1993): Musik hilft heilen. Arcis, München.
Reiners, B., Knauth, K. (1995): Ausdrucksgymnastik und Ausdruckstanz. Springer, Berlin
Saß, H. u. a. (Hrsg.) (1998): DSM-IV Diagnostische Kriterien. Hogrefe, Göttingen
Schauenburg, H.; Janssen, P. L.; Buchheim, P. (1998): Interviewführung in der OPD. In: Schauenburg, H. u. a. (Hrsg.): OPD in der Praxis, Huber, Bern, 139–158
Schmidt, S. J. (Hrsg.) (1987): Der Diskurs des radikalen Konstruktivismus. Suhrkamp, Frankfurt/M.
Schroeder, W. C. (1995): Musik – Spiegel der Seele. Eine Einführung in die Musiktherapie. Junfermann, Paderborn
Schulz von Thun, F. (1991): Miteinander reden. Band 1 und 2. Rowohlt, Reinbek
Sloterdijk, P. (2000): Nietzsches erstes Jahrhundert. FOCUS Nr 34 (14) 21.8., 80–86
Sossin, K. M. (1983): Movement patterns of infant and mother and the ontogenesis of aggression. Diss. of the Yeshiva University New York
Teirich, H. R. (Hrsg.) (1958): Musik in der Medizin. Beiträge zur Musiktherapie. Fischer, Stuttgart
Vaillant, G. E. (1995): The Wisdom of the Ego. 2. Aufl. Harvard University Press, Cambridge
Winnicott, D. (1979): Vom Spiel zur Kreativität. Fischer, Stuttgart
Zifreund, W. (1986): Künstlerische Therapie als Antwort auf die Handlungsverarmung in unserer Zeit. In: Hörmann, K. (Hrsg.): Musik- und Tanztherapie, 21–38

Musik in der Ausdruckstherapie

von Sabine Bach

◆

„Die intermediale Kunst- und Ausdruckstherapie ist eine Therapieform, welche neben verbalen Methoden alle künstlerischen Medien wie *Tanz* und *Bewegung*, *Musik* und *Theater*, *Malen* und *dreidimensionales Gestalten* in ihr therapeutisches Konzept miteinbezieht." (ISIS 1996, 2)

So lautet die Definition der International School for Interdisciplinary Studies, ISIS, die seit 1984 berufsbegleitende Studiengänge in kunst- und ausdrucksorientierter Therapie und Pädagogik im europäischen Raum anbietet. In dieser Definition erscheint die Musik als ein Medium neben vielen anderen. Dennoch greift dieser Beitrag, der auf eine musiktherapeutische Perspektive hin orientiert, neben der Darstellung der Intermedialen Kunst- und Ausdruckstherapie, im Folgenden kurz Ausdruckstherapie, den besonderen Stellenwert der Musik im Hinblick auf die Ausdruckstherapie auf.

Die Spannbreite im Verhältnis von Musiktherapie und Ausdruckstherapie bzw. Musik in der Ausdruckstherapie reicht sehr weit. Wird Ausdruckstherapie einerseits als Grenzgebiet der Musiktherapie eingeordnet (Eschen 1996, 6), gilt andererseits der Einsatz verschiedener Ausdrucksmedien als konstitutiver Bestandteil der Musiktherapie, wie es beispielsweise Isabelle Frohne als multimediales Vorgehen für die Integrative Musiktherapie beschreibt (Frohne-Hagemann 1996, 153ff; Frohne 1983, 175ff). In jedem Fall hat die Musik hier eine Klammerfunktion. Als zeitgebundene Gestaltungsprozesse weisen musikalische Prozesse eine große Kapazität für die Einbindung anderer Ausdrucksformen wie Tanz, Poesie durch Gesang, die Initiierung von Bildern usw. auf. Durch diese Kapazität bietet das Medium der Musik am ehesten die Grundlagen für ein Gesamtkunstwerk, welches für die integrative ganzheitliche Sichtweise der Ausdruckstherapie eine große Rolle spielt (Knill 1996a, 38). Das Verständnis von Kunst und künstlerischem Ausdruck wird hier sehr weit gefasst und beschränkt sich eben nicht ausschließlich auf die Tonkunst oder die Arbeit mit bildnerischen Mitteln, worauf der Begriff Kunst umgangssprachlich vielfach reduziert wird. So geht es vielmehr um die Integration des gesamten Spektrums künstlerischer Ausdrucksformen und entsprechender Verknüpfung als Kommunikationsmöglichkeiten im weitesten Sinne, wie auch in der Definition deutlich wird.

Dennoch erschöpft sich das therapeutische Selbstverständnis nicht in dieser integrativen Methodik. Es umfasst vielmehr einen insgesamt integrativen Ansatz; er bezieht sich auf den Prozess von Heilung und Wachstum in der Defragmentierung von Ausdruck und Wahrnehmung, also auf die Entwicklung und Förderung der gesamten Kommunikationsfähigkeit des Menschen.

Dieses Verständnis von der Verarbeitung sinnlicher Erfahrung und ihrer Bedeutung für die menschliche Entwicklung teilt die Ausdruckstherapie mit der grundlegenden musiktherapeutischen Auffassung, dass von Beginn an die sinnliche Aneignung der Welt, hier durch Wahrnehmung und Ausdruck von Schall und Rhythmus, einen der frühesten und universalsten Kommunikationsprozesse darstellt, und es ist mithin eine der Grundlagen ausdruckstherapeutischer Konzeptentwicklung. Dies sicherlich nicht zuletzt deshalb, weil viele dieser Konzepte und Theorien auf Musiker und Musiktherapeuten zurückgehen (Knill 1996a, 38).

1 Geschichtliche Aspekte

Seit Beginn der 70er Jahre des 20. Jahrhunderts wurde die Ausdruckstherapie oder auch Intermediale Kunst- und Ausdruckstherapie in den USA entwickelt und als solche, nämlich *„Expressive Therapy"*, erstmalig von William Goldman (MD, Massachusetts Commissioner of Mental Health in Massachusetts USA) 1973 formuliert. Sein Ziel war die Erneuerung der Psychotherapieausbildung unter Einbeziehung der Kreativitätstherapien, die sich unter dieser Bezeichnung erst seit kurzem entwickelt hatten und in der Zeit der 70er Jahre des 20. Jahrhunderts in den USA großen Zulauf und große Aufmerksamkeit genossen. Allerdings sollten im Rahmen dieser allgemeinen Erneuerung der Psychotherapieausbildung die einzelnen bereits praktizierten und eben erfolgreichen künstlerischen Therapieformen nicht unreflektiert gemischt oder aneinander gereiht werden. Es wurde im Gegenteil „eine fundierte Integration des künstlerischen Ausdrucks in der psychotherapeutischen Anwendung" (Knill 1996a, 39) angestrebt. Hierbei vereint der Begriff „Expressive Arts Therapy" Musik-, Kunst- und Tanztherapie sowie Psychodrama. Durch die Unterstützung von Goldman etablierte sich diese Ausbildung seit 1974 in der Gründung des „Institute for the Arts and Human Development" mit dem Namen „Expressive Arts Therapy" als Hochschulprogramm am „Lesley College Graduate School Cambridge/USA". Seitdem wurde hier vor allem durch Shaun

McNiff und Paolo J. Knill, die Gründer dieses Instituts die beschriebene Zielsetzung weiterentwickelt; sie gelten auch als die Begründer der Intermedialen Kunst- und Ausdruckstherapie.

In Europa wurden diese Forschungen und die Formulierung eines entsprechenden Selbstverständnisses von Hans-Helmut Decker-Voigt und Paolo J. Knill – bezeichnenderweise beide unter anderem Musiktherapeuten – mit der Gründung des ISIS sowie mit Publikationen zur Ausdruckstherapie oder hier auch Medientherapie vorangetrieben. Die Veröffentlichungen Knills enthalten maßgebliche Aussagen und Konzepte zu Theorie, Praxis und Forschung in Bezug auf die Kunst- und Ausdruckstherapie. Hierbei fanden in die Entwicklung von Konzepten bereits bestehende Theorien Eingang, wie die der Polyästhischen Erziehung Roschers, die philosophisch kunst-ästhetisch orientierten Ideen Levines sowie das intermediale Konzept und die Kristallisationstheorie von Knill, Barba und Fuchs (Knill 1996a, 39).

2 Der Kunstbegriff in der Ausdruckstherapie

Mit der integrativen Verschränkung der künstlerischen Ausdrucksformen wie Musik, Tanz, bildende bzw. darstellende Kunst, Theater und Poesie liegt der Ausdruckstherapie ein Kunstbegriff zugrunde, der sich keinesfalls ausschließlich auf die Verarbeitung spezifischer Materialien bezieht, der keine soziale Privilegierung anstrebt oder gar eine restriktive Normierung aufstellt, durch die Kunst manipulativ und instrumentalisierbar wird. Der Kunstbegriff, wie ihn Knill für die Ausdruckstherapie eingrenzt, meint nach dem direkten unmittelbaren Gefühlsausdruck das ursprünglichste Ausdrucksmittel des Menschen, um dem, was ihn emotional in seinem Sein bewegt, um seiner Selbst- und der Welterfahrung äußere Gestalt zu geben und es in dieser Veräußerung mitteilbar zu machen. Knill findet solche „nicht-restriktiven Kunstauffassungen" (Knill 1979, 13) in archaischen Kulturen, denen Kunst als Begriff unbekannt ist und deren nicht entfremdete, ganzheitliche Lebenswelt sich durchgehend wie selbstverständlich künstlerisch gestaltet. Der künstlerische Ausdruck erscheint hier nicht von dem direkten Gefühlsausdruck abgespalten, wie es sich in der westlichen vom Leib-Seele-Schisma geprägten Welt darstellt. Letzteres ist ein Phänomen unserer abendländischen Kultur, welches bis hin zur mangelhaften Verbindung der beiden Gehirnhälften nachgewiesen wurde (Knill 1979, 13).

So manifestiert Kunst sich in einem schöpferischen Akt, wie er auch Wissenschaft und Philosophie zu Eigen ist. Im Rahmen der Kunst bringt der Mensch seine kreative Wahrnehmung der Dinge und seiner selbst in der Schöpfung als „Ritual der Nachschöpfung" (Knill 1990, 107f) zum Ausdruck, während er mit der Wissenschaft Gesetze sowie Ordnungen dieser Welt entwirft und in der Philosophie sinnstiftende Zusammenhänge herstellt.

Der ursprüngliche Gefühlsausdruck ermöglicht dem Menschen eine gesunde regulierende und sinnstiftende Kommunikation mit sich und der Welt. Ist dieser unmittelbare Ausdruck gestört, erlaubt Kunst, der Notwendigkeit von Ausdruck und dem Bedürfnis nach Mitteilung einen Weg zu bahnen. So wird im mittelbaren künstlerischen Prozess ein Gefühl darstellbar, weil es in dieser Form individuell wie allgemein akzeptiert wird und nicht abgewehrt werden muss. Nach diesem Verständnis ist künstlerischer Ausdruck nicht nur Medium, sondern Methode zugleich.

Hierin findet sich eine originäre Verknüpfung von Kunst und Heilkunst, wie sie ursprünglich in den Ritualen und Heilzeremonien vergangener Kulturen und von Naturvölkern bestand und wie sie auch noch in der schamanistischen Tradition besteht. Als Faktor zeitlicher und formaler Gestaltung war Musik wesentlicher Bestandteil solcher Rituale. Entsprechend war sie bis zur Neuzeit, in der sie sich als eigenständige Kunstgattung von anderen Zusammenhängen löste, neben anderen Ausdrucksformen nur in dem Vollzug des Ritus erfahrbar. So findet sich auch in geschichtlicher Kontinuität, hier sogar im Rahmen der Heilkunst, die besondere Rolle der Musik. Diese Klammerposition wird schließlich darin deutlich, dass der griechische Ursprung unseres Begriffes Musik seit der Antike alle künstlerischen Ausdrucksformen umfasst, eben die Künste – eine Tradition, an welche die Ausdruckstherapie anknüpft.

Doch hat die Kunstgattung Musik nicht nur in dieser historischen, sondern auch in entwicklungspsychologischer Hinsicht eine besondere Bedeutung. Schon zu einem sehr frühen Zeitpunkt der Ontogenese lässt die Entwicklung des Hörsinns den Menschen durch die Wahrnehmung von Schwingungen und die Reaktion im Mitschwingen in Kommunikation treten. Weit vor der Geburt ist ein Embryo in der Lage, durch die sinnliche Verarbeitung von Schall, Klang und Rhythmus an der Welt teilzuhaben.

„Das Kind ist lange vor der Geburt strukturell und funktionell dafür ausgestattet, akustische Eindrücke aufzunehmen, zu speichern, zu erinnern und postnatal von unbekannten Eindrücken zu unterscheiden. So liegen die Anfänge psychischer Erinnerungsspuren in der intra-uterinen rhythmisch-klanglichen Zeit. Dort bildet sich die Basis für primäre akustische Repräsentanzen und damit für die Entwicklung des subjektiven individuellen Erlebens." (Nöcker-Ribaupierre 1996, 133)

Auf dieser Grundlage vollzieht sich die weitere Entfaltung und Entwicklung der sinnlichen Fähigkeiten postnatal bei ihrer Anwendung in der handelnden Auseinandersetzung mit der Umwelt. Hierbei ist das synästhetische Phänomen der amodalen Wahrnehmung zu beobachten, wobei sich ein Informationstransfer von einem sinnlichen Modus zu einem anderen vollzieht. Das bekannte Bild „Der Schrei" (Edward Munch 1893) mag verdeutlichen, wie sich eine visuelle Information mit einer akustischen verknüpft (Knill 1979, 18, 22).

Dennoch stehen, je nachdem, in welcher Entwicklungsphase sich ein Mensch befindet, unterschiedliche Sinne in der Wahrnehmung der Welt sowie jeweils andere sinnliche Fertigkeiten beim Ausdruck des Erlebten im Vordergrund. Entsprechend kann die Art und Weise, wie in einer therapeutischen Situation agiert wird, welche Ausdrucksmedien gewählt und wie diese umgesetzt werden, diagnostische Aufschlüsse geben. Der künstlerische Ausdruck zeigt also auch, in welchem Verhältnis eine Problematik zur Gesamtentwicklung der Person steht.

Ebenso kann die entwicklungspsychologische Zuordnung einer Problemlage die Wahl eines bestimmten Ausdrucksmittels nahe legen.

Beispielsweise braucht die therapeutische Arbeit mit Poesie den entwickelten Hintergrund von verbaler und abstrahierender Fähigkeit sowie den kreativen und spielerischen Umgang damit. Auf dieser sprachlichen Ebene sind bereits Klang und Rhythmus, bildhafte Vorstellungen und die Dynamik von Bewegung integriert. Hier kann die Perspektive auf aktuelle Probleme, die sich in einem gegenwärtigen Zusammenhang darstellen, verändert werden, wodurch auch schon ein veränderter Umgang hiermit eingeleitet wird.

Dagegen kann ein explizit musikalischer Prozess in der Therapie in seiner zeitgebundenen Flüchtigkeit lebendiges Fließen und Mitschwingen mit den Klängen der Welt aus der frühesten Zeit des Lebensbeginns in der Gegenwart neu initiieren.

In der Bewegung des Tanzes bietet sich die Möglichkeit, die eigene Befindlichkeit im Raum auszuloten, eine Erfahrung, die ein Kind eigentlich von dem Moment an macht, in dem es beginnt sich im Raum zu bewegen. Ist das Empfinden und die Erfahrung der eigenen Körperlichkeit in ihrer Begrenztheit gestört, kann dies entsprechend in der Tanztherapie ihren Ausdruck finden und als neues sensorisches Erleben in eine an dieser Stelle fragmentierte Gesamterfahrung integriert werden.

Ein bildnerischer Prozess wiederum ist sehr viel besser geeignet, Ängste aus einer kindlich-magischen Phase im wahrsten Sinne des Worte zu bannen, festzuhalten und der eigenen gegenwärtigen Gestaltungsmacht zu unterwerfen.

Mit dem Beispiel der Musiktherapie wird ganz besonders deutlich, wie sehr die therapeutische Arbeit mit künstlerischen Medien geeignet ist, die Problematik früher Störungen erreichen und bearbeiten zu können. Sie ermöglicht die Auseinandersetzung mit Störungen und Konflikten in einem Medium, das der entsprechenden lebensgeschichtlich weit zurückliegenden Situation und gleichzeitig auch deren Ressourcen sehr nahe kommt. Beides ist verbal-kognitiv orientierten Therapieformen nur schwer oder gar nicht zugänglich (Frohne 1983, 184).

Diese entwicklungsgeschichtlich besondere Bedeutung der Musik für den Menschen wird durch die Arbeit Daniel Sterns bestätigt. Seine postnatalen Untersuchungen der frühen Interaktion zwischen Müttern und Säuglingen ergaben die Beobachtung der so genannten „Vitalitätsaffekte". Diese Empfindungen des Säuglings beziehen sich auf elementare körperliche Vorgänge, deren sich verändernde Intensität als dynamische oder auch kinetische Qualitäten wie weniger und mehr, langsam und schnell sowie auf und ab wahrgenommen werden (Stern 1994). Stern selbst stellt den Bezug zur Musik her, indem er diese als Beispiel für die Ausdrucksfähigkeit der Vitalitätsaffekte heranzieht (Stern 1994, 86). Sie regulieren im Zusammenspiel mit der sich unbewusst auf das emotionale Erleben ihres Kindes einstimmenden Mutter diese Interaktion. Hierin eingebunden entfaltet sich das kindliche Empfinden seines Selbst, wobei nacheinander das aufkeimende Selbst, das Kernselbst, das subjektive und schließlich das verbale Selbst integriert werden. Die Beschreibung dieser Entwicklungsphasen findet bei Stern wiederum musikalische Entsprechung in der Folge von Dynamik, Rhythmus, Klang und Melodie (Decker-Voigt 1996, 83f). So gesehen stellt sich Musik als die Weiterentwicklung der frühen Kommunikation auf einer Symbolebene dar und zieht sich als künstlerisches Ausdruckspotential wie ein roter Faden von Beginn an durch das menschliche Leben.

3 Aspekte der Theoriebildung

Die Theoriebildung zur Ausdruckstherapie und überhaupt zu den Kreativitätstherapien verfolgt die Einbindung aller Künste sowie ihrer Wirkungsweisen innerhalb therapeutischer Prozesse mit dem Ziel einer übergeordneten Perspektive. Ein wesentlicher Aspekt dieser ausdruckstherapeutischen Theoriebildung und Forschung ist neben der Intermedialen Methode und der Kristallisationstheorie der Versuch, das ganz Eigene, das Spezifische der künstlerischen Therapien wahrzunehmen, zu erfassen und sich ihm begrifflich anzunähern. In dem Versuch, dieses Spezifische zu beschreiben und es mitteilbar zu machen, kommen mehrere Motive zum Tragen: Die Abgrenzung und Profilierung neben anderen Heilmethoden, die allgemein verständliche Vermittlung des ganz eigenen kunsttherapeutischen Anliegens und schließlich die Entwicklung von Forschungsmethoden, die auf allgemeiner Ebene anerkannt und dem Forschungsgegenstand angemessen sind.

Die Publikation „Ansätze kunsttherapeutischer Forschung" (Petersen 1990) ist das Ergebnis des Symposions „Kunsttherapeutisches Handeln und künstlerische Therapieformen als Gegenstand der Forschung" 1987 in Loccum; als solche bietet sie mit unterschiedlichen Beiträgen je unterschiedliche Annäherungen an den Gegenstand der Kunst- und Ausdruckstherapie. Alle diese Annäherungen lassen sich ausschließlich aus dem unabdingbaren und zentralen Aspekt der Begegnung im kunsttherapeutischen Setting verstehen, wobei dieser Aspekt von Paolo J. Knill mit dem ihm eigenen kunst- und ausdruckstherapeutischen Grundverständnis – in Anlehnung an den Schweizer Kulturphilosophen Jean Gebser – explizit aufgegriffen und untersucht wird (Knill 1990). Mit Begegnung ist bei ihm die gesamte Dynamik einer künstlerischen Interaktion gemeint, wobei ihre Richtung oder Tendenz weder klienten- noch therapeutenorientiert, sondern begegnungszentriert ist. Angestrebtes Ziel ist die Entstehung einer Wirklichkeit, die sich nur aus der Verknüpfung jeweils der intra-, inter- und transpersonellen Realität ergibt. Einem Quantensprung vergleichbar ist sie mehr als die Summe ihrer einzelnen Teile und meint eine Qualität menschlicher Interaktion, wie sie sowohl für allgemeine Begegnung als auch für kunsttherapeutische Begegnung im Besonderen gilt. Letzteres schon allein deshalb, weil es ja darum geht, das Spezifische dieses Beziehungsgefüges beispielsweise im Unterschied zu dem Setting einer klassischen Analyse zu erfassen.

Knill meint neben der Begegnung zwischen Mensch und Mensch auch die zwischen Mensch und Natur oder Kunst sowie die zwischen Mensch und dem Geistigen. Natürlich findet eine Begegnung immer erst durch die an ihr beteiligten Menschen statt, doch ist diese notwendige Bedingung für den hier gemeinten Begriff nicht hinreichend. Denn soll eine Begegnung nicht beiläufig bleiben, z.B. in Bezug auf eine Hintergrundmusik, oder subjektiv bezogen sein, wie z.B. das Funktionalisieren des Gegenübers, setzt dies voraus, dass ein Mensch so in diese Begegnung eintritt, dass er sich des Gegen-über-Seins bewusst wird (Knill 1990e, 88).

Ihre entscheidende Bedeutung erhält eine Begegnung durch den Grad der Bewusstheit, mit dem die beteiligten Menschen ihres Gegenüberseins gewahr werden. Jean Gebser stellt die Entwicklung solchen Bewusstwerdens der Menschen in Analogie zum Verlauf der

Menschheitsgeschichte dar, wonach sich diese Bewusstheit in vier großen Phasen erweitert: In der magischen Phase ist das, was die Qualität des „Gegen" ausmacht, noch ungetrennt in einer ganzheitlichen Weltauffassung aufgehoben, während sie den Menschen in der mythischen Phase deutlich getrennt in Gestalt von z. B. Märchen und Mythen gegenübertritt. Der mentalen Phase ist eigen, wie die Menschen ihr Gegenüber und ihr Gegenübersein in quantifizier- und klassifizierbaren Dimensionen wahrnehmen und beschreiben. Mit der integralen Phase schließlich ist ein Erkenntnishorizont und Bewusstseinsstand erreicht, der die Einsicht zulässt, dass jede Phase aus der vorhergehenden unter ihrer Einbeziehung, also durch Integration derselben hervorgeht bzw. hervorgegangen ist. Abgrenzungen vorhergehender Phasen lösen sich auf, und ihre jeweiligen Qualitäten gehen konstruktiv potenzierend ineinander auf. Knill kann die Phasen, die Gebser im Makrokosmos der Menschheitsgeschichte entwirft, ebenso im Mikrokosmos der individuell unterschiedlichen Entwicklungsstufen der Weltauffassung nachvollziehen.

Es ist eine existenziell menschliche Grunderfahrung, welche die Bewusstheit des eigenen Seins durch die Vergegenwärtigung des Gegenübers ermöglicht. Gleichzeitig aber stellt sich mit dieser Verschiedenheit zwischen Individuum und seinem Gegenüber auch eine Spannung ein, die nach einem Bezugsrahmen verlangt, um ertragbar und lebbar zu sein; dies wiederum kann ebenfalls als generelles menschliches Grundbedürfnis erfasst werden.

Knill findet diesen Rahmen – auch hier in Anlehnung an Jean Gebser – in den raum-zeitlichen Formen menschlicher Kultur. Als Beispiele für solche Formen oder Gefäße nennt er religiöse Rituale, Museen, Konzertsäle oder im zwischenmenschlichen Bereich die Ehe. Allerdings garantiert deren Vorhandensein keine über Beiläufigkeit oder funktionalisierende Bezogenheit hinausgehende Begegnung, also keine „echte" Begegnung, wie sich vielleicht umgangssprachlich formulieren ließe. Die Qualität einer solchen echten Begegnung im zwischenmenschlichen Bereich, wie sie ja für eine kunsttherapeutische Begegnung wichtig wird, zeichnet sich dadurch aus, dass die beteiligten Menschen unter Verzicht auf ein Machtgefälle ganz bewusst und offen für Unbestimmtes, Unvorhersehbares in die Begegnung eintreten. Knill spricht hier von dem „Zugeständnis der ‚Ohnmacht' als Basis einer Begegnung" (Knill 1990e, 90). Und auf dieser Basis kann dann ein „Dazwischen", eine „zwischenräumliche Dynamik" entstehen, worin schon ein schwer zu fassendes, aber eben auch nicht zu leugnendes Phänomen, was Knill im weiteren als das Dritte verfolgt, zu ahnen ist. Das Bild der Muschel mag veranschaulichen, wie zwischen den beiden Muschelschalen oder -hälften ein ganz neu bestimmter Raum, etwas Neues, ein Drittes entsteht.

Die besondere Form der therapeutischen Begegnung stellt sich dadurch dar, dass sich die Begegnenden auf die jeweils besondere Situation bzw. besondere Kompetenz ihres Gegenübers einlassen, das heißt, zum einen der Therapeut auf die Notlage des Patienten und zum anderen der Patient auf die beruflichen Fähigkeiten des Therapeuten und die sich daraus ergebenden Bedingungen. Immer vorausgesetzt, die Grundbedingung für eine angestrebte echte Begegnung ist erfüllt, nämlich „die Bereitschaft beider sich Begegnenden, die Spannung des Gegenwärtigen nicht ins Beiläufige oder Bezogene abzubauen und Beiläufiges wie Bezogenes nach dem Ursprünglichen zu hinterfragen" (Knill 1990e, 91).

Um nun das Wesen des kunsttherapeutisch Spezifischen, das so wichtig für das Selbstverständnis und die Selbstdarstellung von Kunst- und Ausdruckstherapie ist, genauer zu erfassen, analysiert und klassifiziert Paolo Knill die Struktur von Begegnung im Hinblick auf verschiedene Ebenen: das Mittelbare, das Unmittelbare und das Unvermittelbare.

Zunächst einmal spricht er von dem Mittelbaren: Darunter versteht er all das in einer therapeutischen Begegnung, was sich analysieren, beschreiben und reproduzieren lässt; was in diesem Prozess, der ja aus den Handlungen der sich Begegnenden entsteht, eingesetzt und womit umgegangen wird. Das können ganz materielle Dinge wie Medikamente, Farben, Instrumente usw. sein, aber auch direkt sinnlich wahrnehmbare Handlungen, aus denen sich die jeweilige Bezeichnung der Therapie herleiten lässt, beispielsweise Tanztherapie, Gesprächspsychotherapie, Musiktherapie und Physiotherapie.

Den nächsten Aspekt therapeutischer Begegnung, den Knill betrachtet, nennt er das Unmittelbare: Diese Ebene ist schwerer zu fassen, weil sie immer nur in den Prozessen wahrnehmbar wird, die sich aus der Begegnung zwischen zwei Menschen ergeben und somit an das Erleben dieser Personen gebunden sind. Er führt als Beispiele Übertragungsvorgänge oder das Entstehen bzw. Entziehen von Vertrauen und ähnlich psychodynamisches Geschehen an. Dennoch lässt sich dieses Unmittelbare beschreiben, analysieren, vergleichen und zum Teil voraussehen, wenngleich auch schlecht kontrollieren und reproduzieren. Wichtig ist, dass diese Ebene untrennbar an die beteiligten Personen geknüpft ist.

Zu diesen beiden beschriebenen Ebenen kann nun – und das ist die Chance der künstlerischen Therapien – eine dritte hinzutreten: das Unvermittelbare. In der vorab beschriebenen Offenheit einer therapeutischen Begegnung sind Ereignisse wahrzunehmen, die sich nicht herstellen, einsetzen, planen, wiederholen oder vorhersehen lassen. Sie bleiben unvermittelbar und sind kaum zu definieren. Erst im Nachhinein lassen sie sich dadurch, dass sie letztlich existent geworden sind, beschreiben und vergleichen. Dieses Phänomen verdeutlicht Knill am Beispiel des Placebo-Effektes, den er als „Manifestation, ein mögliches, aber nicht erzwingbares Ereignis" beschreibt, „welches zusätzlich zum mittelbaren Medikament im unmittelbaren Vertrauensverhältnis, in welchem es vom Arzt dem Patienten abgegeben wird, unvermittelt erscheint" (Knill 1990e, 93).

Dieses Phänomen des Erscheinenden, Eintreffenden, des Unvorhergesehenen bezeichnet Knill sowohl innerhalb der Kunst als auch der Therapie als das Dritte. Es ist das „Nicht-Machbare" und wird erst mit seiner Erscheinung, in seiner Wirkung auch über die einzelnen Personen hinaus in zweifacher Hinsicht erfahrbar und fassbar: Es ist einmal der Aspekt einer Begegnung, der sich weder dem Mittelbaren noch dem Unmittelbaren zuordnen lässt; es entsteht, wenn es entsteht, zwischen beidem und tritt als Drittes hinzu. Es stellt sich als Drittes zwischen den beiden sich Begegnenden ein, die sich offen für das Neue aufeinander zukommen lassen. Ohne einen bestimmten Zweck oder ein bestimmtes Ziel zu verfolgen, lassen die Beteiligten die Möglichkeit zu, dass sich dieses Dritte zwischen ihnen wie eine Art Geschenk ereignen kann. Was sie bewusst tun können, ist, dessen gewahr zu werden sowie es anzunehmen. Das können natürlich auch Überraschungen sein, die als Hindernisse oder Störungen auftauchen bzw. zunächst als solche wahrgenommen und empfunden werden. Hier offen zu bleiben und das Auftauchende als positive Herausforderung oder auch als Ressource (ISIS 1996, 5) zu verstehen und damit konstruktiv und produktiv umzugehen, es aber gleichzeitig als das „Nicht-Machbare" anzuerkennen, ist die Chance in einer therapeutischen Begegnung, in einem kunsttherapeutischen Prozess alle Mal. Genau diese Seinsweise, die „eine fruchtbare Auseinandersetzung mit Störungen und Konflikten zulässt", ist für Paolo Knill (1990e, 98) das, was er ebenso wie die Offenheit gegenüber dem Ankommenden, dem Erscheinenden auch künstlerische Haltung nennt. Er fordert hier explizit den Therapeuten als Künstler (Knill 1990e, 102).

Die gleiche, unbedingte Hingabe an das Geschehen einer Begegnung findet er in dem „Offensein" eines Künstlers gegenüber einer sich meldenden Melodie, einem eintretenden Rhythmus oder Klang, wie auch gegenüber einem ankommenden Bild, einer erscheinenden Szene, einer zu vernehmenden Botschaft oder einem eintreffenden Wort. Um diese Analogie zwischen therapeutischer Begegnung und künstlerischem Prozess, welche in einer kunsttherapeutischen Begegnung aufeinander fallen, zu verdeutlichen, führt Knill das Beispiel zweier Künstler an, die gemeinsam ein Stück Ton zwischen sich haben und dies zu einer Skulptur modellieren. Sowohl für die gestaltenden Künstler als auch für Außenstehende ist der Ton als das Mittelbare wahrzunehmen, seine Materialeigenschaften und Menge zu analysieren und zu beschreiben usw. Genauso ist das Unmittelbare beobachtbar, nämlich wie zwischen beiden ein gemeinsames Handlungsverständnis entsteht, sie ihre Bewegungen aufeinander abstimmen, wie sich evtl. Konflikte oder Vertrauen zeigen. Darüber hinaus ist erlebbar, wie in dieser Interaktion etwas Neues, das Dritte, entsteht bzw. im Nachhinein entstanden ist. Das Wesentliche dieser Begegnung ist mit dem, was genau so weder vorhersagbar war noch sich wiederholen ließe – unvermittelbar im Knillschen Sinne also – damit in Erscheinung getreten. Hierbei hat es sich in seiner Existenz gleichzeitig von den beiden Beteiligten gelöst. Dieser transpersonale Aspekt des Dritten wird natürlich in diesem Beispiel besonders deutlich, während er in einer musikalischen Improvisation durch den Zeitfaktor schwerer zu fassen ist.

Dieses Dritte ist der wesentliche Bestandteil sowohl eines künstlerischen als auch eines therapeutischen Prozesses und letztlich das ganz Spezifische künstlerischer Therapien. In der Konsequenz macht Knill sogar den Erfolg einer Therapie von dem Erscheinen des Dritten weitgehend abhängig: „Heilungskräfte werden wirksam, wenn Störungen, Behinderungen oder Verwirrungen, in einer neuen Gestalt integriert, Schönheit finden." (1990e, 99)

Andere AutorInnen finden für dieses Phänomen, was Paolo Knill das Dritte nennt, sehr ähnliche Beschreibungen: Er selbst zitiert Balint mit dem Begriff „Flash", den dieser im Zusammenhang mit dem Placebo-Effekt im medizinischen Bereich „für alle unvorhersehbaren und nicht reproduzierbaren Beziehungseffekte mit heilsamer Wirkung" verwendete (Knill 1990, 93). Weiter führt er Grob und Petersen an, die diesen Begegnungs- oder auch Beziehungseffekt als „Geschenk" bezeichnen (Knill 1990e, 94).

Die Kunsttherapeutin Elisabeth Wellendorf spricht von einer „dritten Landschaft", die durch die Überschneidung von jeweils der Landschaft des Therapeuten und der des Patienten entstanden ist. Hier „nehmen die Gefühle, Phantasien und Erinnerungen, Lebensentwürfe beider Personen eine neue Richtung und Dynamik ein" (Wellendorf 1990, 17). Sie beschreibt einen intermediären Raum als das Schnittfeld zweier intrapsychischer Welten, das durch die Gestaltung des Materials sozusagen gegenständlich wird und nennt es Inkarnation.

Gertraud Schottenloher – ebenfalls Kunsttherapeutin – sieht „kulturelle und zeitspezifische Gemeinsamkeiten im Unbewussten von Patient und Therapeut" und beschreibt kunsttherapeutische Prozesse entsprechend: „Nicht nur laufen intrapersonell vergleichbare Prozesse unbewusster Inhaltsfindung und -wahrnehmung und deren jeweilige Strukturierung bei Patient und Therapeut ab, sondern die Strukturen beider beeinflussen sich auch gegenseitig" (Schottenloher 1990, 32f).

„Auf der Suche nach angemessenen Formen wissenschaftlichen Vorgehens in kunsttherapeutischer Forschung" hebt Rosemarie Tüpker als Musiktherapeutin auf die gemeinsame Improvisation von bzw. zwischen Patient und Therapeut auf das „gemeinsame Behandlungswerk ab, welches eine Veränderung beim Patienten bewirkt" (Tüpker 1990, 75).

Noch deutlicher werden die Analogien zu dem so genannten Dritten in Tüpkers Beschreibung des Erlebens vom Anders-Werden, der Transformation: das sich Ereignende, das plötzlich auftaucht, das Aha-Erlebnis, das nicht machbar bzw. herstellbar ist, dessen Eintreten aber erkennen lässt, ob eine Behandlung wirksam war (Tüpker 1996, 13f).

Für Isabelle Frohne, als Vertreterin der integrativen Musiktherapie schließlich besteht die Bedeutung der Kunst darin, dass sie als ein „übergeordnetes Drittes", als „Pontifex maximus" verschiedene Modi menschlichen Bewusstseins zusammenführt (Frohne 1983a, 175f).

Den analogen Prozess von Kunst und Heilung in seiner geschichtlichen und kulturellen Kontinuität zu erfassen und zu erforschen, ist ein der Ausdruckstherapie immanentes Anliegen. In diesem Zusammenhang wird der Doppelaspekt, der in unserem Kulturkreis in der jüngeren Vergangenheit verloren gegangen ist, nämlich „Kunst des Heilens" und „Kunst als Heilen" nochmals betont. Erkenntnisse aus der ethnologischen Forschung belegen, dass diese integrale Vorstellung seit Jahrtausenden als Praxis existiert und in vielen Kulturen wie den afrikanischen, australischen, indianischen, usw. in diesem Doppelaspekt nach wie vor praktiziert wird. So steht in der schamanistischen Tradition das Dritte schon immer im Zentrum.

Des Weiteren ist für den künstlerisch-therapeutischen Prozess auch der Doppelaspekt Kunstwerk und künstlerisches Handeln wahrzunehmen. Gleichzeitig mit ihrer Verfügbarkeit und Einsetzbarkeit, also Mittelbarkeit, birgt sie in einer echten therapeutischen Begegnung die Möglichkeit ihres Erscheinens als unvermittelbares Heilmittel.

In der konkreten Interaktion gewinnt dieses kunsttherapeutisch spezifische Potential zwischen Therapeut und Klient jeweilige Realität. Dabei ist in dieser Synthese aus intra-, inter- und transpersonaler Wirklichkeit Vergangenes gegenwärtig integriert; in Rhythmen, Klängen, Bewegungen, Bildern und Gedichten entsteht Neues und Zukünftiges. Es ist ein Prozess, der ähnlich der Herausbildung von Kristallen dem, was aktuell vorhanden ist, in der Therapie wie auch in der Kunst überhaupt in einer Gestalt sinnliche Wahrnehmbarkeit verleiht – es sichtbar, hörbar, fühlbar macht. Dieser Vorgang der Kristallisation wurde in der intermedialen Forschung von Harrar, Knill und Frohne in der Kristallisationstheorie formuliert und beschrieben (Knill 1990e, 111f). Ein Thema kann innerhalb einer Kunstgattung durchaus in verschiedenen Medien Ausdruck finden, ist doch die „Ausübung aller Künste immer von Bild, Bewegung, Wort, Handlung, Rhythmus und Klang durchdrungen" (Knill 1990, 111). Dennoch wird der Ausdruck des virulenten – in der therapeutischen Begegnung des seelischen – Materials je nach Materialbeschaffenheit des Mediums einer bestimmten Kunstgattung in dieser am deutlichsten kristallisieren:

◇ „Bilder kristallisieren am klarsten in der bildenden Kunst. Es gibt keine bildende Kunst ohne Bilder.
◇ Bewegungen kristallisieren am klarsten in Tanz, Pantomime usw. Es gibt keinen Tanz ohne Bewegung.
◇ Klang (Schall) und Rhythmus kristallisieren am klarsten in der Musik. Es gibt keine Musik ohne Klang (Schall) und Rhythmus.
◇ Worte kristallisieren am ursprünglichsten in der Poesie. Es gibt keine Poesie ohne Worte.
◇ Handlung kristallisiert am klarsten im Theater. Es gibt kein Theater ohne Handlung." (Knill 1990e, 112)

Entsprechend kann die passende Wahl einer Kunstgattung und ihrer Ausdrucksformen einen unklaren, nach Ausdruck drängenden Inhalt verdeutlichen. Allerdings zeigt sich auch hier der per se intermediale Charakter der Musik als der Kristallisation von Schall, Klang und Rhythmus darin, wie Musik in Rückbindung an rituelle Tradition andere künstlerische Ausdrucksformen in ihrer vielfältigen Erscheinung integriert: Ein konkretes Bild oder eine bildhafte Vorstellung in der Programmmusik wie auch die schriftliche Fixierung im Notenbild, die Bewegung im Tanz, das poetische Wort in Liedern oder die Handlung im Musiktheater weitesten Sinnes (Knill 1996b, 188).

Diese kunstimmanenten Prinzipien der Kristallisation liegen der Vorstellung von dem intermedialen Ausdruckstherapie-Prozess zugrunde. Es gilt, danach zu fragen, welche Medien einer seelischen Problematik zum Ausdruck verhelfen, und auch, wodurch am ehesten Strukturveränderung erreicht wird. Dabei ist in der direkten therapeutischen Begegnung immer wieder und vor allem anderen eben die künstlerische Haltung des Therapeuten gefordert: Offen zu sein für das, was sich als Thema herauskristallisiert. Dies zu erfassen und der erkennbaren Tendenz die jeweils am Besten kristallisierende Ausdrucksmöglichkeit anzubieten, führt den therapeutischen Prozess weiter. „Die Kunst der therapeutischen Begegnung bedarf einer außerordentlichen Sensibilität gegenüber dem sich formenden „Dritten", einer Sensibilität bei der Wahl des Mediums, eines intuitiven Spürens, was sich wie im Moment am klarsten kristallisieren könnte" (Knill 1992, 185). Eine unabdingbare Voraussetzung hierfür ist natürlich die genaue Kenntnis der medialen Möglichkeiten.

4 Ausdruckstherapie in der Praxis

Die wesentlichen Aspekte zur Theoriebildung der Ausdruckstherapie wie das Dritte in der therapeutischen Begegnung als auch das Kristallisationsprinzip sind aus ihrer praktischen Anwendung erwachsen, die in dem Intermedialen Konzept ihre Beschreibung findet. Dieses bezog und bezieht sich auf eine ursprünglich pädagogische und therapeutische Praxis; somit orientieren sich die Darstellungen von bzw. Überlegungen zur Praxis aufgrund dieses auch pädagogischen Hintergrundes überwiegend an Gruppenprozessen. In den Praxisbezügen der Ausdruckstherapie steht die soziale Aktion und Interaktion von Gruppen im Mittelpunkt, trotzdem hat natürlich die individuelle Persönlichkeitsentwicklung und -entfaltung auch hier ihren Platz (Decker-Voigt/Finkel 1980, 9).

Für seine Überlegungen zur ausdruckstherapeutischen Praxis bezieht Knill einen Entwicklungsbegriff ein, welchen er bei Piaget als eine allen vitalen Prozessen innewohnende Dynamik beschrieben findet: Im Austausch oder auch in der Wechselwirkung der Prinzipien von Akkomodation und Assimilation in der Auseinandersetzung mit der Umwelt entwickeln sich alle Lebewesen innerhalb verschiedener Bereiche von einem diffusen zu einem differenzierten Niveau. Diese Entwicklung meint einen Lernprozess, der den Menschen von den Anfängen sensumotorischen Orientierens und Abbildens der Welt über konkret operationales Denken zum schließlich abstrakt operationalen Denken führt (Knill 1979, 26ff).

Analog zu dieser Tendenz der Differenzierung gestalten sich Wahrnehmung und Ausdruck bzw. die Kommunikation des Menschen mit einer Gruppe in der Wiederholung solcher ganz basalen frühen Muster, die sich ebenso von diffus über funktional, und schließlich differenziert bis hin zu abstrakt entfalten. Im Bestreben um ein entwicklungsgerechtes Vorgehen könnte sich eine Ausdruckstherapie-Sitzung idealerweise so entwickeln, dass sich der intermediale Prozess an der Entwicklung des Kommunikationsbedürfnisses in einer Gruppe ausrichtet. Steht zu Beginn das Bedürfnis, in Kontakt mit sich selbst zu kommen und sich in einer neuen Umgebung zurecht zu finden im Vordergrund, bieten Medien, welche die Tendenz der Individualisierung ausdrücken und sie gleichzeitig auch noch fördern, den angemessensten Ausdruck. Malen, Zeichnen oder Modellieren dürften einem solchen Bedürfnis am ehesten entgegenkommen. Wird nun die Umgebung als solche bemerkt und der Kontakt zu ihr aufgenommen, eignen sich Medien, die genau diesen Prozess der Sozialisierung ausdrücken und unterstützen, beispielsweise die Bewegung im Tanz oder musikalische Aktivitäten. Schließlich braucht eine Phase der Identifizierung und Selbstaktualisierung, mit der das Individuum seinen Platz in der Gruppe, den es umgebenden Personen auslotet und seine Anerkennung und den persönlichen Widerhall sucht, einen entsprechenden medialen Ausdruck, wie freie musikalische Improvisation oder Stegreiftheater. Als einer solchen Entwicklungsrichtung am dienlichsten beschreibt Knill für den idealen Ablauf einer ausdruckstherapeutischen Sitzung eine spezifische Folge künstlerischer Aktivitäten, deren eigene Wirkungsweise bzw. Kristallisationsform dem jeweiligen Bedürfnis und der jeweiligen Kommunikationsphase entspricht (1979, 133):

◇ Das *Zentrieren* (Centering) benötigt individualisierende Formen der Wahrnehmung und des Ausdrucks, die jedem Einzelnen die Möglichkeit geben, sich auf sich selbst zu konzentrieren, in Kontakt mit sich selbst zu kommen.
◇ Die *Interaktion* braucht künstlerische Aktivitäten, welche die Gegenwart anderer Personen konstruktiv in die Gestaltung der eigenen Situation mit einbeziehen lassen, also einen Kontakt herstellen.
◇ Das *Teilen* (Sharing) wird durch Ausdrucksformen unterstützt, die Kommunikation, dem Einzelnen Feedback sowie der Gruppe intensiven Austausch ermöglichen.
◇ Zur *Verarbeitung* (Processing) werden Aktivitäten eingesetzt, die eine Rückbindung an die Erfahrungen, die in den vorhergehenden Episoden zum Ausdruck gekommen sind, leisten und diese wiederum verdeutlichen können. Dies können alle non-verbalen Ausdrucksformen bis hin zur Einleitung einer bereits psychotherapeutisch orientierten Gesprächsphase sein.
◇ Das *Ritual* (Celebration) schließlich braucht Formen, die die Teilnehmer am ehesten wieder zu sich selbst führen, nun allerdings mit dem stärkenden Hintergrund der Gruppen bzw. Interaktions- und Kommunikationserfahrung (Knill 1979, 114ff).

Bezeichnenderweise lässt sich in dieser Abfolge die Analogie zu tradierten religiösen Ritualen und Heilzeremonien bemerken. Nie jedoch darf die Planung des Prozesses der situativen Notwendigkeit, die sich aus den gegenwärtigen Bedürfnissen und Tendenzen der Teilnehmer ergibt, übergeordnet werden.

Musik in der Ausdruckstherapie 307

Neben der künstlerischen Offenheit für die jeweilige Situation können allgemeine Erwägungen bei der Auswahl des künstlerischen Mediums helfen: die Brauchbarkeit des Materials bzw. der Kunstgattung für die jeweilige Gefühlsaussage; die Kenntnis von Zusammenhängen zwischen vergangenen oder gegenwärtigen Erlebnissen und Gefühlen der Teilnehmer sowie deren spezifische Kommunikations- und Wahrnehmungsweisen; die Feststellung des Adressaten, an den, bzw. Beschreibung der Situation, aus der heraus sich ein Ausdruck — real oder in der Phantasie — richtet; das Einschätzen der persönlichen Grenzen, so dass nie das Gefühl von Fähigkeit und Kompetenz gefährdet wird.

Vor diesem Hintergrund können während des Therapieprozesses mit Hilfe des Intermedialen Konzepts Schwerpunkte gesetzt werden. So kann mit dem Intermedialen Transfer, d. h. dem direkten fließenden Übergang von einem Ausdrucksmedium in ein anderes unter Einbeziehung der Erfahrungen und Resultate aus vorausgangenen Teil-Prozessen der Gesamtprozess vorangebracht werden. Nicht zuletzt dadurch, dass mit einem Medienwechsel eine offensichtliche Schwäche als Stärke wahrnehmbar wird. Wenn beispielsweise jemand im Ausdruck seines Gefühls durch die Heftigkeit der sensumotorischen Anteile in einer musikalischen Improvisation genau hierin behindert ist, findet er u. U. im Tanz eine stimmigere und befriedigendere Ausdrucksweise.

Durch die mediale Erweiterung oder gar den gleichzeitigen Einsatz verschiedener Medien mit dem Ziel der Intermedialen Verstärkung ist es möglich, Erlebnisse bis hin zur Katharsis zu intensivieren, den Ausdruck zu verstärken sowie einen besseren Zugang zu unentdeckten Gefühlen und verborgenen Ressourcen zu gewinnen.

Und schließlich kann der mediale Wechsel eine durchaus reflektierte und integrative Intermediale Verarbeitung des vorher Erlebten leisten. Hieran kann sich unter Umständen folgerichtig ein verbalanalytisches Feedback anschließen. Verbale Unterbrechungen oder ausführliche Anweisungen sollten jedoch im gesamten Prozess nur zurückhaltend eingesetzt werden.

Bei all diesen Aspekten zur intermedialen Praxis ist es für die Arbeit mit Musik wichtig, das spezifische Potential und die Wirkungsweise dieses Mediums zu berücksichtigen. Das musikalische Material ist entwicklungspsychologisch gesehen mit den ersten grundlegenden Selbstempfindungen und Kommunikationserfahrungen hochgradig besetzt. Dies setzt bei ihrem therapeutischen Einsatz für die Individuen in einer Gruppe ein besonders hohes Maß an Vertrauen und Vertrautheit voraus. Es ist sicher nachvollziehbar, wie sehr viel weniger bedrohlich das Malen eines Bildes ist, als eine Stimmimprovisation — im Übrigen sowohl für den Einzelnen wie für die Gruppe. Gleichzeitig mag an diesem Beispiel der Arbeit mit der Stimme das enorme Sozialisierungspotential der Musik deutlich werden. So kann eine gelungene gemeinsame Improvisation ein starkes Gruppen- und Zugehörigkeitsgefühl hervorrufen, wobei natürlich viele andere Faktoren wie auch die Größe einer Gruppe eine Rolle spielen.

In jedem Fall ist es jedoch schwer, sich der Kommunikation mit Schall zu entziehen, lässt sich doch die Wahrnehmung und Beachtung einer akustischen Aktion bzw. eines musikalischen Ausdrucks in der Regel nur schwer vermeiden. Diese Eigenschaft der Musik, die z. T. sogar Verhaltensanweisungen impliziert oder transportiert, können wir strukturierend oder manipulierend in Tanzmusik bzw. Märschen oder durch Muzak-Berieselung in Supermärkten alltäglich erfahren können.

Sicher findet diese besondere Qualität je nach Absicht und Einsatz unterschiedliche Ausprägungen. So fördert das Hören einer Meditationsmusik – auch innerhalb einer Gruppe – sicher eher einen individualisierenden Prozess. Oder aber eine einzelne Person entzieht sich der sozialisierenden Kraft der Musik durch ein Solo oder eine vom Gruppengeschehen deutlich abweichende musikalische Aktion. Wobei in dem letzten Beispiel das Verhältnis von Individuum zu seinem sozialen Umfeld u. U. sehr deutlich und dadurch bewusst werden kann.

In pragmatischer Hinsicht ist schließlich zu bedenken, dass der musikalische Ausdrucksprozess in seiner Zeitgebundenheit – soll er beispielsweise in einer Reflexionsphase thematisiert werden – der Erinnerung und eher der Aufzeichnung bedarf, weil er für sich selbst als Dokument nicht mehr zur Verfügung steht. Knill betont, wie subjektiv dies beides ist: die Erinnerung wie auch die Aufzeichnung, die durch die subjektiv gesteuerte Handhabung ihrer technischen Möglichkeiten selbst zum Ausdrucksmittel wird.

Für jeden Einsatz der künstlerischen Mittel gilt jedoch, dass nicht sie allein die Therapie ausmachen. Ihre therapeutische Qualität, nämlich die Ermöglichung des Dritten, entfalten sie ausschließlich im Kommunikationsprozess zwischen den Menschen, den Knill als das Wesentliche im Leben wie in der Erziehung und in der Therapie ansieht (Knill 1979, 81).

Wenn dieses so wichtige Dritte, von dessen Erscheinen zu einem großen Teil der Therapieerfolg abhängt, und dessen Existenz auf so verschiedene Weise wahrgenommen und dargestellt wird, nicht machbar, nicht herstellbar und eben deshalb auch nicht einplanbar ist, stellt sich natürlich die Frage, welches die Aufgabe von künstlerischer Therapie und Kunsttherapeuten ist, überhaupt sein kann und soll. Vor dem Hintergrund der dargestellten Grundgedanken zur ausdruckstherapeutischen Theorie und Praxis beschreibt Paolo J. Knill, welche Bedingungen diese Praxis zu erfüllen hat, wenn sie den Rahmen für das spezifische Potential des unvermittelbaren Dritten, quasi eine Bühne für die Kunst als Heilmittel bieten soll: „Die kunsttherapeutische Begegnung ist in ihrer Zentrierung um den künstlerischen Prozeß dem unvermittelbaren Dritten besonders verpflichtet" (Knill 1990e, 102). Dementsprechend fordert er im Einzelnen:

◊ Eine kunstanaloge Ethik, welche Störungen nicht als Widerstand, sondern „als herausforderndes Existenzial jeder Begegnung betrachtet" (Knill 1990e, 102);
◊ eine künstlerische Haltung des Therapeuten, die dieser Ethik entspricht, also die Forderung nach dem Therapeuten als Künstler;
◊ eine therapeutische Begegnung, die durch die Offenheit für das Eintreffen des unvermittelbaren Dritten geprägt ist;
◊ eine Rückbesinnung auf die Tradition der Kunst des Heilens und der Kunst als Heilmittel und schließlich
◊ die sorgfältige Wahl eines die individuelle Situation treffenden Heilmittels, also eines geeigneten künstlerischen Mediums, wobei diese Suche selbst schon die Qualität eines künstlerischen Prozesses haben solle.

Am Beispiel der musikalischen Begegnung in der Therapiesitzung mit dem 13-jährigen N. mögen die Faktoren der Kristallisation, der Begegnung sowie die Unvermittelbarkeit des Dritten anschaulich werden.

N. gestaltet seine Kontakte und Beziehungen durch Kaspereien und Provokationen überwiegend so, dass er seinen Mitmenschen unverständlich wird. Mit diesem Verhalten hat er sich vor allem in der Schule in eine Außenseiterposition hineinmanövriert und stößt bei seinen Altersgenossen und den Lehrkräften auf Ablehnung, die er wiederum bisweilen körperlich und verbal aggressiv beantwortet. Seine Mutter ist allein erziehend und hat als Altenpflegerin mit häufigen Nachtschichten wenig Zeit. Geplagt von schlechtem Gewissen überschüttet sie ihr einziges Kind mit materiellen Gütern. Wenn sie Zeit hat, bietet sie N. Formen des Kontaktes an, die altersunangemessen und dadurch sehr ambivalent sind. So soll der Junge z. B., wenn sie schon mal da ist, im Ehebett schlafen. Sie ignoriert damit einerseits seine zunehmenden Autonomiebestrebungen, andererseits erhält ihre Beziehung zu ihm dadurch eine inzestuöse Färbung.

In der Therapie inszeniert N. seinen Wunsch nach Abgrenzung und seinen Zorn über die Missachtung mit Gewaltdarstellungen durch Zeichnungen, die er meist für sich alleine malt, und in brutalen Phantasiegeschichten, die er oft wie reale Begebenheiten erzählt. Oder aber er grenzt sich auf der Gesprächsebene durch Frotzeleien und Provokationen gegenüber der Therapeutin ab. Es gibt kaum Kontakt, der nicht in dieser oder ähnlicher Weise gebrochen wäre.

Immer wieder reizt ihn der Flügel, der im therapeutischen Setting zur Verfügung steht, er lehnt bislang jedoch seinen Einsatz ab. Er selbst will ihn nicht spielen, weil er das ja sowieso nicht könne, aber auch die Therapeutin soll ihn nicht spielen, weil diese das ja sowieso besser könne. Überhaupt kommt es selten zu gemeinsamem Musizieren. Und wenn, dann nur so, dass ein deutliches akustisches Gefälle entsteht, in dem er den lauten, dominanten und bisweilen auch zerstörerischen Part einnimmt.

In einer zentralen Stunde des Therapieverlaufs schlägt N. vor, nun doch zu zweit mit dem Klavier Musik zu machen, aber nicht wie üblich mit den Fingern auf den Tasten, sondern mit den Schlagzeugbesen auf den Saiten des Instruments. Er eröffnet sich eine musikalische Ebene, die zwar Nähe zulässt, aber nicht von voneherein ein Machtgefälle vorgibt, dem er als der Schwächere ausgeliefert wäre. In diesem Arrangement bestimmt nun er, wie nah ihm sein Gegenüber – hier die Therapeutin – kommen darf. Und dennoch ist es unabdingbar, dass es in dieser Situation ein Gegenüber gibt, zu dem er sich in Beziehung setzen kann, dem er *begegnen* kann.

N.'s Balanceakt um möglichst große Autonomie und gleichzeitige Nähe, die nicht bedrohlich wird, *kristallisiert* in einer Musik, die überraschend zart und zerbrechlich klingt. Behutsam experimentieren beide mit den vorhandenen Möglichkeiten: Von den hohen Diskantsaiten bis hin zum Bass oder umgekehrt kreuzen sich an der Tastatur und klanglich die Wege oder es entsteht durch die unterschiedliche Tonhöhe eine Spannung, die durch den ähnlichen Klang gehalten und getragen wird. Dann wieder treffen sich Klient und Therapeutin in gemeinsamen Rhythmen oder dem musikalischen Dialog aus Ruf und Antwort; die Lautstärke bleibt verhalten und immer hört der eine dem vorsichtigen Spiel des anderen aufmerksam zu.

N. hat in dieser Musik ein Medium gefunden, das auch seine Schwäche und seinen Wunsch nach Geborgenheit ausdrückt und wahrnehmbar macht – integriert in eine Interaktion, die sich nicht durch ein Machtgefälle, sondern durch ein gleichberechtigtes Handeln auszeichnet, in dem auch seine Autonomiewünsche ihren Platz haben.

Es ist etwas entstanden, was kaum fassbar ist und das schon gar *nicht vermittelbar* gewesen wäre: „Goldstaub" nennt es N., was sich in dieser Begegnung ereignet hat und hörbar geworden ist; etwas, das zuvor so nicht existent war und nun kostbar und fein auch nach dem Verklingen der Musik als etwas Drittes zwischen Klient und Therapeutin seine Wirkung hat.

Bezogen auf Musik geht es hier um die Verwirklichung eines Spiel- und Handlungsraumes, in dem Klienten und Therapeuten einander begegnen und „in musikalischen und verbalen Korrespondenz- und Konsensprozessen Realitäten gleichzeitig sowohl nachkonstruieren, austauschen als auch neue, vielleicht bessere Möglichkeiten der Welterfahrung und -gestaltung kreieren" können (Frohne-Hagemann 1996, 154).

Literatur

Decker-Voigt, H.-H. (Hrsg.) (1983): Handbuch Musiktherapie. Funktionsfelder und ihre interdisziplinäre Verflechtung. Eres, Lilienthal/Bremen
–, Finkel, K. (1980): Spiel und Aktion. Schwann, Düsseldorf
–, Knill, P. J., Weymann, E.(Hrsg.) (1996): Lexikon Musiktherapie. Hogrefe, Göttingen
– (1996): Entwicklungspsychologische Einflüsse in der Musiktherapie. In: Decker-Voigt, H.-H. et al. (Hrsg) (1996), 81–85.

Eschen, J. Th. (1996): Aktive Musiktherapie. In: Decker-Voigt, H.-H. et al. (Hrsg.) (1996), 5f
Frohne, I. (1983a): Zur Bedeutung der verschiedenen künstlerischen Medien. In: Decker-Voigt, H.-H. (Hrsg.) (1983), 175–181
– (1983b): Zum Stellenwert künstlerischer Medien für therapeutische Prozesse. In: Decker-Voigt, H.-H. (1983), 182–185
– (1983c): Möglichkeiten integrativer Arbeit mit verschiedenen künstlerischen Medien in der Musiktherapie. In: Decker-Voigt, H.-H. (1983), 185–189
Frohne-Hagemann, I. (1996): Integrative Musiktherapie. In: Decker-Voigt, H.-H. et al. (1996), 150–155
International School for Interdisciplinary Studies, ISIS, (Hrsg.) (1996): Ausbildung in Kunst- und Ausdruckstherapie (Informations-Broschüre) Zürich
Knill, P. J. (1979/1992): Ausdruckstherapie. Künstlerischer Ausdruck in Therapie und Erziehung als intermediale Methode. Überarbeitete Neuaufl. Eres, Lilienthal/Bremen
– (1983): Ausdruckstherapie in der Musiktherapie. In: Decker-Voigt, H.-H. (1983), 189
– (1983a): Künstlerischer Ausdruck in der Psychotherapie. In: Decker-Voigt, H.-H. (1983), 189–191
– (1983b): Intermediale Verknüpfung von Musik, Bewegung, Farbe und Form, Sprache und Theater. In: Decker-Voigt, H.-H. (1983), 191–193
– (1983c): Wahl der Ausdrucksmedien in der Musiktherapie. In: Decker-Voigt, H.-H. (1983), 193–194
– (1983d): Dokumentation als künstlerischer Ausdruck. In: Decker-Voigt, H.-H. (1983), 196
– (1990): Das unvermittelbare Heilmittel oder das Dritte in der Kunsttherapie. In: Petersen, P. (Hrsg.), 87–116
– (1996): Ausdruck. In: Decker-Voigt, H.-H. et al. (1996), 37f
– (1996a): Ausdruckstherapie und Musiktherapie. In: Decker-Voigt, H.-H. et al.(1996), 38–40
– (1996b): Kristallisationstheorie. In: Decker-Voigt et al. (1996), 188
Petersen, P. (Hrsg.) (1990): Ansätze kunsttherapeutischer Forschung. Springer-Verlag, Berlin/Heidelberg/New York/London
Nöcker-Ribaupierre, M. (1996): Hörorgan: Entwicklung und Bedeutung. In: Decker-Voigt, H.-H. et al. (1996), 130–133
Schottenloher, G. (1990): Das Unbewußte des Therapeuten als Mitgestalter der kunsttherapeutischen Beziehung. In: Petersen, P. (1990), 31–41
Stern, D. N. (1994): Die Lebenserfahrung des Säuglings. 4. Aufl. Klett-Cotta, Stuttgart
Tüpker, R. (1990): Auf der Suche nach angemessenen Formen wissenschaftlichen Vorgehens in kunsttherapeutischer Forschung. In: Petersen, P. (1990), 71–86
Wellendorf, E. (1990): Die inneren Bilder des Therapeuten und ihre Bedeutung für die Therapie. Synchrones Geschehen in der Therapie. In: Petersen, P. (1990), 23–30

Altorientalische Musiktherapie (AM) in Praxis, Forschung und Lehre

von Gerhard Tucek

──────◆──────

1 Aspekte zur Geschichte der Altorientalischen Musiktherapie (AM)

Altorientalische Musiktherapie (AM) ist ein seit ca. eintausend Jahren dokumentiertes, empirisch bewährtes System von praktischer, therapeutischer, prophylaktischer und rehabilitativer Relevanz. Ihre Wurzeln reichen bis in die Zeit musikalischer Heilzeremonien zentralasiatischer Schamanen zurück. Aus allen Epochen der arabischen und türkisch-islamischen Kulturgeschichte zeugen Berichte von der tiefgreifenden „pharmakologischen" Wirkung von Musik auf den Menschen.

„Die durch Musik hervorgerufene Emotion (tarab) bewegt die Seele des Menschen durch Freude (farah) bzw. Trauer (huzn). Die aufwallenden Gefühle seien kaum zu beherrschen bzw. zu unterdrücken". (Neubauer 1990, 227)

Für den heutigen europäischen Konzertbesucher sind beispielsweise Affekthandlungen wie etwa die des Kalifen al Hadi (reg. 785–786) kaum nachvollziehbar, der sich während eines Konzertes in Verzückung sein Gewand über der Brust zerrissen haben soll. Da derartige Reaktionen keine Seltenheit waren, nimmt es nicht Wunder, dass man der theoretischen Betrachtung und Fundierung musikalischer Effekte schon früh große Bedeutung beimaß. Die musikalischen Heilzeremonien mittel- und zentralasiatischer Bakseschamanen, die musiktheoretischen Konzepte zentralasiatischer und arabischer Gelehrter, sowie sich von dem hellenistischen Ethoskonzept in der Musik herleitende Überlegungen, bildeten einen idealen Nährboden für die systematische Entwicklung musiktherapeutischer Behandlungsmethoden. Im Zuge der Entwicklung des „Makamsystems" innerhalb der islamischen Heilkunde erfuhr dieses Behandlungssystem maßgebliche Differenzierungen. „Makamen" sind neuntönig (ein Ganzton wird in neun Teiltonschritte geteilt) mikrotonal ausgerichtete Tonskalen. Spezifische Klangstrukturen bauen auf einem bestimmt festgelegten Grundton auf und sind damit, anders als im temperierten System, nicht beliebig transponierbar.

Auf der Basis pharmakologischer Wirktheorien wird Musik zum Bindeglied zwischen physiologischem und psychischem Geschehen. Wir finden schon in sehr frühen Dokumenten den Hinweis darauf, dass die Väter der islamischen Medizin wie etwa al Harit ibn Kalada a Taqafi (2. Hälfte 6. Jhdt.) oder Nadr ibn Harit – ein Verwandter des Propheten Mohammed – der 624 in der Schlacht von Badr fiel, in Medizin, Poesie und Musik gleichermaßen bewandert waren. Mit ihnen beginnt die Kette berühmter musikkundiger Ärzte, wie etwa Al Kindi, Al Farabi, Avicenna u. a.

„Musik, die Emotion erzeugt (as-sama' al mutrib) ist Medizin für die menschlichen animalischen Seelen (anfus), Beruhigung (raha) für die Herzen der Menschheit und Nahrung (gida) für die meisten Geistseelen (arwah). Sie ist eine der glänzendsten Mittel der Seelenhygiene und -heilung (at -tibb ar ruhani) und bringt Freude (surur) dem Menschen wie auch manchen Arten von Tieren. [...] Man weiß in der Medizin (min gihat at -tibb), daß das Hören von Musik (samah' at -tarab) zu den machtvollsten Erzeugern (azam asbab) von Freude gehört und daß ausgewogene Freude (surur bi -'tidal) die dem Menschen innewohnende Wärme (al- harara al gariziya) belebt, daß sie die Aktionen sämtlicher Körpersäfte stärkt, daß sie die Gesundheit erhält, die Altersschwäche (haram) abwehrt, den Körper fruchtbar macht (yuhsibu l badan) und die Hautfarbe verbessert. Die Art und die Wirkung des Musikhörens ist allerdings verschieden und richtet sich nach dem Unterschied im Verständnis der Hörer (ich –tilaf afham al mustami 'in)". (Neubauer 1990, 229–230)

Abd El Kerim Al Khahal aus dem 14. Jh. fasst im Musikkapitel seiner „Prophetischen Weisungen in der ärztlichen Kunst" zusammen, was Musik als Behandlungsform aus der Sicht der islamischen Medizin zu leisten vermag (Neubauer 1990):

- Musik hat sowohl diätetische als auch therapeutische Funktion. Als Umsetzung des „kosmischen Klanges" nährt sie die Geistseele des Menschen so, wie die materielle Nahrung den Leib nährt.
- Musik eignet sich vor allem zur Seelenhygiene und Heilung.
- Musik hat direkte organspezifische Wirkung. Über die Nefs (im Sinne Özelsels 1994 ein in verschiedenen Stufen sich wandelnder menschlicher Bewusstseinszustand) wirkt sie auf den Körper.
- Musik wirkt durch die Freude heilsam, die sie im Menschen hervorzurufen vermag. Diese freudvollen Gedanken wirken beruhigend oder aktivierend.
- Musik wirkt stärkend auf das menschliche Immunsystem.
- Musik wird zur Behandlung von Akutschmerz herangezogen.

Auf der Grundlage vorangegangener Pulsdiagnose wählte man die entsprechende Makam, die in den meisten Fällen die Schmerzen zu lindern vermochte. Mit der Einführung des Makam-Systems (Tongeschlechter) in die Musik wurde ihr direktes Heilpotential verfeinert, und Musiktherapie bekam im gesamten islamischen und mittel- sowie zentralasiatischen Kulturraum ab dem 9. Jahrhundert eine klar definierte Stellung als reguläre Hilfsdisziplin in der Medizin, die sie in der westlichen Medizin zu diesem Zeitpunkt noch nicht innehatte. Sie diente sowohl als Mittel zur Gesundheitsvorsorge wie auch als Behandlungsmethode. Ishak al-Mausili (767–850 n. Chr.) bezeichnet Musik als „Nahrung der Seele" (Kümmel 1977). Der berühmte Arzt und Philosoph Al Farabi (870–950 n. Chr.) prägte den für die weitere Entwicklung der AM grundlegenden Ausspruch:

„Der Körper ist krank wenn die Seele geschwächt ist und er ist beeinträchtigt, wenn sie beeinträchtigt ist. Daher geschieht die Heilung des Körpers durch die Heilung der Seele, indem ihre Kräfte wieder hergestellt und ihre Substanz in die rechte Ordnung gebracht wird mit Hilfe von Klängen, die dies bewirken können und dafür geeignet sind." (Kümmel 1977, 158)

Die in die Medizin eingegliederte Anwendung von Musik erfolgte überaus differenziert. Al Farabi entwickelte zum Zwecke der Wiederherstellung verloren gegangener Harmonie ein spezielles Musikinstrument: die Ud (eine Urform der Laute). Ziel seines Musizierens war es, die Stimmung des Patienten positiv zu beeinflussen. Von Al Farabi wird erzählt, er sei imstande gewesen, die Menschen mit seinem Spiel in freudige Erregung, Melancholie und auch tiefen Schlaf zu versetzen. Evliya Celebi berichtete 1665 über das größte Wiener Krankenhaus beim Stephansdom, dass Musiktherapie in diesem Spital so angewandt wurde, wie es in den türkischen Krankenhäusern in Edirne und Damaskus üblich war. Über die Musiktherapie im Krankenhaus von Edirne berichtete Evliya Celebi, dass sich ein Arzt, die Kranken und sieben Musiker um den Brunnen des Spitalsinnenhofes versammelten, der durch sein sanftes Wassergeplätscher die heilsame Wirkung der Musik noch unterstützte. Evliya Celebi (Kümmel 1977, 258f) weiter:

„Seine Majestät, der selige Sultan Bayezid hat in seiner Stiftungsurkunde bestimmt, daß als Heilmittel für die Kranken, zur Genesung der Schmerzleidenden und um die Seele der (durch Liebeskummer) Wahnsinnigen zu nähren und ihr Liebesleid zu vertreiben, zehn Musiker angestellt werden: drei Sänger, ein Spieler der Rohrflöte (Neyzen), ein Fiedelspieler (Kemani) ein Panflötenspieler (Misquari), ein Hackbrettspieler (Santuri), ein Harfinist (Cengi) und ein Lautinist (Udi). Sie kommen dreimal in der Woche und spielen für die Kranken und Wahnsinnigen. Nach dem Willen des Allmächtigen findet ein beträchtlicher Teil von ihnen durch die Töne Beruhigung. Tatsächlich sind nach der Wissenschaft der Musik die Makamen (Tonarten) Neva, Rast, Dügah, Segah, Cargah und Suzinak für diese (Kranken und Wahnsinnigen) bestimmt. Werden jedoch die Tonarten Zengüle und Buselik gespielt und mit der Makam Rast abgeschlossen, so ist es, als ob sie neues Leben brächten. In allen Instrumenten und Makamen liegt Nahrung für die Seele ..."

Ein historisches Beispiel des arabischen Arztes und Philosophen Ibn-Hindu aus dem 10. Jahrhundert beschreibt die der AM zugrunde liegende pharmakologische Wirktheorie von Musik (Bürgel 1972, 243f):

„Was aber die Wissenschaft von der Musik anbetrifft, so gehört sie in einer bestimmten Hinsicht zur Medizin ... Wer die Musik ausübt, spielt nämlich geradezu mit den Seelen und Körpern ... denn wir wissen doch generell, daß es eine Art der Melodie und des Trommelns und des Blasens und des Rhythmus' gibt, die Trauer, eine andere, die Freude hervorruft, eine andere, die beruhigt und entspannt, eine andere, die beunruhigt und beklemmt, eine andere, die schlaflos macht, eine andere, die einschläfert; wir verordnen bei der Therapie von Melancholikern häufig die ihnen entsprechenden und für sie nützlichen tara'iq [vergleichbar mit dem europäischen Tonartenbegriff, Anm. d. Verf.]."

Dieses Zitat zeugt u. a. auch von der Idee der Musiktherapie als eine die Wissenschaft und Kunst verbindende Disziplin. Im Zuge der „Assimilation" der Medizin Zentralasiens und des Vorderen Orients übernahm der lateinische Westen vom 11./12. Jh. an diese heilende Funktion der Musik. Dies war unter anderem deshalb möglich, weil viele Texte, die meist in arabischer Sprache verfasst waren, ins Lateinische übersetzt wurden.

Für die historische Entwicklung von Musiktherapie hat demnach der islamische Raum wesentliche Bedeutung. Kümmel hat in seinem 1977 erschienenen Buch „Musik und Medizin" ein umfassendes Mosaik an Informationen über die Wechselbeziehungen zwischen Musik und Medizin aus einer Vielzahl an lateinischen Übersetzungen arabischer Medizinschriften, aus direkten und indirekten Hinweisen mittelalterlicher und frühneuzeitlicher europäischer Quellen zu einem beeindruckenden historischen Bild zusammengefügt.

Die Rekonstruktion der AM und ihr bisheriger Implementierungsweg in den Westen

Oruç Güvenç hat 1985 in seiner Dissertation dieses historisch gut dokumentierte Therapiesystem erstmals aus der Sicht einer praktisch-musiktherapeutischen Perspektive für die Türkei einer wissenschaftlichen Betrachtung und Aufarbeitung zugeführt. Seither wurden die Bemühungen, diese alte Tradition zu rekonstruieren, auf eine breitere

Basis gestellt. Im Zuge dessen ergaben sich in dem mittlerweile 15-jährigen Integrationsprozess der AM in das europäische Gesundheitswesen durchaus differenzierte Schwerpunktsetzungen. Während z. B. Güvenç (Istanbul) seine Tätigkeit primär an einer Rekonstruktion der historisch-türkischen Interpretationen dieser Musiktherapie orientiert, arbeitet das Therapeutenteam um Gerhard Tucek im deutschsprachigen Raum primär an einer fundierten Implementierung dieses Therapieansatzes in europäische klinische Kontexte. Wir traten seit Mitte der achtziger Jahre mit Wissenschaftlern aus Deutschland und Österreich in engen Austausch. Am Beginn stand dabei eine EEG-Pilotstudie über die Wirkung unterschiedlicher Musikstücksequenzen orientalischer Musik am Berliner Krankenhaus am Urban. Dabei ließ sich zeigen, dass sich die vor Jahrhunderten beschriebenen Wirkeffekte unterschiedlicher Tonarten der AM auch bei deutschen Versuchspersonen signifikant einstellten.

Nach einer ersten Aufbauphase ging der Autor dieses Beitrags mit seinem Team von Mitarbeitern und Ausbildungsabsolventen dazu über, die traditionellen Konzepte dieses Therapieansatzes vorsichtig an das klinische Anforderungsprofil in Österreich und Deutschland heranzuführen und die AM als Behandlungsmethode in das hiesige Gesundheitssystem zu implementieren. Bei der Rezeption dieser Bemühungen zeigte sich die Ärzteschaft vielfach offener und vorurteilsfreier als viele Kollegen/innen anderer Musiktherapierichtungen.

Im Verlauf der letzten Jahre wurden die therapeutischen Grundthesen und praktischen Erfahrungen mit der AM im Sinne einer transkulturellen Übersetzung für den europäischen Kulturraum prozesshaft von Özelsel 1995; Tucek 1994, 1995, 1996, 1997, 1998, 1999, 2000, Tucek/Mastnak 1998, diskutiert. Als Vertreter einer historisch-theoretischen, islamwissenschaftlichen Forschungsdimension sind Farmer, Sari, Terzioglu, Neubauer, Bürgel, Shiloah u. a. zu nennen. Neben abgeschlossenen, zurzeit laufenden, bzw. in Vorbereitung befindlichen Forschungsprojekten in Neurologie, Kardiologie, Onkologie und Geriatrie wurde dieser sich ethnologisch begründende Therapieansatz auch aus kulturwissenschaftlicher Perspektive untersucht. So begleitete der Autor u. a. den bisherigen Integrationsprozess dieses Therapieansatzes in den mitteleuropäischen Kulturraum in Praxis und Lehre im Rahmen eines mehrjährigen Forschungsprojekts an der Universität Klagenfurt (1996–2000, siehe Literaturverzeichnis). Er setzte sich dabei mit der Diasporasituation der AM und den sich daraus ergebenden Anforderungen an Lehre, Forschung und Praxis der AM auseinander.

2 Theoriebildungsaspekte*

Im ersten Teil dieses Kapitels möchte ich drei Grundthesen hinsichtlich der AM formulieren und einer anthropologischen und kulturphilosophischen Reflexion unterziehen. Hierfür dienen mir einige Ideen Hans Georg Gadamers, Rudolf zur Lippes und Jean Gebsers als Hintergrund. Diese drei Grundthesen lauten:

◇ Hören ist von fundamentaler Wichtigkeit für die Orientierung des Menschen in der Welt. Deshalb vermag auch der musikalische Klang per se heilsam zu wirken. Dieser Gedanke verweist auf die rezeptive AM mit ihrer Theorie einer pharmakologischen Musikwirkung.
◇ Persönlichkeitswachstum und -veränderung im Sinne von Selbst- und Welterkenntnis vermag über Sinnesverfeinerung durch ästhetischen Ein- bzw. Ausdruck gefördert werden. – Dieser Gedanke verweist auf das Konzept des Riyazed.
◇ Es besteht die Notwendigkeit, den Menschen im therapeutischen Prozess auch in seiner anthropologisch grundgelegten spirituell-geistigen Dimension zu erfassen.

Im zweiten Teil des Kapitels werden drei zentrale methodologische Aspekte der AM vorgestellt, nämlich die

◇ Grundlagen der rezeptiven AM,
◇ Grundlagen der aktiven AM,
◇ Grundlagen der Patienten/innen-Therapeuten/innen-Beziehung in der AM.

Anthropologische und kulturphilosophische Perspektiven

Zu These 1: Hören ist von fundamentaler Wichtigkeit für die Orientierung des Menschen in der Welt. Deshalb vermag auch der musikalische Klang per se heilsam zu wirken – die Theorie einer pharmakologischen Wirkung der AM.

Eine schier unüberschaubare Vielfalt musikalischer und tänzerischer Heilzeremonien und die Tatsache, dass Musik und Tanz weltweit in al-

---
* Aus ethnomedizinischer und ethnopsychologischer Sicht bedeutet „emische Sichtweise" eine kulturimmanente, und „etische Sichtweise" eine kulturtranszendente Perspektive. Aus Gründen einer besseren sprachlichen und gedanklichen Nachvollziehbarkeit der Konzepte wird hier eine Position der etischen Betrachtungsweise eingenommen, die aber eine multidisziplinäre Annäherung erfordert.

len uns heute bekannten Kulturen anzutreffen sind, verweisen darauf, dass künstlerischer Ausdruck auf einer anthropologischen Grundlegung im Menschen zu beruhen scheint. Aus dieser Sicht ist Musiktherapie eine überzeitliche und kulturell universelle Hervorbringung menschlichen Seelenlebens und Geistes, wobei rituelle Heilmusiken und -tänze nicht nur konkrete Behandlungsmethoden sind, sondern als musikalischer bzw. tänzerischer Akt schon per se ein heilsam wirkendes Ausdrucksdesiderat des Menschen sind. Dies wird u. a. an der Vielzahl musikalischer Schöpfungs-, Offenbarungs- und Heilmythen ersichtlich. So soll etwa Moses auf dem Berg Sinai den göttlichen Befehl mit den Worten „Muse ke!" – „Moses höre!" empfangen haben. Die Offenbarung die er dabei empfing, vernahm er als Klang und Rhythmus und benannte sie mit eben diesem Namen. Das Wort Musik leitet sich von diesem Wort her.

Aus islamischer Sicht schloss Gott einen Urvertrag mit den Seelen, indem Er sie fragte: „Bin ich nicht Gott für euch?"; und alle Seelen beantworteten diese Frage mit „ja". In Erinnerung an diesen Dialog sehnen sich die Seelen nach dem einst vernommenen Klang der göttlichen Stimme – und hier kommt Ernst Bloch in den Sinn, der den Ursprung der Musik „am Ruf ins Entbehrte" (1985, 1243) ansiedelt. Diese universell dem Menschen innewohnende Sehnsucht bildete auch im islamischen Kulturraum die Grundlage für die schöpferische Tätigkeit von Poeten, Malern, Musikern und Komponisten. Hafiz, einer der bedeutendsten persischen Dichter, schreibt (Khan 1985, 47): „Viele sagen, das Leben sei mit Hilfe der Musik in den menschlichen Körper gelockt worden. Die Wahrheit ist aber, daß das Leben selbst Musik ist." Die Menschen fühlen sich laut Hafiz von der Musik deshalb angezogen, weil ihr ursprünglichstes Wesen selbst Musik ist: „unser Geist und unser Körper; die Natur, in der wir leben; die Natur, die uns hervorgebracht hat; alles, was um uns herum ist – all dies ist Musik." Darüber hinaus sehnt sich die Musik selbst danach, sich verständlich zu machen. Der Koranvers 17/44 spiegelt dieses Denken wider: „Alle Teilchen sind im andauernden Gottesgedenken, nur ihr Menschen versteht das nicht." Dieser Vers wurde zur Grundlage für religiös motivierte Tanzzeremonien. Hafiz weiter (Khan 1985, 47):

„Gott schuf nach seinem eigenen Bilde eine Gestalt aus Lehm und Wasser, und bat die Seele, sie möge diesen Leib betreten. Die Seele jedoch weigerte sich, gefangen zu werden, denn es entspricht ihrem Wesen, frei und von Raum ungebunden und unbegrenzt zu sein. So verspürte die Seele nicht die geringste Neigung, dieses irdische Gefängnis zu bewohnen. Da bat Gott die Engel ihre Musik erklingen zu lassen, und als die Engel spielten, geriet die Seele in Ekstase. Durch diese Ekstase, und weil sie die Musik noch intensiver erleben wollte, trat sie in den Körper ein." Hafiz fügt erklärend hinzu: „Die

Leute meinen, die Seele habe den Körper betreten, als sie dieses Lied hörte; in Wahrheit aber war die Seele selbst das Lied."

Diese – und viele andere – Beispiele verweisen in einer uns heute beinahe seltsam anmutenden, blumigen, mythischen Sprache auf die ästhetische Ansprechbarkeit des Menschen als Sinnenwesen auch in seiner Sinndimension. Besonders letzteres Beispiel verweist eindringlich auf die ontologische Verbindung zwischen Musik, Trance und Ekstase. Eine völlig andere Perspektive eröffnet ein moderner phylogenetischer Zugang, d. h. mittels Erforschung von Entwicklungsgesetzmäßigkeiten innerhalb der Arten. Mit Ausnahme des auditiven Systems haben sich die sensorischen Systeme des Menschen (z. B. Seh- oder Tastsinn) im Laufe der Evolution direkt mit dem Neocortex verbunden. Dieses (das auditive System) hat subcortical ein erstes Integrationszentrum im collicullus inferior. Dieses Integrationszentrum steht sowohl mit motorischen und prämotorischen Zentren in Verbindung, als auch über den Thalamus mit dem limbischen System. Diesem evolutionsbiologisch alten und komplexen System ist das corticale System erst nachgeschaltet. Neuere Forschungserkenntnisse lassen den Schluss zu,

„dass ein direkter, vom Cortex unabhängiger Weg der akustischen Beeinflussung nicht nur vegetativer, sondern auch emotionaler und motivationaler Verhaltensweisen besteht. Dieser Weg dürfte auch bei schwerer Beeinträchtigung des Cortex erhalten bleiben, oder er ist, wie in der Phylogenese, so auch in der Ontogenese, dann schon funktionsfähig, wenn der Cortex noch nicht voll entwickelt ist." (Nöcker-Ribaupierre, in Druck).

Die Tatsache, dass im Zuge der Evolution das auditive System weitgehend unverändert blieb, wird dahingehend interpretiert, dass das Hören von fundamentaler Wichtigkeit für die Orientierung des Menschen in der Welt ist. Diese evolutionsbiologische Perspektive legt nach Nöcker-Ribaupierre eine naturwissenschaftliche Basis für die Indikationsstellung von Musiktherapie für jene Bereiche, die einer Verbalisierung nicht zugänglich sind, z. B. die Rehabilitation von komatösen Patienten oder Patienten im Wachkoma, die Arbeit mit schweren sensorischen Behinderungen, mit autistischen Patienten, frühgeborenen Kindern usw. Die Idee, dass der musikalische Klang per se heilsam sein kann, ist keineswegs geistiges Sondergut der AM. So orientieren sich etwa Platons Idee einer Homöostase der Seele an der Theorie harmonikaler Lebensstrukturen und -empfindungen (Platon 1985) oder Boetius Idee der drei musikalischen Welten – die der musica mundana, der musica humana sowie der musica instrumentalis – an einer Theorie innerer Harmonisierung mittels Musik. Unter dem Begriff der musica mundana verstand Boetius die Vollkommenheit allumspannender kosmischer Gesetzmäßigkeiten. Musica humana war die Seelenmusik in Form jener Schwingungen der Psyche, die für Gesundheit und Krankheit verantwortlich gemacht wurden. Musica instrumentalis bildete nach diesem Konzept nun jene sinnenhaft wahrnehmbare klangliche Brücke zwischen kosmischer Harmonie und dem Menschen. Durch den harmonischen Klang der Musik galt es nun, den Menschen wieder in die ursprüngliche, allumfassende Harmonie zurückzuführen.

Diese und ähnliche theoretische Grundlegungen für die Indikation von Musiktherapie finden wir bei einer großen Zahl außereuropäischer Musiktherapien. Für Musiktherapie (so sie den musikalischen Akt ins Zentrum ihrer Überlegungen stellt) gilt – im Gegensatz zu den dynamisch sich wandelnden Verfahren in der Medizin – dass sich ihre ursprünglichen Methoden und Praktiken nicht grundlegend gewandelt haben. Allerdings gründen sich heutige „Mainstream-Musiktherapien" auf anderen Erklärungsmodellen und Theorien über die Wirksamkeit von Musiktherapie: Waren es früher vorwiegend pharmakologische Wirktheorien, wonach bestimmten Melodie- und Klangtypen spezifische Einflüsse auf Körper und Psyche zugeordnet wurden, so stützen sich heutige (westliche) Musiktherapien auf mehrheitlich tiefenpsychologischen (psychodynamischen) Modelle. Wiewohl AM – wie noch zu zeigen sein wird – tendenziell mehrheitlich einem pharmakologischen Wirkmodell folgt, spielt die Beziehungsdimension zwischen Patient/in und Therapeut/in im Therapieprozess eine entscheidende Rolle.

Zu These 2: Persönlichkeitswachstum (im Sinne von Selbst- und Welterkenntnis) kann über „ganzheitliches Gewahren" durch ästhetischen Ein- bzw. Ausdruck eingeleitet werden.

Für den Philosophen Hans-Georg Gadamer geht Welterkenntnis (und somit auch Selbsterkenntnis) aus dem jeweiligen Erfahrungshintergrund und der Gesamtpersönlichkeit des Individuums (also subjektiven menschlichen Deutungen) hervor. Demnach nimmt jeder Mensch ein und dieselbe Situation unterschiedlich wahr, empfindet und interpretiert diese jäh individuell. Trotz möglicher interpersoneller Ähnlichkeiten, bleibt nach Gadamer der Wahrnehmungs- und Empfindungsakt letztlich immer von den Vorerfahrungen und der bereits mitgebrachten Persönlichkeitsstruktur des einzelnen Individuums abhängig. Dies versucht Gadamer mit seinem Begriff des hermeneutischen Zirkels auszudrücken. Jede Begegnung mit einer neuen Situation wird einerseits gemäß der jeweiligen Persönlichkeitsstruktur (sich zusammensetzend aus der Summe bisheriger Vorerfahrungen und ererbter Persönlichkeit) rezipiert und vermag andererseits diese ein Stück weit neu zu formen und zu verändern. Auf diese Weise geht das Individuum aus jeder neuen Erfahrung ein wenig verändert hervor. Im Anschluss daran wird diese bereits integrierte Erfahrung in das Erleben und Deuten einer aktuellen Situation mit einfließen und so fort ... Auf diese Weise entsteht eine „hermeneutische Spirale", eine spiralische Wachstumsbewegung, wobei in diesem Modell zunächst pathologische Angst- und Zwangsstrukturen auszuklammern sind. Dieses theoretische Konstrukt korreliert mit der Grundthese der AM, durch eine über das Musikerleben veränderte emotionale Grundgestimmtheit den Weg für eine Neubewertung gegenwärtiger Situationen zu öffnen, welche die Grundlage für einen sich prozesshaft wandelnden Entwurf neuer Handlungsstrategien bildet. Vier ineinander greifende Wirkfaktoren der AM fördern diesen Prozess:

⋄ tranceinduzierende Wirkung der AM; die Nutzung außergewöhnlicher Bewusstseinszustände (ABZ);
⋄ die organspezifische Wirkung der AM;
⋄ die emotionsspezifische Wirkung der AM;
⋄ die inter- und intrapersonelle Beziehungsdimension.

Die Evozierung außergewöhnlicher Bewusstseinszustände (ABZ) scheint ein wesentliches – lange Zeit wenig beachtetes – Wirkelement der AM zu sein. Neuere Ergebnisse einer Pilotstudie bei Patienten im apallischen Syndrom (Wachkoma) erhärten die These einer tranceinduzierenden Wirkung der AM (siehe das Kapitel über Forschungsmethoden).

Auch bei anderen Patientengruppen beobachtete der Autor im geschützten therapeutischen Rahmen gehäuft das Auftreten jener Phänomene, die Dietrich/Scharfetter (1987, 38) als gemeinsamen Kern aller ABZs beschrieben haben:

⋄ Veränderung von Denkabläufen,
⋄ Veränderung des Zeiterlebens,
⋄ intensive Emotionen,
⋄ Körperschema-Veränderungen (bis „Körperlosigkeit"),
⋄ optisch-halluzinatorische Phänomene, Synästhesien (abnorme Mitempfindung),
⋄ verändertes Deutungserleben.

Anthropologische und ethnologische Erkenntnisse verweisen auf die salutogenetische Bedeutung von drei im Menschen grundgelegten Bewusstseinskompetenzen. Bei einem lang anhaltenden Mangel an einer ausgewogenen Wahrhabung von rationalem Wachbewusstsein, Schlaf und ABZ scheinen krankmachende Dissoziationserscheinungen die Folge zu sein. In früheren Publikationen habe ich mich mit dieser Fragestellung mehrfach befasst (Tucek 1997, 1999, 2000). Hinsichtlich einer konkreten Umsetzung der bisherigen Erkenntnisse lässt sich kurz zusammenfassend aussagen, dass die Konzepte der AM in der therapeutischen Lehre und Praxis nicht nur der körperlichen und emotionalen Dimension Beachtung schenken, sondern auch jener „sinnstiftenden" Dimension, die sich mit Begriffen wie Liebe, Ekstase, Spiritualität, Religiosität, Geistigkeit, etc. benennen lassen. Diese Dimension steht jenseits vordergründiger Nützlichkeitswerte und fordert in (musiktherapeutischer) Lehre und Praxis gleichermaßen die Entwicklung eines Wertempfindens und Wertgespürs ein. Mit anderen Worten ausgedrückt geht es um die Erweckung des Sinnes für größere Wert- und Wesenszusammenhänge. An diesem Punkt erscheint mir die philosophische Anthropologie Max Schelers sehr erhellend, der dieses „Wertfühlen" als geistige Tätigkeit in die abendländische Philosophie des 20. Jahrhunderts wieder einführte. Mit Scheler wird die Entwicklung eines geistigen Geschmacks im Sinne von Ethos zum Bildungsauftrag der gesamten Wissenskultur.

AM differenziert jedoch deutlich zwischen Geistigkeit als ein im Menschen grundgelegtes Desiderat und etwa jener Täuschung, in der z.B. „Liebe" letztlich nicht mehr ist, als ein Streben nach eigener Sicherheit, Schutz und Geborgenheit, welches zum Ziel hat, den anderen zu besitzen bzw. zu beherrschen. Spiritualität im Sinne der AM intendiert jenen geistig höheren Akt und die höhere emotionale Bereitschaft, eigene Vorlieben und Triebkräfte zugunsten der Realisierung eines anderen Wertes zurückzunehmen. Die historisch gewachsenen sufischen Konzepte bilden gleichsam das äußere Gewand, welches dieses universell Menschliche umhüllen. Bewusstseinsverändernde Methoden sind hier nicht Mittel zur und Vorwand für eine Weltflucht, sondern eine spezifische Ausdrucksform (unter vielen anderen) tieferer Selbst- und Welterkenntnis. Daraus leitet sich ab, dass sufische Konzepte hier nicht in einem dogmatischen Sinne zur conditio sine qua non gemacht werden, sondern Reflexionsspiegel eines universell Gemeinten sind.

Auf einer biologischen Ebene zeigen vergleichbare Studien von (der AM) wesensverwandten Methoden, dass das in der rezeptiven und aktiven AM auftretende tranceinduzierende Moment (kinetische Trance/Ethnotrance, vgl. z. B. Baksetanz weiter unten), eine erhöhte Ausschüttung von Beta-Endorphinen sowie die spezifische Reizung des Vestibularapparates hervorruft, der hier als integrativer Teil des neuropsychologischen Sinnessystems zu verstehen ist (Holler 1991, 177, 182). Neuere Forschungen zeigen, dass dieses sensible System nicht nur für „gerades Stehen", sondern auch für „gerades Denken" im Sinne von „klarem und vernünftigem Denken" verantwortlich ist (Leonhard 1992, 64, 67; Özelsel 1995, 140–147). Winkelmann zeigte, dass durch kinetische Trancen evozierte ABZs zu erhöhter Suggestibilität führen, die – ähnlich der Tranceprozesse im Sinne Ericksons – frühere Konditionierungen öffnen (1990, 192f). Derartige Dekonditionierungen blockierter Denk- und Verhaltensmuster werden als wesentliche Voraussetzung für körperliche und seelische Gesundheit gesehen.

Hinsichtlich der Konzepte von „Dekonditionierung" emotionaler oder körperlicher Blockaden scheint ein wesentlicher Unterschied zwischen der AM und beispielsweise einer verhaltenstherapeutischen Intervention darin zu liegen, dass bei der AM der therapeutische Effekt durch das Wechseln in eine andere Bewußtseinsebene erzielt wird, wo hingegen Verhaltenstherapie Dekonditionierung auf ein und derselben Bewusstseinsebene herbeizuführen versucht. Während der therapeutische Effekt bei einer verhaltenstherapeutischen Intervention nach einem relativ klar umrissenen, zeitlich vorhersagbaren (Lern- bzw. Umlern)prozess eintritt, beobachten wir in der AM häufig unvermittelt einsetzende Therapieeffekte. Diese scheinen mit dem Auftreten veränderten Wachbewusstseins zu korrelieren. Gerade vor dem Hintergrund dieses Wirkaspekts der AM legen wir in der Ausbildung zukünftiger TherapeutInnen großen Wert auf die ethische Reflexion therapeutischer Interventionen.

Im Rahmen meiner Überlegungen hinsichtlich der theoretischen Grundlagen der AM möchte ich auf Gadamers Idee von der „Wahrheit der Kunst" zu sprechen kommen. Er schreibt erstmals im Verlauf der abendländischen Kulturgeschichte der Kunst einen eigenständigen Wahrheitsgehalt zu, wobei er explizit zwischen einem künstlerischen Wahrheitsgehalt und dem Wahrheitsgehalt z.B. einer informativen Sprache unterscheidet.

„Das Werk der Kunst, in seiner Unersetzlichkeit, ist nicht ein bloßer Sinnträger – so daß der Sinn auch anderen Trägern aufgeladen werden könnte. Der Sinn eines Kunstwerks beruht vielmehr darauf, daß es da ist. [...] Das war der Sinn von Symbol und symbolisch, daß hier eine paradoxe Art von Verweisung erfolgt, welche die Bedeutung, auf die es verweist, zugleich zu sich selbst verkörpert und sogar verbürgt." (Gadamer 1977, 44ff)

Damit befreite er den Begriff der Wahrheit erstmals von rationalen Inhalten wie „Denken", „Abbilden" etc. Nach Gadamer lassen sich bestimmte Aspekte von Wahrheit per se nicht sprachlich, wohl aber in Form eines künstlerisch-schöpferischen Aktes (sei es Musik, Malerei oder Poesie) vermitteln. Voraussetzung hierfür ist ein alle Sinne miteinbeziehendes Gewahrwerden eines solchen Wahrheitsgehaltes – also ein Zugang, welcher über das Reflexive hinausgeht. Schöpferisches

Handeln und Rezipieren generiert hier eine Seinserfahrung, aus der sich ein eigenständiger (sich einem analytischen Zugriff entziehender) Wahrheitsgehalt erschließt. Mir kommt hier jene legendäre Begegnung zwischen Gustav Mahler und Sigmund Freud in den Sinn. Der Komponist beendete seinen Therapieversuch bei Freud mit der Begründung, sich zwischen Gesundheit oder Kreativität entscheiden zu müssen. Hiermit soll keineswegs die prinzipielle Sinnhaftigkeit analytischer Betrachtung per se in Frage gestellt sein, sondern eine Idee aufgegriffen werden, die Psychotherapie nicht als „Extraktion" eines krankhaften Teils des Menschen auffasst, als Quasi-Herausoperieren der Störung, sondern als Prozess der Persönlichkeitserweiterung. Hier zeichnet sich auch in der gegenwärtigen Musiktherapie ein deutlicher Trend ab: über die Entfaltung kreativer Prozesse individuelle „Mensch-Werdung" zu unterstützen.

Auch der von Rudolf zur Lippe (1987) geprägte Begriff des Sinnenbewusstseins meint, dass das Individuum dem, was es sinnlicht, spürbar nahe ist, während das Verstandesbewusstsein ein Bewusstsein abstrakter Begrifflichkeit darstellt. Nach Mastnak besitzt der Mensch zwei Projektionsflächen, eine körperliche und eine rationale. Ganzheitliches Erleben ist in seiner körperlichen und mentalen Dimension jedoch nicht im Sinne einer Kombination von Gefühl und Gedanke zu verstehen, sondern als „äußerst spezifische Empfindung, der ihre anthropologische Sinnhaftigkeit bereits ‚enkodiert' innewohnt" (Mastnak, unveröffentlichtes Manuskript). Ein derartiges sich sinnenhaft entfaltendes Sein verbürgt in sich bereits einen spezifisch humanen Sinn, der sich nicht auf bloße Denkprozesse bzw. biologische Abläufe reduzieren lässt. Demnach sind Erfahrungsqualitäten wie Liebe, Sehnsucht, Ekel, etc. nicht als bloße Denkprozesse, bzw. a-semantische Körperlichkeit zu begründen, ohne dabei entscheidende Defizite in Kauf nehmen zu müssen. Mastnak (2000) verdeutlicht diesen Umstand am Beispiel von „Verliebtheit", die

„mehr ist, als ein Denken des besonders gut gesonnen Seins und des ‚Haben Wollens' noch bloß flaues Gefühl in der Magengegend verbunden mit erhöhtem Puls und teilweisen Veränderungen der sinnesorganischen Wahrnehmungsfunktionen. Verliebt zu sein [...] ist ein [...] sinnenhaft äußerst fein differenziertes Erfahren, [...] in dem Körperempfindungen nicht erst gedeutet werden müssen, sondern ihren existentiellen Sinn in sich tragen. So daß nicht die Deutung der Erfahrung das Eigentliche ist, nicht ihre Umsetzung auf Sprachebene, sondern ihr unmittelbar qualitativer Gehalt, der verbal freilich angenähert werden kann".

Auf zur Lippes Unterscheidung zwischen Sinnenbewusstsein und Verstandesbewusstsein Bezug nehmend bewegt sich demnach die Empfindung umso weiter vom eigentlichen Wesen der Ich-Erfahrung weg, je sachlicher sie beschrieben wird. Je weiter man sich also auf einer der beiden Projektionsflächen vortastet, desto mehr entfernt man sich von authentischem Erleben. Mastnak spricht in diesem Zusammenhang von einer zur konkreten Ausgestaltung drängenden, im Menschen innewohnenden a-semantischen anthropologischen Grundfähigkeit. Grundlage hierfür ist die von ihm entwickelte „psychologische Perspektiventheorie", die auf so genannten psychologischen Grundvariablen aufbaut (Mastnak 1994). Hierbei geht er von der Existenz elementarer psychischer Grundbausteine als Träger bestimmter Anlagen bzw. Tendenzen aus, deren Endgestalt sich erst im Laufe des Lebens ausformt. Diese Grundvariablen sind für die Fähigkeit zu bestimmtem Fühlen, Denken und Verhalten verantwortlich, wobei sie zunächst noch keine konkreten objektgebundenen Gehalte des Fühlens, Denkens und Erfahrens sind. Diese werden im Laufe des Lebens erst ausgebildet, wobei die systemische Gesamtheit dieser Grundvariablen sowohl in ihrem Verlauf wie auch in ihrem momentanen Zustand für die Persönlichkeit des Individuums verantwortlich zeichnet. Entscheidend ist demnach nicht die momentane konkrete Gestalt dieser Grundvariablen, sondern das, was die tatsächlich sich ereignenden psychischen Momente gemeinsam haben:

„Nicht die Liebe zu dieser oder jener Person, sondern die Liebesfähigkeit zu Personen überhaupt, die natürlich in der Wirklichkeit des Daseins ohne ihre Konkretisierung ein [...] krank machendes Mangeldasein fristen würde" (Mastnak 2000).

Hier gemeintes, ganzheitliches Erfahren findet seine Entsprechung am ehesten in Musik und Tanz, wobei diesen einander ähnelnden Gestalten „nicht bloß Oberflächencharakter, sondern vitale Essenz zuzumessen ist." Vor dem Hintergrund von Mastnaks Ideen dieser a-semantischen grundgelegten Entitäten, die im Menschen konkrete Gestalt anzunehmen versuchen, lässt sich das Altorientalische Riyazed-Konzept verstehen, welches versucht, über einen ästhetischen Impuls verloren gegangene Harmonie und Ausgeglichenheit wiederherzustellen. Dabei stehen am Beginn des therapeutischen Prozesses vielfach weder das momentan sichtbare Verhalten, noch ein situationsbezogenes Erleben im Mittelpunkt, sondern die schrittweise Gestaltwerdung obiger psychischer Grundmomente. Dieser – aus heutiger Sicht – salutogenetische Aspekt der AM interpretiert Musik nicht nur im engen Sinne einer „Tonkunst". Zu den Tönen der speziell ausgewählten Instrumente gehört der Text der Lieder ebenso, wie die rhythmischen Bewegungen der grundgelegten heiligen Tänze – die das „heilbringende" Moment genuin in sich mitverbürgen – sowie eine atmosphärische Gesamtstimmung, die durch solche Darstellungen erzeugt wird.

Dass dieser Zugang keineswegs Sondergut der AM ist, zeigt sich neben bisherigen Überlegungen u. a. auch an der Auffassung des Konfuzianismus, zu Musik (und Tanz) im individuellen und öffentlichen Leben all das zu zählen, was dem Gesetz der Schönheit durch Gefühle und Gefühlsäußerungen Ausdruck verleiht. „Musik ist Kunst, so wie Sitte Wissenschaft ist"; beide sind nicht abstrakt voneinander getrennt, sondern bilden eine harmonische Verbindung zwischen Logos und Eros. Diese Sicht ist gleichermaßen mit alten patristischen Ideen wie auch mit modernen künstlerischen Therapien verwandt. Das „Gute" entspricht hier dem Denkakt des Herzens (und eben nicht des Geistes), wobei zwischen „gut" und „schön" vielfach nur ein Unterschied im Erscheinungsbild liegt. Auch in den Konzepten Paolo Knills wird dem künstlerischen Eros-Prinzip (anthropologisch zu verstehen und jenseits eines platten Sexaktionismus freilich) therapeutische Potenz beigemessen.

Zu These 3: Es besteht die Notwendigkeit, den Menschen im therapeutischen Prozess auch in seiner spirituell-geistigen Dimension zu erfassen.

Das historische Konzept der AM gründet auf einem (mit altgriechischer wie patristischer Philosophie eng innerlich verwandten) Einheitsparadigma von Leib und Seele, das eben Leib und Seele nicht als zwei getrennte Bestandteile des Menschen auffasst, sondern als „ein Ganzes". Im Allgemeinen geht östliche Heilkunde von der Annahme einer universell gültigen, kosmischen Ordnung aus, die sich u. a. in Form von Naturgesetzmäßigkeiten manifestiert. Körperliche und geistige Anteile des Menschen gelten dabei als untrennbar verbunden und demgemäß wurde das Verständnis von „Gesundheit" umfassender beschrieben, als ein beschwerdefreies Funktionieren körperlicher Funktionen. Ähnliche Ideen finden sich heute in bestimmten Bereichen der Ganzheitsmedizin, gerade unter dem Aspekt, Körper und Geist nicht als getrennte Entitäten zu begreifen, sondern als Erscheinungsbilder ein und desselben Phänomens „Mensch". Als Konsequenz dieser Ideen wurden Behandlungssysteme zur Wiedererlangung bzw. Aufrechterhaltung körperlicher und seelischer Gesundheit und Harmonie entwickelt, die dem physisch Kranken einerseits Linderung bringen, andererseits dem Gesunden auch geistiges Wachstum ermöglichen sollten. Ein Kreis zu archetypischem Denken scheint sich hier – zumindest in Ansätzen – zu schließen. Der Schweizer Kulturphilosoph Jean Gebser vertritt in seinem Hauptwerk „Ursprung und Gegenwart" (1986) die These, dass sich der Mensch als geistiges Wesen im Laufe der Zeit aus seiner ursprünglichen Einheit mit dem Universum „herausbewusstete". Er differenziert hierbei fünf im Menschen von Beginn an grundgelegte Bewusstseinsstrukturen, die in Form von Bewusstseinsmutationen über die Jahrtausende hinweg in Erscheinung traten. Gebser nennt diese Grundstrukturen menschlichen Bewusstseins

◇ archaische Bewusstseinsstruktur
◇ magische Bewusstseinsstruktur
◇ mythische Bewusstseinsstruktur
◇ mentale Bewusstseinsstruktur
◇ integrale Bewusstseinsstruktur

Diese fünf Bewusstseinsmutationen haben sich im Verlauf der menschlichen Evolution nicht linear kontinuierlich, sondern sprunghaft entfaltet. Gebser beschreibt die geistigen Fundamente einer sich heute klar herausbildenden, aperspektivischen Geisteshaltung im Menschen, wobei er für den Nachweis dieser Bewusstseinsmutation zwei Leitsätze formuliert:

Das Verborgene (Latenz) ist die nachweisbare Gegenwart (Präsenz) der Zukunft. Dies umfasst sowohl das, was sich noch nicht manifestiert hat, wie das, was in die Latenz zurückgesunken ist. Das Durchscheinende (das Diaphane oder die Transparenz) ist die Erscheinungsform (Epiphanie) des Geistigen. Es geht demnach um ein Durchsichtigmachen unseres Ursprungs, unserer ganzen menschlichen Vergangenheit und der Gegenwart, die auch die Zukunft schon enthält. Gebser interpretiert den kulturellen Entfaltungsprozess als Spiegel des Bewusstseins seiner einzelnen Mitglieder. Er beschreibt, wie der (abendländische) Mensch im Verlauf seines bisherigen kulturell-geistigen Entfaltungsprozesses obige Strukturen einer Bewusstwerdung durchschritt, wobei er davon ausgeht, dass im heutigen Menschen alle diese Bewusstseinsstufen immer noch gegenwärtig sind; teils latent, teils defizient und teils in einer entwicklungsgeschichtlichen Distanz zu jenen (früheren) Menschen, die in der jeweils dominanten Struktur ihres Zeitalters (und somit Standortes in der Prozessspirale der Bewusstwerdung) aufgingen. Gebser veranschaulicht dies an folgendem Beispiel:

Die kognitive Auseinandersetzung mit der Frage nach dem „woher" des menschlichen Seins war dem Menschen früherer Bewusstseinsstrukturen fremd, da er z. B. im Stadium *archaischen Bewusstseins* ganz eins mit seinem naturhaften Sein war. Die (noch nicht explizit ausgesprochene) Frage nach dem „woher" beantwortete dann der Mensch im magischen Bewusstseinsstand in kultisch-vorbewussten Ritualen. Im Stadium der *mythischen Bewusstseinsstruktur* wurde die Antwort des damaligen Menschen auf diese immer noch latente Frage in den Mysterien und Mythen sichtbar. In der *mentalen Struktur* und der ihr strukturgemäßen Überbetonung der Ratio wird die Suche nach Antworten auf obige menschliche Grundfragen mittels wissenschaftlicher Forschung gesucht.

Gebsers Modell führt insofern zu einer Relativierung des gegenwärtigen wissenschaftlich aufgeklärten Weltbildes, als die Theorie der Überwindung der „Irrtümer und geistigen Fesseln" eines vorwissenschaftlichen kultischen bzw. religiösen Aberglaubens in Frage gestellt ist. Gebser sieht den Menschen auf dem Weg einer Wahrhabung der nun immer deutlicher hervortretenden integralen Bewusstseinsstruktur. Gebser verwendet hierfür den Begriff der „Aperspektivierung" und meint damit eine als ideal angenommene Wahrhabung aller fünf Bewusstseinsstufen. Sein Konzept der Integration aller zuvor beschriebenen Bewusstseinsdimensionen steht somit dem (aus seiner Sicht) vergeblichen Versuch ihrer schrittweisen Überwindung gegenüber. Nach Gebser stellt sich in unserer heutigen Zeit die Frage nach konkreten Wegen für eine adäquate Konkretisierung der oben genannten Bewusstseinsstufen. Im Gegensatz zu einem selektiv vorgehenden, biologischen Mechanismus bedingt eine solche Mutation das Einbezogenwerden vorheriger Möglichkeiten und Eigenschaften in diese neue Struktur. Gebser interpretiert dieses Mutationsgeschehen als ein über und durch die Zeiten und Kulturen ausgeteiltes Sichtbarwerden anlagemäßig vorgegebener Bewusstseinsmöglichkeiten, wobei er davon ausgeht, dass dieser Bewusstseinswandel im unsichtbaren Ursprung bereits beschlossen und geleistet ist. Es gilt nun, diesen unsichtbaren Ursprung durch Konkretisierung sichtbar werden zu lassen. Erfahrungen ureinheitlichen Seins oder einer mythischen Gesamtschau lassen sich nämlich durch rein kognitive Prozesse und ausschließlich rationale Deutungsversuche nicht adäquat abbilden. Nach Gebser – und hier schließt sich der Kreis zu vorherigen Überlegungen – tragen Künste wie Musik, Tanz, Malerei, Poesie, das Potential in sich, die einzelnen Bewusstseinsebenen zu verbinden, dem Menschen also „Ganzheit" erleb- und wahrhabbar zu machen.

Historisches wie gegenwärtiges Menschenbild der AM orientiert sich nicht primär und ausschließlich an Konzepten zur Behebung einer Störung (im Sinne einer Pathogenese), sondern an einer Konkretion menschlichen Seins (im Sinne Antonovskys Konzept einer Salutogenese). AM begreift dabei den Menschen als physisch-geistig-mentale Einheit. Ähnlich wie die heutige Verhaltenstherapie die „gesunden" Persönlichkeitsanteile therapeutisch in den Mittelpunkt rückt, stellt AM demnach das Bild eines „heilen Menschen" in ihr Zentrum: die Entfaltung der Person zur ihr wesenhaft zugrunde liegenden Essenz. AM will die Hinwendung des einzelnen Menschen zu sinnenhafter Offenheit gegenüber der Außen-, Innen- und transzendenten Welt fördern, und den Menschen bei der Entwicklung seines individuellen „Heilseins" (seiner „Ganzheit") begleiten. Dieser Erkenntnisprozess ist seinem Wesen nach offen und zieht keine scharfen Trennlinien zwischen physischen, psychischen und spirituellen Seinsdimensionen. Therapie zielt hier auch wesentlich darauf ab, den Patienten zur Umsetzung von Lebensprinzipien als Konkretion eines höheren Ordnungsprinzips zu bewegen („e-movere"). Dies erklärt den therapeutischen Ansatz, durch die Stärkung der Geistigkeit des Menschen auch seine seelische und körperliche Natur zu kräftigen. Wie später anhand eines Therapieplans noch detaillierter ausgeführt wird, verfolgt AM im Therapieprozess das Ziel einer Situationsverbesserung des/der Patienten/in auf einer körperlichen, emotionalen, kognitiven, sozialen und geistigen Ebene.

Auf eine Diskussion der transkulturellen Fragestellungen bezüglich Praxis und Lehre der AM muss ich aus Platzgründen in diesem Beitrag verzichten und verweise auf meine Diplomarbeit, wo ich der Bearbeitung dieses Themas breiteren Raum eingeräumt habe (Tucek 2000).

Auf der Grundlage kulturgeschichtlicher Erkenntnisse lässt sich der Schluss ziehen, dass der Mensch ein – anthropologisch grundgelegt – „gläubiges" Wesen ist. Immer dann, wenn er nach einem Halt für sein Leben suchte, orientierte er sich nicht an messbaren „Tatsachen", sondern an den einer Innenschau entnommenen Erkenntnissen. Daher ist der vorsichtige Versuch der AM, den Menschen auch in seiner Dimension des „homo religiosus" (Eliade 1990) auch jenseits rein rationaler – auf Wägen und Messen reduzierter – Weltbegegnung, anzusprechen durchaus als modern zu bezeichnen (vgl. Therapieplan im neurologischen Bereich im späteren Kapitel). Dabei wird jedoch Bedacht darauf genommen, dass dieser Prozess als offener, jenseits jedweder „-ismen", wie Fundamentalismen oder Nationalismen etc. geschieht.

Drei therapierelevante methodologische Zugänge der AM

Grundlagen der rezeptiven AM

Die historische Grundlage der Wirktheorie der rezeptiven AM ist die „Ethoslehre" in der Musik: Ihr Grundgedanke in der Musik ist die Theorie einer engen, auf dem Prinzip von Bewegung beruhenden Wechselbeziehung zwischen Klang und Rhythmus einerseits und dem menschlichen Gemütsleben andererseits. Ihr Kernsatz lautet: *„Die hörbare Bewegung vermag die Bewegung der Seele nicht nur darzustellen und widerzuspiegeln, sondern auch zu erzeugen"* (Albert, zit. nach Kümmel 1977). Auffallend ist hier die Beziehung zur Idee der heilenden Potenz von Musik wie sie Platon in seinem naturwissenschaftlichen Werk Timaios vertritt – ein Ansatz, der sich bis ins 20. Jahrhundert zieht: das naturgesetzhaft ontische (also auch humane) Ordnungsprinzip, in Klangform Gestalt.

Die methodische Ausrichtung der AM ist „allopathisch" konzeptioniert, folgt also dem Prinzip des physiologischen und seelischen Ausgleichs von Defiziten oder Überschüssen durch Harmonisierung und Stärkung. Dieses Phänomen findet heute seine methodologische Antwort in Akupunktursystemen, Biophoton-Konzepten und letztlich sogar in pharmakologisch orientierten psychiatrischen Schulen, die zwischen stimulierenden, sedierenden und psychisch ordnenden Medikamenten unterscheiden. AM liegt ein in sich konsistenter, nicht konfliktorientierter, sondern, ähnlich den Paradigmen von Homöostase und Equilibration in der Psychosomatik, auf dem Prinzip des Ausgleichs beruhender Behandlungsplan zugrunde.

Der therapeutische Effekt der rezeptiven AM beruht auf einer Abfolge bestimmter Modi und Melodien (Makamen). Ihr strukturell-intuitiver Weg unterscheidet sich dabei wesentlich von Musikstück-Sequenz-Plänen westlicher Musiktherapien, die einen mehr analog-heuristischen Ansatz vertreten. Makamen sind wie gesagt neuntönig (d. h. dass ein Ganzton in neun Teiltonschritte geteilt wird) mikrotonal ausgerichtete Tonskalen, die mit spezifischen Klangstrukturen auf einem bestimmten Grundton aufbauen und somit nicht beliebig transponierbar sind. Von den heute noch 375 namentlich bekannten Makamen sind gegenwärtig etwa 50 Makamen tatsächlich in Verwendung.

Die Tabellen 1 und 2 veranschaulichen diesen aus heutiger Sicht „holistischen" Ansatz.

Das Konzept der aktiven AM

Das Konzept der aktiven AM, im modernen westlichen Sprachgebrauch als „Bewegungs(bewusstseins)therapie" beschreibbar, besteht aus einer Abfolge zunächst festgelegter Bewegungselemente, die später improvisatorisch vom Patienten erweitert werden (vgl. Tucek 2000). Therapeutische Bewegungen haben dabei nicht nur funktionalen Charakter, wie etwa physiotherapeutisch-rehabilitative Bewegungsübungen, sondern sind darüber hinaus auch Träger und Vermittler universeller geistiger Prinzipien. Wurzeln der aktiven AM sind das Riyazed-Konzept (hier zeigen sich Parallelen zu polyästhetischen Therapiekonzepten) sowie schamanische und sufische Heil- und Gebetstänze Zentralasiens.

Das Riyazed-Konzept: Grundlagen sind sechs diätetische Lebensregeln, die sich in der Medizingeschichte weit zurückverfolgen lassen. Bereits in Galens „ars medica" und später bei Ibn Sina (Avicenna), bilden diese „sex res non naturales" ein klar durchstrukturiertes und ausformuliertes diätetisches Grundgerüst (vgl. Kümmel 1977, 132). Sie beziehen sich auf eine Ausgewogenheit von:

Tab. 1: Übersicht über das Zusammenspiel von Tonart, Emotion, Körperorgan, Tageszeit und Astrologie

Tonart	Emotion	Körperorgan	Tierkreiszeichen	Tageszeit
1) RAST	Behagen, innere Ruhe	Kopf, Gesicht, Augen	Widder	Morgendämmerung
2) Rehavi	Gefühl der Unendlichkeit	Brust, Magen, Herz, Flanke	Löwe	Morgendämmerung
3) Hüseyni	*Friede, Ruhe, Entspannung*	*Schienbeine, Unterschenkel*	*Wassermann*	*Vormittag*
4) IRAQ		*Schultern, Arme, Hände*	*Stier*	*spät. Vormittag/ Mittag*
5) Buselik	Stärke	Hüften, Lenden, Oberschenkel	Schütze	Nachmittag
6) Ussak	Freude und Lächeln	Herzbereich, Beine, Schlafstörungen	Fische	Sonnenuntergang
7) Zangula		*Hüften, Schienbeine, Unterschenkel*	*Waage*	*nach Sonnenuntergang*
8) Isfahan	*Selbstbewusstsein, Beweglichkeit*	*Nacken, Hals, Schultern*	*Krebs*	
9) Nawa	Geschmack und Trost	Nieren, Rückgrat, Lenden, Oberschenkel	Steinbock	
10) Buzurk	Furcht	Brust, Magen, Herz, Flanke	Jungfrau	
11) Maya			*Skorpion*	
12) Zirafkand		*Herz, Brust, Lunge, Unterleib*	*Zwilling*	*nach Mitternacht*

1. Licht und Luft
2. Speise und Trank
3. Bewegung und Ruhe des Körpers
4. Schlafen und Wachen
5. Leerung und Füllung des Körpers
6. Bewegung des Gemüts

Ziel des Riyazed ist es, dem Menschen unter Bedachtnahme auf seine physio-psychologisch-spirituellen Dimensionen Hilfestellungen anzubieten, die ihn in einen Zustand größtmöglicher physischer und psychischer Ausgeglichenheit führen und stabilisieren. Medizingeschichtlich dokumentierte Wirktheorien belegen den Einfluss von Bewegung (ebenso wie jenen des Klangs der Musik, des Worts oder des Ge-

Tab. 2: *Die astrologisch-medizinischen Zuordnungen zu den zwölf Modi der Musikpraxis im anonymus Gotha 85*

Modi	Tierkreis-zeichen	Elemente	Mischungen	Körpersäfte	Geschlecht	Tag/Nacht	Wochentage
Rast	Widder	feurig	warm-trocken	gelbgallig	männlich	tag-bezogen	Dienstag (Mars)
Iraq	Stier	erdig	kalt-trocken	schwarz-gallig	weiblich	nacht-bezogen	Freitag (Venus)
Zirafkand	Zwillinge	luftig	warm-feucht	blut-bezogen	männlich	tag-bezogen	Mittwoch (Merkur)
Isfahan	Krebs	wässrig	kalt-feucht	weiß-schleimig	weiblich	nacht-bezogen	Mondtag (Mond)
Rahavi	Löwe	feurig	warm-trocken	gelbgallig	männlich	tag-bezogen	Sonntag (Sonne)
Buzurk	Jungfrau	erdig	kalt-trocken	schwarz-gallig	weiblich	nacht-bezogen	Mittwoch (Merkur)
Zankula	Waage	luftig	warm-feucht	blut-bezogen	männlich	tag-bezogen	Freitag (Venus)
Maya	Skorpion	wässrig	kalt-feucht	weiß-schleimig	weiblich	nacht-bezogen	Dienstag (Mars)
Busalik	Schütze	feurig	warm-trocken	gelbgallig	männlich	tag-bezogen	Donnerstag (Jupiter)
Nava	Steinbock	erdig	kalt-trocken	schwarz-gallig	weiblich	nacht-bezogen	Samstag (Saturn)
Husaini	Wassermann	luftig	warm-feucht	blut-bezogen	männlich	tag-bezogen	Samstag (Saturn)
Ussaq	Fische	wässrig	kalt-feucht	weiß-schleimig	weiblich	nacht-bezogen	Donnerstag (Jupiter)

schmacks/Geruchs) auf die Wahrnehmung und das Denken des Menschen. Bezogen auf die verschiedenen Sinnesbereiche wurden deshalb spezielle Konzepte zur Schulung und Wahrnehmungsverfeinerung des Gehörs, der Augen, des Geruchsinnes, des Verdauungstraktes, des Tastsinnes, der Stimme und des Bewegungsapparates entwickelt. Auf diese Weise wurden die sozialen und psychologischen Grundlagen für eine seelische und körperliche Genesung der Patienten geschaffen und die Wirkung etwaiger chirurgischer oder anderweitiger medizinisch-medikamentöser Behandlungsmethoden verstärkt. Riyazed ist bezogen auf die verschiedenen Sinnesbereiche:

◊ Riyazed für das Gehör: das Hören harmonischer Klänge, sei es Gesang oder Poesie. So gab es in den Spitälern neben Musiktherapie auch Geschichtenerzähler, um die Kranken aufzumuntern.

Altorientalische Musiktherapie (AM) in Praxis, Forschung und Lehre 333

◊ Riyazed für das Auge: die Betrachtung der Natur, von Blumen und Pflanzen, harmonische Farbgestaltung, das Leben in harmonischer Innenraum- und Gebäudearchitektur sowie das Betrachten schöner Formen.
◊ Riyazed für den Geruchssinn: durch die Anwendung von ätherischen Ölen und Blütenessenzen. Je nach Grundtypus wurde zwischen warmen und kühlen Charaktertypen unterschieden, denen jeweils typische Geruchsessenzen zugeordnet waren (z. B. bei warmen Typen: Kampfer, Rose u. a.; bei kalten Typen: Amber, Sandelholz u. a.).
◊ Riyazed für den Verdauungstrakt: gezielt eingesetzte, maßvolle Ernährung. So wurde zum Beispiel Wachtelfleisch gereicht, das wegen seiner Fettarmut bei der Behandlung von Geisteskrankheiten große Wichtigkeit hatte. Fastenperioden.
◊ Riyazed für den Tastsinn: weiche, runde Oberflächenstrukturen, weiche Materialien und Stoffe.
◊ Riyazed für die Stimme: freundliche Gespräche, Singen, Lachen, Poesie.
◊ Riyazed für das allgemeine Wohlbefinden: harmonische physische Bewegungsabläufe, Diätetik, Musik. Zur Überwindung von Wut- oder Angstzuständen wurde das Hören von Musik empfohlen sowie die Nähe von geliebten, vertrauenswürdigen Menschen. Gespräche mit hoffnungsvollen und vertrauensfördernden Inhalten sollten mit dem Leidenden geführt werden.

Schamanische und sufische Heil- und Gebetstänze Zentralasiens: Eine weitere historische Quelle für die aktive AM bilden zentralasiatische, schamanische und sufische Heil- und Gebetstänze. Da diese in früheren Publikationen (Tucek 2000, 1996/97) bereits eingehender besprochen wurden, soll hier aus Platzgründen lediglich der Baksetanz exemplarisch eingehender beschrieben werden. Dieser Tanz hat im europäisch-klinischen Kontext nicht mehr die ursprüngliche zentralasiatische Anwendungsdimension eines schamanischen Initiationsrituals zur Erweckung schamanischer Heil- und Divinationskompetenz, bzw. eines schamanischen Heilrituals. Ein hypothetisches Ansinnen, derartige Riten Zentralasiens 1:1 in ihrer geistig- spirituellen Dimension (dem Konzept der ata-ruhu-Urväterseele, deren Zugang der Bakse-Schamane als Quelle für sein Heilpotential nutzt) in den europäischen Kulturkreis zu verpflanzen, wäre als Humbug einzustufen. Im Rahmen der im europäischen klinischen Kontext angewandten aktiven AM kommt der Tanz vielmehr als Beitrag zu einer harmonischen Körperaktivierung und als Weg zur Verfeinerung intuitiver Persönlichkeitsanteile zur Anwendung. Ein wichtiges didaktisches Element im Rahmen des therapeutischen Prozesses ist dabei die Erfahrung der Unmöglichkeit, diese Bewegungsabläufe rein kognitiv zu steuern. Es bedarf vielmehr der Entwicklung einer Fähigkeit sich „in den Tanz hineinfallen zu lassen" bzw. „sich tanzen zu lassen" – ein Phänomen, das für alle Tänze gleichermaßen zutrifft. Ähnliches gilt für die Bewegungsstrukturen der „Archetypischen Bewegungen".

Die aus unterschiedlichen Heil- bzw. Gebetstänzen herausgelösten Bewegungselemente wurden zu einem therapeutisch angewandten Set harmonisierender, entspannender bzw. aktivierender Bewegungsmuster im Rahmen der aktiven AM entwickelt (vgl. Tucek 2000).

Das therapeutische Beziehungsmodell der AM

Im Verlauf bisheriger Darstellungen wurde vielerorts implizit auf das therapeutische Menschenbild und Beziehungsmodell der AM eingegangen. Vieles davon findet sich im Buberschen Beziehungsmodell wieder und wird dort meisterhaft ausformuliert. Im Folgenden möchte ich einige Kernideen explizit vorstellen und gedanklich verdichten.

Bei Buber wie in der AM geht es um eine prozesshafte Überführung des Wesens des Anderen aus der Potentialität in die aktuelle Konkretion.

„[...] Einflußwille bedeutet dann (wenn der andere in seinem Wesen bejaht wird I.B.) nicht die Bestrebung, den anderen zu ändern, ihm meine eigene ‚Richtigkeit' einzupfropfen, sondern die, das als richtig, als recht, als wahr Erkannte, das ja eben darum auch dort, in der Substanz des anderen angelegt sein muß, dort, eben durch meinen Einfluß, in der der Individuation angemessenen Gestalt aufkeimen und erwachsen zu lassen [...]". (Buber 1960, 36f)

Die Konkretisierung dieses Gedankens in einer therapeutischen Beziehung verlangt vom Therapeuten/in den/die Patienten/in in eine Seinsdimension zu führen, die er/sie selbst lebt. Entscheidend hierfür ist die zwischenmenschliche Beziehung, die ontologisch auf eine transzendente Beziehung Gott – Mensch verweist. Das Wesen dieses eigentlich gemeinten Ich-Du-Bezugs ist nicht primär an eine inhaltliche Mitteilung, sondern an die durchtönende transzendente Realität geknüpft, der es unmittelbar gewahr zu werden gilt. Hier wird der Rahmen von rein zwischenmenschlich-kommunikationstheoretischen Ansätzen um eine transzendente Dimension erweitert. Dieser Idee folgt auch die AM in der musikalisch-therapeutischen Intervention und dem therapeutischen Gespräch. Hier ist auch gewisse Nähe zu Carl Rogers' Konzept der therapeutischen Empathie gegeben. AM vertritt jedoch auch – ähnlich wie Buber – die Idee, dass eine Mitteilung in ihrer höchsten Form auch wortlos sein kann, womit u. a. der Raum für eine Gegenwärtigung der subjektivitätsüberschreitenden Ich-Du-Beziehung im künstlerischen Ausdruck geöffnet ist. Dies übersteigt reine Rationalität und verweist auf eine transrationale Dimension der menschlichen Existenz. Buber hierzu:

„Aber in seinen höchsten Momenten langt der Dialog auch über diese Grenzen hinaus. Er vollendet sich außerhalb der mitgeteilten oder mitteilbaren Inhalte, auch der persönlichen, und doch nicht etwa in einem ‚mystischen', sondern in einem genauen Sinn faktischen, durchaus der gemeinsamen Menschenwelt und der konkreten Zeitfolge eingefügten Vorgang [...]" – aber eben nur eingefügt, und nicht ihnen selbst unterworfen (Buber 1997, 130).

Für den abendländischen Menschen, der gewohnt ist, Gehalte an Inhalte gebunden zu wissen, mag dieser Gedanke zunächst schwer nachvollziehbar sein, da er gewohnt ist, eine persönlich wahrgehabte Wirklichkeit, die eine mit sich selbst und anderen gemeinsam geteilte Realität sein bzw. werden soll, in Worte zu fassen. Einen nicht sprachlichen Zugang zur Vermittlung und Gegenwärtigung derartiger Erfahrungsdimensionen vermögen die Künste zu erschließen. Hierunter fällt auch die Poesie, deren Wesen es ja ist, nicht aus der Ratio geboren zu sein, ja diese sogar dem schöpferisch poetischen Akt störend entgegensteht. Hier, am Punkt derartiger sprachlich-rationaler Unvermittelbarkeit, würde nach Buber das vom Individuum Wahrgehabte aus dem Ich-Du-Verhältnis herausfallen, dessen Wesensmerkmal ja die Überwindung der Subjektivitätsschranke ist. Für Buber bleibt die dem Ich-Du-Bereich zugeordnete Beziehung letzlich ein Gnadenakt und somit letztlich unplanbar.

„Ich werde am Du. Das Du begegnet mir von Gnaden – durch Suchen wird es nicht gefunden. Aber daß ich zu ihm mein Grundwort spreche, ist Tat meines Wesens, meine Wesenstat. Das Du begegnet mir. Aber ich trete in die unmittelbare Beziehung zu ihm. So ist die Beziehung Erwähltwerden und Erwählen, Passion und Aktion in einem." (Buber 1960, 15)

Hier geht es seitens des/der Therapeuten/in um Teilhabe am Wesen und Sein des Anderen, ohne Überschreitung der Grenze der Eigensphäre der Person (vgl. These 3 im vorangegangenen Kapitel). Die Therapeutin sucht das, was sie in sich selbst als das Rechte erkannt hat, auch in der Seele des Anderen, als darin angelegt zu finden und zu fördern. Auf der Basis einer derartigen – im weitesten Sinne – religiösen Fundierung ist weder Scheinbegegnung noch Missbrauch denkbar.

Diese Gedanken decken sich weitgehend mit den Ideen des „islamischen Rationalismus" bzw. denen der „vahted al vujud", wie sie in der Zeit des Hochislam, in seiner Glanzperiode zwischen dem 9. und 12. Jahrhundert, entwickelt wurden. Mystiker und vom hellenistischen Erbe beeinflusste „islamische Rationalisten" sahen etwa keinen Widerspruch darin, an Gott zu glauben und zugleich dem Menschen Subjektcharakter – also einen eigenen Willen – zuzuschreiben.

Der große Wert dieses Ansatzes, so wie auch der Martin Bubers, liegt in der Durchbrechung rationaler Reduktionismen hin zu einem Weltbild, welches sich nicht der transzendenten Dimension verweigert. In diesem Zusammenhang kommt mir der Satz des Pädagogen Dietrich Benner in den Sinn, der formuliert: *„Die Bestimmtheit des Menschen ist es, seine Bestimmung zu suchen."* (1991, 25) Benner differenziert zwischen Gott, für den sich vereinfacht gesagt, die Frage nach seiner Bestimmung nicht stellt, dem Menschen, der in die Frage nach seiner Bestimmung existenziell hineingeworfen ist, sowie den Tieren, Pflanzen etc., für die sich aufgrund ihrer nicht vorhandenen Reflexionsfähigkeit diese Frage nicht stellt. Damit aktualisiert er die Sinnfrage jenseits von Wäg- und Messbarkeit. Hier wird das Suchen des Menschen nach seiner Bestimmung letztlich immer auch zu einem religiösen Akt, allerdings nur dort, wo das defiziente und einengende „Religiöse des Dogmas" zugunsten eines „Religiösen des Seins" überwunden wird. Geht man davon aus, dass „glaubendes Sein" im Menschen anthropologisch grundgelegt ist, so erscheint es legitim und möglich, eine nicht dogmatisch einengende Perspektive (sei sie religiös oder wissenschaftlich motiviert) gleichermaßen einzunehmen. Das Kapitel über theoretische Aspekte der AM abschließend, möchte ich in Abbildung 1 das Wechselspiel zwischen Therapieziel, Methode und therapeutischer Haltung veranschaulichen.

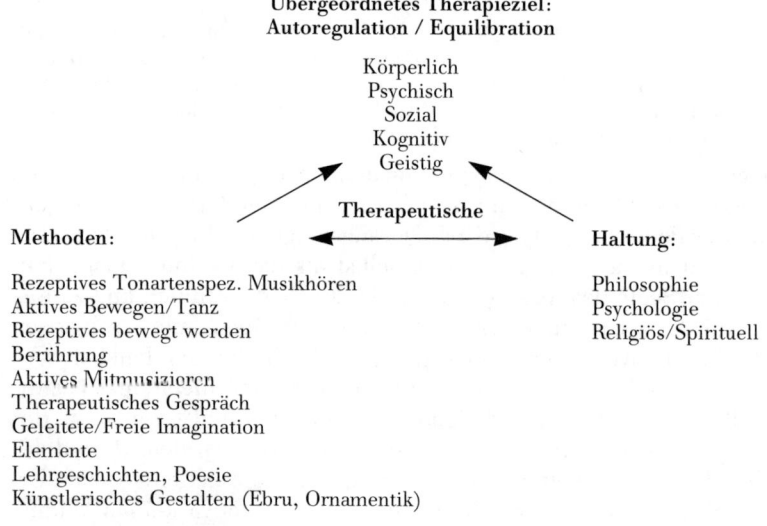

Abb. 1: Das Wechselspiel zwischen Therapieziel, Methode und therapeutischer Haltung

3 Fallbeispiele

Wie bereits dargestellt, umfasst ein idealtypischer Therapieverlauf aus der Sicht der AM eine Bearbeitung der Situation des Patienten auf fünf Ebenen: einer emotionalen Ebene, sozialen Ebene, kognitiven Ebene, körperlichen Ebene und einer spirituellen Ebene. Die nachfolgenden Fallbeispiele wollen unterschiedliche Aspekte bei der Annäherung an dieses Ideal aufzeigen. Es soll der therapeutische Zugang zu Menschen mit unterschiedlichen Erkrankungen nachvollziehbar gemacht werden, wobei auch deutlich auf den integrativen Ansatz der AM verwiesen sein soll. So ist immer auch realistisch abzuschätzen, welchen Stellenwert Musiktherapie im Gesamtbehandlungskonzept einnehmen kann und soll.

Im *Fallbeispiel 1* steht die anxiolytische, soziale und pädagogische Dimension der AM im Bereich von Sonder- und Heilpädagogik im Mittelpunkt. Der Bericht stammt aus der Sicht der Angehörigen. Eine direkte verbale Kommunikation zwischen den Therapeuten und der Familie war auf Grund der sprachlichen Barriere nur sehr reduziert möglich.

Fallbeispiel 2 will die intuitive musikalische Komponente des Therapeuten und die antidepressiogene Wirkung der Musik verdeutlichen.

Fallbeispiel 3 veranschaulicht die von der Patientin in der Zeit während und nach einer chemotherapeutischen Behandlung subjektiv empfundene Verbesserung ihrer Lebensqualität durch eine emotionale und körperliche Stabilisierung mittels Musik und Bewegung. Auch hier soll primär der Bericht der Patientin im Mittelpunkt stehen.

Fallbeispiel 1

Erfahrungsbericht eines ungarischen Ehepaares mit ihren zwei behinderten Kindern, die im Juni 1996 auf einem viertägigen Therapiebesuch in Schloss Rosenau waren. Dieser Therapieaufenthalt stellte einen für beide Seiten (Betroffene und Therapeuten) signifikant empfundenen Einschnitt in einem therapeutischen Begleitungsprozess dar, der bis heute in regelmäßigen, etwa einmonatlichen Abständen fortgeführt wird. Beide Kinder sind multipel behindert.

Der schriftliche Bericht der Eltern: M. (der Sohn) stand kurz vor einer lebensbedrohlichen Wirbelsäulenoperation. Er hatte eine sichtbare

Halsdystonie, ein deformiertes Gesicht mit einer gotischen Mundhöhle mit Dysartrie. Er hatte gut entwickelte mentale Fähigkeiten, aber bedingt durch die Dysartrie Kommunikationsschwierigkeiten. Alter (1996) 17 Jahre. Das Mädchen A. ist autistisch und 12 Jahre alt. Die wahrgenommenen Veränderungen während des Therapieaufenthalts waren folgende: M. klagte immer über Rückenschmerzen. Während der Therapie war er schmerzfrei. Deutung der Eltern: Die Vorbildwirkung des Musiktherapeuten. (M. wollte seinem Vorbild entsprechen). Während des gemeinsamen Musizierens wirkte er befreit und sein Gesicht war ganz glatt. A. war gewöhnt, nur in einer ihr vertrauten, liebevollen Umgebung länger zu verweilen. Sie ist in einer ihr fremden Umgebung sehr schwer zu betreuen. Aus diesem Grund war es bislang nicht möglich, mit ihr in eine fremde Umgebung zu reisen. Dieses Mal zeigte sie keine Unruhe oder Abwehr. Sie wollte sogar – wie am letzten Tag ersichtlich – noch länger bleiben. Während der Dauer ihres Aufenthalts hat sie dreimal verständliche Worte gesprochen, was normalerweise nur einmal im Jahr vorkommt. A. ist im Regelfall geistig abwesend und in ihrer Welt verschlossen. Während ihres Aufenthalts war sie jedoch fast immer geistig wach und sehr kommunikativ. Zwei Beispiele: Sie öffnete das Tor von sich aus, bzw. nahm von sich aus Kontakt mit ihr fremden Menschen auf. Dies machte sie zuvor nur bei ihr nahestehenden Menschen. Im Allgemeinen isst sie nur sehr wenig. Während des Aufenthalts aß sie das erste Mal Rosinen und auch Haferschleimsuppe. Die ihr angebotenen Oliven hat sie zwar nur probiert und danach wieder ausgespuckt. Dennoch ist dies als positives Zeichen zu werten. Es war deutlich ersichtlich, dass sie während der Sitzungen unter dem Einfluss der Musik wesentlich ruhiger wurde und ihre aktive Teilnahme sich steigerte.

Der Vater beschreibt sich selbst als einen sehr rational eingestellten Menschen. Ihm war diese Form der Musiktherapie bis zu diesem Zeitpunkt unbekannt. Auch er konnte sich während des zweiten Teils der Musiktherapiesitzungen entspannen und hatte Visionen von Spaziergängen in fremden Landschaften. Die Mutter beschrieb eine tiefe Berührtheit, Aufgewühltsein und reagierte auf die Ereignisse während des Aufenthalts sehr empfindsam. Sie hatte während der Musikrezeption „visuelle Bewegungserlebnisse". Sie fühlt sich seither „tagsüber als ein glücklicherer Mensch". Der Vater zeigte sich von der Selbstlosigkeit der Therapeuten sehr beeindruckt.

Die Sicht der beiden Therapeuten: M.: Die anxiolytische Wirkung der Musik sollte die Angst vor der bevorstehenden Operation lindern. Durch die organspezifische Wirkung der AM versuchten wir seine

Rückenschmerzen zu lindern. Wir versuchten M. darin zu bestärken, sich in seiner Beziehungsaufnahme mit der Umwelt nicht nur auf verbale Kommunikation zu fixieren, da er darunter leidet, sich durch seine Behinderung nicht für seine Umwelt verständlich ausdrücken zu können. Die Familiensituation ist angespannt, wobei die Eltern einen sehr bemühten aber eher depressiven Eindruck vermittelten. Unser Ansinnen war es, ihnen ebenfalls durch eine zunehmende Entspanntheit einen veränderten Zugang zu ihrer persönlichen und familiären Lage zu ermöglichen. Weiters versuchten wir sie darin zu bestärken, mit den Therapeuten im Budapester Tagesheim intensiv zu kooperieren. Wir hofften, A. während des Therapieaufenthalts zu einer Kontaktaufnahme mit ihrer Umwelt bewegen zu können, wobei uns die Problematik hinsichtlich der Wichtigkeit einer vertrauten Umgebung bewusst war. Über intensives Natur- und auch Klangerleben, sowie dem Versuch eine Atmosphäre der Geborgenheit zu ermöglichen, kam es zu überraschenden Fortschritten von A. Mittlerweile nach fast sechsjähriger intensiver Betreuung durch Eltern, Tagesheim und Musiktherapie geht A. immer öfter von sich aus auf andere Menschen zu und nimmt aktiv Beziehung zu ihnen auf.

Fallbeispiel 2

Im Jahre 1980 behandelte der Istanbuler Psychologe, Musikethnologe und Musiktherapeut Dr. Oruc Güvenç einen an depressiven Angstzuständen leidenden jungen Mann musiktherapeutisch. Herr Güvenç begann die erste Sitzung mit einer freien Improvisation auf seiner Dombra (zweisaitiges, kasachisches Zupfinstrument). Aus dieser Improvisation entstand nach und nach eine vollständige Melodie. Nach etwa zwanzigminütiger Sitzung wurde der Patient anschließend über seine Empfindungen während der Musikrezeption befragt. Er beschrieb zunächst einen auffällig starken Energiefluss im Augenbereich. Nach Wiederholung vorangegangener Melodie beschrieb der Patient die Visualisierung innerer Bilder. Dieses Phänomen wurde von anderen, im Raum anwesenden Personen, bestätigt. Auffallend war die inhaltliche Übereinstimmung der wahrgenommenen Bilder bei allen Anwesenden. Im Verlauf der folgenden Sitzungen verstärkten sich die visuellen Wahrnehmungen des Patienten. Damit einhergehend stabilisierte sich sein psychischer Zustand. Herr Güvenç begann nun dieses Lied immer wieder gezielt in seine musiktherapeutischen Sitzungen einzubauen und erzielte immer wieder ähnliche Effekte. Vier Jahre später kam es zur Begegnung mit einem Schamanen aus dem Altaigebirge Zentralasiens, dem er im Verlauf des Gespräches diese Melodie vorspielte. Der Schamane erklärte, diese Melodie zu kennen, die Teil eines traditionellen Heilrituals sei und zur Evozierung von Visionen diene.

Fallbeispiel 3

Frau H., eine Frau Anfang 30, die in einem chemischen Labor tätig gewesen war, war an Leukämie erkrankt, die chemotherapeutisch behandelt wurde. Unsere erste Musiktherapiesitzung findet nach der dritten Chemotherapie statt. Frau H. kommt mit dem Anliegen, den belastenden Nebenwirkungen der Chemotherapie entgegenzuwirken. Die Patientin wirkt nach außen hin gefasst und ruhig. Im Erstgespräch vereinbarten wir für den Therapieverlauf folgende Ziele: eine Verbesserung der Situation auf:

Emotionaler Ebene: Die Patientin wirkte auf mich in sich zurückgezogen und verunsichert. Es gab eine offensichtliche Differenz zwischen der inneren Wahrnehmung und emotionalen Berührbarkeit und dem Ausdruck nach Außen. Mein Ansinnen war es, die Emotionen deutlicher wahrnehmbar werden zu lassen.

Körperlicher Ebene: Die Patientin erhoffte sich durch die Behandlung eine bessere Verarbeitung der durch die Chemotherapie hervorgerufenen psychischen und physischen Belastung.

Geistiger Ebene: Die Frage nach dem Sinn: „Wofür wollen Sie gesund werden?"

Die *kognitive Ebene* hinsichtlich einer Krankheitseinsicht über mögliche Ursachen für den Ausbruch der Erkrankung, sowie die *soziale Ebene* standen auf ausdrücklichen Wunsch von Frau H. nicht im Mittelpunkt unserer Zusammenarbeit.

Mein Eindruck war, dass Frau H.s Lebensgefährte während unserer Therapiezeit sehr unterstützend und einfühlsam war. Er wohnte mehrmals den Therapiesitzungen bei, die er u. a. auch für sich als entspannend erleben konnte. Auch Frau H.s Ursprungsfamilie war für die Patientin in dieser Phase offensichtlich eine wesentliche Stütze. Es bestand intensiver Kontakt, den Frau H. damit umschrieb, dass sie sich zu Hause bei ihren Eltern sehr geborgen fühle. Die Wirkung der ersten musiktherapeutischen Behandlung beschreibt sie wie folgt:

„Ich sehe eine Spirale, die sich aufwärts bewegt. Danach sehe ich Türen: gehe durch eine hindurch, es kommt wieder eine Türe; gehe hindurch, es kommt eine weitere Türe usw. Habe öfter Gänsehaut, zum Schluss angenehmes Gefühl der Wärme, die überall hinströmt. Damit einher geht ein starkes Gefühl der Erleichterung."

Wir vereinbaren, die Behandlung während der nächsten Zeit fortzusetzen. Ihr besonderes Anliegen ist es, besonders direkt im Anschluss an eine Chemotherapie intensiv zu arbeiten. Zu diesem Zweck vereinbaren wir auch einen längeren Therapieaufenthalt in Rosenau, um dort zweimal täglich miteinander arbeiten zu können. Im Folgenden werden die von der Patientin zur Verfügung gestellten Tagebuchaufzeichnungen wiedergegeben.

4. Juni:
Musiktherapie in der Früh:
Bewegungsübungen: konzentriere mich sehr auf die Bewegungsabläufe. Fühle mich danach sehr wohl.
Musiktherapie am Abend: mit Akupunktur.
Habe fast keine Bilder. Empfinde zunächst Kälte vom Bauch ausgehend, später dann gleichmäßig Wärme und Gefühl der Harmonie. Spüre Zuckungen unter der Haut.

5. Juni:
Musiktherapie in der Früh mit Bewegungen (im Freien).
Habe das Gefühl, dass der Körper eins ist mit der Natur. Bin danach sehr gestärkt.

6. Juni:
Musiktherapie im Freien: aktiv und rezeptiv.
Erlebe wieder stark das Gefühl des Eins-seins mit der Natur, habe im 2. Teil Bilder von einem Fluss, See, Bäume. Nach der Therapie: ganz starkes Gefühl „etwas losgeworden zu sein", etwas hier zu lassen. Fühle mich stark und gesund.

11.–15. Juni: die 4. Chemotherapie
außer leichter Übelkeit am 1. Tag keine Nebenwirkungen.

Ab 16. Juni
starke Wasseransammlung im ganzen Gewebe – Schmerzen der Haut und Muskeln
Zustand: bin noch immer stark aufgeschwemmt vom Cortison und habe Schmerzen. Nach der Musiktherapie sind die Schmerzen fast verschwunden. Habe wieder das Gefühl von Wärme im ganzen Körper, die explosionsartig von der Bauchgegend ausgeht. Starkes Gefühl der Erleichterung und des Friedens. Verliere in der Nacht viel Flüssigkeit

(gehe sieben mal auf die Toilette) und fühle mich am nächsten Tag viel wohler.

27. Juni:
Musiktherapie sehr angenehm

2.–6. Juli: die 5. Chemotherapie
am 1. Tag körperlicher und seelischer Zustand nicht besonders gut; dauernde leichte Übelkeit.

3. Juli:
Musiktherapie:
spüre zunächst starke Wärme vom Bauch ausgehend. Der Körper wird ganz leicht und ich spüre körperlichen und seelischen Frieden. Überstehe die restlichen Tage der Chemotherapie ganz gut.

7. Juli:
Zustand: bin schon ziemlich aufgeschwemmt vom Cortison. Beginnende Haut- und Muskelschmerzen
Musiktherapie am Abend:
spüre Kälteschauer (aber nicht unangenehm). Danach Wärme von der Bauchgegend aus (nicht so stark wie sonst). Zuckungen auf der Haut. Fühle mich danach wohler und habe das Gefühl, die aufgestaute Flüssigkeit ist im Körper besser verteilt.

8. Juli:
Zustand: ich bin ziemlich müde, war die ganze Nacht am WC. Habe stark entwässert und dreimal Stuhlgang. (Harn riecht stark chemisch)
Aktive und rezeptive Musiktherapie am Abend:
kann mich im 2. Teil nicht so gut konzentrieren, habe aber sehr gutes Gefühl danach.

9. Juli:
Zustand: Bin sehr geschafft; habe in der Nacht wieder stark entwässert, (Harn riecht noch immer stark chemisch) und zweimal Stuhlgang (fast Durchfall).
Musiktherapie in der Früh:
Gefühl der Körper ist eins.

Musiktherapie am Abend:
*Rezeptiv: schaffe es ganz gut, mich an meinen Lieblingsort zu versetzen, dann in einem Fluss: spüre wieder Wärme überall, starkes Pulsieren im ganzen Körper, starkes Gefühl der Entspannung.
Am Abend Durchfall.*

10. Juli:
Zustand: bin entspannt, habe gut geschlafen, Harn riecht wieder normal
Aktive Musiktherapie in der Früh:
Sehr angenehm, starkes Gefühl des Nichtalleinseins, Zufriedenheit.

Über den Zeitraum unserer Zusammenarbeit zeigte Frau H. geringes Interesse an verbalem Dialog. Sie formulierte immer wieder, dass sie aus der Musik Kraft und Mut schöpfe. Auch während ihres Aufenthalts in Rosenau behielt sie diese Haltung bei. Da mir dies zunächst eher ungewöhnlich erschien, fragte ich bei ihr nahestehenden Personen nach und thematisierte meine Eindrücke im Verlauf einer Therapiesitzung. Tatsächlich schien diese Schweigsamkeit ein für sie typisches Wesensmerkmal zu sein, welches Frau H. subjektiv nicht belastend empfand. In den Phasen kurz nach den chemotherapeutischen Behandlungen gelang es mittels der eingesetzten Musik, die Frau H. mehrmals als subjektiv angstlösend beschrieb, sehr gut die körperliche und psychische Gesamtverfassung zu verbessern. Kurz nach der letzten Chemotherapie beendeten wir vereinbarungsgemäß unsere Zusammenarbeit. Frau H. kehrte wenige Monate später wieder in ihren Beruf zurück und lebt heute weitgehend beschwerdefrei.

4 Praxeologische Aspekte – Die Anwendung des Methodenrepertoires der AM am Beispiel der Tätigkeit am Neurologischen Rehabilitationszentrum Meidling

Man unterscheidet verschiedene Schweregrade von Schädel-Hirnverletzungen: Viele dieser Patienten leiden am sog. apallischen Syndrom. Darunter versteht man das neurologische Zustandsbild nach Schädigung der Großhirnrinde oder seiner Verbindungen zu darunter liegenden Gehirnstrukturen, während der Hirnstamm und das aufsteigende retikuläre aktivierende System („Wachheitszentrum") weitgehend intakt geblieben sind. In obigem Kontext hat mittlerweile die klinische Arbeit mit rezeptiver und aktiver AM einen unverzichtbaren Stellenwert und zeigt bislang drei deutlich beschreibbare Effekte:

⋄ allgemeine Aktivierung (höherer Wachheitsgrad, Steigerung der Aufmerksamkeit);
⋄ allgemeine Entspannung (z. B. Reduktion der Spasmen);
⋄ allgemeine Motivationssteigerung und Verbesserung des Wohlbefindens durch Freude.

AM im Neurologischen Rehabilitationszentrum kann im Sinne obiger Überlegungen durchaus als eine Art basale Stimulation auf psychischer Ebene interpretiert werden. Sie will die Patienten in erster Linie über die Freude ermutigen und motivieren, den langen und beschwerlichen Weg zurück ins Leben in einer lebensbejahenden Grundhaltung zu beschreiten. AM bietet dabei durch ihre spezielle Wirkweise für diese Patienten zwei wesentliche Vorteile:

⋄ Anfangs nur rezeptive Anwendung – d. h. ohne dass vom Patienten ein aktiver Beitrag geleistet werden muss, „ereignet sich etwas in ihm".
⋄ Möglichkeit der speziellen Einwirkung auf bestimmte Organsysteme.

Ein weiteres von uns als wesentlich erachtetes Therapieziel der AM ist eine lustvolle Seinserfahrung des Patienten an seiner langsam wachsenden Bewegungsfähigkeit im Zuge der therapeutischen Arbeit. Dabei geht es um spielerisches und lustvolles Wiederentdecken sinnenhaften Daseins. Der zuvor beschriebene Ansatz, den Menschen als physischgeistige Einheit zu begreifen, und durch Förderung und Stärkung seelischer und geistiger Ressourcen indirekt auch die körperliche Natur des Menschen zu kräftigen, wirkt verblüffend zeitgemäß und deckt sich mit einer modernen Rehabilitationsphilosophie, die in ihren therapeutischen Zielen eine reduktionistische Besserung rein motorischer Störungen hinter sich gelassen hat. Es geht in den Musiktherapiestunden in späteren Remissionsphasen um eine prozessorientierte Bewusstwerdung und Verfeinerung von Wahrnehmungsqualitäten wie „nachsinnen" (im wörtlichen Sinne gemeint), „nach innen horchen", spüren, schauen etc., um den Patienten einen Zugang zu ihrer Leiblichkeit auch jenseits defizient gewordener Körpermechanik zu eröffnen (Atem, Präsenz, usw.). Dieser Zugang soll unsere Patienten in ihrer Entwicklung hin zu einer positiven und spielerisch offenen Grundhaltung fördern, die einen Raum zur Exploration und Erfahrung von Neuem eröffnet, ohne inneren oder äußeren Leistungsdruck zu erzeugen. Dies ist im Sinne einer Förderung der Wahrnehmung in all ihren Modalitäten. Am Beispiel der Arbeit bei Schädel-Hirn-Trauma-Patienten soll (knapp gefasst) ein als ideal erachteter Therapieplan entworfen werden:

Die Arbeit mit AM auf der körperlichen Ebene

Bewegungsübungen: Durch die an die jeweilige Remissionsphase des Patienten angepassten Bewegungsübungen zu rhythmisch speziell strukturierten Klang- und Melodienfolgen wird auf eine für den Patienten spielerische Art Kontakt zum eigenen Körper aufgenommen.

Rezeptives Musikerleben ausgewählter organ- bzw. körperzonenspezifischer Tonarten: Gemäß dem Altorientalischen Musiktherapieansatz werden organ-, körperzonen- bzw. emotionsspezifische Tonarten (Makamen) in konzentrativen Hörsitzungen appliziert.

Aktives gemeinsames Musizieren von Therapeuten und Patienten: Aktives Musizieren des Patienten mit Rhythmusinstrumenten (Rahmentrommel, Maultrommel etc.) und einfachen Zupf- und/oder Blasinstrumenten (Dombra, Harfe, Mundharmonika etc.) gemeinsam mit dem Therapeuten bzw. eventuell auch in der Kleingruppe. Hiebei wird der Patient aktiv in das musikalische Geschehen miteingebunden. Dort, wo Schwellenängste bezüglich der unbekannten Instrumente auftreten, werden dem Patienten Wasserschalen angeboten, mit denen er in einem großen Gefäß Wasser gießt. Das so entstehende Geplätscher wird oft mit dem beruhigenden Geräusch eines Zimmerbrunnens assoziiert. Der Patient erlebt sich auf diese Weise in einem prozesshaften Wandel von der Lage eines „passiv erleidenden" – zu einer Position eines „kreativ handelnden" Menschen. Sein „Handeln" wird für ihn und die Umwelt (den Therapeuten, eventuell auch den anwesenden Angehörigen des Patienten) taktil und akustisch wahrnehmbar. Durch die Stimuli des aktiven Musizierens werden noch vorhandene physiologische Kompetenzen angesprochen, vom Patienten erforscht und vertieft. Die Wiedererlangung von Vertrauen in den eigenen Körper durch sinnenhaftes Erfahren und Erleben steht hier im Mittelpunkt. Dieser Zugang ist erst für Patienten geeignet, die bereits ein hohes Ausmaß an kognitiven Kompetenzen wiedererlangt haben.

Imaginative und sensorische Körpersensibilisierungsübungen zu Musik: Durch speziell auf die Situation des Patienten abgestimmte Imaginations- und sensorische Sensibilisierungsübungen zu Musikbegleitung soll die Kontaktaufnahme des Patienten zu beeinträchtigten Körperzonen gefördert werden. Dadurch wird ein Neuaufbau und eine Integration des subjektiven Körperschemas angestrebt. Ziele sind eine Reintegration der geschädigten Körperzonen, die Förderung der Akzeptanz des eigenen Schicksals sowie eine Körpersensibilisierung.

Die Arbeit mit AM auf der emotionalen Ebene

Vor allem in einer frühen Behandlungsphase im Übergang von der Akut- zur Rehabilitationsphase erweist sich AM als ein den Patienten psychisch stabilisierender Faktor. Erfahrungen mit AM erlauben den Schluss, dass sich der Bewegungsaffekt über den auditiven Kanal besser, weil spielerisch leicht und ohne primären Leistungsanspruch an den Patienten, beeinflussen lässt. Musikhören ist ein psychischer Akt, der nur bedingt der Willkür unterliegt, und stimuliert per se Bewegung ohne Leistungsdruck. AM bezieht ihre emotionale Wirkung aus:

◊ der emotionalen Stimulation durch die musikalische Hörerfahrung (in allen Stadien des Rehabilitationsverlaufes);
◊ der Motivation durch den Bewegungserfolg beim aktiven Mitmusizieren und Bewegen zu Musik (in fortgeschrittenen Remissionsphasen).

Hiebei steht prozessorientiertes Vorgehen mit Bedachtnahme auf ein möglichst freudvoll-spielerisches Erleben des Patienten im Mittelpunkt. Dieser Prozess der Motivationssteigerung wird durch Evozierung von positiven, freudvollen Gefühlen eingeleitet. Dies geschieht in früheren Remissionsphasen durch die Auswahl spezieller Tonarten und Musikstücke durch die Musiktherapeuten. Von Beginn an wird gleichzeitig versucht, mit dem Patienten eine vertrauensvolle Beziehungsebene aufzubauen, die sich zunächst auf körpersprachlichem Ausdruck gründet. Speziell in dieser Phase ist die Intuition des Therapeutenteams gefordert, da die Patienten über weite Strecken nicht in der Lage sind, ihre Gefühle und Wahrnehmungen zu verbalisieren. In einer späteren Remissionsphase wird versucht, den Patienten über assoziative Regression in eine positiv erlebte Emotionslage der Vergangenheit zurückzuführen. Es wird biographisch zu ergründen versucht, was dem Patienten in seinen „emotionalen Hochzeiten" wichtig und wertvoll war.

Vier Aspekte werden durch aktives Bewegen und Musizieren sowie rezeptives Musikhören auf der emotionalen Ebene gefördert:

◊ Die oftmals angstbesetzte Rückkehr des Patienten nach einem Schädel-Hirn-Trauma in das Alltagsbewusstsein wird durch spezielle Tonarten und Musikstücksequenzen begleitet. Musik hat hier beruhigende, schützende und vertrauensfördernde Funktion. Die vielfältigen Umweltimpulse (wie Geräusche, Gerüche, etc.) überfordern die psychischen Verarbeitungsmöglichkeiten des Patienten in frühen

Remissionsphasen. So dauern Musiktherapien in den ersten Phasen oft nur wenige Minuten. Die einstimmige Musikstruktur der AM scheint hier auf den Patienten ordnend und beruhigend zu wirken.

◇ Wiedererweckung des Patienteninteresses an einer für ihn neu zu ordnenden und zu gestaltenden Umwelt.
◇ Emotionale Offenheit gegenüber der neuen Situation.
◇ Spielerisches Erforschen momentaner körperlicher Funktionskompetenzen, prozesshafte, positive Bezugsaufnahme zum Körper.

Aus der Psychoneuroimmunologie wissen wir, dass eine positive Emotionslage stärkend auf das Immunsystem wirkt und somit unspezifisch den Genesungsprozess fördert (vgl. Schleicher 1997, 18, Abb. 4). Bei jenen Patienten, bei denen nach gegenwärtiger medizinischer Ermessenslage keine wesentliche Remission des Zustandsbildes zu erwarten ist, liegt das Therapieziel primär auf der Ebene einer Lebensqualitätsstabilisierung und -verbesserung.

Die Symbolebene

Als sehr inspirierend und förderlich zeigte sich bisher die Arbeit mit Patienten auf symbolsprachlicher Ebene. Hierbei wird vor allem die assoziative (bild- und sinnenhafte) Kompetenz des Patienten zusätzlich zur kognitiven Ebene gefördert.

Elementsymbolik: Wasserklänge: Der Patient oder Cotherapeut spielt mit Wasserschalen zu live gespielter Improvisationsmusik, indem er zwei kleinere Schalen in ein größeres mit Wasser gefülltes Becken taucht und auf diese Art das Geplätscher eines Springbrunnens imitiert. Geier (1995) zeigte, dass sich beispielsweise eine körperliche Kontaktaufnahme zu autistischen Personen in einem mit Wasser gefüllten Becken leichter bewerkstelligen lässt. Wasser gilt kulturanthropologisch betrachtet als Symbol des Lebens, Urgrund für Wandlung, Entwicklung und Reinheit (z. B. Wasseranwendungen im Asklepiuskult; Anwendung in allen Rehabilitationsphasen).

Poesie und Lehrgeschichten stellen ein Destillat aus den Gedanken vieler Jahrhunderte dar. Sie können viele Bedeutungsebenen haben, selbst wenn sie oberflächlich „nur" humorvoll zu sein scheinen. Wer kann z. B. lachen und innerlich angespannt bleiben? Hier schließt sich der Kreis zu einem als wesentlich erachteten musikalischen Wirkprinzip: Anxiolyse. Gleichzeitig vermag die Aussage der Geschichte in tiefere – vor- oder unbewusste – Bewusstseinsebenen vorzudringen und dabei den Raum für Perspektivenwandel vorzubereiten. Derartige Geschichten werden eingesetzt, um Dinge zu illustrieren, die Aufmerksamkeit der Zuhörer zu fokussieren, sowie auf bestimmte Aspekte des eigenen Lebens aufmerksam zu machen, die beispielhaft für Positives und Negatives sind. Derartige gezielt im therapeutischen Kontext eingesetzte Geschichten sollen dem Patienten dabei helfen, neue Perspektiven im Genesungsprozess bzw. für sein Leben nach dem Krankenhausaufenthalt zu entwickeln. Sie sind vom Therapeuten als Angebot ohne Leistungsdruck auf den Patienten intendiert. (Anwendung in späteren Rehabilitationsphasen.)

Imaginations- und Assoziationsarbeit zu Musik: Zu Musikimprovisationen werden vom Therapeuten angeleitete und/oder vom Patienten frei assoziierte Imaginationsreisen in den eigenen Körper unternommen (in späteren Remissionsphasen). Dadurch soll eine Reintegration der geschädigten Körperzonen, Förderung der Akzeptanz des eigenen Schicksals sowie eine Körpersensibilisierung bewirkt werden.

Die Arbeit mit AM auf der kognitiven Ebene

Diese Ebene ist bei einer erheblichen Zahl unserer Patienten (Station der Schwerstversehrten) nicht bzw. kaum möglich, da sie in ihrem Remissionsprozess nicht kognitiv reflexionsfähig sind. Bei Patienten, bei denen diese Voraussetzung wenigstens zum Teil erfüllt ist, steht die Förderung kognitiver Verarbeitungsmechanismen durch ressourcenorientiertes therapeutisches Vorgehen im Vordergrund. Speziell in der Phase der bevorstehenden Entlassung des Patienten in sein gewohntes Umfeld rückt die therapeutische Bearbeitung der Frage in den Mittelpunkt, wie der Patient sein Lebensumfeld im Hinblick auf seine nunmehr veränderte Lebenssituation in Hinkunft *subjektiv sinnerfüllend* gestalten kann. Auch hier ist das therapeutische Vorgehen patientenseitig ressourcenorientiert: Das heißt, dass nicht primär vorhandene Defizite im Mittelpunkt stehen, sondern die Suche nach Möglichkeiten, noch bzw. schon wieder vorhandene Fähigkeiten ins Bewusstsein zu bringen und für den Genesungsprozess zu nutzen. Hierfür bietet sich die Arbeit auf einer Symbolebene an, die in weiterer Folge in psychologische Gespräche münden kann.

Die Arbeit mit AM auf der sozialen Ebene

Patientenseitig: Musiktherapeutische Einzel- und Gruppensitzungen verfolgen neben den bisher besprochenen Aspekten vor allem das Ziel, den Patienten durch den Prozess einer sozialen Wiedereingliederung zu begleiten. Gemeinsames Musizieren, rezeptives Musikhören und Körpersensibilisierungsübungen zu Musik sollen den Patienten in fortgeschrittenen Remissionsphasen aus einer häufigen Isolations- und reaktiven Depressionssymptomatik helfen. Wo immer es sinnvoll erscheint, bezieht AM Verwandte und Angehörige in den musiktherapeutischen Prozess mit ein. Vom Therapeutenteam ist abzuschätzen, ab welchem Zeitpunkt dies angezeigt erscheint und wo eine gemeinsame musiktherapeutische Arbeit beiden Teilen – den Patienten wie ihren Angehörigen – nützt.

Angehörigenseitig: In der Phase der notwendigen Umstrukturierung der Lebensrhythmen aller Betroffenen kann AM wichtige Impulse zur Entspannung und Burn-out-Prophylaxe geben. Erfreulicherweise wird die Notwendigkeit einer gezielten Angehörigenbetreuung in den letzten Jahren zunehmend anerkannt und gefördert. Angehörige sind es, die – im Gegensatz zu apallischen oder akinetisch-mutistischen Patienten – ihre Betroffenheit, ihre Hilflosigkeit, Trauer, Wut und ihren Schmerz auch artikulieren können. Viele unserer gemeinsamen Bemühungen in der Angehörigenbetreuung gehen naturgemäß in die Richtung einer leistungsorientierten Schulung von Behindertenbetreuern und geben oftmals zu wenig Raum, oben genannte Gefühle zuzulassen und bearbeiten zu können. Angehörige wirken daher oft – wie viele unserer Patienten – angespannt, unsicher, bisweilen aggressiv. Sie verleugnen mitunter die Realität des schicksalhaften Unfallereignisses in seiner vollen Tragweite (zumindest im direkten Gespräch). Hier hat AM von Anfang an ein außerordentlich positives Echo bei den Angehörigen dadurch hervorgerufen, dass diese hier Gelegenheit finden, sich zu entspannen, mit Hilfe der angebotenen Musik in sich zu gehen und je nach individueller Bereitschaft und Möglichkeit entstehende innere Bilder erleben und bearbeiten zu können – ohne darüber Auskunft geben zu müssen. Wesentlich ist aus unserer Sicht, dass diese Stunde einen innerpsychischen und äußeren Raum für gemeinsames Erleben, gegenseitige Annahme und Zuneigung eröffnet. Dies wird erkennbar, wenn sich etwa Patienten und deren Angehörige an der Hand nehmen oder streicheln. Dieses individuelle wie auch alle Beteiligten verbindende Erleben in der Gruppe, fördert auch den Kontakt zwischen den einzelnen Angehörigen und bereitet oft den Weg für weiterführende psychologische Gespräche. Es zeigte sich, dass die zunächst erwarteten kulturbedingten Schwellenängste gegenüber der Fremdartigkeit der Instrumente und der dargebotenen Musik im klinischen Umfeld keine Rolle spielen.

5 Aspekte zur Forschungsmethodik

AM folgt in ihrem Forschungsansatz zurzeit schwerpunktmäßig der Idee einer Wirkungsforschung von Ästhetik auf den Hörer und Betrachter. Zwei Projekte seien hier knapp skizziert:

Beispiel 1

Seit Beginn unserer musiktherapeutischen Tätigkeit an dem Neurologischen Rehabilitationszentrum (1997) dokumentieren wir den Therapieverlauf einzelner Patienten mit Videoaufzeichnungen. Zur weiteren Objektivierung der positiven Auswirkungen der AM wurde vor und nach der Therapiesitzung die *Koma-Remissions-Skala* (KRS) von *Schönle (v. Wild 1999)* eingesetzt. Die KRS ist eine Fremdeinschätzungsskala, herausgegeben von der Bundesarbeitsgemeinschaft medizinisch-beruflicher Rehabilitations-Zentren, und besteht aus den Kategorien: 1. Erweckbarkeit/Aufmerksamkeit, 2. Motorische Antwort, 3. Antwort auf Akustik, 4. Antwort auf optischen Reiz, 5. Antwort auf Berührungsreize, 6. Sprechmotorische Antwort. Sie dient zur Quantifizierung der Kommunikationsfähigkeit schwerst gehirngeschädigter Patienten. Bei unseren bisherigen Auswertungen konnte beobachtet werden, dass im Vergleich zum Zeitpunkt vor der Therapie, die Patienten nach der AM in Bezug auf Erweckbarkeit/Aufmerksamkeit einen signifikant höheren Wert erreichten (Abb. 2).

Zusätzlich zur KRS wurden auch EEG-Ableitungen durchgeführt und die EEG-Kurven quantitativ mittels Mapping analysiert. Unter EEG-Mapping versteht man ein EDV-unterstütztes Verfahren, mit dem der Frequenzanteil für die einzelnen EEG-Ableitungen quantitativ erfasst wird. Erschwerend in unseren Untersuchungen kommt allerdings hinzu, dass alle Patienten aufgrund ihrer meist zahlreichen Gehirnverletzungen ein abnormes EEG und eine gewisse motorische Unruhe aufweisen, was zu Artefakten bei der EEG-Ableitung führt. Aus diesem Grund ist es auch erforderlich, bei mehreren Patienten mehrfach vor, während und nach der AM ein EEG abzuleiten, um die Auswirkungen der AM auf die EEG-Frequenzverteilung quantifizieren zu können. Wir beobachteten am EEG eine signifikante Zunahme der Aktivität im Deltabereich (0,5–4 Hz), Alphabereich (8–13 Hz), Betabereich (13–30 Hz)

Altorientalische Musiktherapie (AM) in Praxis, Forschung und Lehre 351

Changes in KRS-Score before and after TOMT

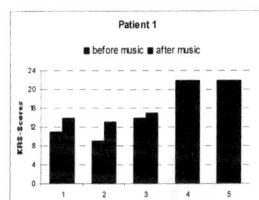
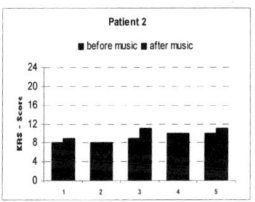
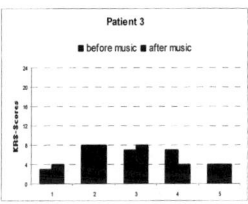

Abb. 2: Auswirkungen der AM auf den KRS-Score bei Schädel-Hirn-Trauma-Patienten

sowie bei der Leistung insgesamt eine Zunahme in allen Hirnabschnitten, die auch nach Therapieende weiter andauerte (Abb. 3). Im Theta-Frequenzbereich (4–8 Hz) korrelierte die Zunahme bzw. Abnahme der Aktivität bei den untersuchten Personen mit den Verbesserungen bzw. Verschlechterungen im KRS-Gesamtscore (Komaremissionsskala). Während die Leistungszunahme im Beta- und Deltabereich auch durch visuell nicht fassbare Artefakteinlagerungen erklärbar sein könnte, liegt möglicherweise in der allgemeinen Alpha- und Thetazunahme das elektrophysiologische Korrelat einer tranceinduzierenden Wirkung der AM vor, die eine positive Auswirkung auf die Patienten zu haben scheint, wofür die Verbesserung in der KRS bei jenen Patienten mit Thetazunahme spricht. Untersuchungen von Herbert/Lehmann (1977), Sabourin et al. (1990) bzw. ein Literaturüberblick von Delmonte (1984) zeigen, dass Trance und hypnoide Zustände mit einem Anstieg der Thetaleistungen verbunden sind.

Da – wie bereits zuvor gesagt – alle Patienten aufgrund ihrer schweren Hirnschädigung ein pathologisches EEG aufweisen, ist bei der Interpretation der Ergebnisse große Vorsicht geboten. Um eine weitere Sicherung der Ergebnisse dieser ersten Pilotstudie vornehmen zu können, wird dieser Tage eine Folgestudie mit einer größeren Patientenzahl, einer Kontrollgruppe, die aus gesunden, musikinteressierten Laien (denen AM unbekannt ist) besteht, sowie erweiterten physiologischen Parametern durchgeführt werden. Auf diesem Weg versuchen wir sicherzustellen, dass die Wirkung der AM wissenschaftlich fundiert beschreibbar wird.

Theta Power Changes
3 Patients

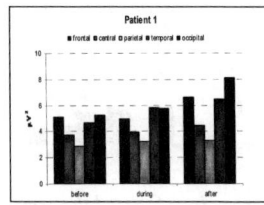 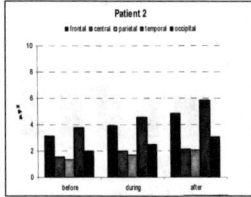 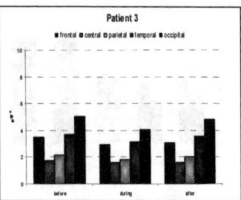

3 Controls

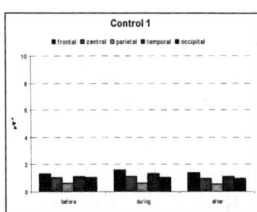 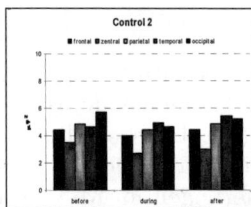 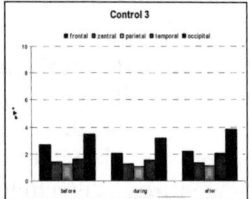

Alpha Power Changes
3 Patients

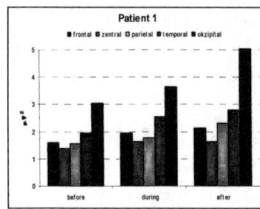 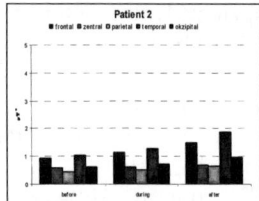 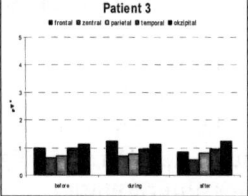

3 Controls

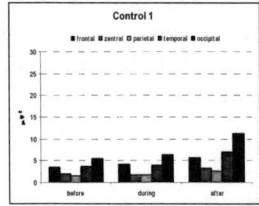 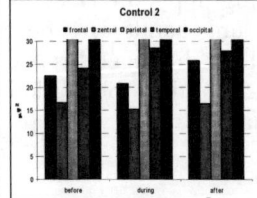 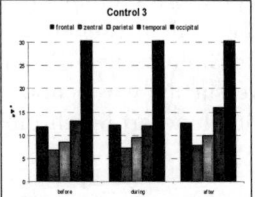

Abb. 3: Auswirkungen der AM auf EEG-Frequenzverteilungen bei Schädel-Hirn-Trauma-Patienten

Beispiel 2

Auch im zweiten Beispiel eines zurzeit anlaufenden Forschungsprojekts orientieren wir uns primär an medizinischen Parametern bei der Untersuchung der Wirkung von AM. Die Studie befasst sich mit der Wirkung von AM bei Patienten mit Herzinsuffizienz bei Koronaren Herzerkrankungen (KHK) im Stadium NYHA III–IV (Herzinsuffizienz im letzten Stadium).

Grundsätzliches zu diesem Projekt: Herzprobleme und Herzerkrankungen werden – abseits medizinisch objektivierbarer physiologischer Ursachen – vom Patienten subjektiv deshalb als besonders quälend und bedrohlich erlebt, weil sie „gleichsam an den Lebensnerv des Menschen greifen" (Mastnak, persönliches Gespräch). Dieser Umstand fordert neben physiologischen Behandlungsmethoden auch anxiolytische Therapiemaßnahmen ein, die den Patienten in tiefer liegenden seelischen Bereichen ansprechen. Besonders augenfällig ist, dass in der Behandlung von Herz-Kreislauf-Erkrankungen bislang wenig bis gar nicht auf die psychogenen Faktoren dieser Erkrankung eingegangen wird.

Neben bekannten Risikofaktoren wie Ernährung, Stress u. a. zählen Hypertrophien kognitiver Seinsbereiche in den westlichen Industriegesellschaften zu einem der wesentlichsten Risikofaktoren für die Entstehung von Kardiopathien. Die Studie befasst sich daher mit den Effekten der AM bei Patienten mit Herzinsuffizienz bei KHK im fortgeschrittenen Stadium (NYHA III–IV), wobei wir uns hier in der Pilotphase des für ein Jahr anberaumten Forschungsprojekts ausschließlich auf das Konzept der rezeptiven AM beschränken werden.

Ziele der Studie: Bewertung der Auswirkung von standardisierter Applikation von Musik auf prognostische und andere Parameter bei Patienten mit Herzinsuffizienz bei KHK im Stadium NYHA III–IV. Es soll untersucht werden, welche Rolle die spezifische Wirkung der Makamen auf nachfolgend beschriebene Parameter der Patienten haben. An *„objektiven" Kriterien* werden die wissenschaftlich belegten Prediktoren des plötzlichen Herztodes, nämlich Herzfrequenzvariabilität und Noradrenalinspiegel gemessen. Als weitere Parameter, ohne prognostischen Wert, werden untersucht:

◇ RR (Blutdruck)
◇ Lebensqualität (Quality of life)
◇ Angina pectoris Frequenz
◇ Häufigkeit von Extrasystolen
◇ Belastungsfähigkeit in Ergometrie

Als *„subjektive"* Kriterien der Patienten werden erhoben:

◇ Subjektive Einschätzung der Müdigkeit bzw. geistigen Präsenz
◇ Völlegefühl
◇ Körpertonus, spezifische Körpersensationen
◇ Kardiologische Irregularitäten (Info klinikseitig)
◇ Psychisch-situative Auffälligkeiten (Hochzeitstag, Geburtstag etc.).

Literatur

Antonovsky, A. (1979): Health, Stress and Coping. Jossey-Bass, San Francisco
Benner, D. (1991): Allgemeine Pädagogik – Eine systematisch-problemgeschichtliche Einführung in die Grundstruktur pädagogischen Denkens und Handelns. Juventa Verlag, Weinheim/München
Bourguignon, E. (Hrsg.) (1973): Religion, altered states of consciousness and social change. Ohio State University Press, Columbus
Buber, M. (1997): Das dialogische Prinzip. Lambert Schneider Verlag, Heidelberg
– (1960): Urdistanz und Beziehung. Lambert Schneider Verlag, Heidelberg
Bürgel, J. Chr. (1972): Zur Musiktherapie im Arabischen Mittelalter. In: Geering-Festschrift. Bern/Stuttgart
Campbell, J. (1996): Die Masken Gottes. Band 1–4, Deutscher Taschenbuch Verlag, München
Delmonte, M. M. (1984): Electrocortical activity and related phenomena associated with meditation practice: a literature review. International Journal of Neuroscience, 24 (3–4), 217–231
Dietrich, A., Scharfetter, C. (Hrsg.) (1987): Ethnopsychotherapie, Psychotherapie mittels außergewöhnlicher Bewußtseinszustände in westlichen und indigenen Kulturen. Enke, Stuttgart
Eliade, M. (1990): Das Heilige und das Profane – Vom Wesen des Religiösen. Suhrkamp, Frankfurt/Main
– (1998): Die Religionen und das Heilige – Elemente der Religionsgeschichte. Insel Verlag, Frankfurt/Main, Leipzig
Gadamer, H.-G.(1977): Die Aktualität des Schönen. Reclam, Stuttgart
Gebser, J. (1986): Gesamtausgabe Ursprung und Gegenwart. Band 1&2, Novalis, Schaffhausen
Güvenç, R. O.(1985): Geschichtlicher Abriß der Musiktherapie im Allgemeinen und im Besonderen bei den Türken. Band 1 der Studientexte der Schule f. Altorientalische Musik- und Kunsttherapie, Eigenverlag, A-3924 Schloss Rosenau, Niederneustift 66
Gutjahr, L., Brüggenwerth, G., Wilcken, C., Machleidt, W., Hinrichs, H. (1994): Die Heilsame Wirkung der Musik – ein physiologischer Zugang. EEG – EMG Zeitschrift 25/2, 126–129
Herbert, R., Lehmann, D. (1977): Theta burst: An EEG Pattern in normal subjects practicing the transcendental meditation technique. Electroencephalography and Clinical Neurophysiology 42, 397–405
Holler, J. (1991): Das neue Gehirn. Bruno Martin, Südergellersen
Hörmann, K. (1988): Musik- und Tanztherapie – Situation und Perspektiven. In: Hörmann K. (Hrsg.): Musik- und Tanztherapie. Hettgen, Münster, 7–20
Ibn Arabi (1994): Wer sich selbst kennt ... Eigenverlag Stiftung Chalice, Zürich
Jantzen, G. (1971): Osmanische Kranken- und Wohlfahrtspflege –Am Beispiel des Lehrkrankenhauses Bayezid II. aus dem 15. Jahrhundert. In: Sonderdruck aus Materia Medica Nordmark 23/11–12, 333–343

Jaspers, K. (1997): Kleine Schule des philosophischen Denkens. Piper, München
Khan, Hazrat Inayat (1985): Das Lied in allen Dingen. Herder, Freiburg/Basel/Wien
Klein Franke, F. (1982): Vorlesungen über die Medizin des Islam. Franz Steiner Verlag, Wiesbaden
Kropiunigg, U. (1990): Psyche und Immunsystem. Springer Verlag, Wien
Kümmel, W. F. (1977): Musik und Medizin, Ihre Wechselbeziehung in Theorie und Praxis von 800 bis 1800. Verlag Karl Alber, Freiburg
Leonard, G. (1992): Der Pulsschlag des Universums. Scherz Verlag, München
Lippe zur, R. (1987): Sinnenbewußtsein. Grundlegung einer anthropologischen Ästhetik. Rowohlt, Hamburg
Mastnak, W. (1995): Kultur – Abbild der Sinne; Sinne – Bild der Kultur. Zur evolutionären Not-Wendigkeit kultureller Bildung. In: Polyaisthesis Jahrbuch IV, Musikverlag Dr. Katzenbichler München, Salzburg, 8–21
– (1994): Sinne –Künste –Lebenswelten. Matus music Presov, Slowakei
– (1993): Multidisziplinäres Integrationsfeld Musikpädagogik – Schnittflächen von Pädagogik und Therapie in einer polykulturellen Welt. Habilitationsschrift Universität Potsdam, Salzburg, Potsdam
Miketta, G. (1992): Netzwerk Mensch. Trias Verlag, Stuttgart
Neubauer, E. (1990): Arabische Anleitungen zur Musiktherapie. Sonderdruck der Zeitschrift für Geschichte der arabisch-islamischen Wissenschaften. Band 6. Institut für Geschichte der Arabisch-Islamischen Wissenschaften an der Johann Wolfgang Goethe Universität Frankfurt/Main
Nöcker-Ribaupierre, M. (2000): Vortrag anlässlich des Symposiums Musik- & Kunsttherapie Mai 1999 in Wien. In: Musiktherapie. Sammelband (in Vorbereitung, Facultas Wien)
Özelsel, M. (1995): Therapeutische Aspekte des Sufitums – Schamanisches und Islamisches. Ethnopsychologische Mitteilungen 4/2, 128–157
Platon (1985): Politikos –Philebos –Timaios –Kritias. rororo Hamburg
Popper, K. R. (1984): Logik der Forschung. Verlag J. C. B. Mohr, Tübingen
–, Eccles, J. C. (1990): Das Ich und sein Gehirn. Piper, München
Sabourin, M. E., Cutcomb, S. D., Crawford, H. J., Pribam, K. (1990): EEG correlates of hypnotic susceptibility and hypnotic trance: spectral analysis and coherence. Int J Psychophysiol 10 (2), 125–42
Schipperges, H., Engelhardt, D. v. (1980): Die inneren Verbindungen zwischen Philosophie und Medizin im 20. Jahrhundert. Wissenschaftliche Buchgesellschaft, Darmstadt
Schleicher, P. (1997): Grundzüge der Immundiagnostik und -therapie. Hippokrates Verlag, Stuttgart
Tripamer, U. (1998): Wiener Musiktherapie –Altorientalische Musiktherapie –Ein Vergleich. Diplomarbeit an der Hochschule für Musik und darstellende Kunst Wien. Abteilung Musikpädagogik, Kurzstudium Musiktherapie
Tucek, G. (in Druck): Musiktherapie im Gesundheitssystem Grundlagen, Probleme, Richtungen, Perspektiven. Lehrgangsunterlage für den „Universitären Fernlehrgang für Integrative Heilkunde" der Wissenschaftlichen Arbeitsgemeinschaft für Integrative Heilkunde
– (in Druck): Musiktherapie aus dem Vorderen Orient und Zentralasien und ihre Anwendung in Europa –fünf Zugangsebenen. In: Kongresssammelband des Symposions „Musik in der Therapie –Traditionelle Heilungsrituale und moderne Psychotherapie" vom 6./7.3. 1999 im Freien Musikzentrum München
– (2000): Altorientalische Musik- und Tanztherapie. In: Hörmann (Hrsg.), Jahrbuch f. Transkulturelle Medizin und Psychotherapie 1996/97 Tanztherapie: Transkulturelle Perspektiven. VWB –Verlag für Wissenschaft und Bildung, Berlin, 105–150
– (1997): Ausgewählte Teilaspekte der Altorientalischen Musiktherapie. In: Fitzthum, Oberegelsbacher, Storz (Hrsg.), Wiener Beiträge zur Musiktherapie. Edition Praesens, Wien, 235–272

- (1997): Das Menschenbild in der Altorientalischen Musiktherapie. Musik- Tanz- und Kunsttherapie, 8/3, 21–34
- (1995): Orientalische Musik- und Tanztherapie. Musik-, Tanz- und Kunsttherapie, 6/3, 149–166
-, Auer-Pekarsky, A. M., Stepansky, R. (2001): Altorientalische Musiktherapie bei Schädel-Hirn-Trauma. Musik- Tanz- und Kunsttherapie. 12/1, 1–12
-, Mastnak, W. (in Druck): Musiktherapie der Turkvölker Zentralasiens. In Curare Sonderband 12/98 – VWB Verlag für Wissenschaft und Bildung, Berlin
-, – (1998): Musiktherapie der Türkvölker Zentralasiens. In: Gottschalk-Batschkus, C. E., Rätsch, C. (Hrsg.): Curare Sonderband 14/98. VWB Verlag für Wissenschaft und Bildung, Berlin, 97–100
Üxküll, T. v. (1986): (Hrsg.) Psychosomatische Medizin. Urban & Schwarzenberg, Wien, Baltimore
Verres, R. (1991): Die Kunst zu leben – Krebsrisiko und Psyche. Piper, München, Zürich
Wild, K. v., Janzik, H. H. (1990): Neurologische Frührehabilitation. Zuckerschwerdt, München
Winkelman, M. (1990): Physiological, Social and Functional Aspects of Drug and Non-Drug Trance States. In: Andritzky (Hrsg.), Jahrbuch für Transkulturelle Medizin und Psychotherapie. VWB, Berlin
-, Winkelman, C. (1990): Shamanistic Healers and their Therapies – A Cross-Cultural Study. In: Andritzky, W. (Hrsg.): Jahrbuch für Transkulturelle Medizin und Psychotherapie. VWB, Berlin
Wurzer, W. (1992): Das posttraumatische organische Psychosyndrom. WUV Universitätsverlag, Wien

Adressen (Ausbildung, Forschungszentren)

Institut für Ethnomusiktherapie
Niederneustift 66
A-3924 Schloß Rosenau
Tel.: ++43/(0) 28 22/5 12 48
Fax: ++43/(0) 28 22/5 12 484-18
z. Hdn. Mag. Phil. Gerhard Tucek

Hochschule für Musik in München
Lehrstuhl für Musikpädagogik;
Arcisstraße 12
D-80333 München
Tel.: 0 89/55 91-5 83
Fax: 0 89/28 03 81
z. Hdn. Prof. DDDr. Wolfgang Mastnak;

Marmara Universität Istanbul
Türkiyar Arastirmalari Enstitüsü
Tel: +2 12/5 26 90 31
Fax: 12 16/3 42 69 18
z. Hdn. Herrn Yard. Doc. Dr. Oruç Güvenç

Anthroposophische Musiktherapie

von Monica Bissegger

───◆───

1 Entwicklung der Anthroposophischen Musiktherapie

Die Musiktherapie auf anthroposophischer Grundlage entwickelte sich im Zusammenhang mit der anthroposophischen Medizin. Diese wurde 1920 von Dr. Rudolf Steiner (1861–1925) in Zusammenarbeit mit der Ärztin Dr. med. Ita Wegmann (1876–1943) begründet (Steiner/Wegmann, GA 27; Steiner, GA 312). Ita Wegmann begründete in Arlesheim, Schweiz, ein klinisch-therapeutisches Institut, die spätere Ita-Wegmann-Klinik, in der sie die Anregungen von Rudolf Steiner umsetzen konnte.

Ausgangspunkt für die anthroposophische Medizin ist das Bedürfnis, die Grundfrage nach der Erkrankung im vollsten menschlichen Sinne zu beantworten und die Grenzen einer einseitigen Betrachtung zu überwinden. In der anthroposophischen Medizin wird die naturwissenschaftliche Medizin durch die Ergebnisse der anthroposophischen Geisteswissenschaft erweitert. Neben den physischen Gesetzmäßigkeiten, die von den Naturwissenschaften erfasst werden, werden gleichwertig die Gesetzmäßigkeiten von Leben, Seele und Geist in ihren gegenseitigen Abhängigkeiten berücksichtigt.

Eine umfassende Medizin zu entwickeln und den Menschen in seiner Ganzheit, mit all seinen Seinsebenen zu betrachten, führte auch zu dem Bedürfnis, die Kunst in die Behandlung miteinzubeziehen. Denn ohne Kunst ist der Mensch nicht zu denken. Sie ist eine wichtige Grundlage seines Menschseins. Durch sie können kosmische Gestaltungskräfte im Menschen wirksam, können Gefühle erlebt und ausgedrückt, können Belebung und Impulsierung erfahren werden. Die Kunst regt die innere Entwicklung des Menschen an und gibt ihm die Möglichkeit, eine aktive Rolle im Gesundungsprozess einzunehmen.

Die heilenden Kräfte, die in der Musik liegen, wurden dementsprechend nicht nur in der auf anthroposophischer Grundlage entwickelten Pädagogik und Heilpädagogik ernst genommen, sondern auch in der Medizin. So wurden bereits 1927 in der Zeitschrift Natura (Zeitschrift zur Erweiterung der Heilkunst nach geisteswissenschaftlicher Menschenkunde) Aufsätze zum Thema Musik und Therapie veröffentlicht, unter anderem von Dr. med. Hilma Walter, Ärztin in der Ita-Wegmann-Klinik. Ihr Aufsatz trägt den Titel: „Die Bedeutung der Musik für die Heilkunst" (1927). Die Musik wurde in der nachfolgenden Zeit vor allem in der anthroposophischen Heilpädagogik therapeutisch eingesetzt.

Die eigentliche Entwicklung der Musiktherapie auf anthroposophischer Grundlage (Stückert 1997) begann Mitte der fünfziger Jahre, insbesondere mit Maria Schüppel (*1923). Die Komponistin und Pianistin war Studiendirektorin an der Hochschule für Musik in Berlin bevor sie entschied, sich ganz der Musiktherapie zu widmen. Sie versuchte, ihre Kenntnisse auf dem Gebiet der Musik mit den Kenntnissen der anthroposophischen Menschenkunde und Medizin zusammenzubringen. In verschiedenen anthroposophischen Kliniken und heilpädagogischen Heimen sammelte sie praktische Erfahrungen (ab 1957) und begann 1963 mit dem Aufbau einer Ausbildung für Musiktherapeuten (Musiktherapeutische Arbeitsstätte e. V., Berlin).

Weitere Persönlichkeiten, die maßgebend zur Entwicklung der anthroposophischen Musiktherapie beigetragen haben, sind: Anny von Lange (1887–1957), Pianistin und Komponistin, die den Impuls verfolgte, die Phänomene der Musik im goetheanistischen Sinne zu bearbeiten; Dr. Karl König (1902–1966), Arzt in der anthroposophischen Heilpädagogik und Begründer der Camphill-Bewegung (Lebensgemeinschaft für gesunde und kranke Menschen); Dr. Hans-Heinrich Engel (1921–1973), Arzt in der anthroposophischen Heilpädagogik; Veronika Bay (1922), Sängerin und Musiktherapeutin; Johanna Spalinger (1926), Geigerin und Musiktherapeutin; Prof. Dr. Pfrogner (1911–1988), Musikwissenschaftler; Dr. Julius Knierim (1919–1999), Musikwissenschaftler, Schulmusiker, Musiker in der Heilpädagogik.

Neben diesem Pionierkreis haben viele andere Musiktherapeuten wichtige Impulse gegeben. So entwickelte sich z. B. eine spezifische Gesangstherapie auf anthroposophischer Grundlage. Zudem entstanden viele neue, für die Therapie entwickelte Musikinstrumente (Leier, Chrotta, Choroi-Musikinstrumente, Metallinstrumente).

Die anthroposophische Musiktherapie ist heute weltweit in Kliniken und Heimen fester Bestandteil der einzelnen Behandlungskonzepte.

2 Anthroposophisches Menschenbild

Die Musiktherapie auf anthroposophischer Grundlage fußt auf dem anthroposophischen Menschenbild. In der von Rudolf Steiner begründeten Anthroposophie (griechisch: Weisheit vom Menschen) wird der

Mensch als differenziertes Wesen beschrieben. Vier ineinander greifende Schichten, die als *Wesensglieder* bezeichnet werden, bilden den Menschen als Ganzes, sie konstituieren ihn (Steiner GA 13):

Der *physische Leib* ist das, was dem Menschen die materielle Grundlage gibt. Er ist äußerlich sichtbar, durch die Sinnesorgane wahrnehmbar und gehorcht den physikalischen und chemischen Gesetzmäßigkeiten. Er ist das, was nach dem Tode als leblose und vergängliche Gestalt zurückbleibt.

Der *Aetherleib* ist die Lebensorganisation des Menschen. Er belebt den physischen Leib. Der Aetherleib ist nur in seiner Wirkung, d. h. mittelbar sinnlich wahrnehmbar (z. B. in der Wundheilung). Die Lebensgesetze und Lebenskräfte zeigen sich darin, dass ein Organismus eine zusammengehörige und zusammenwirkende Ganzheit ist.

Der *Astralleib* ist die seelische Empfindungsorganisation des Menschen. Er stellt die Grundlage dar für die Empfindungsfähigkeit, für Schmerz und Leid, für Freude und Lust, für Sympathie und Antipathie, für Unwohlsein und Wohlbehagen. Die Wirksamkeit äußert sich leiblich wie seelisch u. a. im Habitus und im charakterlich temperamentbezogenen psychischen Erscheinungsbild.

Das *Ich* bildet die Persönlichkeit des Menschen. Als Individualität hat der Mensch die Möglichkeit zum selbstbestimmten, reflektierten, verantwortungsvollen Handeln und zur inneren Entwicklung aus Einsicht. Die Anthroposophie beschreibt das Ich als eine Entität, deren Sein weder durch die physische Zeugung oder Geburt noch durch den Tod bedingt und begrenzt ist.

Somit sind *ein* sinnliches Wesensglied (physischer Leib) und *drei* übersinnliche Wesensglieder (Aetherleib, Astralleib, Ich) beschrieben, die in ihrem gegenseitigen sich Durchdringen und Bedingen eine Ganzheit bilden.

Die menschliche Gesamtorganisation wird andererseits nach drei organisch-funktionellen Aspekten unterschieden. Es ist die so genannte „*Dreigliederung des menschlichen Organismus*" (Steiner GA 319):

◊ Das Nerven-Sinnes-System mit seinem Zentrum im Kopf, aber funktionell in den ganzen Körper hineinwirkend.
◊ Das Rhythmische System mit seinem funktionellen Zentrum im Brustbereich, wo Atem und Puls in ein Zusammenspiel kommen (Herz-Kreislauf-System).
◊ Das Stoffwechsel-Gliedmaßen-System mit seinem Zentrum in den Stoffwechselorganen der Bauchhöhle und in den Gliedmaßen. Es fasst alle Stoffwechselvorgänge und willkürlichen Bewegungsabläufe funktionell zusammen.

Dieser leiblichen Dreigliederung entspricht eine Dreigliederung im Seelischen (Steiner GA 21). Die seelischen Qualitäten Denken, Fühlen und Wollen werden mit den körperlichen Organsystemen in Zusammenhang gebracht:

        Nerven-Sinnes-System   – Träger des Denkens
        Rhythmisches System   – Träger des Fühlens
Stoffwechsel-Gliedmassen-System   – Träger des Wollens

Diese dreigliedrige Ordnung wirkt sich im gesamten Organismus in Organsystemen, Organen, Geweben und Zellen sowohl morphologisch als auch funktionell aus und erfährt in jedem Lebensalter eine entsprechende Modifikation.

3 Verständnis von Gesundheit und Krankheit

Für die anthroposophische Musiktherapie ist das Verständnis von Gesundheit und Krankheit, wie es in der anthroposophischen Medizin beschrieben wird, von großer Wichtigkeit.

Gesundheit ist nicht ein gegebener Zustand, sondern ein labiler, ein immer neu zu erringender (Steiner GA 319). Das Gleichgewicht muss zwischen zwei polaren Kräften gesucht werden. Auf der einen Seite steht der Aetherleib oder Lebensleib, der die physische Stofflichkeit ergreift und am Leben erhält, auf der anderen Seite stehen der Astralleib oder Empfindungsleib und das Ich, die die belebte Stofflichkeit ergreifen und diese ordnen und gestalten. Die beiden unteren Wesensglieder (physischer Leib und Aetherleib) dienen dem Aufbau der menschlichen Organisation. Der physische Leib erneuert sich fortwährend, abgestorbene Stoffe werden ausgestoßen. Der aetherische Leib birgt in sich die Kräfte des Wachstums, der Ernährungsfähigkeit. Die beiden oberen Wesensglieder (Astralleib und Ich) tragen in sich die Kräfte des Abbaus, indem sie ordnen und gestalten, und geben dadurch dem Geistig-Seelischen die Möglichkeit, sich zu entfalten.

In jedem einzelnen Organ findet Aufbau, und dadurch Wachstum und fortschreitende Entwicklung, und Abbau, d. h. Gestaltung, aber auch rückschreitende Entwicklung statt. Der Gleichgewichtszustand zwischen Aufbau und Abbau ist in jedem Organ und jedem Organsystem ein anderer. Im Nerven-Sinnes-System herrscht der Abbau vor, die Nervenzellen können nicht erneuert, nur am Leben erhalten werden. Im Stoffwechsel-Gliedmaßen-System herrscht der Aufbau vor, der bis zur Hervorbringung eines neuen Menschen geht. Im gesamten Lebensgang des Menschen kann eine Verschiebung vom stärker Aufbauenden in der Kindheit zum mehr Abbauenden im Alter beobachtet werden.

Ist nun das spezifische Gleichgewicht zwischen Aufbau und Abbau in einem bestimmten Organ gestört, so tritt ein krankhafter Zustand ein. Der zu starke Aufbau kann zu entzündlichen Prozessen führen. Ein Organ, z. B. die Haut, schwillt an, rötet sich und löst sich auf. Der zu starke Abbau kann zu sklerotisierenden Prozessen führen. Es kommt zu Verhärtungen und Verwachsungen, wie z. B. bei rheumatischen Erkrankungen.

Durch den ständigen Aufbau und Abbau im Menschen sind die entzündlichen und die sklerotisierenden, verhärtenden Prozesse als Krankheitstendenzen immer anwesend. Krankheit als solches tritt erst ein, wenn eine dieser Tendenzen an einem falschen Ort in falschem Maße und/oder zur falschen Zeit auftritt. Für ein Kind z. B. ist ein Arthroseschub eine ernsthafte Erkrankung, für den älteren Menschen sind Ablagerungen in den Gelenken eine häufige Begleiterscheinung des Altwerdens. Für den älteren Menschen kann ein starker, körperlicher Temperaturanstieg unter Umständen schwerwiegende Folgen haben, das kleine Kind kann Fieberschübe innerhalb kurzer Zeit schadlos überstehen.

Krankheit ist also ein unangemessenes Überwiegen entweder verfestigender Kräfte (Überwiegen des Nerven-Sinnes-Systems) oder auflösender Kräfte (Überwiegen des Stoffwechsel-Gliedmaßen-Systems). Krankheit ist eine Disharmonie, eine Störung des inneren Gleichgewichts. Die Gesundheit liegt in der Mitte und ist getragen vom Rhythmischen System, von dem der Ausgleich ausgeht. In diesem mittleren System sind die ausgleichenden rhythmischen Prozesse beheimatet, wie Einatmung und Ausatmung, Systole und Diastole. Von hier geht Gesundheit aus.

Das unangemessene Überwiegen einseitiger Kräfte zeigt sich nicht nur im leiblich-organischen Bereich, sondern auch auf der seelischen Ebene. Die psychiatrischen Erkrankungen (Steiner GA 312) sind ebenso einerseits eher auflösend, wie z. B. bei der Psychose, oder verhärtend, wie z. B. bei einer Neurose. Das vielfältige Seelenleben kann einseitige Tendenzen entwickeln, die bis zu manifesten Erkrankungen führen können. Das seelisch-geistige Wesen verbindet sich entweder zu wenig oder zu unharmonisch mit seinem Leibe oder taucht zu tief in seine Leiblichkeit unter.

In der anthroposophischen Heilpädagogik (Steiner GA 317) werden zwei Krankheitstendenzen beschrieben, die kindliche Hysterie und die Epilepsie. Sie können als zwei Symptomkomplexe verstanden werden. Auch hier zeigt sich die Polarität. Das hysterische Kind lebt zu sehr in der Umwelt. Es entsteht eine Hyperempfindlichkeit, eine Art seelisches „Wundsein", durch eine zu starke Hingabe an die Umgebung, eine Auflösung in die Umgebung. Das epileptische Kind hingegen bleibt in sich stecken. Es ist in sich gestaut. Die Stauung entlädt sich im Krampfanfall.

Mit einer Erkrankung kommen die Fragen nach dem „Warum" und „Wodurch" auf. „Warum habe ich diese Erkrankung?" – „Wodurch bin ich von ihr betroffen?" Liegen die Ursachen in der unvollkommenen Leiblichkeit, in dem Sich-Zurückziehen des Seelisch-Geistigen aus der belebten Leiblichkeit, in einem wichtigen biografischen Ereignis im Leben, in einem Fehler in der Erziehung oder im Schicksal des Einzelnen? Diese Frage nach der Ursache einer Erkrankung muss letztendlich offen bleiben. Die Anthroposophie bezieht das Vorgeburtliche und das Nachtodliche in den Lebensweg des Menschen mit ein. Dadurch erfährt diese Frage noch einmal eine andere Dimension.

Auch wenn eine Krankheit nicht überwunden werden kann, wenn keine Heilung eingetreten ist, kann oft von einer „inneren Heilung" gesprochen werden. Eine Erkrankung führt zu einer stärkeren Entwicklung des Seelisch-Geistigen in der Tätigkeit der Auseinandersetzung und des Umganges mit der Erkrankung, die bewusst in der Seele und unbewusst in der Leiblichkeit vollzogen wird. Das Wesentliche ist die Entwicklungsmöglichkeit der Individualität. Die Früchte, die aus der Entwicklung der Individualität entstehen, sind es, die durch die Pforte des Todes mitgenommen werden können.

4 Musik und ihre Beziehung zum Menschen

Eine weitere Grundlage der anthroposophischen Musiktherapie ist die Erkenntnis der Wesensbeziehung von Musik und Mensch, der Verwandtschaft von musikalischen Prozessen und menschlichen physiologischen und psychologischen Vorgängen (Steiner GA 283; Treichler, M. 1996a).

Die wunderbaren proportionalen Verhältnisse, die wir in der Musik entdecken und erleben können, finden auch in den Proportionen der menschlichen Gestalt ihren Ausdruck. Die verschiedenen Wachstumsstadien des Menschen, betrachtet an den ganzzahligen Verhältnissen von Kopf zum Rumpf, ergeben Zahlenverhältnisse, die als Intervalle zum Klingen gebracht werden können (Husemann 1989). Während des kontinuierlichen Wachstumsvorgangs, die Embryonalentwicklung miteinbezogen, durchläuft der Kopf Stadien, in denen er 1/2, 1/3, 1/4, 1/5, 1/6, 1/7, 1/8 der Gesamtlänge ausmacht. Übertragen wir diese Zahlenverhältnisse auf eine Saite am Monochord, so ergeben sich die Intervalle der Naturtonreihe. Wenn wir drei Zahlenverhältnisse herausnehmen, 1/2, 1/4 und 1/8, und diese auf einer auf c gestimmten Saite abgreifen, erklingen die Töne c', c'' und c''', also drei Oktavtöne. Diese Verhältnisse auf das zeitliche Wachstum des Menschen bezogen, ergeben bei 1/2 das Alter eines Embryos von 8 Wochen, bei 1/4 die Geburt und bei 1/8 das Alter von 24 Jahren. Die Entwicklung des Menschen scheint in besonderer Beziehung zum Intervall Oktave zu stehen. Das Kind „durchläuft" 3 Oktaven bis es erwachsen ist (1/2, 1/4, 1/8). Wir können also sehen, wie der Mensch in räumlichen Proportionen heranwächst, den musikalischen Verhältnissen, den Intervallen entsprechend.

Betrachten wir die inneren Organe, so fällt z. B. bei den Lungenlappen ein musikalisches Verhältnis auf. Die zwei linken und die drei rechten Lungenflügel stehen in einem Verhältnis von 2:3, was dem Zahlenverhältnis der Quint entspricht. Die Atmung und der Herzschlag stehen auch in einem bestimmten Verhältnis zueinander. In Ruhestellung beträgt dieses Zahlenverhältnis 1:4 (Puls-Atem-Quotient). Es wird erst in einem gewissen Alter, etwa mit 9 Jahren, erreicht und reagiert sensibel auf physische und psychische Einflüsse. In der Musik hat das Verhältnis 1:4 vor allem in musikalischen Formgestaltungen eine große Wichtigkeit.

Neben den proportionalen Verhältnissen, die in der Musik wie auch im Menschen zu beobachten sind, können wir weiter den Rhythmus als gemeinsame Qualität finden. Der Rhythmus als ständiges Wechselspiel zwischen Bewegung und Ruhe darf weder in der Musik noch im Menschen fehlen. Er ist in der Musik eines der Hauptelemente mit einer entscheidenden Funktion. Was wäre eine Melodie ohne Rhythmus?! Aber auch im Menschen sind viele zeitliche und rhythmische Prozesse und Abläufe im Organismus, z.B. die Rhythmen der Organtätigkeiten, zu beobachten, die alle aufeinander abgestimmt sind und sensibel auf Veränderungen reagieren. Kommt es zu einer Veränderung der rhythmischen Funktion eines Organs, kann dies der Beginn einer Erkrankung bedeuten. Nicht nur im Organismus sind Rhythmen festzustellen, auch im menschlichen Lebenslauf sind Kulminationspunkte und Ruhephasen zu beobachten (Treichler, R. 1990).

Ein weiteres Spezifikum ist, dass die Musik wie der Mensch in Polaritäten lebt. Wir kennen hohe und tiefe, laute und leise, helle und dunkle Töne, kleine und große, enge und weite Intervalle, schnelle und langsame Tempi, nach außen strahlendes Dur und nach innen gehendes Moll, heitere und traurige Melodien, um nur einige der wichtigsten Gegensätze zu nennen. Im Menschen können diese Polaritäten z.B. im Seelischen als Hoch oder Tief, als helle oder dunkle Stimmung, als extrovertierter oder introvertierter Charakterzug, als unruhiges oder träges Seelenleben, als heitere oder traurige Stimmungslage beschrieben werden. Die musikalischen Polaritäten mit ihren Übergangsformen können im Menschen Veränderungen im Seelischen (wie auch im Körperlich-Funktionellen) anregen.

Rudolf Steiner bringt die drei wichtigsten musikalischen Qualitäten Melodie, Harmonie und Rhythmus mit den drei Systemen des Menschen, Nerven-Sinnes-System, Rhythmisches System, Stoffwechsel-Gliedmassen-System, und den seelischen Qualitäten Denken, Fühlen, Wollen in Zusammenhang (Steiner GA 283):

Musikalische Qualität	*Menschliches System*	*Seelische Qualität*
Melodie	Nerven-Sinnes-System	Denken
Harmonie	Rhythmisches System	Fühlen
Rhythmus	Stoffwechsel-Gliedmaßen-System	Wollen

Die Melodie mit ihren klaren Linien weist einen Bezug auf zum Denken und damit zum Nerven-Sinnes-System, die Harmonie mit ihren Konsonanzen und Dissonanzen ist verwandt mit dem zur Sympathie und Antipathie neigenden Fühlen und damit mit dem Rhythmischen System (Rhythmus als Wechsel zwischen Bewegung und Ruhe), der Rhythmus schließlich fördert das Tätigwerden und Tätigsein, das Wollen und damit das Stoffwechsel-Gliedmaßen-System (Rhythmus als fließendes Element).

Um die Beziehung zwischen Musik und Mensch zu verstehen, hat in der Ausbildung zum anthroposophischen Musiktherapeuten das Studium und damit das genaue Kennenlernen der musikalischen Qualitäten einen wichtigen Stellenwert. In den so genannten „Phänomenstudien" werden neben den Hauptqualitäten Melodie, Harmonie, Rhythmus auch Töne, Intervalle, Taktarten, Tonarten, Tonskalen, musikalische Formen, Klangqualitäten der verschiedenen Musikinstrumente auf ihren geistig-wesenhaften Charakter hin untersucht, nach einer von Rudolf Steiner angeregten Methode, die auf der Methode Goethe's bei seiner Suche nach dem Urphänomen fußt. Bei diesen Wahrnehmungsübungen versucht jeder Einzelne, vom subjektiven Erleben immer mehr zum objektiven Gehalt eines musikalischen Phänomens, zur „objektiven Urteilskraft" (Ruland 1990) zu kommen.

Ein musikalisches „Phänomen", die Pentatonik, soll hier noch etwas genauer umschrieben werden und damit die Verwandtschaft der Musikentwicklung innerhalb der Musikgeschichte mit der Seelenentwicklung der Menschheit im Laufe der Jahrhunderte und der musikalischen Entwicklung des einzelnen Menschen in seinem Leben aufgezeigt werden (Steiner GA 283, Pfrogner 1981, Ruland 1987, Jacobs 1988, Wünsch 1995).

Die Pentatonik ist ein fünfstufiges Tonsystem ohne Halbtöne. Sie lebte bereits in der Chinesischen Hochkultur um 3000 v. Chr. Damals war die Musik noch stark mit dem religiösen, dem geistigen Leben verbunden. Die Pentatonik ist aus einer 5-tönigen Quintenfolge entstanden (z. B. h", e", a', d', g). Werden diese Töne in einer Oktave zusammengezogen und durch Oktaven ergänzt (e', d"), entsteht die pentatonische Reihe um den Mittelpunktston a' herum:

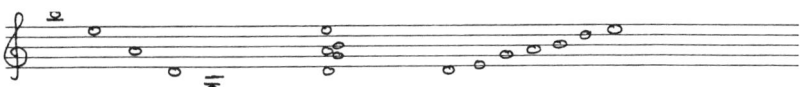

Für die Pentatonik hat die Quinte, wie wir gesehen haben, eine große Wichtigkeit. Die Intervalle von der Prim bis zur Quarte können wir in engem Bezug zu uns selber erleben. Mit der Quinte können wir ein seelisches Öffnen zur Außenwelt hin erleben. Dieses Nach-Außen-Geöffnet-Sein entsprach dem Lebensgefühl der Menschen in den alten Kulturen. Erst allmählich hat sich mit dem Grundton, dem Hinzukommen der Terz im 14. Jahrhundert, der Beschäftigung mit dem Einzelton in unserem Jahrhundert dieses Lebensgefühl gewandelt. Der einzelne Mensch hat sich immer mehr sich selber als Individuum zugewandt.

Wenn wir uns das kleine Kind vorstellen, so lebt auch dieses erst ganz in der Außenwelt. Es nimmt alle Stimmungen in seiner Umgebung wahr und reagiert sensibel darauf. Erst allmählich richtet es sich auf und erobert dadurch die Senkrechte. Erst nach drei Jahren kann es „Ich" zu sich sagen. Die Frage nach dem Lebenssinn stellt das größere Kind etwa mit neun Jahren und der/die Jugendliche erlebt mit der beginnenden Pubertät oft schmerzliche Auseinandersetzungen mit sich und der Welt.

Auf das Musikalische bezogen können wir sagen, dass das kleine Kind in der „Quintenstimmung", der Pentatonik lebt (Steiner GA 283; Knierim 1988)), noch ganz in der Horizontalen, in der freien, fließenden Bewegung, in der klaren Melodie, ohne Grundton, ohne den Schmerz des Halbtonschrittes, ohne Takt. Erst mit acht oder neun Jahren kommt ein Gefühl für Harmonie, für Mehrstimmigkeit, für differenzierten Rhythmus auf. Mit der Pubertät werden dann vermehrt die Dissonanzen, die wechselnden Rhythmen bevorzugt.

Damit sollte aufgezeigt werden, wie die Musikentwicklung eng mit der Entwicklung der Menschheit und der Entwicklung des einzelnen Menschen verbunden ist.

In der Therapie werden diese Beziehungen aufgegriffen. Es wird versucht, die Situation des Einzelnen musikalisch zu „verstehen". So kann es z. B. sein, dass die Pentatonik, die eher im Umkreis lebt und ganz dem Lebensgefühl des kleinen Kindes entspricht, einem Erwachsenen sehr entgegenkommt (im Besonderen bei magersüchtigen, bewusstseinsgestörten oder sterbenden Patienten).

5 Musikinstrumente und ihre Beziehung zum Menschen

„Die Musikinstrumente sind wirklich im Grunde genommen ein deutlicher Ausdruck dessen, dass das Musikalische mit dem ganzen Menschen erlebt wird." (Steiner GA 283, 8.3.1923) Auf diesen Hinweis hin führt Rudolf Steiner aus, wie die drei Hauptinstrumentengruppen eine Beziehung zum dreigliedrigen Organismus des Menschen haben (siehe S. 359). Die Blasinstrumente und dadurch ihre Musik werden mehr im Kopf erlebt, die Saiteninstrumente beleben vorzüglich den Brustbereich, die Schlaginstrumente sind deutlich im unteren Menschen, in den Gliedmaßen zu spüren. Weiter zeigt Rudolf Steiner eine Beziehung der Musikinstrumentengruppen zu der musikalischen Dreigliederung auf, wie also die Blasinstrumente einen deutlichen Bezug zur Melodie haben, wie die Saiteninstrumente Harmonien zum Klingen bringen können und wie die Schlaginstrumente bestens geeignet sind, um Rhythmen zu spielen.

Melodie	Blasinstrumente	Kopf
Harmonie	Saiteninstrumente	Brust
Rhythmus	Schlaginstrumente	Gliedmaßen

In der anthroposophischen Musiktherapie werden aus der Einsicht der Beziehung zwischen Musikinstrument und Mensch alle Musikinstrumentengruppen gleichwertig eingesetzt (Felber/Reinhold/Stückert 2000).

Auch bei den Musikinstrumenten können Polaritäten entdeckt werden. Es gibt hohe und tiefe, laute und leise, helle und dunkle, kurzklingende und langklingende, hartklingende und weichklingende Musikinstrumente. Prozesse der Entspannung, Beruhigung, Schmerzlinderung können durch weiche, langklingende Musikinstrumente, Prozesse der Konzentration durch helle, kurzklingende Musikinstrumente angeregt werden.

Die folgende Zusammenstellung von Musikinstrumenten, die in der anthroposophischen Musiktherapie Anwendung finden (Auswahl), ist so geordnet, dass in jeder Gruppe jeweils erst die eher kurzklingenden und dann die langklingenden Instrumente genannt werden.

Blasinstrumente:	Krummhorn (Sopran, Alt, Tenor, Bass)
	Schalmei
	Cornamuse
	Alphorn
	Blockflöte (Sopran, Alt, Tenor, Bass)
	Renaissanceblockflöte (S, A, T, B)
	Choroi-Flöte (Intervall, Pentatonik, Diatonik)
	Gemshorn (S, A, T, B, Subbass)
	Kupferflöte (Naturtonflöte)
Streichinstrumente:	Streichpsalter (S, A, T)
	Chrotta (S, A, T, B)
	Wichtelchrotta
	Streichbass
Zupfinstrumente:	Kinderharfe
	Kantele
	Bordun-Leier (Klang-Leier)
	Leier (S, A, T/B)
	Choroi-Harfenleier
Schlaginstrumente:	Xylophon
	Klangholz, Rassel
	Tambourin, Handtrommel
	Pauke, Tischtrommel
	Triangel, Eisenstäbe
	Zimbeln, Becken
	Metallophone
	Englische Handglocken
	Gong, Röhrenglocken
	Tamtam

Neben den Musikinstrumenten kommt in der anthroposophischen Musiktherapie der Stimme eine große Bedeutung zu. Mit der Stimme ist der Mensch am direktesten mit sich selber verbunden. Zusätzlich zu den anthroposophischen Musiktherapeuten gibt es speziell ausgebildete Gesangstherapeuten, die auf anthroposophischer Grundlage arbeiten. Es existieren verschiedene Schulen mit unterschiedlichen Ausrichtungen (Felber/Reinhold/Stückert 2000). Die meisten der heute tätigen anthroposophischen Gesangstherapeuten arbeiten auf der Grundlage der „Schule der Stimmenthüllung". Dies ist eine Gesangsmethode, die Valborg Werbeck-Svärdström (1879–1972), in ihrer Zeit eine berühmte schwedische Sängerin, in Zusammenarbeit mit Rudolf Steiner entwickelt hat (Werbeck-Svärdström 1994). Die „Menschenkunde des Gesanges" wurde die Grundlage für ihr späteres pädagogisches sowie auch therapeutisches Wirken, das von ihren Schülern, insbesondere von Jürgen Schriefer, fortgesetzt wurde.

6 Indikation und Ziele der Musiktherapie

Die Indikation für Musiktherapie, insbesondere auch für somatische Erkrankungen erfolgt aus dem Verständnis, dass in der anthroposophischen Medizin alle Erkrankungen als „psychosomatisch" angesehen werden. In dem Bestreben, eine ganzheitliche Medizin zu verwirklichen, wird nicht nur ein erkranktes Organ oder eine seelische Erkrankung ins Blickfeld genommen, sondern der ganze Mensch mit all seinen sich gegenseitig bedingenden Seinsebenen. Dementsprechend ist nicht nur der Befund und damit die Diagnose, sondern auch das Befinden auf leiblicher, seelischer und geistiger Ebene von Wichtigkeit. Daraus ergeben sich Behandlungsansätze, die neben z. B. einer Operation auch die „Äußeren Anwendungen" (Wickel, Einreibungen), die Massage und die Krankengymnastik, die Arztgespräche, die Gespräche mit einem Pfarrer, die Psychotherapie und die künstlerischen Therapien (Musiktherapie, Mal- und Plastiziertherapie, Sprachtherapie, Heileurythmie) miteinbeziehen. Die Behandlung ist nicht ausschließlich auf die Behebung eines Problems, das in der Vergangenheit entstanden ist, ausgerichtet. Das Ziel ist nicht die Wiederherstellung eines vorigen Zustandes, das Ziel ist die Erschließung von neuen Möglichkeiten für die Zukunft. Dies gilt insbesondere für die künstlerischen Therapien und damit auch für die Musiktherapie.

Die Musiktherapie gibt dem Patienten die Möglichkeit, neue Erlebnisse zu haben und neue Erfahrungen zu machen, neue Fähigkeiten zu entwickeln und schlummernde, kreative Kräfte zur Entfaltung zu bringen. Ein Potential an Selbstheilungskräften kann dadurch geweckt werden. Dieses alles ist auf die Zukunft gerichtet. Gelingt es dem Patienten, die verschiedenen Erfahrungen ins Leben umzusetzen, z. B. die Erfahrung, dass Veränderung möglich ist, so hat er für seine Lebensqualität, für die Krankheitsverarbeitung und -bewältigung viel gewonnen. Das aktive sich Bemühen, im Gegensatz zu dem passiven Erleiden, führt zu einer Entwicklung des inneren Menschen und damit zu einer „selbst errungenen, inneren Heilung" (Tavalaro/Tayson 1998).

Ziele der Musiktherapie auf drei Ebenen

Ebene der Leiblichkeit:
Schmerzlinderung, Atemberuhigung, Atemvertiefung, Muskelentspannung, Ausgleich und Harmonisierung der funktionellen Organzusammenhänge, Stärkung der Lebenskräfte, Stärkung der Willenskräfte

Ebene des Seelischen:
Beruhigen und Ordnen von Seelenvorgängen, Durchleben und Neuanschauen von verdrängten und verborgenen Gefühlen, Stärkung der Kommunikationsfähigkeit, Stärkung der Erlebnisfähigkeit, Stärkung der Empfindungsfähigkeit, Stärkung der Begeisterungsfähigkeit, Stärkung der Kreativitätskräfte, Stärkung der Hoffnungskräfte

Ebene der Persönlichkeit:
Stärkung des Selbstwertgefühls, Stärkung des Selbstvertrauens, Stärkung der Initiativkräfte, Stärkung der Gestaltungskräfte, Stärkung der Veränderungsimpulse, Stärkung der Wandlungsimpulse, Stärkung der Mutkräfte, Auseinandersetzung mit den Fragen nach dem Leben und nach dem Tod, Auseinandersetzung mit den Fragen des Vorgeburtlichen und des Nachtodlichen

7 Beispiele aus der Praxis

Die folgenden beiden Beispiele sollen die mögliche Umsetzung des bisher Gesagten aufzeigen. Aus dem aufgeführten Hintergrund heraus entstehen die jeweiligen einzelnen Therapien.

Beispiel aus der Inneren Medizin (interdisziplinäre Behandlung)

Frau T. (50 Jahre) begrüßt mich erwartungsvoll und offen. Sie empfängt mich in ihrem Zimmer, im Bett liegend. Ihr klares und ausdrucksstarkes Gesicht wird umrahmt von schönen, dunkelbraunen, glänzenden Haaren. Ich habe den Eindruck, einer starken Persönlichkeit zu begegnen. Sie äußert den Wunsch zu singen.
  Frau T. ist nach einem Tag auf der Station für Innere Medizin, bei deren Chefarzt sie bereits vorher in ambulanter Behandlung war, aufgrund eines Verdachtes auf Darmverschluss operiert worden. Bei der Operation ist ein Quercoloncarcinom (Dickdarmkrebs) festgestellt

worden. Während 4 Tagen lag Frau T. auf der Intensivstation, von wo mich die Anfrage für Musiktherapie erreichte.

Seit dem 29. Lebensjahr hatte Frau T. Colitis ulcerosa (chronisch-entzündliche Darmerkrankung). Mit 40 Jahren wurde ihr ein Teil des Dickdarms entfernt. Sie litt zusätzlich unter einer langjährigen Migräne. Über längere Zeit war sie in einer ambulanten tiefenpsychologischen Therapie.

Kurz bevor ich zu Frau T. komme, wurde sie von der Intensivstation auf die Normalstation (Chirurgie) verlegt. Obwohl wir uns gerade erst kennen lernen, kann sie offen über ihr momentanes Befinden sprechen. Sie fühle sich nicht gut, sie sei in einer depressiven Stimmung und würde am liebsten immer nur weinen. Sie mache sich Sorgen um ihre Kinder (zwei Söhne). Diese würden sie noch brauchen, und sie würde gerne sehen, was aus ihnen wird. Nach einer Weile ermüdet sie das Erzählen. Sie legt den Kopf in das Kissen zurück.

Ich nehme die mitgebrachte Leier, ein weich verklingendes Saiteninstrument, zur Hand und spiele eine klare, ruhige Melodie. Diese Melodie öffnet sich gleich zu Anfang in einem großen Intervall, der Oktave, nach oben, um dann mit milden Bewegungen wieder unten anzukommen. Das Tempo ist in geradem Takt ruhig schreitend. Als Ausgangston wähle ich das *D* mit seinem vermittelnden Charakter. Da in der Melodie keine Terz vorkommt, ist der Eindruck erst einmal losgelöst von Dur und Moll und wirkt dadurch frei und leicht. Ich spiele zu Beginn in der beruhigend und warm klingenden kleinen Oktave. Dann greife ich die Melodie mit meiner Singstimme eine Oktave höher auf und spiele mit der Leier eine Begleitung dazu. Die Begleitung lasse ich ganz schlicht bleiben, nur mit zwei Akkorden, deren Töne ich perlend über die ganze Leier laufen lasse. Beim ersten Akkord auf D lasse ich die Moll-Terz weg und nehme sie erst beim zweiten Dominantakkord auf A dazu, so dass die Moll-Stimmung nur leicht anklingt. Das Ganze lasse ich wieder mit der Leier alleine enden, nur die Melodie in tiefer Lage spielend. Den Schluss bildet eine vereinfachte, noch ruhiger schreitende Form der Melodie. Frau T. liegt mit geschlossenen Augen da, ihre Atmung hat sich beruhigt und vertieft, die Gesichtszüge haben sich entspannt. Nach einer Weile öffnet sie die Augen. Ich verabschiede mich leise. Sie nickt mir leicht mit dem Kopf zu.

Am nächsten Tag geht es Frau T. noch nicht besser. Sie fühle sich ganz niedergeschlagen, ganz unten. Sie wisse zwar, dass sie früher aus solchen Stimmungen auch wieder herausgefunden hätte, könne es sich aber im Moment nicht vorstellen. Sie möchte gerne die gleiche Melodie noch einmal hören. Sie sei dabei gestern im Geiste in die Kindheit zurückversetzt worden. Beide Eltern hätten an ihrem Bett gestanden und sie beschützt. Ein großes Harmoniegefühl sei in ihr entstanden.

Ich fange also wieder an, mit der Leier die Melodie zu spielen und führe das Ganze nach dem Beenden in eine tiefere Lage. Von *a* aus spiele und singe ich angelehnt an die Melodie ein einfaches Motiv, was sich bis zur Quinte öffnet und über die Sekund wieder im Grundton endet. Ich begleite dieses kleine Motiv mit zwei Moll-Akkorden (A-Moll, E-Moll) und wiederhole es mehrmals ganz ruhig, indem ich anfange, es leicht zu variieren. Ich rhythmisiere es, ich erweitere etwas den Tonraum bis zur Sexte und bringe zum Schluss ein Dur-Element hinein (A-Moll, E-Dur).

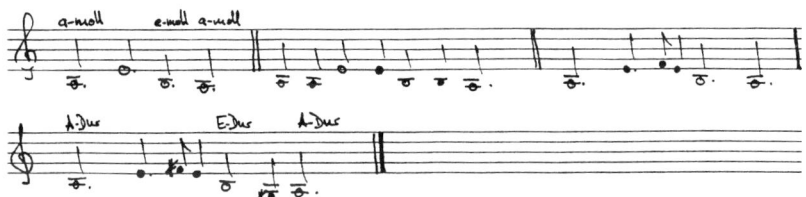

Dieses eindeutige Moll am Anfang scheint mir für die momentane Stimmung von Frau T. passend zu sein. Die kleine Aufhellung am Schluss empfinde ich wie eine Hindeutung auf ihre eigentliche Stimmungslage. Während ich singe und spiele, höre ich, wie Frau T. selber anfängt leise mitzusummen. Ich höre eine schöne, warme Altstimme (sie hat mir bei der ersten Begrüßung erzählt, dass sie ein paar Gesangsstunden genommen und längere Zeit im Chor gesungen hätte). Obwohl sie nur andeutungsweise mitsingt und immer wieder Pausen macht, um Luft zu holen, wird deutlich, dass es ihr Freude macht. Die kleinen musikalischen Veränderungen kann sie ohne Schwierigkeiten mitmachen. Ich ende mit einem Leiernachspiel. Frau T. fängt dabei an zu weinen. Es seien ihr beim Zuhören viele wichtige Gedanken gekommen. Genauer führt sie diese im Moment aber nicht aus.

Die nächsten Male (wir haben uns für vier Termine in einer Woche verabredet) machen wir in dieser Weise vorsichtig weiter. Wir singen ganz behutsam und leise in kurzen, überschaubaren Motiven, die immer wieder im Grundton enden und damit eine Entspannung herbeiführen. Frau T. singt immer mit mir, obwohl sie vom Musikalischen her sicher die Möglichkeit hätte, eigene Motive zu finden. Es scheint im Moment aber über ihre Kräfte zu gehen, sich von meinen Motiven abzusetzen und eigene zu finden. Sie ist im Gegenteil froh, sich an meinen Klangstrom anlehnen zu können, sich gleichsam mittragen zu lassen, äußerlich singend oder auch immer wieder nur innerlich mitgehend, sobald die Kräfte nachlassen. Hier hat Frau T. ein gutes Gefühl. Ich muss sie weder bremsen, noch ermuntern. Sie kann ihre Kräfte selber sehr gut einschätzen.

Als es ihr etwas besser geht, können wir die Motive verlängern. Wir wählen zudem ein uns bekanntes Lied in lateinischer Sprache aus (viele Vokale), Da pacem Domine (Gib uns Frieden, Herr, in unseren Tagen). Frau T. wird vom Inhalt sehr angesprochen. Wir haben dieses Lied in der nachfolgenden Zeit oft gesungen. Es hat längere Phrasen und gibt uns die Möglichkeit, in die Zweistimmigkeit zu kommen. Frau T. kann es nun wagen, eine Stimme alleine zu übernehmen. Ich singe eine Quarte tiefer im Kanon mit, was eine tragende Wirkung hat. Frau T. strahlt, als sie es das erste Mal geschafft hat, eine eigene Stimme zu singen und freut sich an der Zweistimmigkeit. Ich sehe in ihren schönen, braunen Augen ein Aufblitzen. Sie hat einen Schritt in die Selbständigkeit, in das Leben getan.

In der Zwischenzeit hat Frau T. von den Wochen vor der Operation erzählt, von der Überbelastung im Beruf, in der Familie, von der depressiven Stimmung, von den nächtlichen Todesängsten. Sie sei von der Diagnose nicht überrascht worden. Sie hätte geahnt, dass sich etwas Schlimmes anbahnen würde.

Als ihr der Arzt das Ausmaß der Erkrankung noch einmal genau darstellt, kommt sie in ein großes Tief. Zudem entwickelt sie Fieber und starke Schmerzen im Unterbauch. In diesen Tagen kann sie nicht selber aktiv mitsingen, sie hört nur zu. Langsam bauen wir wieder auf. Ein Lied, welches ich ihr mit Leierbegleitung vorgespielt habe, hat es ihr besonders angetan. Sie fängt an, phrasenweise mitzusingen. Es ist ein masurisches Lied mit folgendem Text:

1. Über'm Wasser, über'm See weiß ich eine Linde steh'n und in der Linde rauschendem Gezweige sangen da drei Vöglein schön.

2. Die drei Vöglein in dem Baum sangen einen schönen Traum von einer Linde, die im Himmel stünde, hatte gold'ne Zweige viel.

3. Gold'ne Blätter hat der Baum, zählen kannst du sie wohl kaum, und in dem Winde schwingen sie gelinde, klingen in viel Tönen zart.

Frau T. wird allmählich kräftiger. Sie scheint die Talsohle nun überwunden zu haben. Ich bringe zwei kleine Saiteninstrumente mit, die Bordun-Leiern, in den Akkorden D-Moll und A-Dur gestimmt. Sie kann das Instrument gut vor sich auf die Bettdecke legen, ohne dass das Gewicht ihren empfindlichen Bauch belastet. Leicht gleitet sie mit ihrem Finger über die Saiten, im Wechsel mit mir. Es entsteht schnell ein harmonisches Hin und Her, was ihr ein weitendes Gefühl vermittelt. Ihre Gesten sind großzügig, wenn auch immer noch von den Kräften her reduziert. Ich summe leise dazu, Frau T. nimmt einzelne Töne davon auf. Allmählich findet ihre Stimme eine eigene Melodie, so dass wir zweistimmig singend zu den Bordun-Leiern improvisieren können. Es wird deutlich, dass Frau T. nun Kräfte zur Verfügung hat, die für ein freies eigenes Gestalten notwendig sind.

Nach vier Wochen Klinikaufenthalt kann Frau T. nach Hause. Sie wird nachfolgend in eine Kur gehen und dann mit einer Chemotherapie beginnen. Zum Schluss sagt sie mir, dass sie sich wieder bei ihrer Gesangslehrerin melden wird, um Stunden zu nehmen.

In den nächsten Monaten treffen wir uns immer wieder auf dem Gang in der Klinik. Alle vier Wochen kommt sie zur Chemotherapie (sieben Zyklen), bleibt aber nur vier Tage, weil sie es, wie sie mir sagt, immer weniger aushält, stationär zu sein. Wir greifen die Musiktherapie in diesen kurzen Zeiten nicht auf, bleiben aber immer in Kontakt. Ich bewundere ihr Durchhaltevermögen und ihre innere Stärke, die sie ausstrahlt.

Neun Monate später wird Frau T. wieder stationär aufgenommen. Es hat sich ein Rezitiv des Karzinoms gebildet, was eine erneute Operation notwendig werden lässt. Dabei zeigt sich eine massive Metastasierung des gesamten Bauchraums. Operativ kann dieses Mal nur wenig gemacht werden. Frau T. bleibt zehn Tage auf der Intensivstation. Sie kann sich nur schwer von der Operation erholen. Im Vordergrund der Behandlung stehen die Schmerztherapie und die parenterale Ernährung (über die Vene). Neben den Schmerzen und der Schwäche leidet Frau T. an stetiger Übelkeit und häufigem Erbrechen. Sie bittet um Wiederaufnahme der Musiktherapie (insgesamt 16 mal).

Wir beginnen mit ganz kurzen Treffen auf der Intensivstation, bei denen ich ihr leise und vorsichtig auf der Leier vorspiele, begleitet von meiner Singstimme. Frau T. spricht manchmal kaum ein Wort, aber durch unsere erste gemeinsame Zeit hat sich ein Band des Vertrauens gesponnen, das ein Verstehen ohne viele Worte möglich macht.

Zurückverlegt auf die Normalstation (erst Chirurgie, dann Innere Medizin) kommt es langsam zu einer Verbesserung des Zustandes, so dass Frau T. wieder selber mit ihrer Stimme und mit der Bordun-Leier umgehen kann. Sie freut sich, ihrer Stimme in den Melodien freien Lauf lassen zu können und damit ihrer Seele. Dies wird immer wichtiger, da vermehrt Angstzustände auftreten. Diese werden in der nächsten Zeit zum vordergründigsten Problem, einhergehend mit einer stetigen Verschlechterung des Allgemeinzustandes. Manchmal können ein paar Töne Erleichterung in diese seelische Anspannungssituation bringen. Die aufgerissenen Augen von Frau T. bekommen einen normaleren Ausdruck, der Atem beruhigt sich.

Das Bordun-Leier-Spiel wird für Frau T. bald zu anstrengend, aber das Singen behält sie, wenn immer möglich, bei. Unsere Zusammentreffen sind ihr ganz wichtig geworden und haben einen festen Platz in ihrem Tagesablauf eingenommen. Ihre Familie ist nun viel anwesend, Frau T. kann nachts nicht mehr alleine schlafen, die Angstzustände sind (obwohl medikamentös behandelt) zu stark und dominierend. Trotzdem erlebe ich bei ihr in den ruhigen Phasen eine Gelassenheit, den inneren Blick ganz klar auf den Tod gerichtet, der bald kommen wird. Ich erlebe dies in ihrem Singen, wie sie die Töne „setzt", wie sich dabei für sie eine innere Welt eröffnet, eine Welt, die ihr Zuversicht gibt.

Als ich mich aufgrund meiner beginnenden Ferien von ihr verabschiede und sie ermutige weiterzusingen, ist sie ganz bereit dazu. Sie kann mich gut gehen lassen. Sie ist sich sicher, dass es ihr gelingen wird, trotz den schwierigen Phasen, die sie durchleiden muss, zu singen. Unterstützt wird sie von ihrer Schwester, die selber Musikerin ist, und nun immer bei ihr ist. Frau T. und ich, wir wissen beide, dass wir uns vielleicht nicht wieder sehen werden. Wir verabschieden uns in leichter Stimmung.

Zwei Wochen später verstirbt Frau T., ein Jahr nach unserem ersten Kennenlernen.

Rückblick: Die Indikation für Musiktherapie wurde auf der Intensivstation gestellt, nachdem eine Operation aus akuten, lebensbedrohlichen Gründen notwendig wurde. Bei der Operation musste eine Krebserkrankung festgestellt werden. Als Ziele für die musiktherapeutische Behandlung wurden vom behandelnden Arzt angegeben:

◇ Krankheitsverarbeitung
◇ Krankheitsbewältigung
◇ Stärkung der Lebenskräfte

Der Arzt teilte mir beim Vorgespräch mit, dass er bei der Patientin in den ersten Tagen nach der Operation eine für ihn nicht ganz nachvollziehbare Gelassenheit gegenüber der Situation erlebt hätte. Es seien kein Anflug von Trauer oder Verzweiflung zu beobachten gewesen, was ihn verwundert hätte in Anbetracht der ernsten Lage.

Die Verwunderung des Arztes war begründet. Er ahnte, dass ein seelischer „Absturz" folgen könnte, der dann auch ein paar Tage nach der Operation eintrat. Die Patientin selber erklärte sich im Nachhinein diese erstaunliche Hochstimmung auf der Intensivstation mit der Einnahme von Cortison, einem Medikament, das sie aus der Behandlung ihrer Colitis ulcerosa kannte und dessen stimmungsaufhellende Wirkung sie schon erlebt hatte.

Zu Beginn der Musiktherapie ging es also darum, Frau T. beim Durchleben des seelischen Tiefs zur Seite zu stehen. Die beruhigenden Klänge der Leier und der Singstimme führten zu einer körperlichen und seelischen Entspannung, die die Grundlage bilden für den Aufbau der Lebenskräfte. Mit den wiederkehrenden Lebenskräften wird eine körperliche wie seelische Stärkung erlebt, die neue Schritte ermöglichen. In der beginnenden therapeutischen Beziehung konnte Frau T. zudem ihre Sorgen und Ängste aussprechen. Im Hören der Musik konnte sie etwas Abstand von den bedrängenden Gedanken nehmen, sich innerlich etwas Freiraum verschaffen und Gefühle des Beschütztseins und der Harmonie aufsteigen lassen.

Das mitgebrachte Interesse am eigenen Singen erleichterte uns den Einstieg in das aktive Tun. Häufig wird dem eigenen Singen mit Skepsis und Scheu begegnet. Es ist oft leichter, erst mit einem Instrument anzufangen, als mit der eigenen Stimme. Das Instrument ist außerhalb von einem selbst. Die Stimme, unser eigenes, ganz persönliches Instrument, ist mit uns tief verbunden. Sie ist mit unserer eigenen „Stimmung" verbunden. Deshalb ist es nicht für jeden möglich, direkt mit dem Singen anzufangen. Frau T. hatte diesbezüglich keine Schwierigkeiten, im Gegenteil, es war ihr ausdrücklicher Wunsch. Dies kam uns in ihrer geschwächten Situation sehr zu Hilfe, denn sie hatte anfangs und auch später nicht die Kraft, ein Instrument zu spielen.

Durch das eigene Singen, wenn manchmal auch nur in einzelnen Tönen angedeutet, konnte sich der Atem vertiefen und die ganze Leiblichkeit durchklungen und belebt werden. Eine seelische Beruhigung und Gelassenheit konnte eintreten und dadurch ein vertieftes Ankommen bei sich selber erlebt werden. Am Gesichtsausdruck von Frau T. konnte ich sehen, wie sie innerlich diese kleinen Melodiebewegungen mit den öffnenden Gesten und den zur Ruhe kommenden Gesten seelisch nachvollziehen und dabei wichtige innere Empfindungen durchleben konnte. Die eigene klingende Stimme zu hören und die aufkeimende Kraft in sich zu spüren, bereitete ihr große Freude. Diese Stimme stand mit ihrem Wohlklang ganz im Gegensatz zu ihrem kranken, geschwächten Körper. Frau T. konnte darin etwas absolut Gesundes, etwas dem Kranken Entgegenstehendes erleben.

In Zeiten der Verschlechterung des Zustandes konnten wir uns auf das bereits Erarbeitete stützen und aufgreifen, was ihr gut getan und gut gefallen hat, vielleicht etwas verändert, der Situation angepasst. Dabei wurde deutlich, wie sich gerade in solchen Momenten dieses fast tägliche Bemühen, immer wieder gegen den Schmerz, das seelische Tief, die Verzweiflungsmomente anzutreten, lohnt. Der Schmerz konnte trotz der schwierigen Lage für einen kurzen Moment vergessen oder gelindert werden, der Körper konnte ein Leichtegefühl erfahren, die Gedanken konnten sich einem anderen Inhalt zuwenden, der Mut und die Hoffnung konnten wieder mehr aufleben.

Als wir das kleine Saiteninstrument, die Bordun-Leier, dazunehmen konnten, verdeutlichte dies einen Schritt nach außen, von sich selber weg, wieder in die Welt hinaus. Frau T. ergriff diese Möglichkeit gerne, spielte mit großzügigen Gesten und zeigte damit, welche Kraft in ihr steckt. Zudem konnte sie nun auch anfangen, mit ihrer Stimme in eine eigene Melodiegestaltung zu gehen, in eine Aufhellung, eine Abdunklung, eine Beschleunigung oder Verlangsamung, gerade so, wie ihre Seele gerne sprechen wollte. Außerdem gelang es ihr, nicht nur für sich selber einen Ausdruck zu finden, sondern den Dialog mit mir in der Zweistimmigkeit zu führen, also auch hier wieder ein deutlicher Schritt nach außen.

Gegen das Ende hin erlebten wir beide noch einmal mit einer großen Deutlichkeit, wie heilsam das Erklingen lassen der eigenen Stimme und damit die Musik ist. Die zunehmenden Angstzustände waren das schwierigste, was Frau T. durchleiden musste. Manchmal wurde es ihr möglich, trotzdem ein paar Töne summend hervorzubringen und dadurch eine Erleichterung zu verspüren. Manchmal konnte sie die Töne nur hörend aufnehmen. Aber auch dies war ihr sehr wichtig, wie sie mir deutlich zu verstehen gab.

Die Musik begleitete sie auf ihrem schweren Weg der zunehmenden körperlichen Beschwerden und der aufkommenden seelischen Bedrängnis. Sie begleitete sie bei dem allmählichen Verabschieden und Loslösen von ihrem Leben und dem Vorbereiten auf ein neues Leben. Sie begleitete sie auf ihrem Weg über die Schwelle des Todes.

Beispiel aus der Kinderheilkunde

L. ist zwei Jahre alt, als sie zu uns auf die Mutter-Kind-Station kommt. Sie fällt durch ihr kleines, ganz gerade nach oben stehendes Haarschwänzchen auf. Sie ist ein weißblondes, hellhäutiges und blauäugiges Mädchen. Ihre Stirne ist auffallend groß mit weit zurückliegendem Haaransatz. Sie wirkt kleinwüchsig und kleinköpfig und wiegt mit ihren zwei Jahren nur 8800g. Als Diagnose wird angegeben:

◇ schwere Gedeihstörung mit Minderwuchs,
◇ Essverhaltensstörung,

◇ soziale Verhaltensauffälligkeit,
◇ generalisierte, leichte Muskelhypotonie (herabgesetzter Muskeltonus).

L. kam termingerecht mit einem Geburtsgewicht von 3250 g zur Welt und hat sich in den ersten neun Monaten, abgesehen von häufigem Weinen in den ersten vier Monaten, normal entwickelt. Sie wurde von ihrer Mutter während neun Monaten voll gestillt, die dann beginnenden Zufütterungsversuche blieben aber ohne Erfolg. L. nahm nur sporadisch geringste Mengen zu sich und musste weiterhin gestillt werden. Zwischen neun und zwölf Monaten kam es dann zu einem Entwicklungsknick, das Gewicht fiel zurück, das Wachstum und die motorische Entwicklung stagnierten. Erst mit einem Jahr und acht Monaten konnte L. frei laufen. Auch die Sprachenentwicklung war deutlich verzögert. Sie lautierte wenig und sprach nur einzelne Silben.

Wir erleben L. als motorisch unruhig und wuselig. Sie kann sich mit den verschiedenen Sinneseindrücken wenig verbinden. Ständig ist sie bemüht, auf den Arm genommen zu werden, und hat dabei keine Angst vor fremden Menschen. Im Gegenteil, sie kommt strahlend auf jeden zu, wendet ihren Blick aber sofort ab und nimmt keine Beziehung auf, sobald sie auf den Arm genommen wird. L. kann jetzt laufen, kommt aber noch etwas breitbeinig und unsicher daher. Feinmotorisch scheint sie in eine altersgerechte Entwicklung gekommen, grobmotorisch und sprachlich jedoch etwa vier bis sechs Monate retardiert zu sein. Neben den körperlichen Untersuchungen und den Abklärungen bezüglich einer organischen Störung bekommt L. rhythmische Massage, abendliche Einreibungen mit Lavendelöl und Musiktherapie.

Mit leicht stampfendem und zielstrebigem Schritt kommt L. in den Musiktherapieraum. Sie würdigt mich kaum eines Blickes und steuert direkt auf eine Pflanze zu, deren Blüten sie abzureißen beginnt. In diesen ersten Stunden wird deutlich, dass L. zwar sehr an musikalischen Klängen interessiert ist, aber immer wieder wie weggezogen wird, unruhig umher läuft und irgendetwas neues sucht, womit sie klappernde Geräusche hervorbringen kann. Besonders auffallend ist, dass sie mit mir kaum Kontakt aufnimmt. Trotzdem hat die Mutter den Eindruck, wie sie im Nachhinein sagt, dass L. schon nach der ersten Musiktherapiestunde ruhiger und entspannter wirkt.

Nach einer Weile beschließen die Mutter und ich, L. insofern eine Hilfestellung zu geben, als wir ihren äußeren Bewegungsraum eingrenzen, um ihr so die Möglichkeit zu geben, ins Hören zu kommen und damit zu einer „inneren Bewegung". Wir setzen sie in einen Hochstuhl, wie sie ihn vom Essen her kennt. Dies bewährt sich sofort, die äußere motorische Unruhe lässt deutlich nach.

Erst zeige ich ihr die Kinderharfe, die sie sofort mit ihren kleinen Fingern erkundet und dabei Töne zum Erklingen bringt. Ich spiele mit und gebe auf ihre Klänge eine Antwort. Dabei entdeckt sie mit ihrem Finger meinen Finger und es kommt zu einem ersten schönen Kontakt, zum ersten wirklichen Wahrnehmen. Sie dreht die Kinderharfe hin und her und nimmt plötzlich durch den offenen Korpus des Instruments mein Gesicht wahr. Es folgt ein strahlendes Lächeln mit eindeutigem Blickkontakt. Ich beginne zu unserem Spiel ein Lied zu singen:

Ei, mein Vögelein *Alois Künstler*

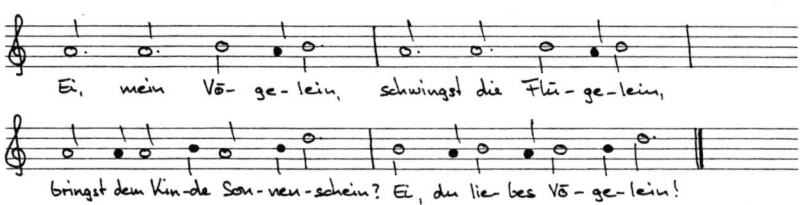

Im Laufe der Zeit wird sichtbar, dass sie meine leichte Handbewegung etwas nachzuahmen versucht. Die Konzentrationsdauer hat sich um ein Mehrfaches verlängert. Das gemeinsam gehaltene und gespielte Instrument bannt ihre Aufmerksamkeit.

Als Nächstes spielen wir die Zimbeln, ein hell klingendes, aus Eisen geschmiedetes Instrument. L. jauchzt beim Hören des Klanges laut auf. Sie zappelt vor Freude. Nun versucht sie selber die Zimbeln in die Hand zu nehmen. Sie reibt sie aneinander und steckt sie dann in den Mund. Den Geschmack dieses Instrumentes scheint sie besonders zu lieben. In unserer ganzen nächsten Zeit ist das ihre Lieblingsbeschäftigung. Es kommt aber auch zu einer schönen Entwicklung, indem sie mir die Zimbeln wieder in die Hände drückt, damit ich sie spiele und sie sie hören kann. Sie hat mich also nicht vergessen. Sie ist sich meiner Anwesenheit durchaus bewusst. Wir singen, d. h. ich singe ein Zwergenlied dazu:

Horch, was klingt so silberhell *Johanna Kalb*

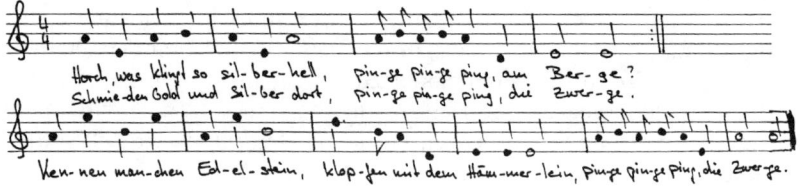

Nach den Zimbeln kommt ein kleiner Zwerg zu uns, nicht größer als L.s Hand, aus Stoff mit einer Zipfelmütze und einem kleinen Glöckchen an deren Spitze. Ich lasse ihn langsam auf L. zukommen, bewege leicht den Zwergenkopf hin und her und singe ein aus dem Stegreif entstandenes Lied dazu:

Zwergenlied MB

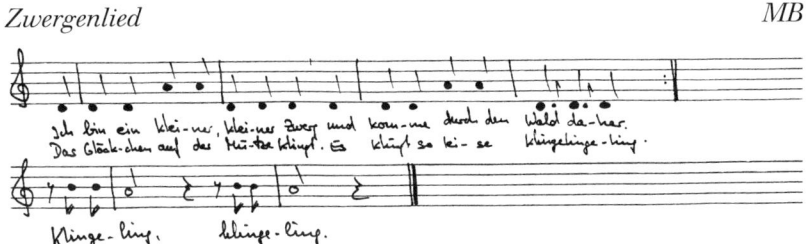

L. greift nach dem kleinen Zwerg und betrachtet ihn von allen Seiten, bewegt ihn leicht und klingelt mit ihrem kleinen Finger ganz fein am Glöckchen, so wie sie es bei mir gesehen hat.

Dann nehmen wir die kleine Flöte. Sie ist aus Bambus und hat keine Löcher. L. steckt die Flöte zwar in den Mund, bläst aber nicht hinein. Nun entwickelt sich nach einer Weile ein bemerkenswertes Wechselspiel. L. steckt mir die Flöte in den Mund und ich blase ein paar Töne. Dann steckt sie sie in ihren Mund, wobei nichts zu hören ist. So geht es ein paar Mal hin und her. Während sie die Flöte im Mund hat, pfeife ich einige Töne, die sich rhythmisch jeweils leicht variieren. Damit klingt bei mir wie bei ihr ein kleines Motiv an, was ein lustiges Wechselspiel ergibt. L. hat eindeutig eine Beziehung zu mir aufgenommen.

Als Nächstes nehmen wir die Klangstäbe. Nun kann L. wieder in größeren Bewegungen spielen. Es sind drei Klangstäbe aus Holz mit einer Metallplatte, in d' – a' – e'' gestimmt. Es klingen also zwei Quinten. L. spielt mit großen, kräftigen Schlägen und fängt dann an, die Schrauben auf der Metallplatte zu untersuchen. Etwas später lässt sie sich wieder vom Lied mitziehen. Es ist ein Herbstlied, der Jahreszeit entsprechend:

Tanzende Blätter im Wind *Helga Oberländer*

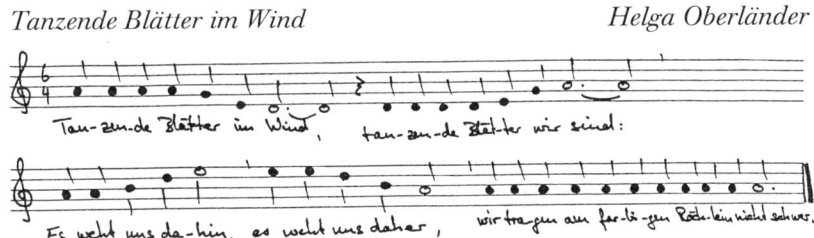

Nun zaubere ich ein Seidentuch hervor, hülle ihren Kopf damit ein, um es gleich wieder wegzuziehen. L. wird ganz still während das Tuch über ihren Kopf streicht und strahlt mich lachend an, sobald das Tuch ihren Blick wieder frei gibt. Ein besonderes Vergnügen ist es ihr, mit mir gemeinsam unter dem Tuch eingehüllt zu sein. Das Lied dazu lautet:

Es weht der Wind MB

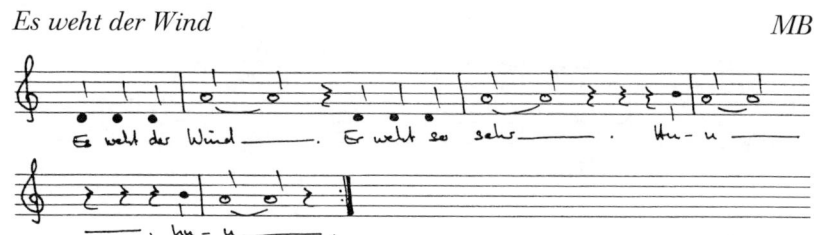

Endlich darf L. nun aus ihrem Hochstuhl heraus. Wir gehen gemeinsam im Kreis herum. Ich führe sie von hinten. Sie blickt dabei gespannt auf ihre Füße. Durch das Lied wird unser Gehen rhythmisch:

Trippel, trappel Julius Knierim

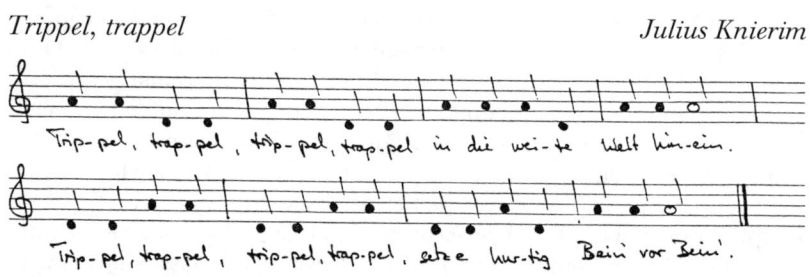

Dann darf L. frei herumrennen. Das bedeutet für sie, dass sie sofort zu den Zimbeln läuft und diese in den Mund steckt. Ich lasse sie eine Weile gewähren, bevor wir zum letzten Teil übergehen. Die Mutter, die die ganze Zeit dabeigesessen hat, nimmt L. auf den Schoß und ich setze mich ihnen gegenüber. Wir greifen noch einmal das Lied vom Anfang, wie als Nachklang, auf („Ei, mein Vögelein"), summen es aber nur leise. Die Mutter summt mit. Dabei wiegen wir den Oberkörper leicht hin und her. L. ist noch etwas unruhig dabei, liebt es vor allem nicht, wenn ihre Mutter ihr die Arme festhält.

Wie ich zum Schluss aber zwei englische Handglocken spiele (a' und e''), lehnt sie sich ganz entspannt und ruhig zurück und verfolgt mein Spiel mit den Augen. Nach Beenden des Glockenspiels bleibt sie eine Weile ruhig bei ihrer Mutter angelehnt sitzen.

Rückblick: In der Therapie ist es L. allmählich gelungen, vermehrt mit den verschiedenen Sinneseindrücken, mit den Musikinstrumenten und mit dem Menschen als Gegenüber in Verbindung, in Beziehung zu kommen. Durch dieses Sich-Verbinden ist eine deutliche Beruhigung sowohl motorisch wie auch seelisch eingetreten. Das große Interesse, das L. den verschiedenen musikalischen Klängen entgegenbrachte, hat uns dabei sehr geholfen.

Zu Beginn hat L. sich nur kurz mit einem Instrument beschäftigen können und es dann weggeschmissen. Die Verbindung mit einer Sache hat also ein abruptes Ende gefunden. Wir haben daraufhin versucht, die Instrumente nicht einfach aus dem Blickfeld verschwinden zu lassen, sondern sie auf einen neben uns stehenden kleinen Tisch zu legen. Dies bedeutete, dass L. das einzelne Instrument mir geben und damit mit mir in Beziehung treten musste, was ihr nicht einfach fiel.

Die Wiederholung des gleichen Ablaufs innerhalb der Stunde gaben L. Sicherheit und Vertrauen in die Situation, was zur weiteren Beruhigung beigetragen hat.

Die „Begrenzungen" mit dem Hochstuhl, dem Seidentuch oder dem Halten beim Im-Kreis-Gehen haben ihr geholfen, zum wirklichen Tun und damit zu einem inneren Erlebnis zu kommen.

Die sprachlichen Äußerungen blieben auf einen Laut beim Zeigen auf ein Instrument beschränkt. Auch mein Singen konnte sie nicht zum eigenen lautlichen und stimmlichen Ausdruck verlocken. Dafür konnte sie mit einem strahlenden Gesichtsausdruck lachen.

Im Ganzen gesehen beeindruckten mich L's deutliche Fortschritte in der Kontakt- und damit Beziehungsaufnahme. Ihr strahlendes Lächeln zeigte an, dass sie sich auf einem guten Weg befindet.

Die Musiktherapie fand in einem Zeitraum von vier Wochen statt (16 Sitzungen) und wurde von einer anderen Musiktherapeutin ambulant (zweimal pro Woche) weitergeführt.

8 Anwendungsformen und Anwendungsgebiete

Anwendungsformen: Die anthroposophische Musiktherapie wird in Einzel- und Gruppentherapie angewendet. Die Entscheidung, welche der beiden Formen durchgeführt wird, hängt von verschiedenen Faktoren ab: die Situation des einzelnen Patienten, die Situation der jeweiligen Institution, die Spezialisierung des einzelnen Musiktherapeuten.

In der anthroposophischen Musiktherapie wird zwischen der rezeptiven und der aktiven Musiktherapie unterschieden: Unter rezeptiver Musiktherapie wird das Hören von direkt gespielter Musik verstanden (keine Musik vom Band). Dies kann improvisierte oder reproduzierte Musik sein, oder eine so genannte Therapiemusik, die für einen bestimmten Patienten komponiert wird. Die rezeptive Musiktherapie kommt vor allem bei schwer kranken Patienten, die selber nicht mehr aktiv ein Instrument spielen können, zur Anwendung. Häufig wird sie aber auch kombiniert mit der aktiven Musiktherapie. Bei der aktiven Musiktherapie spielt der Patient selber ein Musikinstrument. Hier hat die improvisierte Musik ein größeres Gewicht. Die reproduzierte Musik kommt aber auch zur Anwendung.

Anwendungsgebiete: Mit der anthroposophischen Musiktherapie gibt es vor allem in der *Heilpädagogik* langjährige Erfahrungen. Als Besonderheit sind die seit Ende der 60er Jahre bestehenden Erfahrungen in der *Inneren Medizin* zu erwähnen.

Die Anwendungsgebiete im Allgemeinen (ambulant und stationär) sind: Psychiatrie – Psychosomatik – Innere Medizin – Frauenheilkunde – Neurologie – Intensivmedizin – Geriatrie/Geronto-Psychiatrie – Kinderheilkunde – Sonderpädagogik/Heilpädagogik – Suchterkrankungen.

Literatur

Baltz, K. v. (1981): Rudolf Steiners musikalische Impulse. Verlag am Goetheanum, Dornach/Schweiz
Beckh, H. (1987): Die Sprache der Tonart in der Musik. Fischer, Frankfurt/M.
Beilharz, G. (Hrsg.) (1989): Erziehen und Heilen durch Musik. Freies Geistesleben, Stuttgart
Bindel, E. (1985): Die Zahlengrundlagen der Musik im Wandel der Zeiten. Freies Geistesleben, Stuttgart
Bissegger, M. (1995a): Anthroposophische Musiktherapie am Beispiel der Inneren Medizin in der Filderklinik. Musiktherapeutische Umschau 16, 289–298
– (1995b): Musiktherapie im Grenzbereich zwischen Leben und Tod. In: Hoff, J., Schmitten, i. d. J. (Hrsg.): Wann ist der Mensch tot? Organverpflanzung und „Hirntod"-Kriterium, Rohwohlt Taschenbuch, Reinbek, 492–495
– (1999a): ... dem andern begegnen ... Musiktherapie auf der Intensivstation. In: Einblicke. Beiträge zur Musiktherapie, 9, 69–78
– (1999b): Musiktherapie bei frühgeborenen Kindern und ihren Müttern. Ein Pilotprojekt mit Unterstützung der A.-T.-Kindstiftung, Hamburg. Unveröff. Manuskript.
– (2000): Musiktherapie bei frühgeborenen Kindern und ihren Müttern. In: Aldridge, D. (Hrsg.): Kairos V, Beiträge zur Musiktherapie in der Medizin, Huber Verlag, Bern, 26–55
–, Bräuner-Gülow, G., Brongs, S., Klitzke-Pettener, S., Reinhold, S., Ruckgaber, K.-H.,

Schäfer, M., Weik, J. (1998): Die Behandlung der Magersucht – ein integrativer Therapieansatz. Ein Therapeutenteam aus der Filderklinik berichtet. Freies Geistesleben, Stuttgart
Bort, J. (1927): Die Musik in der heilpädagogischen Praxis. In: „Natura", Bd. 2, H. 1, Medizinische Sektion am Goetheanum, Dornach/Schweiz, 9–16
Clotscher-Vreeken, M. (1994): Erfahrungen aus der anthroposophisch orientierten musiktherapeutischen Praxis. SAMO onderzoeks publikaties, Bilthoven, NL
Dörfler, W. (1994): Das Lebensgefüge der Musik, Bd. I, II, III. 2. Aufl., Verlag am Goetheanum, Dornach/Schweiz
Engel, H.-H. (1999): Musikalische Anthropologie. Anregungen zum Studium der Anthroposophischen Musiktherapie. Bearbeitet von Maurer, M., Schneider, H., Spalinger, J., Medizinische Sektion am Goetheanum, Persephone Reihe, Dornach/Schweiz
Felber, R., Reinhold, S., Stückert, A. (2000): Anthroposophische Kunsttherapie, Bd. III Musiktherapie und Gesangstherapie, Verlag Urachhaus, Stuttgart
Führmann, M. (1997): Die Praxis des Gesangs. (Neuaufl.) Pädagogische Forschungsstelle beim Bund der Freien Waldorfschulen, Stuttgart
Gärtner, L. (1927): Zur Gestaltung der Leier. In: „Natura", Bd. 2, H. 1, Med. Sektion am Goetheanum, Dornach/Schweiz, 21–25
Glöckler, M., Schürholz, J., Walker, M. (Hrsg.) (1993): Anthroposophische Medizin. Ein Weg zum Patienten. Freies Geistesleben, Stuttgart
Hoerner, W. (1993): Zeit und Rhythmus. 3. Aufl., Urachhaus, Stuttgart
Husemann, A. (1989): Der musikalische Bau des Menschen. 2. Aufl., Freies Geistesleben, Stuttgart
Jacobs, R. (1988): Musik für kleine Kinder. Urachhaus, Stuttgart
– (1989): Musiktherapie. Ein Beitrag aus anthroposophischer Sicht. In: Lebenshilfen 11, Helfen und Heilen durch Kunst, Urachhaus, Stuttgart, 57–127
Kayser, H. (1993): Der hörende Mensch. Elemente eines akustischen Weltbildes. Engel & Co., Stuttgart
Knierim, J. (1988): Zwischen Hören und Bewegen. Von den Heilkräften der Musik. Edition Bingenheim
König, K. (1958): Musiktherapie in der Heilpädagogik. In: Teirich, H. R. (Hrsg.): Musik in der Medizin. Beiträge zur Musiktherapie. Fischer, Stuttgart
Lange, A. v. (1968): Mensch, Musik und Kosmos. Anregungen zu einer goetheanistischen Tonlehre. Bd. I, II. Die Kommenden, Freiburg
Oberkogler, F. (1987): Tierkreis und Planetenkräfte in der Musik. Vom Geistgehalt der Tonarten. Novalis, Freiburg
Pracht, E. (1927): Zur Musikpflege in der Heilpädagogik. In: „Natura" Bd. 2, H. 1, Medizinische Sektion am Goetheanum, Dornach/Schweiz, 17–21
– (1996): Die Entstehungsgeschichte der Leier. In: Die Leier. Verlag am Goetheanum, Dornach/Schweiz, 16–19
Pfrogner, H. (1978): Die sieben Lebensprozesse. Eine musiktherapeutische Anregung. Die Kommenden, Freiburg
– (1981): Lebendige Tonwelt. 2. Aufl., Langen-Müller, München
– (1986): Zeitwende der Musik. Langen-Müller, München
– (1989): Die drei Lebensaspekte in der Musik. Novalis, Freiburg
Reinhold, S. (1993): Musiktherapie in der Intensivmedizin. In: „Anthroposophische Medizin", Freies Geistesleben, Stuttgart, 93–100
– (1996): Anthroposophische Musiktherapie. Eine Hinführung. Aus der Schriftenreihe: Soziale Hygiene, 157, Verein für ein Anthroposophisches Heilwesen e. V., Bad Liebenzell
Ruland, H. (1981): Ein Weg zur Erweiterung des Tonwesens. Die Pforte, Basel
– (1987): Die Neugeburt der Musik aus dem Wesen des Menschen. Novalis Verlag, Freiburg
– (1990): Musik als erlebte Menschenkunde. Fischer, Stuttgart

Schüppel, M. (1968): Beobachtungen an bewegungsgestörten Kindern. Das Seelenpflege-bedürftige Kind, 2, 26–28
Steiner, R. (1979 GA 2): Grundlinien einer Erkenntnistheorie der goetheschen Weltanschauung. 7. Aufl. Rudolf Steiner Verlag, Dornach/Schweiz
— (1989 GA 13): Die Geheimwissenschaft im Umriss. 30. Aufl. Rudolf Steiner Verlag, Dornach/Schweiz
— (1983 GA 21): Von Seelenrätseln. 5. Aufl. Rudolf Steiner Verlag, Dornach/Schweiz
—, Wegmann, I. (1991 GA 27): Grundlegendes für eine Erweiterung der Heilkunst. 7. Aufl. Rudolf Steiner Verlag, Dornach/Schweiz
— (1985 GA 271): Kunst und Kunsterkenntnis. 3. Aufl., Rudolf Steiner Verlag, Dornach/Schweiz
— (1990 GA 275): Kunst im Lichte der Mysterienweisheit. 3. Aufl. Rudolf Steiner Verlag, Dornach/Schweiz
— (1982 GA 276): Das Künstlerische in seiner Weltmission. 3. Aufl. Rudolf Steiner Verlag, Dornach/Schweiz
— (1984 GA 278): Eurythmie als sichtbarer Gesang. 4. Aufl. Rudolf Steiner Verlag, Dornach/Schweiz
— (1989 GA 283): Das Wesen des Musikalischen und das Tonerlebnis im Menschen. 5. Aufl. Rudolf Steiner Verlag, Dornach/Schweiz
— (1999, GA 312): Geisteswissenschaft und Medizin. 7. Aufl. Rudolf Steiner Verlag, Dornach/Schweiz
— (1982 GA 317): Heilpädagogischer Kurs. 7. Aufl. Rudolf Steiner Verlag, Dornach/Schweiz
— (1994 GA 319): Anthroposophische Menschenerkenntnis und Medizin. 3. Aufl. Rudolf Steiner Verlag, Dornach/Schweiz
— (1984): Spirituelle Psychologie. Thementaschenbücher, Bd. 2, hrsg. von Treichler, M., Freies Geistesleben, Stuttgart
— (1983): Gesundheit und Krankheit. Thementaschenbücher, Bd. 10, hrsg. von Wolff, O. Freies Geistesleben, Stuttgart
Stückert, A. (1997): Verschiedene Aspekte der Musiktherapie auf anthroposophischer Grundlage. Hochschule für Musik, München
Tavalaro, J., Tayson, R. (1998): Bis auf den Grund des Ozeans. Herder, Freiburg
Treichler, M. (1993): Sprechstunde Psychotherapie. Urachhaus, Stuttgart
— (1996a): Mensch-Kunst-Therapie. Anthroposophische, medizinische und therapeutische Grundlagen der Kunsttherapien. Urachhaus, Stuttgart
— (Hrsg.) (1996b): Den Sinn des Todes fassen. Mut zur Begleitung Sterbender. Urachhaus, Stuttgart
— (1999a): Krankheiten und Krisen im Lebenslauf. Risiken und Chancen der Identitätsbildung heute. Amthor Verlag, Heidenheim
— (1999b): Neue Zeiten – Neue Leiden. Zeittendenzen, Krankheitsbilder, Chancen. Mayer, Stuttgart
— (1999c): Das Therapieangebot in der Anthroposophischen Medizin. Mayer, Stuttgart
Treichler, R. (1990): Die Entwicklung der Seele im Lebenslauf. Freies Geistesleben, Stuttgart
Visser, C. (1997): Musiktherapeutische Erfahrungen. Verlag am Goetheanum, Dornach/Schweiz
Visser, N. (1983): Der Choroi-Instrumentenbau als musikalischer und sozialer Impuls. Das Seelenpflege-bedürftige Kind, Wuppertal
Walter, H. (1927): Die Bedeutung der Musik für die Heilkunst. In: „Natura" Bd. 2, H. 1, Medizinische Sektion am Goetheanum, Dornach/Schweiz, 1–9
Werbeck-Svärdström, V. (1994): Die Schule der Stimmenthüllung. 5. Aufl., Verlag am Goetheanum, Dornach/Schweiz
Winter, D.-S. (1997): Gesang und der ätherische Ton. Verlag am Goetheanum, Dornach/Schweiz
Wünsch, W. (1995): Menschenbildung durch Musik – Der Musikunterricht an der Waldorfschule. Freies Geistesleben, Stuttgart

Adressen

Adressen von anthroposophischen Musiktherapieausbildungen:

Musiktherapeutische Arbeitsstätte e. V.
Kladower Damm 221 H 8A
D-14089 Berlin
Tel.: 0 30/3 68 081 45
Fax: 0 30/36 90 81 46

Orpheus Schule für Musiktherapie
Ankerstr. 14
CH-3006 Bern
Tel.: 00 41-(0)31/3 52 41 79
Fax: 00 41-(0)31/3 52 41 79

Academie „De Werfel"
Choisyweg 2
NL-3701 TA Zeist
Tel.: 00 31-(0)30/69 231 94
Fax: 00 31-(0)30/6 93 91 52

Adresse des Berufsverbandes:
Berufsverband für Anthroposophische Kunsttherapie e.v.

BVAKT
Roggenstr. 82
D-70794 Filderstadt
Tel.: 0711/7799723
Fax: 0711/7799712
E-Mail: berufsverband@anthroposophische-kunsttherapie.de
Internet: www.anthroposophische-kunsttherapie.de

Adressen von Instrumentenbauern (Auswahl):

Horand Gärtner (Leier, Kantele)
Atelier für Leierbau
Fritz-Arnold-Str. 18
D-78467 Konstanz
Tel.: 07531/61785
Fax: 07531/61785

Horst Nieder (Leier, Kinderharfe, Kantele)
Leierbau
Oberrhena Nr. 5
D-88693 Heiligenberg
Tel.: 07554/8961

Andreas Lehmann (Leier, Kinderharfe, Bordun-Leier, Streichpsalter)
Leierbau
Winkelhof 10
D-88693 Deggenhausertal
Tel.: 07555/758

Gundolf Kühn (Leier, Bordun-Leier, Kinderharfe, Choroi-Werkstatt, Choroi-Flöten, Trommeln)
Annener Berg 15
D-58454 Witten Annen
Tel.: 02302/64228
Fax: 02302/649845

Hartmut Weidler (Chrotta)
Meisterwerkstätte für Geigen- und Chrottabau
Pirckheimerstr. 92
D-90409 Nürnberg
Tel.: 0911/552721
Fax: 0911/536345

Bernhard Deutz (Chrotta, Monochord, Streichpsalter, Kantele, Klangwiege)
Atelier für Saiteninstrumente
Christburgerstr. 31
D-10405 Berlin
Tel.: 030/44056515
Fax: 030/44056516

Arthur Bay (Chrotta)
Geigenbaumeister
Schweizerhaus
D-88633 Heiligenberg
Tel.: 07554/98084
Fax: 07554/97113

Helmut Bleffert (Chrotta, Streichpsalter, Kantele)
Instrumentenbau
Hauptstr. 42
D-54608 Winterscheid
Tel.: 06555/1266

Beat Weyenet (Streichpsalter, Kinderharfe, Xylophon, Trommeln, Flöten)
Hardtli 45
CH-3550 Langnau i. E.
Tel.: 0041-(0)34/4028418

Berufsbegleitende Ausbildung
für Gesangstherapie
Thomas Adam
Ovelackerstr. 5
44892 Bochum
Tel./Fax: 02 34/28 86 04

Stefan Beck (Krummhörner,
Cornamusen)
Königstr. 29
D-52064 Aachen
Tel./Fax: 0241/405045

Michael Hofmann (Gemshörner)
Historische Musikinstrumente
Langlosenweg 14
D-64385 Reichelsheim
Tel.: 06164/912083
Fax: 06164/912084

Manfred Bleffert (Gong, Becken,
Röhrenglocken, Klangspiele, Tamtam,
Eisenstäbe, Zimbeln, Triangel)
Birkenweg 12
D-88633 Heiligenberg
Tel./Fax: 07554/990106

Britta Stolze (Zimbeln, Eisenstäbe,
Triangel)
Hauptstr. 33
D-42555 Velbert-Langenberg
Tel.: 02052/83041

Caspar Harbeke & Silke Hausser
(Intona-Klangstäbe, Trommeln,
Streichpsalter, Kantele)
Allton Musikinstrumente
Wiesenweg 1
D-34596 Bad Zwesten-Niederurff
Tel.: 06693/8350
Fax: 06693/1517

Aspekte zum Fach MusikMedizin

von Ralph Spintge

---

1 Grundlagen der MusikMedizin
Anthropologisch-ethologische Aspekte

Zwischen Musik und Heilkunde besteht eine uralte Partnerschaft. Solange es eine Heilkunde gibt, solange ist Musik ein integraler Bestandteil. Das älteste Zeugnis eines derartigen „funktionalen" Musikeinsatzes ist mehr als 10 000 Jahre alt. Es ist ein zur Heil-Zeremonien-Trommel umfunktionierter Mammut-Schädel, der in einer steinzeitlichen Siedlung in der heutigen Ukraine ausgegraben wurde (Soffer 1990). In den später folgenden Hochkulturen des Alten China, Ägyptens, im Zweistromland und erst recht in der Antike sind vielfältige Zeugnisse und Dokumente bildlicher und schriftlicher Art über eine Verwendung von Musik zu Heilzwecken überliefert (Übersicht bei Spintge/Droh 1992).

Psychoakustische, physiologische und linguistische Aspekte

Der akustische Sinn ist der wichtigste Warn-Sinn des Menschen. Die stets offenen Ohren ermöglichen es dem Menschen, selbst im Schlaf akustische Gefahrensignale wahrzunehmen. Jede Mutter wird aus dem tiefsten Schlaf geweckt, wenn ihr Baby im Nebenraum unruhig wird. In seiner Reizaufnahmefähigkeit ist der akustische Sinn im Gegensatz zum optischen Sinn räumlich nicht gerichtet, er deckt 360 Grad unserer Umgebung ab. Emotional gefärbte und strukturierte akustische Signale in Form der menschlichen Sprache unterscheiden den Menschen vom Tier. Die Entwicklung der Sprache war der entscheidende Entwicklungssprung in der menschlichen Evolution. Sprache und Musik sind dabei nicht auseinander zu dividieren, denn Tonfall, Lautstärke und Stimmlage sind unverzichtbarer, musikalischer Bestandteil der Sprache. Der Sprachrhythmus ist für die akustische Nachrichtenübermittlung von entscheidender Bedeutung. Aufgrund der musikalischen Bestandteile kann der Mensch den emotionalen Ausdrucksgehalt auch ihm unverständlicher, fremder Sprachen verstehen, wie die humanethologische Forschung zeigt (Eibl-Eibesfeldt 1984).

Nachdem bereits in der vorgeburtlichen Phase eine Konditionierung des ungeborenen Kindes auf akustische Signale der Mutter erfolgt, und hier insbesondere auf deren Sprachweise, wird besonders erklärlich, warum der kindliche Spracherwerb Grundlage für die emotionale Beziehung zur Mutter ist. Sprache besitzt in der Hauptsache einen Informationscharakter, der ggf. im emotionalen Ausdruck musikalisch moduliert wird. Musik andererseits besitzt in der Hauptsache einen Affektcharakter, der ggf. durch sprachliche Information, z.B. Gesang, moduliert werden kann.

Musik ist das wirksamste emotionale und ästhetische Kommunikationsmittel menschlicher Kultur. Der Rhythmus ist u.E. im medizinischen Kontext der Hauptwirkungsträger. Physiologisch formuliert bringt ars musica menschliche Emotionen durch eine harmonische und rhythmisch strukturierte Abfolge von akustischen Stimuli zum Ausdruck. Dabei sucht die moderne MusikPhysiologie nach biologischen Zeitstrukturen im menschlichen Organismus, die eine äquivalente „Resonanzadresse" für musikalische Zeitstrukturen (sog. Rhythmizitäten) darstellen können. *Rhythmizität* ist definiert als strukturierte Koordination zweier oder mehrerer unterschiedlicher Rhythmen über die Zeit innerhalb eines dynamischen Systems, wobei interaktive Phänomene wie Synchronisation, Kopplung, Verstärkung und Extinktion auftreten. Soweit heute bekannt „funktionieren" alle zentralnervösen Neuronennetze nach diesem Grundprinzip (Koepchen 1992). Über das Phänomen der Rhythmizität zentralnervöser Steuerungsvorgänge lassen sich u.a. die messbaren Effekte musikalischer Stimuli im Sinne einer signifikanten Stress- und Schmerzreduktion erklären (Tab. 1, Details in Koepchen 1992).

Diese Erkenntnisse führten zu unserem „missing link Konzept" der Rhythmizität als Brücke zwischen Musik einerseits und Physiologie sowie Medizin andererseits (Spintge 1998c).

In der Medizin hat die moderne medico-funktionale Musikwirkungsforschung mehrere Angriffspunkte für sog. anxioalgolytische (angst- und schmerzlösende) Musik identifiziert. Abbildung 1 verdeutlicht die verschiedenen Ansatzpunkte.

Es lassen sich Effekte auf unterschiedlichen Ebenen der neurophysiologischen Verarbeitung musikalischer Reize beschreiben (s.u.). Bereits auf spinaler Ebene werden Filterfunktionen umschaltender Neurone gegenüber Schmerz- und Berührungsreizen i.S. der aktualisierten

*Tab. 1: Musik in Anaesthesie und Schmerztherapie –
Psychophysiologische Effekte*

Reagierendes System	Reaktion
Herz-Kreislauf	Senkung der Herzfrequenz Senkung des arteriellen Blutdrucks antiarrhythmische Wirkung
Atmung	Senkung des Atemminutenvolumes Senkung des Sauerstoffverbrauches Synchronisation/Harmonisierung des Rhythmus
Innere Sekretion und Stoffwechsel	verminderte Freisetzung von: Katecholamine ACTH Cortisol Prolaktin β-Endorphin Senkung des Grundumsatzes Herstellen der Schlafbereitschaft
Äußere Sekretion und Ausscheidung	verminderte Schweißsekretion
Rezeption Perzeption	angehobene Schmerzschwelle erhöhte Schmerzempfindungstoleranz
Psychomotorik	verminderte motorische Unruhe verminderter Muskeltonus Lösen muskulärer Verkrampfungen
Medikamenteneinsparung	50% bis 100% Einsparung Prämedikation
Behandlungsdauer	Stationäre Verweildauer verringert (Frühgeborenen-Inkubator: 3 Tage; geriatr. Katarakt-Chirurgie: 1 Tag)

gate-control-theory nach Melzack (1976) und Wall verstärkt. Verschaltungen mit neurovegetativen Nervengeflechten beeinflussen Reaktionen wie Schwitzen, Zittern, Muskelverspannungen, Übelkeit. Im späteren Verlauf der Reizweiterleitung und -verarbeitung werden jene Neuronennetze im Bereich des Hirnstammes und des Mittelhirnes rhythmisch-funktionell beeinflusst. Dabei wird die Variabilität in der rhythmischen Steuerungsfunktion dieser Nervengeflechte in Richtung „gesunde Flexibilität" verstärkt. Auch die emotionale Erlebens- und Verhaltenssteuerung im Bereich des Limbischen Systems wird angesprochen, indem die Freisetzung von Neurotransmittern wie ß-Endorphin und ACTH moduliert wird. Durch vermehrte Freisetzung dieser Substanzen werden im Rückenmark absteigende, hemmende Nerven-

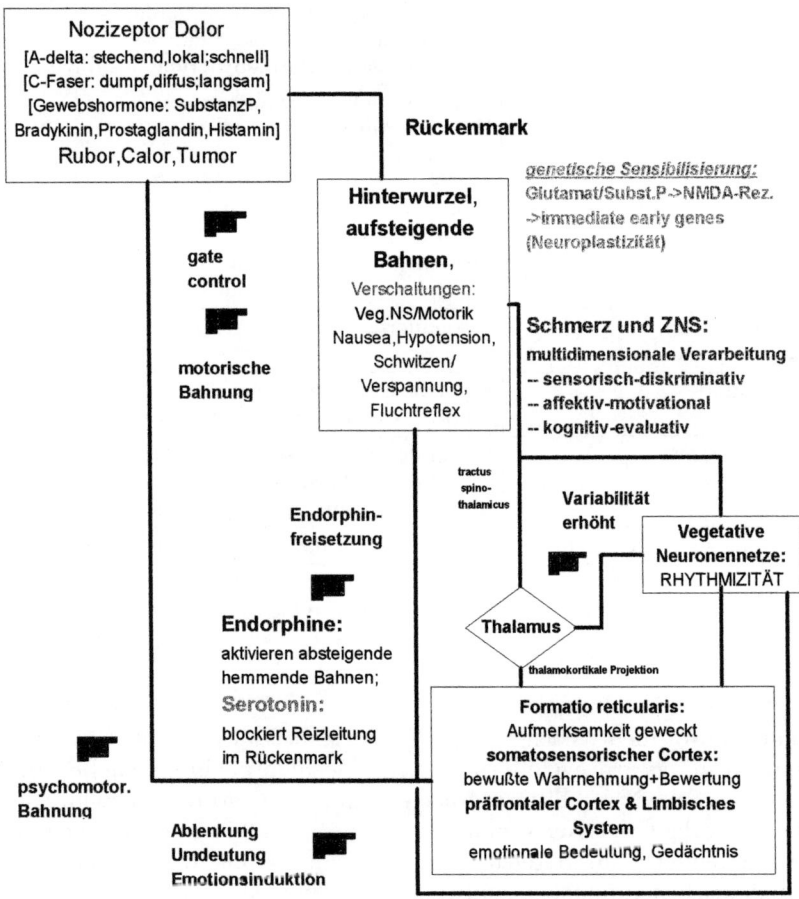

Abb. 1: Zentrale Verarbeitung von Musik – Beispiele: Schmerz und Motorik

bahnen stimuliert, die als körpereigenes Kontroll- und Filtersystem den Input an (Schmerz-)Reizen auf spinaler Ebene reduzieren. Sowohl auf spinaler, wie auch auf subkortikaler und kortikaler Ebene kommt es darüberhinaus zu (psycho-)motorischen Bahnungen, die u. a. in der Rehabilitationsbehandlung nach Apoplex oder auch bei Morbus Parkinson genutzt werden, um die motorische Steuerung zu verbessern („Neurologische Musiktherapie" nach Thaut).

Auch hier zeigt sich insbesondere der musikalische Rhythmus als wirkungsvolles Reizmerkmal. Ein völlig anderer Wirkansatz, der auf einer geradezu revolutionären Erkenntnis moderner neurogenetischer Forschung basiert beschreibt die Nutzung der sog. Neuroplastizität. Dieses Phänomen beinhaltet die Tatsache, dass die genetische Information, das Genom, einer Nervenzelle entgegen der bisherigen Lehrmeinung durch Umweltreize veränderbar ist. So ist die Chronifizierung und Verselbständigung des Schmerzes im Rahmen einer heute so bezeichneten Schmerzkrankheit dadurch zu erklären, dass schmerzleitende Neurone des Zentralnervensystems durch anhaltenden Schmerzreize eine Umprogrammierung ihres Genoms erfahren, dergestalt, dass einkommende Reize nunmehr alle in Schmerzreize umgedeutet, und diese dann auch noch maximal verstärkt „nach oben" weitergeleitet werden. Deshalb wird Schmerz unbehandelt chronisch, deshalb wird dann z. B. aus Berührung Schmerz (spinales Schmerzgedächtnis). Ähnliche Prozesse laufen subkortikal und kortikal ab, sodass schließlich das Vollbild des „eingebrannten" Schmerzgedächtnisses resultiert. Zum Glück lässt sich dieser Prozess verhindern, z. B. durch sog. präemptive Schmerzbekämpfung, und auch rückgängig machen. Analgetika, besonders aus der Klasse der Opioide, aber auch psychotherapeutische, verhaltenstherapeutische, elektrophysiologische und schließlich auch musikmedizinische Ansätze kommen zum Einsatz. Medico-funktionale Musik moduliert das Schmerzgeschehen unseres Erachtens dabei insbesondere durch Aktivierung absteigend-hemmender Nervenbahnen des Rückenmarkes, die ihrerseits an den fehlprogrammierten Neuronen andocken und diese zur Normalfunktion zurückführen helfen.

Spezielle klinische Aspekte: Stress, Angst und Schmerz

In der Behandlung des perioperativen Dis-Stress, der situativen Ängste sowie des akuten und des chronischen Schmerzes ist Musik als komplementäres Mittel einsetzbar, weil an verschiedenen Punkten der Stress-Reaktion und der Schmerzverarbeitung eingegriffen wird (Tab. 1; Übersicht bei Spintge/Droh 1992).

Einerseits beschäftigt Musik als sehr komplexer Sinnesreiz unser Bewusstsein derart, dass andere Umweltreize kaum oder gar nicht mehr wahrgenommen oder verarbeitet werden. Andererseits werden subkortikale Zentren der Schmerzverarbeitung und emotionalen Steuerung, etwa im Limbischen System, direkt dämpfend beeinflusst. Hinzu tritt möglicherweise eine Aktivierung absteigender, schmerzhemmender Bahnen im Sinne der adaptierten Gate-Control-Theorie von Melzak und Wall, bzw. im Sinne der neuen Neuroplastizitätskonzepte mit genetischer Rückprogrammierung zuvor sensibilisierter Hinterhornzellen (Zieglgänsberger 1998).

Ein weiterer Ansatzpunkt für eine Beeinflussung des Schmerzgeschehens durch Musik liegt in der muskelentspannenden Wirkung, da die Propriozeption aus Skelettmuskeln sowohl die emotionale Stimmungslage wie auch die Schmerzwahrnehmung beeinflusst und umgekehrt. Diskutiert wird auch eine direkte schmerzdämpfende Einwirkung auf die Formatio reticularis und auf Thalamische Zentren, welche einerseits eine Herabsetzung der Empfindlichkeit anderer Hirnareale für einkommende Schmerzreize und andererseits eine direkte Dämpfung der Freisetzung z. B. von Stresshormonen und Katecholaminen bewirkt. Nicht zuletzt kann auch die subjektive Einschätzung bereits bestehender schmerzbegleitender, vegetativer Aktivierung durch gleichzeitiges Einwirken eines äußeren Musikreizes verändert werden. Es kommt beim Hören von Musik zu einer Neueinschätzung einer Situation als ungefährlich oder weniger stress- und schmerzbetont.

Erst das Zusammenspiel der bisher noch nicht völlig durchschaubaren Mechanismen in der Verarbeitung musikalischer Reize wird wohl verantwortlich sein für die beobachtbaren stress- und schmerzdämpfenden Effekte von Musik. Strenge wissenschaftliche Korrelationen zwischen messbaren physiologischen Parametern und subjektivem Empfinden auf der einen Seite sowie verwendeten musikalischen Stimuli und deren innerer Struktur andererseits sind, wenn überhaupt, dann nur mit erheblichem methodischem und technischem Aufwand durch modernste Untersuchungsverfahren wie PET (Positronen-Emissions-Tomograph), EEG-Brainmapping, funktionelles MRT (Magnet-Resonanz-Tomograph) u. ä. zu erfassen (Petsche et al. 1989, Sergent 1993).

2 Medizinische Applikationen und klinische Forschung

Angewandte Forschung zum Einsatz medico-funktionaler Musik als komplementäres Agens in medizinischen Anwendungen zeigt die vielfältigen Einsatzmöglichkeiten musikalischer Stimuli auf. Sie reichen von der Stressbekämpfung des intensivmedizinisch versorgten, unreifen Frühgeborenen über die ambulante, psychohygienische und schmerztherapeutische Betreuung Tumorkranker bis hin zur psychomotorischen Aktivierung von Alterspatienten.

Anwendungsbeispiele

Besonders effektiv stellt sich die komplementäre Wirksamkeit musikalischer Reize in stress- und schmerzbetonten Situationen dar. In vielen klinischen Bereichen unterliegt der Patient einem krankheits- und situationsbegleitenden Stress, der in den meisten Fällen selbst Krankheitswert gewinnt. Besonders intensiv ist diese unerwünschte Begleitreaktion in Fachgebieten, in denen vital bedrohliche Erkrankungen zu behandeln oder potentiell bzw. tatsächlich mit vitalem Risiko verbundene Maßnahmen durchzuführen sind. So ist z. B. in der Anästhesiologie die psychophysische Situation perioperativ gekennzeichnet von emotionalem Distress, Angst und oftmals Schmerzen (Spintge 1982, Tolksdorf 1982). Die übliche pharmakologische Analgosedierung findet ihre Grenzen dort, wo Medikamente per se unzureichend wirksam sind, oder so hoch dosiert werden müssten, dass die Kooperationsfähigkeit der Patienten zu stark eingeschränkt würde.

In der Schmerztherapie ist jeder chronische Schmerz ein den ganzen Menschen quälendes Phänomen. Der psychophysische circulus vitiosus von Stress und Schmerz (Abb. 2) gilt in beiden Situationen in gleichem Maße. Bewusste Wahrnehmung, Selbst(wert)gefühl und seelisches Befinden werden ebenso intensiv betroffen wie die neurovegetative Regulation des kardiovaskulären Systems, humorale Regelungssysteme, motorische Steuerung, sensorische und sensible Informationsverarbeitung (Spintge 1982, Tolksdorf 1982, Seemann 1998, Spintge 1998a).

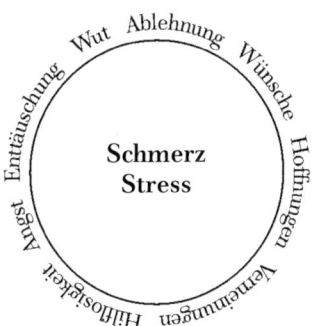

Abb. 2: Circulus vitiosus Schmerz – Stress

Diese Ausgangssituation führte in unserem Hause zur Erprobung anderer als pharmakologischer Hilfsmittel, um den Patienten vor allem emotionale Unterstützung zukommen zu lassen. Es wurden optische, akustische und olfaktorische Reize erprobt. Klinisch bewährt hat sich sowohl in der Anästhesie, wie auch in der Schmerztherapie der routinemäßige Einsatz einer „musikalischen" Angst- und Schmerzbekämpfung (Audioanxioalgolyse) (Spintge/Droh 1992).

Es zeigt sich in der routinemäßigen Anwendung bei inzwischen mehr als 120 000 Patienten, dass Musik als intensivstes emotionales Kommunikationsmittel für den Einsatz im Rahmen eines solchen Behandlungsansatzes prädestiniert ist (vgl. Müller-Busch 1997, Bardenheuer/Bolay 1998, David et al. 1987, Larbig 1982, Spintge 1982, Spintge/Droh 1987, Halpaap et al. 1987, Oyama, Hatano et al. 1987, Oyama, Sato et al. 1987).

In einer Reihe von aufeinander aufbauenden kontrollierten klinischen Studien wurde im Rahmen der Anfertigung medizinischer Doktorarbeiten, musiktherapeutischer Diplomarbeiten und musikwissenschaftlicher Staatsarbeiten der klinisch-praktische Aspekt eines Musikeinsatzes im Rahmen der Behandlung von schmerz-, angst- und stressbetonten Störungen in eigenen Untersuchungen hinterfragt (Spintge/Droh 1992, Spintge 1998c). Zusammenfassend lässt sich feststellen, dass die verschiedenen Ebenen des psychophysiologischen Verhaltens im Rahmen einer Schmerzkrankheit und hier insbesondere bei Verspannungsschmerzen beeinflusst werden: Es kommt zu einer ästhestisch gefärbten Aufmerksamkeitsfokussierung und einem Ablenkungseffekt, zu einer signifikanten Dämpfung der Stressreaktion mit ver-minderter Ausschüttung von Stresshormonen in das Blut, zu einer Anhebung der Schmerzschwelle bzw. einer Dämpfung der Schmerzwahrnehmung auf subkortikaler und kortikaler Ebene, zu einer Senkung des Muskeltonus und gleichzeitig bei entsprechend „designter" Musik zu einer Anhebung der Motivation und Compliance und einer psychomotorischen Bahnung mit verbesserter Koordination im Rahmen von Übungsbehandlungen (Spintge/Droh 1992, Thaut 1997, Pratt/Spintge 1996).

Abgeleitete Anwendungsstandards und Musik-Design

Um die o. a. Ergebnisse erzielen zu können, sind einige Bedingungen zu erfüllen. Für medico-funktionale Musik als komplementäres, therapeutisches Agenz ist zu fordern, dass sie unter Einschluss ärztlicher und musiktherapeutischer Expertise und Verantwortung in einem fachübergreifenden Team entwickelt und erprobt wurde und unter Berücksichtigung einiger Qualitätsstandards (hier exemplarisch für rezeptive Anwendungen aufgeführt) eingesetzt wird.

Qualitätsstandards medico-funktionaler Musik

⋄ bekannte, definierte Zusammensetzung
  (Titel, Kompositionskriterien, Arrangement, Interpretationsart, Instrumentation, Naturklang/Synthesizer, menschliche Stimme, Sprache/Gesang, womb sounds, subliminal, hemisync, synästhetische Komposition/multisensorischer Input etc.);
⋄ definierte Dosierung (Anwendungsdauer, Anwendungshäufigkeit, Lautstärke)
⋄ eindeutige Indikation (Beschwerdebild-spezifisch, situations-spezifisch, zielgruppen-spezifisch);
⋄ bekanntes Wirkungsprofil unter der Voraussetzung einer Anwendung in emotional standardisierten Situationen (angstlösend, stressabbauend, schmerzdämpfend, schlaffördernd, beruhigend, anregend, kontemplativ, konzentrationsfördernd, mental fokussierend, vigilanzsteigernd, psychisch stimulierend, somatisch stimulierend, performance-enhancement etc.);
⋄ bekanntes Nebenwirkungsprofil und Risiken bei unsachgemäßer Handhabung (Arrhythmogenität cave! Kardiologie, mangelnde Kompetenz zur Krisenintervention, falsche Präferenz rezeptiv/aktiv, cave! Maschinenrhythmen/Techno pur/fixe 60Hz beats);
⋄ zu berücksichtigende Kontraindikationen (Psychosen, Borderline-Neurosen, Suizidalität, floride Suchtkrankheit, Epilepsie);
⋄ situationsspezifische Applikationswege (Lautsprecher/Kopfhörer, Stereo/Mono, zweidimensional/räumlich, analog/digital, drahtgebunden/drahtlos, im Vordergrund/unterlegt-befördernd, gerichtet fokussiert/subliminal, Suggestopädie).

Zur Umsetzung dieser Anwendungsstandards ist z. B. eine entsprechende Gebrauchsinformation für den Anwender integraler Bestandteil eines kompletten Konzeptes, sei es der Anästhesist oder Schmerzarzt, sei es der Schmerzpatient, wenn er ein Programm als Hilfe zur Selbsthilfe mitgegeben bekommt.

3 Spezielle Definitionen und Qualitätsstandards der MusikMedizin

Die zuvor benannten Anforderungen bedingen ein besonderes „Design" der verwendeten musikalischen Stimuli. Es lässt sich ein situationsbezogener (!) Zusammenhang zwischen musikalischer Struktur und beabsichtigter Wirkung reproduzierbar herstellen. Voraussetzung ist, dass die Anwender sich in einer emotional-standardisierten Anwendungssituation befinden. Dies ist z. B. in der akuten Stressbelastung perioperativ wie auch durch den psycho-physischen circulus vitiosus des chronischen Schmerzes gegeben. Nur in diesem Bedingungsgefüge können die oben aufgeführten Wirkungen erwartet werden. Gleichzeitig sollte Musik gegen chronische Schmerzen tunlichst in Kombination mit Entspannungsübungen, emotionalem Abspanntraining sowie aktiv übenden Anleitungen Anwendung finden, um einen länger tragenden Effekt im Sinne einer Hilfe zur Selbsthilfe erzielen zu können.

Wir bezeichnen in Anlehnung an die gängige medizinisch-wissenschaftliche Literatur und i. S. der Durchsetzung anerkannter Qualitätsnormen das in Rede stehende Arbeitsgebiet als MusikMedizin, sowie das Arbeitsprodukt als medico-funktionale Musik. Definitonsgemäß ist unter dem Begriff MusikMedizin zu verstehen:

> die wissenschaftliche Evaluierung, insbesondere mittels medizinischer, musiktherapeutischer, physiologischer, psychologischer und mathematisch-physikalischer Forschung, sowie die präventive, therapeutische und rehabilitative Anwendung musikalischer Reize im Gesundheitswesen, mit der Absicht, übliche medizinische Verfahren zu komplementieren, wobei die spezifische, drohende oder tatsächlich gegebene Gesundheitsstörung und deren medizinische Behandlung individuell berücksichtigt werden.

Analog zu den oben aufgeführten Grundsätzen muss bei der wissenschaftlichen Entwicklung und dem praktischen Einsatz musikalischer Reize in der Prävention, Gesundheitsförderung und Rehabilitation verfahren werden. Auch hier sind klinisch kontrollierte Prüfungen zu fordern. Methoden und Verfahren zur validen Datengewinnung sind entwickelt (Spintge/Droh 1992, Spintge/Droh 1992b, Pratt/Spintge 1996).

Um Missverständnissen vorzubeugen: Grundsätzlich ist es nicht möglich, Musik an sich wie auch den therapeutischen Prozess in der (vor allem aktiven) Musik(psycho)therapie i. e. S. vollständig quantitativ zu erfassen, ohne beide zu zerstören. Die Notwendigkeit eines mehr qualitativ orientierten Zuganges zur Musik als therapeutischem Mittel mindert nicht die wissenschaftliche Reputation der Musiktherapie und MusikMedizin, denn die Unterscheidung zwischen quantitativer und qualitativer Forschung ist auch in diesem Bereich inzwischen als artifiziell und erkenntnisfeindlich erkannt worden. Adäquate Instrumentarien, Methoden und Verfahren zu einer validen qualitativen Datengewinnung sind entwickelt und werden eingesetzt (vgl. auch das Gemeinschaftsprojekt MOZART der Universität Heidelberg sowie die Arbeiten der Forschungsgruppe Musiktherapie an der Universität Ulm).

Neben der medizinisch-wissenschaftlich/medizinisch-psychologisch belegten Wirksamkeit, dem ethischen Anspruch und der Erfüllung o. g. Qualitätsstandards ist die Erhöhung der Lebensqualität/ Quality of Life QOL gemäß den geltenden internationalen Standards der medizinischen Wissenschaft und der WHO ein herausragender Zielparameter der MusikMedizinischen Arbeit.

Der Quality of Life Score QOL ist als Teil des Ergebnisses einer medizinischen Behandlung definiert („health outcomes = actual results of medical treatment") und beinhaltet den physischen Status/Krankheitssymptome, die Patientenzufriedenheit (mit der Behandlung und dem Behandlungsergebnis), das soziale Wohlbefinden und das Ausmaß der funktionalen Zufriedenheit, sowie den Parameter Lebensqualität im umfassenden psychophysischen Sinne. Die Dimensionen des QOL sind beschrieben als:

⋄ Ausmaß physischer Beeinträchtigungen (Symptome, Schmerz);
⋄ funktionale Leistungsfähigkeit (Aktivität);
⋄ familiäres Wohlbefinden/familiäre Zufriedenheit;
⋄ seelisches Wohlbefinden („Spirituality");
⋄ Ausmaß der Störungen im Sozialleben („social functioning");
⋄ Behandlungszufriedenheit inkl. finanzielle Bedingungen;
⋄ Zukunftsorientierung (Pläne, Hoffnungen);
⋄ Sexualleben/Intimleben inkl. Körperwahrnehmung („body image");
⋄ berufliche Leistungsfähigkeit.

Praktisch alle hier aufgeführten Aspekte sind durch musikalische Stimuli beeinflussbar.

4 Spezielle Hinweise zu Methodik, Technik und Musikauswahl

Es hat sich gezeigt, dass bei rezeptiver Anwendung generell eine hohe Qualität der Musikwiedergabe erforderlich ist. Knacken, Knistern, Leiern zerstören die beabsichtigte Wirkung. CD-Abspielgeräte bieten darüberhinaus den Vorteil, dass einzelne Titel gezielt angewählt werden können. Kopfhörer sind Lautsprechern meist vorzuziehen, da der Höreindruck intensiver ist, störende Umgebungsgeräusche gemindert werden und die Umgebung nicht einer zusätzlichen akustischen Umweltverschmutzung ausgesetzt wird. Die praktische Durchführung erfordert nebenstehende Technik:

Grundsätzliche Bedingungen:
⬥ Lautstärkeregelung durch den Patienten –> Kopfhörer,
⬥ Lautstärke-Maximum 70 dB(A),
⬥ falls Lautsprecher erforderlich: max. 10 dB(A) über Umgebungsgeräuschpegel,
⬥ hohe Qualität für Aufnahme/Wiedergabe,
⬥ Wiedergabe kontinuierlich und wartungsfrei über Stunden,
⬥ allgemeine Programme aus kurzen Einzelstücken (5–8 Min.),
⬥ Vermeidung abrupter Übergänge beim Ein-/Ausstieg),
⬥ spezifische Programme max. 15 Min. (Fokussierungs-Maximum).

Realisation in perioperativer Akutsituation (Anästhesie): Verkabelung aller Positionen, abgeschirmt, Kanalwahlschalter für 10 Programme, Kopfhörer, Lautstärkeregler, CD-6fach-Wechsler, die Musikbibliothek wird vierteljährlich aktualisiert.

Realisation in der Schmerztherapie: Die praktische Durchführung in der Klinik erfordert nebenstehende, qualitativ hoch stehende Audio-Technik:

Musikstationen an allen Behandlungsplätzen mit CD-6fach-Wechsler, Kassettendeck, Walkman, Discman, Reußenzehn-Röhrenverstärker, Lautsprecher, Kopfhörer, die Musikbibliothek wird ständig aktualisiert und mit spezifischen Programmen ausgebaut.

Der Schmerzpatient erhält Musik vor und während einer Behandlungssitzung sowie in Teilen auch zur Selbstanwendung i. S. einer Hilfe zur Selbsthilfe. Erhält der Patient ein Programm zur Selbstanwendung zuhause oder am Arbeitsplatz (Spintge 1998b, Spintge 1999), so werden nachfolgende Hinweise mitgegeben:

Wie soll ein Schmerzpatient Musik hören?
⬥ Nehmen Sie sich Zeit für die Musik! Oftmals sind es Alltagsaktivitäten, die belasten und Schmerzen verstärken.
⬥ Setzen oder legen Sie sich in bequemer Körperhaltung hin. Lockern Sie eng anliegende Kleidung.
⬥ Atmen Sie völlig normal und ruhig.
⬥ Schließen Sie die Augen und konzentrieren Sie sich auf die Musik, ohne sich anzustrengen.
⬥ Geben Sie sich und der Musik Zeit und Raum.
⬥ Machen Sie aus Ihrem Musikhören *Ihr* Anti-Schmerz-Ritual!

Musikvorschläge: In der Anästhesie hat sich ein Angebot aus zehn Musikkategorien bewährt:
◇ Klassik (Barock, Romantik),
◇ leichte Klassik (Wiener Walzer, Singspiel),
◇ Operette, Opernausschnitte,
◇ Marschmusik (Militär, Oper),
◇ moderne Tanzmusik (Bigband-Sound),
◇ Pop (Kuschel-Rock, Balladen, Spirituals, Beatles),
◇ Rock (Heavy Metal, Deutsch-Rock, Rolling Stones, Genesis u. ä.),
◇ Techno/Rap,
◇ New Age,
◇ Jazz/Jazz-Rock,
◇ Ethno, Ethno-Rock,
◇ Volksmusik.

In der Behandlung des chronischen Schmerzes ist ein weitaus differenzierteres Vorgehen erforderlich. Der komplementäre Musikeinsatz folgt musikpsychologischen und medizinpsychologischen Erwägungen. Persönliche Präferenzen der Patienten treten in der Klinik in den Hintergrund, bei der häuslichen Selbstanwendung werden sie mit eingebunden. So wird in Behandlungsräumen eine generelle Naturklang-Umwelt (reale Tondokumente!) geschaffen, die allenfalls mit Musik unterlegt ist. Jeder Patient wird auf eine Schmerztherapiesitzung speziell vorbereitet, indem musikalische Reize zum physischen (Muskeltonus) und psychisch-emotionalen Abspannen eingesetzt werden. Während einer Behandlungssitzung wird je nach Notwendigkeit mit völlig unterschiedlichen medico-funktionalen Programmen gearbeitet, die wir als AudioAnxioAlgolyse-Programme bezeichnen. Das Spektrum reicht von musikgestützten motorischen Übungsanleitungen, musikinduzierten verbal-suggestiven Entspannungsverfahren, psychomotorisch lenkenden AudioAnxioAlgolyseprogrammen zur Kontrolle unerwünschter Angst- und Schmerzreaktionen, bis hin zu mental-fokussierenden Programmen zur Verbesserung der Mitwirkung des Patienten bei unangenehmen Eingriffen sowie direkt schmerzdämpfenden Musiken zur Verstärkung anderer medizinischer Maßnahmen.

Im Hinblick auf die Musikauswahl zur Selbstanwendung zuhause oder am Arbeitsplatz erhält der Schmerzpatient folgende Anleitung:

Grundsätzlich eignet sich eine Musik, die Ihnen persönlich gefällt. Sie sollte Ihnen zunächst Ablenkung und Entspannung ermöglichen, um Sie dann in einem zweiten Schritt wieder aufzumuntern und aktiv werden zu lassen. Schließlich wollen Sie nicht den Rest des Tages verdösen müssen.

Verwirklichen lässt sich dieses Grundprinzip, indem Musikpaare gebildet werden: eines entspannend, eines aufbauend. Die folgende Liste enthält hierzu einige Vorschläge, aus denen der Anwender seine persönliche Auswahl treffen kann.

Praxiserprobte Vorschläge für Musikpaare zur Schmerzbekämpfung und Performance-Steigerung:

J. S. Bach: Kantate BWV 147, Jesus bleibet meine Freude
J. S. Bach: Brandenburgisches Konzert Nr. 4, G-Dur, BWV 1049, 1. Satz: Allegro
Anonymus/Narciso Yepes: Romance
J. Strauß Sohn: Die Fledermaus op. 362, Ouvertüre
W. A. Mozart: Klarinettenkonzert A-dur, KV 622, 2. Satz: Adagio
W. A: Mozart: Die Hochzeit des Figaro, KV 492, Ouvertüre

Andrew Lloyd Webber: Evita, Don't cry for me Argentina
Guiseppe Verdi: Nabucco, Va pensiero, sulláli dorate

R. Vaughan Williams: Fantasie über Greensleeves
Edvard Grieg: Peer Gynt, Suite Nr. 1 op. 46, 1. Satz: Morgenstimmung

L. v. Beethoven: Bagatelle a-moll WoO 59, „Für Elise" (Alfred Brendel)
J. S. Bach: Kantate BWV 208 „Jagdkantate".

Darüberhinaus gibt es speziell erarbeitete Programme z. B. als Selbsthilfe gegen Verspannungs-(Kopf-)schmerzen, Stress und Schlafstörungen (Spintge 1999).

Analog zur rezeptiven Anwendung von Musik und Klangfolgen lassen sich Empfehlungen zur Wahl geeigneter Musikinstrumente aussprechen, die ein aktiv-spielerisches Üben verordneter (krankengymnastischer) Bewegungsabläufe abfordern. Zur Mobilisation einer schmerzhaften Schulter eignet sich z. B. das „hängende Xylophon", ein senkrecht an der Wand aufgehängtes Xylophon, welches „das mit den Händen zu übende Hinaufkrabbeln an der Wand" imitiert. Patienten mit schmerzhafter Bewegungseinschränkung der Schulter üben intensiver und effektiver, wenn statt des Hinaufkrabbelns ein „Hinauf-Spielen" der Tonleiter zu erfolgen hat. Für arthrotisch oder rheumatisch befallene Hand- und Fingergelenke eignen sich Tasteninstrumente als Übungsgerät. Rheumaorchester nutzen das bewegungsanstoßende, aufheiternd-motivierende und schmerzdämpfende Musizieren in der Gruppe als Bewegungstherapie. In jedem Fall lässt sich beobachten, dass solcherart musikalisch-spielerisch abgeforderte Bewegungsübungen intensiver, ausdauernder und effektiver durchgeführt werden im Vergleich zu krankengymnastischen „Trockenübungen" ohne aktives Klangerzeugen. Hier liegt ein noch weitgehend unbearbeitetes Feld aktiv-übender Verfahren, vor allem in der psychomotorisch fördernden

Betreuung, der Prävention und Rehabilitation von Gebrechen des alten Menschen. In den Vereinigten Staaten sorgen landesweite Netzwerke ambulanter, musiktherapeutischer Versorgung dafür, dass alte Menschen im häuslichen Umfeld selbstständig, sozial aktiv und integriert bleiben.

Ausblicke zu Anfang des Milleniums

Unsere klinischen Erfahrungen und Forschungsergebnisse lassen sich in zwei Hauptpunkten im Ergebnis zusammenfassen: medizinische und ökonomische Resultate.

Medizinische Ergebnisse: Bei einer Gesamtzahl von über 14 000 routinemäßig musikmedizinisch versorgter Patienten und einer Reihe von Anwendungsstudien über einen Zeitraum von 20 Jahren lässt sich eine deutliche Verbesserung der Patientenversorgung und des Therapieergebnisses in 95 % aller Fälle finden. Stresshormonspiegel im Blut, Schmerzwahrnehmung, zentralnervöse Kontrolle vitaler Körperfunktionen und motorischen Verhaltens sowie der Medikamentenbedarf für Anästhesie und Schmerzbekämpfung zeigen die Überlegenheit eines musikmedizinischen Ansatzes gegenüber nicht-musikmedizinisch versorgten Patienten. Dabei ist es wichtig festzuhalten, dass identische Effekte in verschiedenen kulturellen Sphären zu beobachten sind (Europa, Nordamerika, Japan). Die Auswahl der musikalischen Stimuli und der Musikinstrumente müssen den jeweiligen soziokulturellen und ethnischen Gegebenheiten angepasst werden.

Ökonomische Implikationen: Durch die 50 %-ige Reduktion des Bedarfes an Beruhigungsmitteln, die üblicherweise zur Vorbereitung der Patienten auf belastende medizinische Eingriffe (Regionalanästhesie, Nervenblockaden etc.) eingesetzt werden lassen sich im Vergleich zur sonst üblichen Dosis nach unserer Erfahrung etwa 2,– DM pro Patient und Behandlungssitzung einsparen.

Indem die stationäre Verweildauer z.B. für unreife Frühgeborene im Inkubator um im Mittel drei Tage verkürzt werden kann, ergibt sich ein Einspareffekt von rund 20 000,– DM pro Kind.

Die Möglichkeit, Alterspatienten nach augenchirurgischen Eingriffen im Mittel einen Tag früher aus der stationären Behandlung entlassen zu können, spart eben diese täglichen Behandlungskosten.

Die Verbesserung der Patientencompliance während der Behandlungsphasen und in der Rehabilitation spart ebenso Kosten.

Das von uns mitbetreute musikmedizinische Programm an der onkologischen Klinik Großhadern zeigt beispielhaft die Bedeutung des letztgenannten Punktes auf. Nachdem dort eine musikmedizinische Betreuung zunächst freiwillig und kostenfrei angeboten wurde, ist inzwischen eine musiktherapeutische Vollzeitstelle geschaffen worden. Der Grund hierfür liegt in der Tatsache begründet, dass die immense Spannung zwischen dem Behandler-Team einerseits und den oft ambulant betreuten Patienten andererseits drastisch vermindert werden konnte. Das Mitarbeiter-Team spart Zeit und Kraft.

Darüberhinaus gibt es einige allgemeine **medikoökonomische Aspekte**: Die OECD weist im Einlang mit nationalen Gesundheitsberichten vieler Staaten auf die stetig ansteigenden Kosten für stationäre Behandlungsmaßnahmen hin. Sie betragen in den USA etwa 23 % der gesamten Gesundheitskosten, in Deutschland sind es rund 36 % (diese und alle folgenden Zahlen sind dem WHO-Report 2000 entnommen). Dies bedeutet einen Anteil von 4,6 % am Bruttosozialprodukt der USA und von 3 % in Deutschland. Zu berücksichtigen ist dabei, dass die durchschnittlichen Kosten für einen Tag stationärer Behandlung in Deutschland bei rund 4 300,– DM liegen, in den USA sogar bei rund 16 000,– DM. In Deutschland werden pro Jahr drei Millionen Menschen stationär behandelt, mit einer mittleren Verweildauer von zehn Tagen.

Die jährlichen Gesamtausgaben im Gesundheitswesen betragen in Deutschland 500 Mrd. DM. Davon trägt die Gesetzliche Krankenversicherung nur die Hälfte. Die übrigen 250 Mrd. DM geben gesundheitsbewusste Deutsche für Selbstmedikation, Fitness, Wellness, Diäten usf. aus eigener Tasche aus. Dies ist die wirtschaftliche Grundlage für fachübergreifende und multimodal arbeitende Gesundheitszentren, die in ihrer Vielfalt gesundheitsfördernder und -erhaltender Angebote musikmedizinische und musiktherapeutische Konzepte einschließen.

Zukunftstrends in der MusikMedizin und Musiktherapie

In Zukunft werden Gesundheitsanbieter und Musikanbieter viel mehr zusammenarbeiten, als dies heute der Fall ist. Die Gründe liegen in mehreren wichtigen Trends, die grundlegende Entwicklungen in der Gesellschaft in engem Zusammenhang mit spezifischen Veränderungen des Gesundheitssystems und der Gesundheitsphilosophie betreffen.

Soziodemographische Trends: Es gibt einen substanziellen, wenngleich zurzeit noch relative wenig beachteten „Markt", der durch das demographische Element in unseren Gesellschaften global in den Vordergrund rückt: Der Anteil alter Menschen steigt beständig. In Nordamerika und Europa wird sich innerhalb der nächsten 20 Jahre die Zahl älterer Menschen verdoppeln. Über 35% der Bevölkerung werden dann älter als 60 Jahre sein. In Deutschland werden allein 4,5 Millionen Menschen über 80 Jahre alt sein. Schon heute sterben über 53% aller Menschen in Hospitälern. Jeder dritte chirurgische Eingriff wird an Patienten jenseits der Siebziger vorgenommen. Während der oben angeführten 20-Jahres-Periode wird sich ebenso die Zahl der Menschen mit geistigen und/oder körperlichen Behinderungen verdoppeln. Schon heute benötigt jeder fünfte Amerikaner und Europäer ständige Gesundheitsfürsorge, wobei es meist um Prävention von schwerwiegenden Leiden mit Behinderungen und Rehabilitation nach dem Erleiden eines solchen geht. Eine „Marktstrategie" für Gesundheitsanbieter muss auch und besonders neu definiert werden in Bezug auf die Rolle der Musik. Für Musiktherapeuten, Musiker, musikmedizinisch tätige Ärzte tritt die Tatsache in den Vordegrund, dass Musik eine herausragende Rolle dabei spielt, Lebensqualität zu erhalten, soziale Funktion und Gesundsein zu fördern. Genau jene Bereiche, die den Kern gesellschaftlicher Aufgaben für dieses Millenium umschreiben.

Soziomedizinische Trends: In sozialmedizinischer Sicht lassen sich ebenfalls mehrere wichtige Trends identifizieren:

◇ Wir müssen einsehen, dass die heutige, rein kurativ ausgerichtete Medizin ihre Grenzen erreicht hat. Im medizinisch-wissenschaftlichen und therapeutischen Sinne heißt dies erkennen, dass die Verfügbarkeit von high-tech-Geräten und Methoden nicht kongruent ist mit einer besseren Patientenversorgung. In ökonomischer Hinsicht ist festzustellen, dass alle Gesundheitssysteme der Welt unter hohen finanziellen Defiziten leiden. Als Konsequenz ist ein fundamentaler Paradigmenwechsel zu beobachten. Weg von einer reinen high-tech-Biomedizin hin zu einer ganzheitlich ausgerichteten Medizin. Dies hat zwei Hauptimplikationen. Zum einen ist Lebensqualität als neuer/alter Maßstab für suffiziente Gesundheitsversorgung definiert. Zum Zweiten erlebt die Heilkunst eine Rennaisance.
◇ Ein anderer fundamentaler Paradigmenwechsel betrifft den Ansatz medizinischer Versorgung. Die Behandlung von Krankheit und Behinderung ist nicht mehr erste Priorität. Prävention und Rehabilitation treten in den Vordergrund. Wir müssen akzeptieren, dass mehr Gesundheit und mehr Wohlbefinden für mehr Menschen nur wirtschaftlich machbar werden kann durch ein Mehr an Prävention und

Rehabilitation. Diesem Umstand wird heute in der Politik, in der Versicherungswirtschaft und bei Gesundheitsanbietern zunehmend Rechnung getragen.
- ⋄ Eine frühere Entlassung aus stationärer Klinikbehandlung und eine Stärkung ambulanter Patientenversorgungssysteme sind weltweit dezidierte Ziele staatlicher Gesundheitspolitik.
- ⋄ Die globale medizinische und wissenschaftliche Gemeinschaft akzeptiert (endlich) komplementäre Therapieansätze. Dies findet seinen Ausdruck z. B. in der vor Jahren stattgehabten Gründung des Office for Alternative Medicine der amerikanischen Gesundheitsbehörde NIH.
- ⋄ Musiktherapie und MusikMedizin haben eine solide wissenschaftliche und empirisch-praktische Basis. Diese Basis wird verstärkt ausgebaut werden.
- ⋄ MusikMedizin spart Kosten. In der Hauptsache durch Reduktion von Medikamentenverbrauch und Behandlungszeiten.

Prognosen für das Millenium

Die oben genannten Beobachtungen führen zu bestimmten Vorhersagen, die das Verhältnis von Musik und Gesundheitswesen betreffen.

Prognose 1: Im Gesundheitssystem werden die Forschungsschwerpunkte auf die Entwicklung gesundheitsfördernder und -unterstützender Methoden und Verfahren gerichtet, die ganzheitlich und wirtschaftlich umsetzbar sind. MusikMedizin und Musiktherapie bieten solche Methoden.

Prognose 2: Sowohl in der Gesundheitsindustrie, wie auch in der Musikindustrie werden innerhalb der nächsten zwei Dekaden neue Produktentwicklungen durch demographische Veränderungen und durch Forschung im Bereich Erziehung und Gesundheitswesen entscheidend beeinflusst werden.

Prognose 3: Ars musica wird ihre grundlegende Bedeutung für das menschliche Leben zurückgewinnen. Und zwar nicht als bloße Freizeitaktivität oder ästhetischer Genuss, sondern vor allem dort, wo Mensch-Sein zunehmend bedroht ist: in Krankheit, Behinderung und im Alter.

MusikMedizinische Agenda

Die jetzt in Ausbildung stehende Generation der Gesundheitsberufe steht vor einem qualitativen Entwicklungssprung. Einige Entwicklungen stehen insbesondere auf der Tagesordnung der Musiktherapie und MusikMedizin. Sie lassen sich in drei Empfehlungen zusammenfassen.

Empfehlung 1: Im Bezug auf Forschung und Entwicklung müssen wir geeignete Methoden entwickeln und anpassen, um Musikinstrumente und Technologien in medizinischen Anwendungssituationen als selbstverständliches, komplementäres Mittel zur Selbsthilfe anbieten zu können. Es steht die gezielte Entwicklung geeigneter Musikprogramme für den Einsatz in medizinischen Anwendungssituationen und als Hilfe zur Selbsthilfe an.

Empfehlung 2: In Bezug auf praktische Anwendungen sollten wir die Einführung bereits existierender und erfolgreich praktizierter Programme, Methoden und Technologien auf breiter Basis durchsetzen.

Empfehlung 3: In Bezug auf Bildung und Erziehung ist die Einführung von Postgraduierten-Studiengängen und Promotionsstudiengängen im Bereich Musiktherapie und MusikMedizin voranzutreiben. Inhalte und Abschlüsse müssen internationalen Standards entsprechen und kompatibel sein. Die Hochschule für Musik und Theater Hamburg hat hier eine Vorreiterrolle übernommen.

Empfehlung 4: In Bezug auf die Verteilung von Ressourcen sollten wir die Anstrengungen und Möglichkeiten von Gesundheitsanbietern, gesundheits- und kunstbezogenen Berufen und der entsprechenden Industrie wie auch der Versicherungswirtschaft zusammenführen, um ganzheitliche und fachübergreifende Gesundheitsprogramme zu etablieren, die den tatsächlichen Bedürfnissen des Menschen entsprechen.

Alle vier oben aufgeführten Empfehlungen zusammengenommen werden die Rolle der Musik in Prävention, Rehabilitation und Therapie deutlich stärken und neue Berufsfelder im Gesundheitssystem erschließen.

5 MusikMedizin und Musiktherapie: Zwei Seiten des Spiegels

MusikMedizin und Musiktherapie sind zwei Entitäten innerhalb eines Kontinuums. Dieses Kontinuum wird aufgespannt durch die überlebenswichtige Rolle, die Musik durch die gesamte Entwicklungsgeschichte des Menschen, in Vergangenheit, Gegenwart und Zukunft hindurch spielt. Musiktherapie und MusikMedizin sind überlebenswichtige Brücken zwischen technisch dominierter medizinischer Wissenschaft und humanem Lebensanspruch. Die Technisierung und Technokratisierung des menschlichen Lebens macht ein Rückbesinnen auf die Kunst des Heilens und der Empathie unabdingbar. Selbst die Politik hat Lebensqualität als zentralen Zielparameter der modernen Gesundheitsfürsorge neu entdeckt. Hierin finden wir auch die Antwort auf die Frage: „Wo ist die Musik?" Denn es ist mit Sicherheit nur die halbe Wahrheit, wenn wir Musik als organisierte Abfolge von komplexen, dynamischen, akustischen Reizfolgen über die Zeit mit einer spezifischen Raum-Zeit-Repräsentanz im Zentralnervensystem beschreiben. Musiker, Musiktherapeuten und musikmedizinisch tätige Ärzte wissen, dass Kunst an sich nicht quantifizierbar und kalkulierbar ist, ohne selbst dabei zerstört zu werden. Deshalb entzieht sich die ästhetisch-emotionale Kommunikation durch Musik den rein technisch-physikalischen Methoden schulmedizinischer Forschung. Allerdings mindert die Erfordernis eines mehr qualitativ orientierten Zuganges zu Musik als komplementär-therapeutischem Mittel keinesfalls die Ernsthaftigkeit und die Reputation von Musiktherapie und MusikMedizin. Die medizinisch-wissenschaftliche Gemeinschaft hat lernen müssen, dass wir das Gesamtbild des Menschen zu betrachten haben, wenn Ansätze des Verstehens und Angebote des Helfens menschlich umgesetzt werden sollen.

Literatur

Bardenheuer, H. J., Bolay, V. (1998): Anaesthesie – Schmerz – Musik. 1. Interdisziplinärer Workshop, Klinik für Anaesthesiologie der Ruprecht-Karls-Universität, Heidelberg

David, E., Berlin, J., Klement, W. (1987): Physiologie des Musikerlebens und seine Beziehung zur trophotropen Umschaltung im Organismus. In: Spintge, R., Droh, R. (Hrsg.) (1987), 33–47

Eibl-Eibesfeldt, I. (1984): Die Biologie des menschlichen Verhaltens. Piper, München

Halpaap, B., Spintge, R., Droh, R., Kummert, W., Kögel, W. (1987): Angstlösende Musik in der Geburtshilfe. In: Spintge, R., Droh, R. (Hrsg.) (1987), 233–242

Koepchen, H. P. (1992): Rhythmicity and music in medicine. In: Spintge, R., Droh, R.: MusicMedicine. MMB, St.Louis, 39–70

Larbig, W. (1982) Schmerz. Kohlhammer, Stuttgart

Ausbildungsaspekte zum Fach MusikMedizin 407

Melzack, R. (1976) Wie wirkt Akupunktur? Psychologie heute, 3, 63–68
Müller-Busch, H. C. (1997): Musik und Schmerz. Praxis der Musiktherapie. Fischer, Stuttgart
Oyama, T., Hatano, K., Sato, Y., Kudo, M., Spintge, R., Droh, R. (1987): Endocrine effect of anxiolytic music in dental patients. In: Spintge, R., Droh, R. (Hrsg.) (1987), 223–226
–, Sato, Y., Kudo, T., Spintge, R., Droh, R. (1987): Effect of anxiolytic music on endocrine function in surgical patients. In: Spintge, R., Droh, R. (Hrsg.) (1987), 169–174
Petsche, H., Lindner, K., Rappelsberger, P., Gruber, G. (1989): Die Bedeutung des EEG für die Musikpsychologie. In: Petsche, H. (Hrsg.): Musik – Gehirn – Spiel. Birkhäuser, Basel, 111–134
Pratt, R. R., Spintge, R. (Hrsg.) (1996): MusicMedicine Volume 2. MMB Inc., Saint Louis
Seemann, H. (1998): Psychologie des Schmerzes. In: Flöter, Th. (Hrsg.): Grundlagen der Schmerztherapie. Urban & Vogel, München, 51–84
Sergent, J. (1993): Mapping the musician's brain. Human Brain Mapping 1, 20–38
Soffer, O. (1990): The upper paleolithic in the central russian plain. Butterworth, London
Spintge, R. (1982): Psychologische und psycho-therapeutische Methoden zur Verminderung präoperativer Angst – ein Beitrag zur Beziehung Angst – Information – Musik. Med. Dissertation, Universität Bonn
– (1998a): Verspannungsschmerz. Manual + 2 CDs. Polymedia, Hamburg
– (1998b): Stress. Manual + 2 CDs. Polymedia,Hamburg
– (1998c): Physiologie, Mathematik, Musik und Medizin. In: Berger, L. (Hrsg.): Musik, Magie, Medizin. Junfermann, Paderborn, 15–30
– (1999) Schlafstörungen. Manual + 2 CDs. Polymedia, Hamburg
–, Droh, R. (Hrsg.) (1987): Musik in der Medizin – Music in Medicine. Springer, Heidelberg/Berlin
–, – (1992): Musik Medizin – Physiologische Grundlagen und praktische Anwendungen. Fischer, Stuttgart
–, – (1992b): Toward a research standard in MusicMedicine/Music Therapy: a proposal for a multimodal approach. In: Spintge, R., Droh, R. (Hrsg.): MusicMedicine. St. Louis, MMB, 345–349
Thaut, M. (1997): Music versus metronome timekeeper in a rhythmic motor task. Int J Arts Medicine IJAM 5/1, 4–12
Tolksdorf, W. (1982): Das präoperative psychische Befinden. Med. Habilitationsschrift, Universität Heidelberg
WHO (2000): World Health Report 2000, Geneva
Zieglgänsberger, W. (1998): Plädoyer für die präemptive Schmerztherapie mit Opioiden. StK Zeitschrift für angewandte Schmerztherapie 14/1, 5

Anschrift für weitere Information:
Internationale Gesellschaft für Musik in der Medizin e. V.
International Society for Music in Medicine
Paulmannshöherstr.17
D-58515 Lüdenscheid
Fax: 0 23 51/9 45 23 21

„So kämpfet nun, Ihr munt'ren Töne ..."

Ein postludierender Essay zum therapeutischen Musikerleben von damals bis morgen

von Hans-Helmut Decker-Voigt

„So kämpfet nun, Ihr munt'ren Töne" ist der Text von Johann Seb. Bachs Wortgeber Henrici, gelegt unter die Musik Bachs, die dieser als Glückwunschkantate zu einem Geburtstag des Reichsgrafen von Flemming am 25.8.1731 schrieb. Vermutlich war es wieder Geldmangel bei Bachs, der diese Kantate entstehen ließ. Das „Honorar" (honor, lat. = Ehre) erhielt man als Komponist dafür, dass man jemanden mit der Musik ehrte und für diese Ehrung eines anderen bezahlt wurde. Man vergleiche die heutige Auffassung von Honorar ...

Wir sind mit dem Hintergrund dieser schwer auffindbaren Kantate (BWV Anhang 10) mitten im Netzwerk von: Musikentstehung – deren Zielsetzung – deren Funktion – deren Einbindung in (Geld-)Wirtschaft.

Dieser Essay thematisiert zum Schluss dieses Überblickswerkes: Musik – Musiktherapie – deren Zielsetzung – deren Funktion – deren Einbindung in (Geld-)Wirtschaft des Gesundheitswesens.

Eine Bildvorstellung

Stellen Sie sich bitte mit mir ein Bild vor, das ich letztes Jahr kennen lernte. Es zeigt die vordergründige Idylle der Reise einer kaiserlichen Hofgesellschaft zu Zeiten der Ming-Dynastie in China. Der Tross scheint endlos und schlängelt sich durch verschiedene Landschaften, an einem See vorbei mit Kranichen, durch Alleen mit Bäumen und Buschwerk an begleitenden Bächen, im Hintergrund alpine Berggipfel mit Schnee.

Das prächtigste Pferd trägt den Herrscher. Das nächstfolgende Begleitpferd trägt keinen Menschen – keinen Bodyguard, keinen Minister. Dafür eine – Zither. In der äußeren Form und Stimm-Technik ähnelt sie dem uns vertrauten stimmbaren Monochord.

„So kämpfet nun, Ihr munt'ren Töne..." 409

Das Bild ist über 1450 Jahre alt und hängt im National Museum in Taipeh auf Taiwan, Republic of China. An diesem Bild lernte ich während des ersten Teils meiner Gastprofessur am Medical College in Taipeh letztes Jahr von meinem musik- und geschichtserfahrenen Übersetzer Prof. Dr. Gabriel Hong: Ein chinesischer Herrscher hatte die Zither als unmittelbares Zeichen seiner Regentschaft näher bei sich als die nächstwichtigsten Überlebensmittel wie 1. Lebensmittel, 2. Berater, 3. Waffen und 4. Frauen. (Die genannte Reihenfolge stammt aus dem Museumsführer, nicht von mir.)

In den chinesischen Dynastien symbolisierte eine Melodie – Linie aus dem pentatonischen Klangraum die jeweilige individuelle Herrschaftsepoche innerhalb der Gesamt-Dynastie. Wechselte der Herrscher durch Tod, Ermordung, Abdankung oder Vertreibung, so wählte der neue Herrscher zusammen mit den Kabinettsmitgliedern, unter denen Musiker sein mussten, als Erstes eine neue Melodie, eine ebenso unverwechselbare, wie seine Macht für ihre Dauer unverwechselbar sein sollte.

Musik präsentiert und re-präsentiert immer etwas, Personen, Situationen, Räume, Zeiten und deren Systeme.

Die kaiserlichen Beamten hatten auf ihren Dienstreisen ebenfalls Zithern bei sich, einfachere, auf denen sie zur Ankündigung und Ausweisung ihres Amtes die geltende Tonfolge der geltenden Herrschaft spielten (Abb. 1).

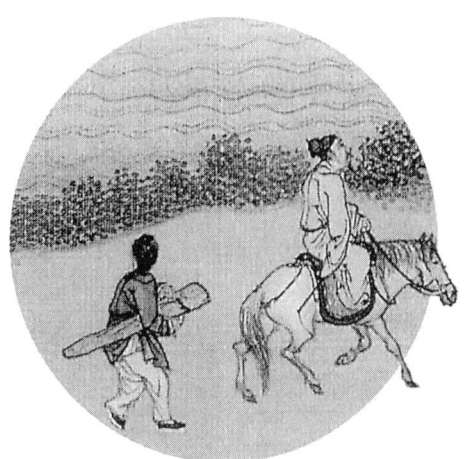

Abb. 1: Ein kaiserlicher Beamter auf Dienstreise mit Zither als „Ausweismelodie-Instrument"

Die Dynastien ließen über mehr als eintausend Jahre ihre Töne für sich sprechen — in der alltäglichen Funktion einer heutigen business card, einer Visitenkarte. So wie bis heute immer noch eine jede Nationalhymne als kollektive musikalische Visitenkarte gilt, also kollektive Identität ausweist.

Musikgeschichtlich und musikpsychologisch sprechen wir hierbei von der Signal-Funktion, die Musik für den Hörer übernimmt. D. h. Musik versammelt und transportiert, signalisiert für den Hörer auf engstem, kürzestem Tonraum ein signum (lat. = Zeichen) für die räumlich-zeitliche Annäherung von etwas Wichtigem, das die Aufmerksamkeit des Hörenden zentrieren soll.

Ein Parallelbeispiel aus jenen Tagen, in denen der Kantaten-Satz von Johann Sebastian Bach entstand, der diesem Essay auch den Titel gibt: „So kämpfet nun Ihr munt'ren Töne...": Das Ertönen des Blechs, also Trompeten, Hörner, Fanfaren usw., zeigte bei einer Veranstaltung meistens und mindestens die Präsenz eines Mitglieds der Fürstenfamilie an. In noch strengeren Ländern als dem damaligen Sachsen und Sachsen-Anhalt durften die Johann Sebastian Bachs ihrer Zeit das Blech generell nur bei persönlicher Anwesenheit des regierenden Fürsten in den Partituren instrumentieren. Denn Blech war aus Messing und nahm mit seiner Legierungsfarbe Stellvertretung für Gold ein, und Gold war vorbehalten für Gott bzw. denen, die sich von ihm berufen fühlten.

Womit wir bei der Bildung von Symbolen sind und bei einem guten Beispiel für das, woraus Symbole gezogen werden: Aus dem griech. symballein = zusammenwerfen.

Indem wir dem Objekt eine über es hinausgehende Bedeutung verleihen, werfen wir eine Erstbedeutung zusammen mit (mindestens einer weiteren) Zweitbedeutung, die wir — mit Susanne Langer — für kämpfende und andere Töne der Musik auf der präsentativen und für die Worte einer Vortragsveranstaltung auf der diskursiven Ebene antreffen.

Musik, Affekt-Transport und meisterlebtes Symbol

Was wir beim Erleben von Musik zusammenwerfen — aktiv oder rezeptiv erlebter, immer aber gehörter Musik — weist weit über die Erinnerung an die Bedeutungen hinaus, die uns das Gehörte mit anderen Personen, Räumen, Zeiträumen, Situationen, mit anderen Systemen verbinden lassen.

Die für uns in der Musiktherapie interessantesten Teile dieses Zusammenwerfens, dieses „sym-balleins", sind die eigenen Persönlichkeitsstrukturanteile und die unserer Patienten, die erst die Patienten im und mit dem musikalischen Improvisations-Spiel zusammenwerfen, dann wir im Mit-Spiel und sich annähernden Verstehen und im – wo möglich – anschließenden Gespräch dann verbal reflektieren oder proflektieren – immer bezogen auf die Gegenwart und deren Üben für eine gesündere Zukunft des Gegenübers. Unsere so verstandene Improvisationsmusik ist immer auch hörbare Abbildung eben dieser Zukunft in der Gegenwart.

Symballein: Erinnern wir dazu ein erstes Mal Daniel Stern, der mit den dynamischen und weiteren Parametern der Musik unsere Vitalitätsaffekte und deren Transport zusammenwirft. Jener Transport ist in der Affektabstimmung für die Persönlichkeitsentwicklung des Menschen von zentraler Bedeutung und stellt die in einer gemeinsamen empathischen musikalischen Improvisation oder einem gemeinsamen empathischen Rezipieren von Musik lebenslange Ressource dar.

Vom Signal zum Appell

Die Tonfolge oder instrumentale Besetzung mit Blech als Visitenkarte mit Signalfunktion erweitert ihre Funktion z. B. im kriegerischen Kampf um die Funktion, an etwas im Hörer zu appellieren. Wir sind bei der „Appellfunktion" von Musik, die an die Signalfunktion anschließt, sie oft zeitgleich integriert. Solche Töne weisen in ihrer Funktion über die ersten Rhythmen oder Intervalle weit hinaus, die noch unsere hiesigen Ahnen vor 2500 Jahren als einsame Zeichen von Berg zu Berg oder über die Tiefebenen schickten und für deren Erweiterung die Erfindung unserer ersten Musikinstrumente gedacht war.

Die chinesischen Militär-Musiker spielten in kriegerischer Auseinandersetzung *hinter* den kämpfenden Linien auf ihren Zithern, Mundorgelpfeifen, Fellinstrumenten und Klangschalen, um über das Signal hinaus einen Appell an die Kämpfenden zu senden: Zu kämpfen – *für* den Herrscher, *für* sein Volk und Gebiet, dessen Teil der Kämpfende war, *gegen* die Bedroher oder jene, die die eigene Propaganda dazu machte.

Die Appellfunktion soll den Hörer über die Information hinaus zu einer inneren Einstellung bringen, der eine bestimmte Handlung, also Verhaltensweise folgt. Musik mit dieser Appellfunktion geriert nicht nur als Programm-Musik im Sinne der Musikgeschichte, sondern viel buchstäblicher zur *Programmier-Musik*.

Solche Musik programmiert. Wir kennen es seit den Musikmedizinern Harrer und Revers u. a. immer genauer, unser Psycho-Vegetativum, das in Bezug auf Musikbeschallung die Motorik der kämpfenden Truppe vitalisiert, das Bewusstsein der Gefahr absenkt, die Emotion durch umhüllendes Vertrautes kollektiviert ...

„Wes Brot ich eß, für den ich kämpf..." — das war immer schon eine Variante des „Wes Brot ich eß, des Lied ich sing..." der Bauernkriege und aller Religionskriege vor und nach Martin Luther, dessen Melosführung für „Ein feste Burg ist unser Gott" sämtliche musikpsychologischen Komponenten eines Marsches modellhaft erfüllte, welcher für Sänger wie Hörer verändertes Wachbewusstsein bedeutete.

Ein bekanntes Parallelbeispiel aus unseren „besonders deutschen" Jahren: 1914–1918, 1939–1945 marschierten unsere Soldaten mit singendem und klingendem Spiel nicht wie die Chinesen *hinter*, sondern *vor* der kämpfenden Truppe. Dafür erhielten sie anderthalbfachen Sold im Vergleich zu normalen Kämpfern ohne Töne.

Unbekannter ist, dass das israelische Verteidigungsministerium einen musikstudierten Psychologen in den 70er Jahren nach Bonn schickte, um dort die Unterlagen der Reichsmusikkammer einzusehen. Grund: Israelische Komponisten sollten für israelische Armeemusik die für die komplexe Manipulation geeignetsten Intervall- und Rhythmusstrukturen der Musik heraussuchen (mündl. Information von Helmut Segler in der Vorbereitungskommission zum Schulbuch „Musik Aktuell", Themenfeld „Musik im 3. Reich", 1974). Goebbels' noch intuitive Kompetenzen wurden nun bewusst instrumentalisiert und transferiert. Von Opfern und deren Nachkommen des von unseren Eltern verantworteten Genozids.

Das Appellspektrum in der Musiktherapie

Seit Kliphuis (1977) kennen und nutzen wir nun den Begriff des Appellativen auch in der Musiktherapie. Kliphuis thematisierte das „Appellspektrum" in einem Musiktherapie-Spielraum mit all dessen verschiedenen Reizquellen von Musikinstrumenten und empfahl die Analyse dieses Spektrums als Hauptaufgabe jeglicher Therapeutin.

Analog der Annäherung des Therapeuten an das *Verstehen* des Patienten und an das *Verständnis* des Patienten durch die Arbeit der Gegenübertragung in der analytischen Musiktherapie gehört seit Kliphuis die genaue Analyse des Appellspektrums unserer Musiktherapiespielräume in Bezug auf den Patienten zu unserem Methodeninventar.

Beispiele für die Per-*spektiv-Richtungen* und Per-*auditiv-Richtungen*, was nun wann und wie appellativ wirkt:

⬥ Welche Appelle welcher Instrumente und Spielmaterialien ziehen den Patienten beobachtbar an,
⬥ bei welchen zeigt der Patient Desinteresse und weitergehendere Signale des Widerstands und
⬥ wie zeigt der Patient sein Angezogensein und Abgestoßensein gegenüber den Appellen von Instrumentenkörpern und von ihnen erhofften oder befürchteten Tönen usw.?

Unser oft frappant wirkender simpler Einladungssatz in einem ersten Setting „Probieren Sie einmal aus, was Sie hier neugierig machen könnte ..." motiviert hinein in die *Kon-Frontation* mit erleichternd Vertrautem, ermutigt zur Exploration, und damit zum Risiko, das in jeder Unvorhersehbarkeit und Unvorherhörbarkeit von wirklich Neuem, wirkendem Neuem liegt.

Diese Art abenteuerlicher Selbsterfahrung gilt auch für den, der ohne die Präsenz der therapeutischen Begleitung im Raum exploriert. Das „Just for fun" oder „just being in adventure with music" führt zur Textzeile von Bach's „So kämpfet nun Ihr munt'ren Töne" und zur Erkenntnis, dass Töne allein für sich auf den alleinigen Menschen wirken, kämpfen können ... sollen ... dürfen ... (wie es das Bild Christoph Eschborns in der Rolle des Hans Castorp in der Verfilmung von Thomas Manns „Zauberberg" ausdrückt, Abb. 2).

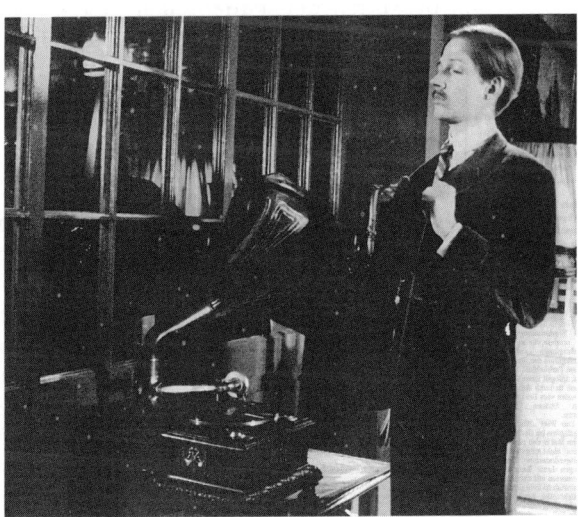

Abb. 2: „Kämpfende Töne" in der Verfilmung von Thomas Manns „Zauberberg"

Anders im Setting mit der lebendigen Präsenz der Musiktherapeutin, die das *Zusammensein* zur *Begegnung* werden lassen soll: Da wirkt kein Ton auf den explorierenden Menschen – ohne gerahmt zu sein von der Beziehung zwischen den Anwesenden.

Hier liegt der Unterschied zwischen Musik in der Therapie und Musik in der Medizin für mich: Die gesamte Musik in der Medizin, hierzulande am bekanntesten durch die Musikmedizin von Ralph Spintge, hat sich inzwischen klar definiert als der Bereich, in dem auf die Eigenständigkeit bestimmter Tonwirkung auf den Patienten gesetzt wird. Da gilt tatsächlich für den Musikmediziner, was der Texter bei Bach's Kantatensatz wohl meinte: „So kämpfet nun Ihr munt'ren Töne ..." und zwar auch allein auf das Psycho-Vegetativum des Patienten wirkend – ohne die Präsenz und Beziehungsauswirkung des Arztes, der Musik in sein medizinisches Behandlungskonzept einbezieht.

Die Forschung um Musik in der Medizin in Deutschland und dort, wo sie noch rasanter voranschreitet – in den USA und in Fernost – begründet diese Interdependenz zwischen Patient und Musikbeschallung inzwischen sehr Individuums-orientiert und nähert sich damit einem musik(psycho)therapeutischen Prinzip an: Der Orientierung der Musikangebote am einzelnen Gegenüber, dessen musikalische Sozialisation berücksichtigend. Dennoch bleibt der Patient allein mit seiner Musik aus dem Kopfhörer, was eine klare Abgrenzung zur Musiktherapie ermöglicht, wo die Hauptwirkfaktoren für eine Veränderung des kranken Lebenskonzepts durch den Patienten in der therapeutischen Beziehung liegen.

Seit dieser Klarheit der Abgrenzung ist sie nicht nur erlaubt und möglich, sondern nötig: Die Kooperation zwischen Musiktherapie und Musikmedizin. Die frühere Frage, „Wem gehört die Musiktherapie – der Medizin oder der Psychologie/Psychotherapie?", die lange Streitfrage war und ganze Klinikbelegschaften spaltete, schwächt sich in der Gegenwart hocherfreulich ab und weicht gemeinsamer Arbeit, der Teambehandlung derselben Patienten.

Profile sind immer nur durch Grenzziehungen möglich, und so sind Profilierungsphasen, so schmerzlich sie für die Psychodynamik des Einzelnen, für die Dynamik von Gruppen und Institutionen, insbesondere unserer Kliniken, Verbände und Behörden, sind, ebenso unumgänglich wie konstruktiv.

Ich denke, dass wir im Blick auf Musikmedizin und Musiktherapie jetzt eine versöhnte Verschiedenheit nicht nur respektieren, sondern akzeptieren können. Der Beitrag von Ralph Spintge in diesem Band ist wichtiges Zeichen dieser neuen Zeit.

Jetzt wird immer mehr verstanden, was das eine und was das andere ist. Solch versöhnte Verschiedenheit zeigt sich n. m. M. auch in der

„So kämpfet nun, Ihr munt'ren Töne ..." 415

wachsenden Offenheit der Musiktherapie-Szene gegenüber Entspannungsmethoden und Tiefenentspannungsmethoden mit Musik, wie sie nicht nur in vertrauten Klangtrance-Methoden in den musiktherapeutischen Settings z. B. eines Wolfgang Strobel oder Tonius Timmermann auftauchen, sondern z. B. auch in meiner Musiktherapeutischen Tiefenentspannung (MTE), die ich für Gesundheitsberufe auch außerhalb der Musiktherapie entwickelte.

Arbeiten mit der Appellspektrumsanalyse führt in die dritte Funktion von Musik, welche uns in der Therapie zentral interessiert: die kommunikative Funktion.

Die kommunikative Funktion der Musik
oder: die verstehensfördernde Funktion der Musik

Meine Definition von Kommunikation in Anlehnung an Jürgen Fritz lautet: Während *Interaktion* die planbare und äußerlich beobachtbare Rahmenbedingung meint (Wann verabreden wir uns mit einem Menschen? Wo und wozu? Und wie viel oder wenig höre und sehe ich dort Menschen Signale des Interagierens austauschen?), meint *Kommunikation* die innere Verstehensebene zwischen denen von uns, die wir miteinander interagieren, oder denen, die wir dabei beobachten.

Dazu ein Theorem: Die Quantität der Interaktionssignale erlaubt noch keinen Rückschluss auf die Qualität des inneren Verstehens darin.

Wie sah nun Musik und deren Signal-, Appell- und kommunikative Funktionen bei denjenigen aus, die vor uns in den früheren Schichten der Musiktherapie-Geschichte arbeiteten und dazu beauftragt wurden oder sich selbst beauftragten? Und wie hörte sich ihre Musik an?

Ich gehe bei derartigen Reflexionen, welche frühere Schichten unserer Gegenwartsgeschichte auf unsere Zukunft zu beziehen versuchen, je älter ich werde, wieder öfter und immer lieber auf die Quellentexte meiner geistigen Lieblingsmütter und -väter zurück. Hier auf Jean Gebser. Seine Sprünge zwischen unseren Ursprüngen und unserer Gegenwart.

Gebsers Einteilung in die großen Phasen unserer Geschichte (Tab. 1) beruht auf der Leitmotiv-Frage: Welches sind die Wirkfaktoren *auf* uns, welche Rezeptionsfaktoren sind *in* uns und lassen uns im ständigen Veränderungsprozess von Selbst- und Fremdwahrnehmung und deren Austausch leben?

Unsere kämpfenden Töne und all unser Erleben mit ihnen siedelt Gebser in der magischen Erlebensebene an, appellierend an Instinkt, Trieb und Gefühl.

Tab. 1: Phasen des Erlebens nach Jean Gebser (1986, 174f)

Struktur	Vorgang	Ausdruck	Formulierung
Archaisch:	Ahnen	Ahnen	Welt-Ursprung
Magisch:	Assoziatives, analogisierendes, sympathisierendes Verflechten	Erlebnis	Welt-Erkenntnis: die „erkannte" Welt
Mythisch:	Erinnerndes Schauen Entäußerndes Sagen	Erfahrung	Welt-Bild oder Welt-Anschauung: die angeschaute und gedeutete Welt
Mental:	Projizierendes Spekulieren; okeanisches, paradoxales, dann perspektivisches Denken	Vorstellung	Welt-Vorstellung: die gedachte und vorgestellte Welt
Integral:	Integrierendes Diaphanieren	Wahrung	Welt-Wahrung: die wahrgenommene und wahrgegebene Welt

Wenn wir Gebsers Sicht von der Wandlung innerhalb der jeweiligen Denk- und Realisationsformen betrachten, sieht das so aus, wie in Tabelle 2.

Das Faszinierende ist nun bekanntlich bei Gebsers Arbeit seine Beschreibung der *Synchronizität*, mit der die verschiedenen Erlebensebenen in uns wirken. Folgen wir dem Vordergrund-Hintergrund-Betrachten bei Bildbetrachtungen oder psychodynamischen Betrachtungsweisen der Gestalttherapie (Figur vor deren Hintergrund), dann wechseln in uns situativ gebunden die jeweiligen Erlebens- und Wirkungsebenen, vom archaisch-magischen Erleben bis zum integralen. Während Sie z. B. diesen Text jetzt linear lesen müssen, von links nach rechts, und dabei zeitlich sukzessive lesen, betont Gebser neben dieser linearen Sichtweise und linearen Auffassung unserer Maße und Messinstrumente seine Sicht der integralen Phase, die er in unserer Gegenwart des 20. und 21. Jahrhunderts aufziehen zieht, und in der *alle die vorgenannten Phasen zeitgleich in uns wirken können*.

Was auch einschließt, dass wir situativ gebunden immer wieder neu das magische Erleben in uns betont fühlen, das archaische, das mythische. Dies gilt besonders für das Erleben auf Musik hin, von der

Tab. 2: Denk- und Realisationsformen nach Jean Gebser (1986, 219)

Grundhaltung und Energetikträger	Betonte Organe	Realisations- und Denkformen Grundlagen	Art und Weise
Ursprung: Weisheit	–	–	ursprünglich
Vital: Instinkt, Trieb, Gefühl	Eingeweide – Ohr	Einfühlen und Einsfühlen Hören	vor- (prae-) rational, analogisch
Psychisch: Imagination, Empfinden, Gemüt	Herz – Mund	Einbilden und Aussagen Schauen und Stimmen	irrational: unkausal, polar
Zerebral: Abstraktion, Reflexion, Wollen	Gehirn – Auge	Vorstellen und Nachdenken Sehen u. Messen	rational: kausal gerichtet
Integral: Konkretion, Diaphanieren, Wahren	Scheitel	Konkretisieren und Integrieren, Wahren und Durchsichtigkeit	arational: akausal, gänzlichend

uns die eine Phase intellektuell (mental) fordert, die andere in magischen Sog zieht, eine dritte in mythische Verzückung, und wieder eine andere Archaisches in uns anspricht. „So kämpfet nun, Ihr munt'ren Töne..."

Gebser denkt die Schichten unserer Geschichte ähnlich synchron, wie z. B. Fritz Riemanns Persönlichkeitslehre u. a. empfiehlt und trainiert, die verschiedenen Wirkkräfte in unserer Persönlichkeit (schizoid – depressiv, zwanghaft – hysterisch) als zeitlich wirkende Kräfte zu verstehen, von denen sich mal die eine, mal die andere mehr im sichtbaren Vordergrund oder mehr im Hintergrund zeigt.

Wie Gebser unsere Kulturkreise reflektiert, reflektiert Riemann unsere Persönlichkeitsstrukturmerkmale: zeitgleich wirkend.

Vermutlich werden wir alle diese verschiedenen Theoriemodelle, die auf Synchronizitätsphänomene unseres psychodynamischen Erlebens hinweisen, zusammen sichten und zusammen dichten können. Nachdem wir sie linear, nacheinander lasen, verstanden, anwandten.

Von Musik zu Musiktherapie

Klaus-Benedikt Müller, in der Schweiz lebender Sonderpädagoge und Musiktherapeut, erarbeitete bereits Mitte der 80er Jahre eine Bezugsetzung des gebserschen Denkmodells speziell auf Musik und Musiktherapie. Sein opus magnum blieb damals unveröffentlicht. Eine verkürzte Fassung des damaligen Skripts begleite ich im selben Jahr des Erscheinens dieses Buches an anderem Ort in die Öffentlichkeit und exzerpiere hier daraus in Tabelle 3.

Tab. 3: Arten des Erlebens nach Gebser, übertragen auf Musik von Müller (2001, in Druck)

Struktur	Inhalt	Ausrichtung	Fachperson	Ziel	Methode
Magisch	rhythmisch, monoton, (Trommeln, Rasseln, Gesang, Klatschen, Tanz)	Ritual	Schamane, unterstützt von der ganzen Lebensgemeinschaft	Trance, Ekstase, um Geister und Dämonen zu beschwören	Musik, Gesang und Tanz bei Kulthandlungen, schamanischen Reisen und Heilungszeremonien
Mythisch	einstimmig, rezitierend (Melodieinstrumente, epische und hymnische Gesänge)	Religion, Staatswesen	Priester, Vorsänger	Harmonie der Seele, Gottesdienst	Rezitation u. Überlieferung von Mythen, Epen, Hymnen, Gebeten
Mental	mehrstimmig, funktionell (dur-moll, Konsonanz-Dissonanz, Grundton, Kadenz)	Kunst, Wissenschaft	ausgebildeter Künstler, Komponist, Musikwissenschaftler	künstlerische Leistung, funktionelle Wirkung, Beeinflussung des Hörens	künstlerische Ausbildung, Komposition, Notenschrift/-druck, wissenschaftliche Forschung
Integral	polytonal, polyrhythmisch, offen, vielfältig (Instrumentierung, Stil usw.)	Erfahrung, Prozess	jeder, der Geschicklichkeit und Intuition mitbringt	Kommunikation, Spielraum, Interaktion, Ausdruck, individuelles Erleben	intuitive Improvisation freie Notation, beliebige Reproduzierbarkeit (Tonkonserven), „Weltmusik"

Tab. 4: *Arten des Erlebens nach Gebser, übertragen auf Musiktherapie von Müller (2001, in Druck)*

Struktur	Inhalt	Ausrichtung	Fachperson	Ziel	Methode
Mental	diagnoseabhängig, klinisch-medizinische Behandlung von Störungen, Defiziten, Symptomen	Krankheit, Defizit, Symptom	Arzt bzw. Musiktherapeut als medizinische Hilfskraft und Experte	Beseitigung der Symptome, Konditionierung, emotionale Umstimmung (Aktivierung, Dämpfung, Entspannung)	Diagnose, Therapie, Musik als „Pharmakon" rezeptive (Musikhören) u. aktive Verfahren (Instrumentenspiel)
Integral	Wahrnehmung und Verbesserung der psychischen Disposition, Vorbeugung, Ergänzung	Gesundheit, Lebenserfüllung, Potential	Erzieher, Arzt, Musiker, Heilpädagoge mit erweiterter Kompetenz	Erfahrung mit sich selbst / mit Musik / mit anderen, Verbesserung des Ausdrucks / der Kommunikation	Improvisation Erfahrungs- und Spielangebote, auch in Verbindung mit Bewegung, Malen, Theater usw.

Während wir hier noch linearer in der Musikgeschichte stecken, wird integrale Bewusstseinshaltung, die sich seit Gebser zunehmend bis heute abzeichnet, deutlicher in der Teil-Synopse für das Berufsfeld Musiktherapie. Sie beschränkt sich auf und verdichtet damit die beiden heutigen, bekanntesten Ebenen unseres Handelns und Erlebens mit Musik im therapeutischen Setting (Tab. 4).

Musikgestalter, aktiv nach außen wie rezeptiv nach innen, kunstwerkorientiert oder therapieorientiert oder beides (wie wir es etwa in der Expressive Therapy, der Ausdruckstherapie suchen) können kaum Opfer linearen Denkens werden: Dank der integralen Kraft der Komplexität der Musik in sich. Da taucht sie auf, die Parallele zu Daniel Sterns Sicht von frühester Kindheit mit einer komplexen Selbst- und Bezogenheitsentwicklung, die von Beginn an alle Stufen synchron und in den Anfängen bereits die Zukunft disponiert sieht. Diese Sicht Sterns auf zeitgleiche Entwicklung verschiedener Persönlichkeitsstrukturanteile lässt sich zusammen mit den Theoriemodellen von Fritz Riemann und Jean Gebser sehen, sodass die integrale Sicht bezogen werden kann

◊ auf das Werden des einzelnen Individuums (Stern),
◊ auf das Werden allgemeiner Persönlichkeitsstrukturmerkmale in jedem von uns (Riemann, Dörner, Schulz von Thun usw.),

◇ auf das Werden gewesener, gegenwärtiger und kommender Phasen ganzer Kulturkreise (Gebser).

Die Graphik von Stern bietet sich mir auch als Modell für die vorgenannten Synchronizitätssichtweisen an, vom Mikrokosmos des einzelnen Säuglings bis zum Makrokosmos, der uns alle umgibt (Abb. 3). Wir erleben uns selbst und unsere Patienten innerhalb der Kunsttherapien oder Kreativtherapien vermutlich nur im Musikerleben derart vital in unseren Affekten. Musik ist mit ihrem Bauelement der Dynamik Hauptträger von Vitalitätsaffekten. Musikerleben bedeutet immer das Erleben von Affektabstimmung, wie wir es sonst nur aus sozialen Beziehungen her kennen.

Der durch heutige Inflation erworbene Charakter des Begriffs Kommunikation als erschlagendes Schlagwort ändert nichts daran, dass er durch alle diese gebserschen Zeitsprünge hindurch immer die Hauptbeziehungsaufgabe zwischen den Trägern heilsamer Rollen und Leidenden benennt: Im Sinne von Martin Buber das äußere Zusammensein mit dem Du zu innerlich erfahrbarer Begegnung werden zu lassen.

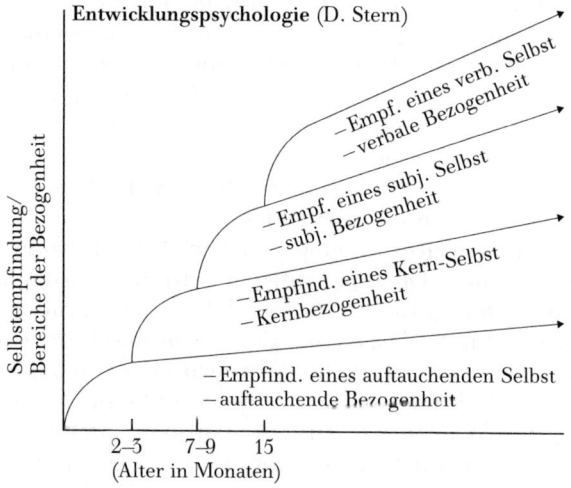

Abb. 3: Die frühkindlichen Phasenabläufe nach Daniel N. Stern (1992, 55f); sie wurden von Decker-Voigt mit den Bauelementen der Musik und ihrer Auswirkung auf die spätere Persönlichkeitsentwicklung verbunden (2000, 148).

In der Musiktherapie wird diese Begegnung oft genug nur mit Musik, anlässlich Musik, durch Musik erst initiiert werden können. Diese Begegnung wird oft nur mit Musik verstärkt, oft nur durch die präsentative Symbolkraft der Musik das Selbst von Patient und Therapeut repräsentieren. Durch ihre Strahlkraft aus den präverbalen Erlebensphasen unserer ersten zwei Jahre wird Musik uns gleichzeitig auch immer diese frühen Ressourcen reaktivieren lassen können.

Von daher kämpfen sie schon, die munt'ren Töne — auch musiktherapeutisch und damit in größeren Dimensionen als Bachs Texter dies im Anhang von BWV 10 wohl gemeint haben dürfte.

Wir wurden und werden als MusiktherapeutInnen durch unsere Zeiten vom Archaischen zum Integralen nicht für die Methoden bezahlt, die wir anwenden, rezeptive oder aktive, nicht bezahlt für das Wissen um die Veränderbarkeit des „vWb", unseres veränderten Wachbewusstseins.

Wir werden methodenunabhängig für die Gestaltung einer Begegnung, eines Verstehens inmitten des äußeren Interaktionsrahmens eines Setting mit und ohne Musik bezahlt.

So kämpfet nun, Ihr munt'ren Töne — Euch in das Internet hinein ...

Ein Ausblick zum Fürchten oder angemessene Einstimmung auf die Zukunft — jede(r) nach seiner Façon und Persönlichkeitsstruktur:

In Japan, China und demnächst Korea, wo z. B. mehrere deutsche Musiktherapie-Überblicksbücher in bibliophil-kalligraphisch anmutenden Übersetzungen ÄrztInnen, PsychologInnen und MusikerInnen als Leserschaft haben, also dieselbe „Pionier-Klientel" für Musiktherapieentwicklungen wie bei uns Ende der 50er Jahre, bekam ich eher informell und am Rande Einblicke in jene Welt, die die Zeitschrift „Psychologie heute" Mitte der 90er Jahre in einer zeichnerischen Satire karikierte, als die ersten interaktiven Spielprogramme auf den Markt im Internet kamen. Da saß damals ein Mensch vor dem Monitor, und auf dem liest der Mensch und mit ihm der Betrachter des Bildes: „Es geht Ihnen schlecht?" — „Wie schlecht? Bitte differenzieren ..." und dann folgte eine übliche Item-Sammlung von 1–5, mit der der Leidende sein Tages- oder darüber hinausgehendes Leiden differenzieren konnte. Von leichter Verstimmung bis tiefer Talsohle ...

Die Programme, die zwischen Taiwan und USA einerseits und zwischen Russland und Japan andererseits derzeit entwickelt werden für den großen, aber noch nicht genutzten Psycho-Internet-Markt überholen jene Satire in jeder Hinsicht.

Was ich in Fernost und in den USA sehe, ist die Vorbereitung von Musikprogrammen für „special psychological and therapeutical counselling service centers", deren Funktionieren folgendermaßen geplant ist: Ich tippe jenes „I wish help, ich will Hilfe ..." ein. Es folgt ein Interaktives Programm mit dem PC-Therapeuten, der der Reihe nach abfragt:

⬦ die Affekt-Richtung, in die sich dies Schlechtgehen differenziert (derzeit 48 emotional differences, was mich an Sigmund Freud, Mary Priestley und deren Affekte-Sammlung erinnert).
⬦ Somatische und psychische Symptome (jeweils sieben Gruppen mit nochmal vier Unterteilungen, sodass der interaktiv Leidende eine Menge Beschäftigung mit sich entwickelt — im suggerierten Gefühl eines Dialogs mit dem unbekannten Interessenten an Interaktion mit sich).
⬦ Danach steht eine Art Tagesdifferentialdiagnose fest und das Programm bietet einen Fragebogen zur musikalischen Sozialisation an (etwa i. S. des „Lebenspanoramas" von Isabelle Frohne-Hagemann), damit endend, was der Patient in einem solchen Zustand gerne hören würde, welche Musik er mit dem ersehnten Zustand verbinde ...
⬦ Nach der Antwort erscheint ein spezifiziertes Musikprogramm-Angebot, einschließlich der sog. Abholphase, die — ganz nach den Empfehlungen der wissenschaftlichen Musikmedizin — den Patient abholt, wo er emotional steht, um ihn dann erst in den von ihm erhofften Zustand zu bringen.
⬦ Der Patient hört das verschriebene Präludium und das Ludium seiner heutigen Befindlichkeit und Wunschrichtung und erhält danach ein weiteres interaktives Gesprächsangebot: Wie war Ihr Erleben? Wie schaust du jetzt darauf zurück? Wie geht es dir jetzt? Was könnten Sie dafür oder dagegen tun? Was hindert Sie daran, es zu tun? Usw. Fritz Perls lässt grüßen. Allerdings nur noch schwach und fern vom Display.

Was mich — übrigens nur zunächst — bei diesen ersten Einblicken gleichermaßen erschreckte und faszinierte, ist die kühle Vermarktung musikpsychologischen und sehr wohl auch musiktherapeutischen Wissens, ist die ethische Gleichgültigkeit, mit der da KollegInnen an anderen Teilen unserer gemeinsamen Mutter Erde musikmedizinische Erfahrungswerte integrieren (wie z. B. Ralph Spintges musikmedizinische Behandlungskonzepte für Stress- oder Schmerzpatienten). Oder wie aus dem psychotherapeutischen Setting stammende Annäherungsfragen (Was hindert Sie, das zu tun, was Sie brauchen, wünschen usw.)

in interaktive Therapieprogramme des Internet transferiert werden sollen.

Ich habe meine Meinung höflich geäußert. Aber mehr nicht. Die bei uns übliche Diskussionskultur, Konfrontation einbeziehend, zäsiert in buddhistischen Kreisen von Fernost meist die nötige Kommunikation.

Wir werden diese Vermarktungen nicht aufhalten, denn hinter den Produktionsvorbereitungen stehen Sony,Honda und Matsushita, die an der Evolution der Androiden arbeiten. Nach dem erklärten Ziel:

Toshi Doi, der geistige Vater von Aibo, dem Elektronik-Welpen von Sony, sagt: „Der Robotertherapeut wird ein Gegenstand des Glücks. Er wird mehr Seelenfrieden bringen als der Mensch." (Zit. nach Ike Li-Jung Chang in seiner team-teaching-lecture „The Future of Musictherapy in Psychotherapies" beim Internationalen Symposion Musictherapy im Juli 2000 am Medical College Taipeh/Taiwan.)

Der Transfer therapeutischer Interaktionsschritte in das Internet hat längst begonnen, die Mischform virtueller Therapie-Schritte mit der Möglichkeit telefonischer Individualnachsorge ist bereits im deutschen Internetraum präsent, Beispiel: Interaktive Sexual- und Paarberatungsangebote (bei www.netdoktor.de unter der Rubrik Sex und Partnerschaft im März 2001 das Angebot „mit persönlicher e-Mail-Beratung durch eine Sozialtherapeutin" – als ein herausgenommenes Beispiel). Was wir vielleicht heute noch belächeln (nicht erst Lachen kann Flucht, Abwehr sein) ist in den USA bald Standard: Die Präsentation einer Praxis und Klinik im Netz mit integrierter Ambulanz/Kriseninterventionshilfe per interaktivem Programm am Bildschirm.

Universal und Bertelsmann planen den Einstieg. Die Nasa war die erste Institution, die ihrer damals neuen Raumfahrer-Generation ihre „personal survival-lifemusic" mitgab, „personifizierte Musikprogramme", die die Hirnstrom-Wellen des einzelnen Astronauten in PC-Musik umsetzten, welche Kopfschmerz und Verdauung ebenso steuern helfen sollen wie Disbalancen im Wach- und Schlafzustand des Kosmos, sowie Aufhellung depressiver Verstimmungen und Schlimmeres. Vor fünf Jahren noch in der Witzsammlung musikpsychologischer und -therapeutischer Kongresse kostet die heutige Weiterentwicklung dieser Programme mehr als alle die Einrichtungen musiktherapeutischer Praxisräume (Sony, Tokyo 1998, zit. nach Ike Li-Jung Chang bei o.g. Symposion). So viel zum Trend von weither.

Zeitgleich entwickelt sich bei uns die „Pornomusik"-Welle. Ich verstehe darunter gekürzte Einzelsätze von Musik, „Exzerpte des Ganzen", die aus dem ganzheitlichen Werkcharakter gerissen werden.

Ein Beispiel: Das Hamburger Klassik Radio mit inzwischen Kabelkontakten überallhin bringt kein Werk mehr, dessen verschiedene Werkstruktur-Teile (z. B. Adagio – Allegro – Andante – Presto) die verschiedenen Affektstrukturen in uns über die RIGS (Representation of Interaction that has been generalized, Stern 1992, 143) unsere Vitalitätsaffekte ansprechen lassen könnten. Anders: Die Verschiedenheiten der Wege unserer Psychodynamik werden nicht mehr von den Verschiedenheiten ein und desselben Ganzen (des musikalischen Gesamtwerks) angesprochen, sondern nur fragmentiert, parzelliert, ausschnitthaft. Was komplexe Musikwerke eigentlich könnten, dem emotionalen Haushalt des Hörers entsprechen oder komplementär oder kompensatorisch zu diesen Emotionen wirken – das wird reduziert auf Ausschnitthaftes.

Nur noch einzelne Satzteile beschallen uns, kümmerliche Ausschnitte aus einem wunderbaren Ganzen. Eben Porno-Musik.

Angst vor der Zukunft?

Als Musiktherapeut nicht. Ich bin nahezu ganz sicher der folgenden Entwicklung: Was ich in Taiwan und in Japan erlebte, ist auf eine merkwürdige Weise hoffnungsvoll: Eben die Pornomusikproduktionen, eben die demnächst auf den Markt kommenden standardisierten musiktherapeutischen Interaktiv-Programme lassen ein Setting, das Zusammensein mit einer zuwendungsfähigen, inter-essierten (lat. = da-seienden), empathischen Therapeutin für den Patienten eine im Internet niemals mögliche spektive und auditive Sensation werden. Im Setting, in der persönlichen Begegnung schwingen Musik und – ein lebendiger Mensch, nur für mich.

Warum sonst interessiert sich Fernost, wo die oben erwähnten Roboterprogramme entstehen, gleichzeitig für unsere Settingstrukturen psychoanalytisch westeuropäischer Einzel- und Gruppenmusiktherapien mit lebendigen Menschen – und mit viel höheren Kosten als das Einklicken in die IT-Psycho-Programme? Bestimmt nicht nur, weil die westlichen Strukturen dort auch westliche Krankheitsbilder in fernöstliche Gesellschaften produzieren, sondern auch, weil menschliches Verstehen umso kostbarer wird, je mehr eben dies Verstehen standardisiert werden soll.

Als ich diesen abschließenden Essay über Töne, Hörbarkeit und Wirksamkeit ausformulierte, gedachte ich ab und an der Antwort des Kirchenlehrers Augustinus, als er gefragt wurde, was „Zeit" sei: „Solange mich niemand fragt, weiß ich es. Will ich es erklären, weiß ich es nicht." Da Musik eine Zeit-Kunst ist, wundert es nicht, dass presse-

geeignete Kurzdefinitionen auf Kongressen und Pressekonferenzen von „Musiktherapie" als Zeit-Kunst-Therapie von Krankheiten unserer Zeit, in der WHO auch „Zeitkrankheiten" genannt (Stresserkrankungen), fast immer unbefriedigend bleiben.
Manchmal verlieren wir halt den oder die roten Fäden. Jedenfalls ich verliere diese manchmal. *Ein* kleiner roter Faden entzog sich mir jedoch nie bei diesem Thema:
Das Spirituelle in der Musik wird umso sehn-*süchtiger gesucht* werden, wie es sich uns in der halbleiterorganisierten globalen Interaktion, die keine Kommunikation bieten kann, entzieht.
Es bleibt bei Einsteins Satz „Imagination is more important than knowledge". Oder: „Fantasy inside is the only one army against our reality."
Die Kraft der Imagination und Assoziation der Musik im therapeutischen und außertherapeutischen Erleben wird umso hoch geschätzter werden, je mehr wir „wissen werden *müssen*".

Von der Kost-Barkeit der Musiktherapie

Musiktherapie wird nicht nur für Patienten nötig werden. Die Kondratieff-Wellen bewiesen dem Club of Rome and of Vienna, bewiesen der Unesco und der WHO, dass die persönliche Gesundheit nach den jetzigen Jahren der Informationstechnologie das kostbarste Gut werden wird.
Wir werden — schichtenunabhängig — ab 2015 für psychophysische Gesundheit mehr als das doppelte Geld von dem ausgeben, als uns gegenwärtig die Integration der Halbleitertechnik in den persönlichen und beruflichen Alltag kostet.
Mit einem Volkswirtschaftler Kondratieff und einem Psychotherapeuten und Arzt James Hillman wissen wir, dass in dieser Gesundheitssehnsucht die therapeutische Begegnung mit Kunst, mit Künsten, mit Musik eine zentrale Rolle einnehmen wird. Unsere Zukunft scheint schon durch, diaphaniert, um mit Gebser zu sprechen. Zu meiner Beruhigung wissen das inzwischen einige führende Politiker, die das in naher Zukunft auch be„herzigen" wollen.
Musiktherapie wird nicht erst, ist nicht im Werden, dafür dauerhaft in Entwicklung, wie die Zeit, wie Musik, die des Menschen Zeit-Kunst ist. Sie ist ein kleines Fach, das heimlich boomt. Die Gründung dreier neuer staatlicher Studiengänge in der Gesundheitsgeld-insuffizienten BRD zwischen 1995 und 2005 ist und wird ein Zeichen sein. Die Neugier der Beratungsberufe wie Supervision und Coaching auf Musiktherapeutisches Methodeninventar ist gewaltig. Erste Studiengänge speziell für Musikerleben in Beratungsberufen sind in Westeuropa und

USA gegründet. Die Bereitschaft von Stiftungen zur weiteren Entwicklungshilfe von Musiktherapie ist da. Die neue Stiftungs-Gesetzgebung, die neue Stiftungsgründungen erleichtern helfen soll, kreierte im ersten Jahr drei Stiftungen mit u. a. auch musiktherapeutischen Zielrichtungen.

Da ich schon bei Augustinus und Einstein war, zum Schluss noch ein Großer, mit dem ich mich ermutige: Der altwerdende Adorno wurde immer unduldsamer gegenüber Gott und der Welt, besonders der Bedeutung, die eben diesem Gott in dieser Welt immer noch zukäme. Außer der Bedeutung der Befriedigung des Bedürfnisses intensiver Projektion für den Menschen.

Mit einer Ausnahme, verlautbarte Adorno in den letzten Gesprächskreisen: Wenn er in einem Oratorium oder Konzert mit großer Musik der Großen, interpretiert durch Große säße, da flöge ihn manchmal die Unsicherheit an, ob es Gott nicht doch gebe... denn woher komme sie nur letztlich, diese Musik. Wenn nicht von Gott.

Insofern gehen wir einer Zukunft entgegen, in der wir die Gebserschen Rollen eines Schamanen, eines Priesterarztes, eines Arztes, eines Seelsorgers der Menschen in der Rollenkomplexität der Musiktherapeutin wieder finden — was das mehr oder weniger bewusste Erwartungsprofil seitens des Patienten betrifft.

Dieses Erwartungsprofil wird mit dem Maße wachsen, wie die industrielle Produktion von Therapieprogrammen wächst, wie die Prostitution aller Musik wächst, wie die Unerreichbarkeit von Gurus wächst. Wir werden uns vor diesem Profildruck hüten und mit ihm, dem Druck, Umgang üben müssen.

In diesem Sinne: „So kämpfet nun, Ihr munt'ren Töne..."

Literatur

Buber, M. (1973): Das dialogische Prinzip. Schneider, Heidelberg
Decker-Voigt, H.-H. (2000): Mit Musik ins Leben. Klänge in Schwangerschaft und früher Kindheit. Ariston, München-Kreuzlingen
Fritz, J. (1977): Methoden sozialen Lernens. Juventa, München
Gebser, J. (1986): Ursprung und Gegenwart, Teil 1, dtv, München
Harrer, G. (Hrsg.) (1982): Grundlagen der Musiktherapie und Musikpsychologie. Fischer, Stuttgart
Hillman, J., Ventura, M. (1993): Hundert Jahre Psychotherapie — und der Welt gehts immer schlechter. Walter, Solothurn
Kliphuis, M. (1977): Die Hantierung kreativer Prozesse in Bildung und Hilfeleistung. In: Wils, L. (Hrsg.): Spielenderweise. Putty, Wuppertal
Langer, S. (1984): Philosophie auf neuem Wege. Fischer, Frankfurt/M.
Müller, K.-B. (Hrsg.) (2001): Musik in der Heilpädagogik. Edition SZH/SPC der Schweizerischen Zentralstelle für Heilpädagogik, Luzern (in Druck)

Nefiodow, L. A. (1996): Der sechste Kondratieff. Wege zur Produktivität und Vollbeschäftigung im Zeitalter der Information. Rhein-Sieg, St. Augustin
Riemann, F. (2000): Grundformen der Angst, 33. Aufl., Ernst Reinhardt, München/Basel
Spintge, R., Droh, R. (1992): Musikmedizin, Physiologische Grundlagen und praktische Anwendungen. Urban & Fischer, Stuttgart
Stern, D. (1992): Die Lebenserfahrung des Säuglings. Klett-Cotta, Stuttgart
Strobel, W. (1999): Reader Musiktherapie, Klanggeleitete Trance u. a. Reichert, Wiesbaden
Timmermann, T.(1994): Die Musik des Menschen, Gesundheit und Entfaltung durch eine menschennahe Kultur. Piper, München
Weller, B. (2001): Die Androiden kommen, Hamburg

Die Autorinnen und Autoren

Bach, Sabine, Dipl.-Musiktherapeutin, Lehrerin an der Integrierten Gesamtschule Roderbruch/Hannover. Arbeitsschwerpunkte: Musiktherapie mit Kindern und Jugendlichen, Musikunterricht und Musik-Projekte mit sozial benachteiligten Jugendlichen.

Bissegger, Monica, Lehrerin und Musiktherapeutin (BVAKT), Musiktherapiestudium auf anthroposophischer Grundlage an der Musiktherapeutischen Arbeitsstätte e. V., Berlin. Musiktherapeutin im stationären Bereich, Dozentin an verschiedenen musiktherapeutischen Ausbildungsinstituten.
Praxisschwerpunkte: Innere Medizin, Kinder- und Erwachsenen-Intensivmedizin, Kinderheilkunde, Frauenheilkunde, Jugendlichen- und Erwachsenen-Psychosomatik.
E-Mail: m.bissegger@filderklinik.de

Calvet-Kruppa, Claudine, Dipl.- Psychologin. Tätig in verschiedenen entwicklungspsychologischen Forschungsprojekten der Freien Universität und der Hochschule der Künste Berlin.
Praxis- und Forschungsschwerpunkte: Entwicklungspsychologie.

Decker-Voigt, Hans-Helmut, Prof. Ph. D. (Dr. phil.), M. A., Psychologe, Musiktherapeut (CMT, BVM), Ausdruckstherapeut (CET), Supervisor (IAAT) und Schriftsteller. Studium der Musikpädagogik und Erziehungswissenschaft in Deutschland, der Musik- und Ausdruckstherapie und Psychologie in USA. Lehrstuhlinhaber für Musiktherapie und Direktor des Instituts für Musiktherapie der Hochschule für Musik und Theater Hamburg, Präsident der Akademie der Herbert von Karajan-Stiftung Berlin.
Praxis- und Forschungsschwerpunkte: Entwicklungspsychologie, Musiktherapie/Intermediale Verfahren, Kurzzeittherapien in Kardiologie und Innere Medizin, Beratung/Coaching-Verfahren.
www.decker-voigt-archiv.de

Frohne-Hagemann, Isabelle, Dr. phil., Studium der Erziehungswissenschaft, Lehramt für Grund- und Realschule, Musikstudium (Rhythmik), Ausbildung in Gestalttherapie, Kinder- und Jugendlichenpsychotherapeutin, Lehrtherapeutin und Fachbereichsleiterin für Integrative Musiktherapie am Fritz Perls Institut/Europäische Akademie für psychosoziale Gesundheit, Hückeswagen; freie Praxis in Berlin.

Gustorff, Dagmar, Prof. Dr. rer. medic., Diplom-Musiktherapeutin, Studium der Musik und Musiktherapie, Mitleitung des Instituts für Musiktherapie der Universität Witten/Herdecke (zus. mit Prof. Dr. Neugebauer).
Praxis- und Forschungsschwerpunkte: Neurologie, Intensivstation, schwer mehrfachbehinderte, entwicklungsverzögerte und verhaltensauffällige Kinder, Supervision.

Hegi, Fritz, Dr. rer. sc. mus., Musiktherapeut (SFMT), Psychotherapeut (SPV), Dozent und Musiker. Studium der Linguistik, Sozialpädagogik und Psychologie, Weiterbildung in Gestalttherapie. Gründer und Leiter der berufsbegleitenden Ausbildung Musiktherapie (BAM) in Zürich, Lehrtherapeut und Dozent an verschiedenen Therapie-Instituten und Hochschulen.
Praxis- und Forschungsschwerpunkte: Improvisation als soziales, kommunikatives und therapeutisches Modell.
E-Mail: fritz.hegi@bluewin.ch

Hörmann, Karl, Dr. Dr., Univ.-Prof. an der Medizinischen Fakultät der Universität Münster, Leiter des dortigen berufsbegleitenden Weiterbildungsstudiums Musiktherapie. Schul- und A-Kirchenmusiker, Dipl.-Musikpädagoge, Heilpraktiker, Musik- und Tanzpsychologe (IGTP). Studienabschluss in Germanistik, Erziehungswissenschaft und Psychologie. Lehrstuhl für Musik- und Tanzpädagogik inkl. Musik- und Tanztherapie an der Deutschen Sporthochschule Köln.
E-Mail: hoermann@muenster.de, www. musiktherapie-info.de

Metzner, Susanne, Prof. Dr. rer. sc. mus., Diplom-Musiktherapeutin, Kinder- und Jugendlichenpsychotherapeutin. Klinische Tätigkeit in der Psychiatrie, Professorin am Institut für Musiktherapie der Hochschule für Musik und Theater Hamburg, Konzerttätigkeit.
Praxis- und Forschungsschwerpunkte: Trianguläre Struktur-Erforschung, Psychiatrie, Didaktische Forschung, Supervision.

Schumacher, Karin, Prof. Dr., Studium der Musiktherapie, der elementaren Musik- und Tanzerziehung, approbierte Kinder- und Jugendlichenpsychotherapeutin. Einrichtung und Leitung des Studienganges Musiktherapie an der Hochschule der Künste Berlin bis 1995. Seitdem Professorin für Musiktherapie dortselbst und an der Universität für Musik und darstellende Kunst Wien.
Praxis- und Forschungsschwerpunkte: Musiktherapie mit autistischen Kindern, Säuglingsforschung
E-Mail: kaschuma@hdk-berlin.de

Spintge, Ralph, Dr. med., Professor für MusikMedizin am Institut für Musiktherapie der Hochschule für Musik und Theater, Adjunct Professor am Institute for Music Research der Universität von Texas, Leitender Abteilungsarzt für Algesiologie/Interdisziplinäre Schmerztherapie am Krankenhaus für Sportverletzte Hellersen in Lüdenscheid, Executive Director der International Society for Music in Medicine.
Forschungsschwerpunkte: Medicofunktionale Musik, Schmerzverarbeitung, Neurovegetative Rhythmizität.

Tucek, Gerhard, Mag. Phil., Studium der Angewandten Kulturwissenschaften, der Theologie, Psychologie und Musiktherapie. Leiter des Instituts für Ethnomusiktherapie Schloß Rosenau/Niederneustift, Sudiengangsleiter ebenda sowie in München und Istanbul.
Forschungsschwerpunkte: Neurologie, Kardiologie, Onkologie, Kultur- und Sozialwissenschaften.

Tüpker, Rosemarie, Dr. phil., Studium der Musik, Musiktherapie, Musikwissenschaft und Psychologie, Gründungsmitglied des Instituts für Musiktherapie und Morphologie (IMM). Leiterin des Diplom-Studiengangs für Musiktherapie an der Universität Münster.
Praxis- und Forschungsgebiete: Morphologische Musiktherapie, Forschungsmethodik, Ausbildungsfragen.

Voigt, Melanie, Ph. D./Univ. Texas, Kinder- und Jugendlichenpsychotherapeutin. Studium der Musikpädagogik (Lehramt USA). Ausbildung in Orff-Musiktherapie bei Gertrud Orff. Leiterin der Musiktherapeutischen Abteilung des Kinderzentrums München, Leiterin des berufsbegleitenden Ausbildungskurses in Orff-Musiktherapie sowie Lehrbeauftragte der Hochschule Magdeburg/Stendal für Orff-Musiktherapie. Praxis und Forschungsschwerpunkte: Kinder und Jugendliche mit Entwicklungsstörungen und Behinderungen; Lehrtätigkeit.

Weymann, Eckhard, Prof., Dipl.-Musiktherapeut und Supervisor, Professor am Institut für Musiktherapie der Hochschule für Musik und Theater Hamburg. Studium der Musik und Musiktherapie, klinische Tätigkeit, Gründungsmitglied des „Instituts für Musiktherapie und Morphologie". Freie Praxis als Supervisor und Musiktherapeut.
Praxis- und Forschungsschwerpunkte: Theoriebildung der Musiktherapie, Improvisations- und Supervisionsforschung.
E-Mail: weymann@praxisweymann.de

Wosch, Thomas, Dr. phil., Musiktherapeut (DMVO), Dozent für Musiktherapie am Fachbereich Sozial- und Gesundheitswesen der Hochschule Magdeburg/Stendal, Mitbegründer des Magdeburger Diplom-Studiengangs Musiktherapie.
Praxis- und Forschungsschwerpunkte: Akutpsychiatrie, Emotionsprozesse, Basisfaktoren von Musiktherapie, Effektstudien.

Hildegard und Alfred Zuckrigl / Hans Helbing
Rhythmik hilft behinderten Kindern

Als grundlegendes Prinzip ist Rhythmus unser Lebenselement und basale Erfahrung. Kinder, insbesondere auch behinderte Kinder, sind ansprechbar auf rhythmische Klänge, rhythmisches Sprechen und Bewegen. Rhythmik als ganzheitliche Erziehung durch Bewegung fördert das Zusammenspiel von Körper, Geist und Psyche. Wie dies in der therapeutischen Praxis realisiert wird, zeigen die Autoren auf ihre bewährte, anschauliche Weise in zahlreichen Beispielen.

Ziele und Realisationsbeispiele aus der Praxis psychomotorischer Erziehung

4. Auflage 1999
112 Seiten. 15 Abb.
(3-497-01477-X) kt

Aus dem Inhalt

Rhythmik – Psychomotorische Erziehung: Was ist Rhythmik?
• Ziele • Wirkungsbereiche in Beispielen • Eurythmie •
Psychomotorische und sensomotorische Erziehung •
Warum hilft Rhythmik Behinderten?

Aus der Praxis – für die Praxis: Realisationsbeispiele:
Rhythmik für Sprachbehinderte und Lese-Rechtschreib-Schwache • für Hör- und für Sehgeschädigte •
für Körperbehinderte • in der Erziehungshilfe •
an Förderschulen • für Geistigbehinderte

Wo wird Rhythmik durchgeführt?
Rhythmik in der Früherziehung • im Vorschulalter •
Schulen • Räumliche Voraussetzungen • Instrumente
und Geräte

Die Rhythmiklehrerin / der Rhythmiklehrer

Ernst Reinhardt Verlag • München Basel
E-Mail: info@reinhardt-verlag.de
http://www.reinhardt-verlag.de

Susanne Bloch-Aupperle
Kunsttherapie mit Kindern

Pädagogische Chancen, Didaktik, Realisationsbeispiele

2., überarbeitete Auflage 1999
149 Seiten. 18 Abb.
(3-497-01510-5) kt

Wenn Wörter im therapeutischen Prozess versagen, helfen Bilder oft weiter. In der pädagogischen Kunsttherapie werden die Kinder gezielt zur bildnerischen Gestaltung angeleitet.

Das vorliegende Buch präsentiert in neuer Bearbeitung theoretische Grundlagen aus Pädagogik, Psychoanalyse und Kunstpädagogik. In einem ausführlichen Praxisteil versammelt es Fallbeispiele, die illustrieren, wie die kindliche Entwicklung mit den verschiedenen Methoden der Kunsttherapie gefördert werden kann.

Edith Kramer
Kunst als Therapie mit Kindern

(Beiträge zur Kinderpsychotherapie; 15)

4., ergänzte Auflage 1997
211 Seiten
66 teils farb. Abb.
(3-497-01405-2) gb

Aus dem Englischen von Hanna Gunther

Edith Kramer ist Pionierin auf dem Gebiet der Kunsttherapie. Schon seit den 40er Jahren arbeitet sie in den USA kunsttherapeutisch mit Kindern. Dieses Buch, das jahrzehntelange Erfahrungen widerspiegelt, ist inzwischen ein Klassiker der Kunsttherapie. Das Hauptgewicht der Arbeit Edith Kramers liegt auf der heilenden Wirkung der Kunst bzw. des Kunstschaffens – im Unterschied zu jener Kunsttherapie, bei der die bildnerischen Produkte des Patienten in erster Linie als Hilfsmittel in der Psychotherapie dienen.

Grundlagen und Methoden ihrer Arbeit werden klar beschrieben und anhand von Fallbeispielen und Abbildungen veranschaulicht.

Ernst Reinhardt Verlag • München Basel
E-Mail: info@reinhardt-verlag.de
http://www.reinhardt-verlag.de